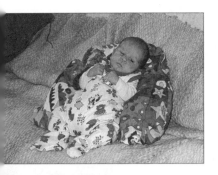
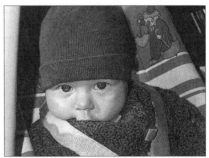
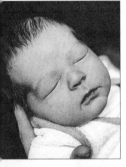

Eva Schindele

Schwangerschaft

Zwischen guter Hoffnung und medizinischem Risiko

Mit einem Beitrag von Anne Waldschmidt

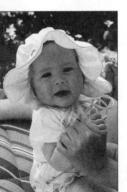
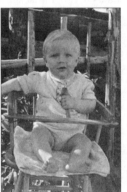

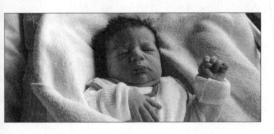

Rasch und Röhring Verlag

Bildnachweis:

S. 30, 42, 120, Vor-/Rücksatz: Ingo Wagner / S. 49: The Body Shop Team; Dunham Carroll (Hrsg.), Mamatoto. Geheimnis Geburt, Köln 1992 / S. 82: Medical Tribune / S. 94, 100–103: Waltraud Voss, Bremen / S. 111: Margarethe Rosenberger, Bremen / S. 116 f.: Dorothea Muszynski, Bremen / S. 306: Mura Kastendieck, Bremen / S. 353, 355: Swantje Köbsell, Bremen
Alle anderen Abbildungen bzw. Fotos: privat.

Die Deutsche Bibliothek – CIP-Einheitsaufnahme

Schindele, Eva:
Schwangerschaft: zwischen guter Hoffnung und medizinischem Risiko / Eva Schindele.
Mit einem Beitrag von Anne Waldschmidt. –
Hamburg: Rasch und Röhring, 1995
ISBN 3-89136-549-7
NE: Waldschmidt, Anne

Copyright © 1995 by Rasch und Röhring Verlag, Hamburg
Großer Burstah 42, 20475 Hamburg, Fax 040/37 13 72
Lektorat: Susanne Wallbaum
Umschlaggestaltung: Peter Albers, Foto: Dieter Steffen, allover
Satzherstellung: FabriKate, Esgrus
Lithografie: FabriKate, Hamburg
Druck- und Bindearbeiten: Clausen & Bosse, Leck
Printed in Germany

Für Isabel und Julian

Inhalt

Zur Einstimmung 13

1. Kapitel
In guter Hoffnung sein: wachsen und wachsen lassen 17

Klischees zwischen Aufbruch und Qual 19 – Schwangerschaft im Konflikt mit der Kultur 22 – Im Umbruch: Auch die Seele geht schwanger 29 – Phantasierte Ungeheuer 32 – Erschrecken vor dem Mysterium 36 – Der Idee der Machbarkeit ausgeliefert 39

2. Kapitel
Wie die Medizin Schwangerschaft und Geburt in den Griff genommen hat 43

Schwangerschaftsrituale bei uns und anderswo 45
Eine alltägliche Schwangerengeschichte 45 – Von der Gemeinschaft rituell begleitet 48 – Frauenärzte als »Übergangsmentoren« 51

Wie die Schwangerschaft zum Risiko wurde 54
Überwachte Schwangere 56 – Schwangere als Datenlieferantinnen 59 – Viel diagnostizieren, wenig heilen 62 – Sinkende Sterblichkeit – dank technisch-apparativem Check-up? 63

Ultraschall – Diagnoseverfahren oder Familienspaß? 68
Weltweit: Skepsis gegenüber dem Routine-Ultraschall 70 – Ärztliche Beschwörung: sehen statt spüren 76 – Irritiert durch das Bild 81

Schwangere: verstrickt im Gewirr von Risiken 84
Der Check-up stärkt nicht, sondern entmutigt 87

Gebären als technisch-apparatives Projekt 90
Das CTG kommt in Verruf 91 – Hausgeburten: mehr Freiraum und trotzdem sicher 96

Andere Modelle: mehr Fürsorge bei der Vorsorge 104
Die Erwartungs-Anspruchs-Spirale 104 – Welche Art Vorsorge Frauen sich wünschen 105 – Eine Bremer Gemeinschaftspraxis: »Sich aufgehoben fühlen wie in einem Nest« 107 – Hebammenpraxis Bremen: »Das Vertrauen der Frauen in ihre eigenen Kräfte stärken«. Ein Gespräch 110

3. Kapitel
Die »moderne« Verantwortung:
Der genetische Check-up im Mutterleib 121

Wie Risikokurven das Lebensglück bedrohen können 122
Aberglaube 123 – Moderne Prophetie: Wahrscheinlichkeiten und Risikokurven 125 – Genetische Prävention: eine neue Pflicht der Frauen? 128 – Was macht das Leben eines Kindes lebenswert, was macht ein Kind liebenswert? 130 – Genopoly 133 – Neue Entscheidungszwänge 137 – »Die organisierte Unverantwortlichkeit« 139 – Ethik: Service fürs Gewissen 142

Von der Auslese zur Idee der Machbarkeit 143
Die Etablierung der vorgeburtlichen Diagnostik 143 – Humangenetik – ein Rückblick 145 – Die Gynäkologisierung der Pränataldiagnostik 149 – Der »harmlose« Triple-Test: Einstieg in die invasive Diagnostik 152 – Der Trend zum pränatalen Gen-Screening 155 – Neue Rechtsnormen: das behinderte Kind als einklagbarer Schaden? 157

4. Kapitel
Die vorgeburtlichen Tests im Überblick 161

Methoden, Risiken, Diagnosen 164
Triple-Test oder AFP-plus 164 – Alpha-Fetoprotein-Test (AFP) 167 – Amniozentese oder Fruchtwasseruntersuchung 168 –

Chorionbiopsie 172 – Fetoskopie 176 – Nabelschnurpunktion 177 – Bluttest im ersten Schwangerschaftsdrittel 179

Was mit den genetischen Tests erkannt werden kann. Die häufigsten Diagnosen 180
Down-Syndrom 181 – Geschlechtschromosomenanomalien 182 – Trisomie 13 und Trisomie 18 184 – Neuralrohrdefekte 184 – Erbkrankheiten 185 – Therapien im Mutterleib 186

5. Kapitel
Entscheidungskonflikte rund um die vorgeburtliche Diagnostik. Zwiegespräche 189

Der Triple-Test 195
Ute und Claus: »Dieser Test hat uns unsere Gelassenheit geraubt.« 195

Entscheidungen für die Fruchtwasseruntersuchung 199
Lisa: »Es ist doch dein Kind, auch wenn es nicht hundertprozentig der Norm entspricht!« 199 – Karin: »Immer wieder tauchten Schuldgefühle auf wegen dem, was ich meinem Ungeborenen angetan habe.« 207 – Christiane: »Inzwischen denke ich nicht mehr an die furchterregende Diagnose.« 210 – Margret: »Meine Gebärmutter hat sich angefühlt wie ein Sarg.« 213 – Hannah: »Meine mütterlich-schützenden Teile bäumten sich auf gegen die aggressiv-tötenden Anteile in mir.« 221

Entscheidungen gegen die Fruchtwasseruntersuchung 234
Gerda: »Mir tut's nicht gut, wenn ich mit der Liebe jetzt zehn Wochen aussetzen muß.« 237 – Ulla: »Mit einem mongoloiden Kind wird die Euthanasie im eigenen Leben plötzlich ganz konkret.« 239 – Sabine: »Wenn wir ein behindertes Kind bekommen, dann müssen wir die höchste Stufe der Demut auch noch lernen.« 249

6. Kapitel
Wie die vorgeburtliche Diagnostik das Erleben der Schwangerschaft verändert 255

Zerrissen zwischen Kopf, Bauch und Klischee 257
Unverständnis seitens der Umwelt 258 – Der Partner 260 – Pränataldiagnostik – ein Beruhigungsmittel? 263 – Die phantasierte Behinderung 266 – Mitleidsethik 269 – Belastung durch ein behindertes Kind 272

Um einen Teil der Schwangerschaft betrogen 276
Gefühle auf Eis 276 – Zur Probe schwanger 278 – Warte-Streß 283 – Fehlgeburten 290

Was, wenn der Befund nicht der Norm entspricht? 293
Ja zur Schwangerschaft trotz »abnormen« Befundes. Zwei Beispiele 301 – Der eingeleitete Tod: Trauma und Tabu 308 – Der Abbruch 311 – Trauern 319

Resümee: Selbstbestimmung oder Beschwörung? 326
Pränataldiagnostik – den Frauen zuliebe? 328

7. Kapitel
»Lieber lebendig als normal!« Positionen der Behindertenbewegung zu Humangenetik und Pränataldiagnostik
Von Anne Waldschmidt 333

Die Geschichte der Eugenik 335 – Der Aufbau der Humangenetik in der Bundesrepublik 339 – Ist Geschichte wiederholbar? 343 – Die Anfänge der Behindertenbewegung 345 – Die Behindertenbewegung zwischen Widerstand und Pragmatismus 347 – Die Debatte um die Bioethik 348 – Behinderung und Aussonderung sind gesellschaftliche Phänomene 351 – Behinderte Frauen – erobern wir uns den Tag! 352 – Gebärverbote für behinderte Frauen 354 – Streitpunkte zwischen Frauenbewegung und Behindertenbewegung 356 – Alte und neue Eugenik 358 – Die Modernisierung der Eugenik 359 – Negative Utopien 361

8. Kapitel
Ermutigung: statt in Risiken unterzugehen, in Hoffnung leben 363

Verein Ganzheitliche Beratung und kritische Information zu pränataler Diagnostik, Winterthur 366
Schwangersein in der Schweiz 366 – Der Verein 367 – Erfahrungen im Bereich Beratung 368 – Öffentlichkeitsarbeit 369

»CARA« e. V. – eine unabhängige Beratungsstelle zur vorgeburtlichen Diagnostik, Bremen 370
Finanzierung 372 – Zur Beratung 373 – Raum für Ängste, Zweifel, Sehnsüchte 374 – Paarberatung 378 – Stärkung durch Frühschwangerengruppen 380 – Qualitätssicherung 381 – Öffentlichkeitsarbeit 382 – Der Widerstand wächst: Gründung eines Netzwerks 383

Anhang 385

Anmerkungen 386 – Bibliographie 405 – Glossar 415 – Adressen 420

Zur Einstimmung

■ Schwangerschaft ist eine Zeit der Hoffnungen, des Wachsens und Werdens. Doch »in guter Hoffnung sein« ist aus der Mode gekommen. Die Angst vor den Risiken hat die gute Hoffnung verdrängt. Die anderen Umstände werden heute weniger als soziales oder gar existentielles Lebensereignis gesehen, vielmehr sind sie zu einem körperlichen Geschehen zusammengeschrumpft, dessen Unwägbarkeiten und Risiken die Medizin im Griff zu behalten verspricht. Dabei sind die Risiken oft nichts anderes als statistische Kurven und Wahrscheinlichkeitsberechnungen. Sie sind interpretationsbedürftig – und ähnlich ungewiß wie die Hoffnung. Nur, daß die Hoffnung eine Haltung ist, die im Prinzip *vertraut:* auf die eigene Körperlichkeit, auf die Beziehung zum Kind im Leib, auf den guten Fortgang eines natürlichen Lebensereignisses. Das Gerede von Risiken dagegen sieht Schwangerschaft von vornherein unter einem schlechten Stern. Früher wurden in einem solchen Fall die Götter angerufen – unsere Kultur schreibt den MedizinerInnen und ihren Gerätschaften eine ähnliche Bedeutung zu. Sie suggeriert, daß gesunder und mit Fortschreiten der genetischen Untersuchsmöglichkeiten vielleicht bald sogar perfekter Nachwuchs machbar sei. Doch bei genauem Hinsehen entpuppt diese Sichtweise sich als Mythos: Die Medizin kann in der Schwangerschaft inzwischen zwar viel diagnostizieren, doch heilen kann sie relativ wenig. Der weitverbreitete Glaube, daß schwangere Frauen besonders fürsorglich oder verantwortungsbewußt handeln, wenn sie die ganze Palette der angebotenen Untersuchungen wahrnehmen, stellt sich bei vielen Schwangerschaftskomplikationen oder bei Fehlbildungen des Ungeborenen als Irrglaube heraus.
1990 veröffentlichte ich das Buch »Gläserne Gebär-Mütter, Vorgeburtliche Diagnostik – Fluch oder Segen«. Das vorliegende Buch ist

nun eine Fortschreibung, denn nicht nur der vorgeburtliche Gen-Check ist inzwischen immer selbstverständlicher geworden, sondern auch mein Blick darauf hat sich weiterentwickelt. »Gläserne Gebär-Mütter« hat viel Resonanz erfahren. Eine ganze Reihe Frauen schrieben mir. Viele unter ihnen waren vom medizinischen »Angebot« enttäuscht, weil sie am Ende ihrer Schwangerschaft nicht ein gesundes Kind in die Arme schließen konnten, sondern einen Fötus tot gebären mußten oder eine Fehlgeburt hatten.

Meine Auseinandersetzung mit Schwangerschaft und Geburt ist genauso alt wie meine Kinder, Julian und Isabel: elf beziehungsweise acht Jahre. Seit dieser Zeit beobachte ich, wie einerseits das Netz der Schwangerenvorsorge immer engmaschiger gespannt wird und wie andererseits viele Schwangere ängstlicher und verunsicherter reagieren. Auch der ärztliche Blick auf die Schwangere hat sich verändert. Die Medizin interessiert sich für den Fötus, während die Frau als bloßes fötales Umfeld betrachtet wird und als Person immer mehr verschwindet. Die genetisch orientierte vorgeburtliche Diagnostik wurde mehr und mehr zum Serviceangebot der Schwangerenvorsorge. Ihre Akzeptanz ist im Kontext einer Schwangerenvorsorge zu verstehen, die die schwangeren Frauen nicht in ihrer eigenen Körperwahrnehmung stärkt, sondern sie oft geradezu entmutigt. Frauen, die Schwangerschaft selbst oft nur noch unter dem Blickwinkel von Komplikation und Risiko betrachten können, sehen diese Diagnostik nicht mehr als ein Instrument der Auslese, sondern als eins der Machbarkeit von gesundem Nachwuchs.

In der Sehnsucht nach einem gesunden Kind folgen mittlerweile die meisten schwangeren Frauen den Verheißungen der Medizin. Auch wenn die Freiwilligkeit der Untersuchung betont wird, ist die Inanspruchnahme vorgeburtlicher Diagnostik fast schon zu einem gesellschaftlichen Muß geworden. Der Schwangerschaftsabbruch bei normabweichendem Befund wird stillschweigend vorausgesetzt und ist für die meisten Frauen der letzte, aber konsequente Ausweg. So hat es die Medizin im Verbund mit der Humangenetik binnen weniger Jahre geschafft, soziale Verantwortlichkeiten umzudeuten. Was ehemals Schicksal war, ist inzwischen persönliche Schuld. Das behinderte Kind ist zum Versäumnis der Frau geworden.

Daran wird die Neuregelung des Paragraphen 218, in deren Zuge die eugenische Indikation samt der 24-Wochen-Frist gestrichen worden ist, vermutlich nichts ändern: Nach dem seit 1.7.1995 geltenden Gesetz ist eine diagnostizierte Behinderung des Fötus keine selbstverständliche Begründung mehr für einen Abbruch; vielmehr wird die Begründung künftig in der psychischen Überlastung der Mutter durch ein behindertes Kind gesucht werden müssen. Darüber befinden werden wie bisher die GynäkologInnen, deren Interesse als ProtagonistInnen vorgeburtlicher Diagnostik zumindest tendenziell auf der Hand liegt. Zu befürchten ist, daß auf diese Weise nur die Etiketten vertauscht worden sind: Was als »eugenische« Indikation galt, heißt jetzt neutraler »medizinisch«.

Dieses Buch soll zum Nachdenken über unseren Umgang mit der Grenzerfahrung Schwangerschaft und Geburt anregen. Es will die Möglichkeiten der Medizin, aber vor allem auch ihre Grenzen, diesen lebendigen Prozeß in den Griff zu bekommen, deutlich machen. Dabei interessiert es mich weniger, ob die Mehrheit der Gynäkologen oder Humangenetiker böse ist oder gute Absichten hegt, ob die Mediziner aus merkantilen oder humanen Gründen handeln. Schließlich sind auch sie nur in einem gesellschaftlichen Zusammenhang zu sehen, der ihnen die Macht verleiht, die sie derzeit haben. Was mich vielmehr interessiert, sind die Folgen, die die medizinische Ingriffnahme der Schwangerschaft für Frauen und ihre Partner hat, und die Auswirkungen auf unser gesellschaftliches Zusammenleben.

Die Pränataldiagnostik wird als vernünftig propagiert. Übersehen werden dabei die vielen Irrationalitäten und Konflikte, die sie in die Beziehungen trägt: zwischen dem werdenden Kind und der werdenden Mutter, zwischen den werdenden Eltern und innerhalb einer Gesellschaft, deren Toleranz gegenüber genetischen oder anderen Besonderheiten, so ist zu befürchten, abnimmt und zu deren Ideal immer mehr eine normierte Gemeinschaft der Glücklichen wird. Anne Waldschmidt, in der Behindertenbewegung aktiv, thematisiert dies in ihrem Beitrag: »Lieber lebendig als normal!«

Alles Gerede vom gesunden Nachwuchs macht mitunter vergessen, daß das Kontrollieren der Qualität des Fötus nur über und durch den weiblichen Körper möglich ist. Schwangere Frauen bürgen mit ihrem Leib für dieses Kind im Bauch; sie bangen und hoffen; sie sind es, die möglicherweise ihr Wunschkind tot zu gebären haben; und sie sind es auch, die eine solche Trennung mit Tränen und Verzweiflung verarbeiten müssen.

»CARA« e. V. – eine unabhängige Beratungsstelle zur Pränataldiagnostik in Bremen, macht seit fünf Jahren den Versuch, sowohl die Frau in ihrer Entscheidungsnot ernst zu nehmen, als auch einen öffentlichen Diskurs über die gesellschaftlichen Folgen dieser Diagnostik zu initiieren. Aber auch andere Projekte, deren Anliegen es ist, die schwangeren Frauen in ihrer eigenen Kompetenz zu stärken und die Ressourcen der werdenden Väter und Familien zu entwickeln, sind in den letzten Jahren vielerorts entstanden. Die Trägerinnen sind oft Hebammen und Geburtsvorbereiterinnen, die, zum Teil in Zusammenarbeit mit psychosomatisch orientierten Ärzten und Ärztinnen, Schwangerschaft und Geburt wieder zu dem machen wollen, was sie sind: ein soziales Ereignis und ein Reifungsprozeß für ein Kind, eine Frau und einen Mann.

Zum Schluß noch ein Dankeschön an die vielen Frauen und auch Männer, die mich in meiner Arbeit unterstützen. Ganz besonders verbunden fühle ich mich dabei den »CARA«-Frauen. Durch mein langjähriges ehrenamtliches Engagement in diesem Projekt habe ich viele Erfahrungen und Kenntnisse sammeln können, die in diesem Buch zum Tragen kommen. Auch der enge Austausch mit Hebammen, Frauenärztinnen und Psychologinnen hat meinen Blick geschärft. Besonders danke ich in diesem Zusammenhang Edith Bauer, Angelika Ensel, Ortrud Gartelmann, Ulrike Hauffe, Birgit Herdt, Mura Kastendieck, Brigitte Kette, Ebba Kirchner-Asbrock und nicht zuletzt Bernd Bublitz, der mit mir nicht nur die Erfahrung des Kinderkriegens geteilt hat, sondern mir auch immer wieder Mut macht, medizinische Normen und kulturelle Selbstverständlichkeiten zu hinterfragen.

Eva Schindele *Bremen, im Juli 1995*

1. KAPITEL

**In guter Hoffnung sein:
wachsen und wachsen lassen**

»Einerseits ist es der eigene Körper, der das Wunder des neuen Lebens aus seinem Organismus hervorbringt, und gleichzeitig ist es ein ›übermenschliches‹ Geheimnis, das in mir Raum nimmt und mit meinen Kräften nichts zu tun hat. Was in mir geschieht, das ist mein körperhaftes Geschehen, und zugleich wächst ein von mir verschiedenes, ein ganz anderes Du – das Kind – in mir heran. Doch nur wenn ich mich als Frau in meiner Leibhaftigkeit annehmen kann, vermag ich es auszuhalten, daß ich das Wunder hervorbringe und daß es mich gleichzeitig unendlich übersteigt.«
(Irène Kummer)[1]

■ Von den ganz »normalen« Kindern sei hier die Rede, von denen, die lustvoll oder mit Unlust, im gemeinsamen Bett oder anderswo, absichtlich oder unabsichtlich von einer Frau und einem Mann gezeugt worden sind. Es sei die Rede von normalen Schwangerschaften und der normalen Schwangerschaftsvorsorge. Denn auch dort hat die Ideologie der Machbarkeit die Vorstellung von Wachsen- und Gedeihenlassen sowie vom natürlichen Fortgang einer Schwangerschaft und einer Geburt mehr und mehr verdrängt.
Säuglinge sind (noch) nicht im Supermarkt zu haben, und eine Schwangerschaft ist mehr als »ein bißchen Chemie«. Eine Schwangerschaft ist ein integrativer Prozeß, eine sensible Verbindung aus hormonell gesteuerten Vorgängen, seelischen Befindlichkeiten und lebensgeschichtlichen Gegebenheiten. Während der neun Monate wächst nicht nur ein Fötus zu einem Kind heran, das geboren werden will, sondern entwickelt sich auch eine Frau zur Mutter – mit allen Widersprüchlichkeiten, die dieser Prozeß (heute) vielfach birgt. Schließlich stellt das Kinderkriegen heutzutage für die Frau weniger ein körperliches Risiko dar. Vielmehr ist es zum sozialen

Risiko geworden: Als Mutter muß sie um ihr häufig hart erkämpftes Stück eigenständiges Leben bangen, um ihre langfristige berufliche Perspektive und nicht zuletzt um ihre finanzielle Unabhängigkeit und längerfristige ökonomische Absicherung.
Schwanger sein bedeutet immer eine Veränderung von Körper *und* Seele. Vor allem beim ersten Kind ist es eine Zeit des inneren Umbruchs und der Suche nach neuer Identität. Es ist eine Zeit, in der Freude, Unsicherheit und Angst vor dem, was auf einen zukommen mag, einander abwechseln. Es ist eine Zeit der Konfrontation mit der eigenen Biographie und der inneren Auseinandersetzung mit der Mutterschaft. Es ist eine Zeit des Übergangs, die – vor allem beim ersten Kind – auch eine Veränderung des gesellschaftlichen Status mit sich bringt. Vielen Frauen fehlt es an Erfahrung, viele haben kaum Vorbilder, an denen sie sich orientieren können und die ihnen zeigen, wie Schwangerschaft und Geburt als lebendiger kreativer Prozeß gelebt und gestaltet werden können.

Dieses kulturelle Vakuum ist im Laufe der letzten 25 Jahre von der Gynäkologie besetzt worden. Sie verdrängte die zumindest rudimentär noch vorhandenen sozialen Traditionen rund ums Kinderkriegen und bot sich als die Instanz an, die werdenden Müttern (und indirekt Vätern) Struktur und Orientierung gibt. Sie bietet medizinische Interpretationen für unbekannte körperliche und seelische Veränderungen an. Damit versachlicht sie weibliche Lebensereignisse und strukturiert die Selbstwahrnehmung der Frauen. Allerdings geschieht dies oft um den Preis der Verunsicherung und Entfremdung. Bevor ich auf die bei uns übliche Schwangerenüberwachung genauer eingehe, hier einige Skizzen zu dem kulturellen Kontext, in dem »Schwangerschaften« heute stattfinden.

Klischees zwischen Aufbruch und Qual

Die Hebamme lachte, als ich sie anrief und um Literaturtips zum Thema Schwangerschaft und Geburt bat. »Horchen Sie auf Ihre innere Uhr, und lassen Sie es sich gutgehen, darüber freut sich Ihr Kind am meisten«, sagte sie, und wir vereinbarten einen Termin, an dem sie mich zu Hause besuchen wollte. Ich war damals in der achten Woche schwanger und konnte mir einfach nicht vorstellen, daß da ein Kind in mir heranwächst – ohne mein Zutun, aber auch außerhalb meiner direkten Kontrolle. Ich hatte, wenn nicht gerade Angst, so doch große Bedenken bei dem, was auf mich zukommen wird. Meine Vorstellungen reichten vom Bild einer hochschwangeren Frau, die selbstbewußt und fröhlich mit dem Fahrrad durch die Gegend kutschiert, bis zu der Schwangeren, der alles zuviel ist, die unter ihrer Last stöhnt, die sich von einem Arzttermin zum nächsten rettet, bei der diese und jene Untersuchung durchgeführt wird und die im achten Monat überstürzt ins Krankenhaus eingeliefert wird, weil ihre Gebärmutter das Kind nicht mehr ausreichend versorgt.

> *Der Mond des fünften Monats wirft seine Schatten. Ein heimliches Leben regt sich in meinem Leib. Mein Kind, ich kann den Schlag deines Herzens hören.*
>
> (Indischer Geburtsgesang)

So schwankte ich zwischen Vorstellungen davon, wie eine »moderne« Frau Schwangerschaft und Geburt erleben sollte, hin und her; vermittelt waren sie mir durch Bücher und Zeitschriften und durch Horrorgeschichten, die mich von klein auf begleitet hatten. Ich vernahm wieder die Stimme des Pfarrers aus meiner frühen Schulzeit, der uns Mädchen predigte: »Ich will dir Schmerzen schaffen, wenn du schwanger bist, und unter Schmerzen sollst du gebären«; ein Satz, der sich drohend über mir aufzurichten begann; ein Fluch, der mich mit den Generationen meiner Mutter, Großmütter und Urgroßmütter zu verbinden schien.

Natürlich wußte ich, daß ich nicht so gefährdet bin wie meine Urgroßmütter, die um die Jahrhundertwende nach der Geburt ihres achten beziehungsweise zehnten Kindes starben. Immerhin bewegt sich die Müttersterblichkeit inzwischen gegen Null[2], während noch im letzten Jahrhundert, Schätzungen zufolge, jede vierte Frau im gebärfähigen Alter im Kindbett oder unter der Geburt starb.[3] Vor allem bessere Lebensbedingungen von Frauen, hygienischere Wohnverhältnisse, die Entdeckung von Antibiotika zur Behandlung von Infektionen und die Möglichkeiten des Kaiserschnitts bei schwierigen Kindslagen hatten zu einer stetigen Verringerung der Müttersterblichkeit in diesem Jahrhundert geführt. Die moderne technisierte Geburtsmedizin hingegen, die in den sechziger Jahren die Kreißsäle mehr und mehr eroberte, senkte die Zahl der Frauen, die bei der Geburt starben, nur noch unwesentlich. Die Medikalisierung von Schwangerschaft und Geburt zielte zudem weniger auf die Wöchnerin als auf den Fötus, den es mit Hilfe technischer Hochrüstung unter allen Umständen zu retten galt.

Doch trotz der Segnungen moderner Geburtshilfe und der relativ hohen Sicherheit, die öffentlich immer propagiert wird, hörte ich allerorten Frauen von traumatischen Erfahrungen erzählen, von komplizierten Geburten und schwierigen Schwangerschaften; von Ärzten, die dies und jenes nicht rechtzeitig erkannt hatten, von Schmerz, Selbstaufgabe und Tod. Inzwischen, mit der Erfahrung der Geburten meiner Kinder, frage ich mich, warum gerade unter Frauen so viel von schweren Schwangerschaften und Geburten und so wenig von tiefen Schwangerschafts- und Geburtserlebnissen die Rede ist. Ist es die Betonung weiblicher Aufopferung, das Wichtiggenommen-werden-Wollen im Schmerz, oder wirkt hier die kulturelle Tabuisierung eines kraftvollen weiblichen Aktes, die es notwendig macht, Komplikationen zur Sensation zu stilisieren, damit die eigentliche Sensation, das Ausbilden dieser einmaligen körperlich-seelischen Symbiose bis hin zur exzeßhaften Loslösung in der Geburt, verborgen bleibt?»Generationen von Frauen bis heute bleiben mit ihren Erfahrungen allein, konnten sie nicht verarbeiten und deshalb am Schicksal anderer Frauen nicht wirklich teilnehmen, weil sie sonst wieder auf ihr Eigenstes gestoßen wären. (...) Die Botschaft geht weiter an die Töchter, die auf diese Weise die einsame Furcht lernen und die Muster ausbilden, die mitbeteiligt sind an ihrer eigenen Art zu gebären«[4], schreibt die Schweizer Psychotherapeutin Irène Kummer, selbst Mutter zweier Kinder.

Die ohnmächtige Botschaft der Geschlechtsgenossinnen, diese häufig stereotyp erzählten und wenig verarbeiteten Leidensgeschichten fallen in Zeiten der Verunsicherung auf fruchtbaren Boden. Sie machen es Frauen mitunter schwer, ihrem sich verändernden Körper einfach zu vertrauen. Hinzu kommt, daß Ängste, Zweifel, Ambivalenzen – Phantasien und Gefühle, die zu jeder Schwangerschaft gehören – kaum ein gesprächsfähiges Thema sind.

Auffallend ist, daß die »Geschichten« sich oft um medizinische Risiken ranken, daß sie Ängste vor körperlichen Komplikationen ausdrücken und die Furcht, mit dem Kind könnte etwas nicht in Ordnung sein – vermutlich, weil in unserer Kultur die Schwangerschaft nur noch als körperliches Geschehen wahrgenommen wird und in der Regel auch nur auf dieser Ebene Lösungen angeboten werden. Psychosoziale Konflikte, die sich häufig hinter Schwangerschaftskomplikationen verbergen, werden dagegen kaum thematisiert. Sie passen nicht in das Bild von der glücklichen Schwangeren, die ihren Bauch liebevoll streichelt.

Allerdings entpuppen sich solche Weichzeichnungen vom Kinderkriegen bei näherer Betrachtung schnell als ein Klischee, unter dessen Oberfläche sich das gesellschaftlich weitverbreitete Unverständnis gegenüber Schwangeren und später Müttern unverblümt zeigt. Denn ist auch der Prozeß der Schwangerschaft eine individuelle Erfahrung, so ist doch die Art, wie eine Frau die körperlichen und seelischen Veränderungen wahrnimmt, weitgehend kulturell bestimmt. Von dieser Prägung hängt es letztendlich auch ab, ob sie die körperlichen und seelischen Erfahrungen, die sie während dieser Zeit macht, als abenteuerlich und bereichernd wahrnimmt oder als unangenehm und beängstigend; ob Schwangerschaft für sie nicht nur eine Zeit des unnützen Wartens ist, sondern vor allem eine Zeit des Wachsens.

Schwangerschaft im Konflikt mit der Kultur

33jährig, von der Schwangerschaft im ersten Moment überrumpelt und erst im zweiten freudig überrascht, fühlte ich mich nicht nur nicht vorbereitet, sondern von der Umwelt allein gelassen. Bald bekam ich zu spüren, daß ein dicker Bauch, wohlgemerkt: nur ein weiblicher dicker Bauch, nicht ins öffentliche Leben paßt. Von Kollegen und Kolleginnen wurde ich mißtrauisch beäugt, fand nur we-

nig Verständnis für meinen langsamer gewordenen Lebenstakt. Mit meinem schwangeren Bauch geriet ich in Widerspruch zu einer gesellschaftlichen Realität, die ich zwar immer kritisiert hatte, von der ich jetzt aber merkte, wie sehr auch ich selbst sie repräsentierte. Ich spreche von einer Wirklichkeit, in der Zweckrationalität, Kontrolle-über-sich-Haben und Funktionieren, um abstrakten Leistungsnormen zu genügen, zu den höchsten Idealen gehören. Funktionierst du nicht, bist du krank – so ein Verständnis vom Körper, das mehr maschinelle Abläufe zum Vorbild hat als lebendige Prozesse. Oder hat es gar den Mann im Blick, denjenigen, der 365 Tage im Jahr »seinen Mann« steht, so lange, bis er umfällt? Zeichen, die der Körper gibt, sind dabei tunlichst zu ignorieren, die eigene innere Uhr sollte möglichst schon im Säuglingsalter abgestellt worden sein. Das Maschinenmodell läßt sich auf Frauen, sosehr sie sich auch subjektiv bemühen, nicht so durchgängig anwenden, sind sie doch in einen zyklischen Rhythmus eingebunden, der sich nur bedingt willentlich beeinflussen läßt: Selbst die vielbeschworene »moderne Frau« menstruiert und hat an diesen Tagen mal über die eine oder andere Unpäßlichkeit zu klagen, auch wenn sie bemüht ist, mit Hilfe von Pillen die Zeit vor, während und nach der Periode zu überbrücken. Wenn frau nun schwanger wird, ist sie den herrschenden Leistungsanforderungen phasenweise nicht mehr gewachsen, und der Griff nach der Tablette ist eher gefährlich als entlastend. Schwangere Frauen funktionieren nur bedingt. Zeitweise ist ihnen übel, oder sie sind müde; das lange Sitzen an der Schreibmaschine oder am Fließband kann zu Rückenschmerzen, das Tragen der schweren Einkaufstaschen zu Bauchziehen und die Hektik im Büro zu frühzeitigen Wehen führen. Sie benötigen oft mehr Ruhepausen, denn Teile ihrer Energie fließen in einen inneren Wachstumsprozeß.
Schwangerschaft ist doch keine Krankheit, heißt es. Richtig. Aber es handelt sich um einen außergewöhnlichen seelischen und körperlichen Zustand. Andere Umstände eben, die Verständnis und Solidarität erfordern. Doch diese Form weiblicher Kreativität wird kulturell nicht ernst genommen. Im Gegenteil, diese Potenz wird Frauen geradezu vorgeworfen und gerät ihnen vor allem im Arbeits-

prozeß zum Nachteil: Zwar sieht das Arbeitsrecht auch Sonderbedingungen für schwangere Frauen vor – zum Beispiel sollen Frauen mit sitzender Tätigkeit mehr Pausen einlegen dürfen –, doch verkehrt sich dieser Schutz oft ins Gegenteil. Nicht nur die schwangere Frau xy ist dann nicht mehr zu gebrauchen, sondern das ganze Geschlecht ist im Prinzip nicht so recht verwertbar. Deshalb lieber gar keine Frau einstellen oder so, wie es von einem Chefarzt der Gynäkologie berichtet wurde: Er verlangte mit dem Arbeitsvertrag gleich die Gebärmutter im Glas von der jungen Ärztin als Gegenleistung. Jede von uns hat diese schlechteren gesellschaftlichen Chancen individuell auszugleichen. Dies fängt mit der Schwangerschaft an und setzt sich in der Mutterschaft fort, wenn die Kinder der Frau im Erwerbsleben zum Nachteil geraten.

> *Wer kann sagen, welcher Fisch im tiefen Wasser schwimmt? Erst, wenn er gefangen ist, werden wir wissen, ob er männlich oder weiblich ist. Der Mond des sechsten Monats wirft seinen Schatten.*
> (Indischer Geburtsgesang)

Eine solche Haltung der Gesellschaft verletzt Frauen. Deshalb neigen viele dazu, ihre kulturell produzierte Minderwertigkeit wettzumachen, indem sie den Beweis antreten wollen, daß sie auch als Schwangere voll einsatzfähig sind – sei es, daß sie Angst haben, ihren Arbeitsplatz zu verlieren, daß sie glauben, von ihrem Partner nur so anerkannt zu werden, oder daß sie befürchten, andernfalls sich selbst nicht mehr akzeptieren zu können.[5] Diese Anpassung gelingt allerdings nur selten. »Man versucht zwar, den Alltag wie gewohnt zu bewältigen, merkt aber, daß es ohne Hilfe nicht geht. Gleichwohl will man alles selber machen... das ist schon irgendwie zum Trotz ausgeartet... ich war schon gar nicht mehr ich selbst, und das hat mich zusätzlich genervt«[6], zitiert die Psychoanalytikerin Marlies Köster-Schlutz eine schwangere Frau, die sie aufgrund frühzeitiger Wehentätigkeit in der Klinik behandelt hatte.

Der Körper einer schwangeren Frau ist unangepaßter und hellhöriger, auch sinnlicher. Er signalisiert der Frau, daß er nicht mehr gewillt ist, der gesellschaftlichen Norm des Funktionierens zu ent-

sprechen. Die innere Uhr kollidiert mit dem Räderwerk einer patriarchalen Leistungsgesellschaft. Schwangere Frauen erfahren am eigenen Leib, was es heißt, in einer Gesellschaft zu leben, in der weibliche Erfahrungsweisen nicht an sich existieren, sondern immer definiert sind als die vom männlichen Prinzip abweichenden. »Hierin begründet ist einerseits die gesellschaftliche Sicht, das Weibliche als das Minderwertige zu betrachten. Hierin liegt andererseits aber auch eine Möglichkeit für Frauen, sich einer totalen Verwertung durch die Gesellschaft zu entziehen. Denn weibliche Subjektivität läßt sich nicht völlig unter die patriarchale Ordnung subsumieren. (...) Somit sind der schwangere Körper und seine Sinnlichkeit ein Ort, an dem Auseinandersetzungen zwischen individueller Eigenart und kollektiven Normen unausweichlich werden – ein Schauplatz der Anpassung ebenso wie des Widerstands.«[7]
Frauen, die es gewöhnt sind, die Minderbewertung und Mißachtung durch die Gesellschaft mit viel Kraftaufwand und Anstrengung auszugleichen, sollen dieses eingeübte Muster nun fallenlassen und sich einem inneren Geschehen hingeben. Das gelingt nicht von heute auf morgen. Eine Schwangere verleiht ihrer Desorientierung Ausdruck, wenn sie sagt:»Ich hatte immer das Gefühl, mein Körper sei gar nicht fähig, so etwas Wundervolles wie ein Kind zu machen. Und jetzt glaube ich, es könnte niemals ein normales Kind werden.«[8] An dieser Stelle lockt das Angebot der herkömmlichen Medizin. Es paßt genau zur herrschenden Ideologie:»Frau muß viel tun, um halbwegs vernünftige Ergebnisse zu bringen.«
Der Konflikt zwischen gesellschaftlichen Normen und der inneren Uhr kann von einer schwangeren Frau als»kulturelle Ausgrenzung«wahrgenommen und als persönliche Irritation erlebt werden. Die Frau fühlt sich in der Zwickmühle, denn sie kann auch im Hinblick auf das in ihr wachsende Kind nicht mehr ohne weiteres über die Bedürfnisse ihres Körpers hinweggehen. Dies erlebte auch Ilse bei ihrer dritten Schwangerschaft. Sie mochte ihre Arbeit als Frauenbeauftragte einer kleinen Stadt und war entsetzt, als bereits im sechsten Monat vorzeitige Wehen einsetzten und sie zur Ruhe zwangen.»Ich war traurig und gleichzeitig wütend: auf das Kind, das schon im Bauch solche Schereien machte; auf meinen Mann,

der dieses Kind ja auch haben wollte und seine Arbeit trotzdem fortsetzen konnte; auf Gott und die Welt.
»Gespräche mit der Hebamme, an die sie sich schließlich wandte, halfen ihr, diese Situation zu akzeptieren:»Schließlich träumte ich, daß ich in mein Büro kam und mich alle merkwürdig musterten. Ich schaute an mir herunter und sah auf meine Füße. Ich hatte zwei linke Schuhe an.«
Widersprüchliche Wünsche an die eigene Entwicklung, gepaart mit den Ansprüchen, die von außen an Frauen herangetragen werden, können Schwangere in einen aufreibenden innerpsychischen Konflikt bringen. In solchen Zeiten kann das in ihnen wachsende Kind schnell zum Monster werden, zum Vampir, der die werdende Mutter aussaugt:»Wie ein Dieb in der Nacht hast du dich eingeschlichen und meinen Körper, mein Blut und meinen Atem gestohlen. Und jetzt wirst du mir meine ganze Existenz stehlen. Das werde ich dir nicht erlauben.«[9] Oriana Fallaci beschreibt in ihrem »Brief an ein nie geborenes Kind« den Konflikt einer schwangeren Journalistin, die ihren Beruf mit Hingabe und Erfolg ausübt und sich gleichzeitig mit den Ansprüchen konfrontiert sieht, die das noch Ungeborene bereits an sie stellt. Unter großer Verzweiflung verliert sie ihr Kind im vierten Monat. Oriana Fallaci schreibt sich von der Seele, was bei Frauen gerade in der Schwangerschaft aufbricht: das Erlebnis, daß ein Kind im eigenen Körper heranwächst, verbunden mit der Erfahrung von scheinbar »passivem Hervorbringen und Geschehenlassen von Natur«, das in Kollision gerät mit der Vorstellung von aktiver Selbstbestimmung.
In den siebziger und frühen achtziger Jahren stieg das Auftreten einer Schwangerschaftserkrankung, die diesen Konflikt repräsentiert, sprunghaft an: Gemeint ist die *vorzeitige Wehentätigkeit* mit der Folge, daß viel mehr Kinder zu früh auf die Welt kamen. (Zum Teil mag das durch die Einführung des Kardiotographen (CTG) bedingt gewesen sein, mit dem die Wehentätigkeit plötzlich gemessen werden konnte, auch dann, wenn sie nicht muttermundwirksam war.) Dies verwundert nicht, denn gerade in jener Zeit hegten viele Frauen den Wunsch, die Welt aktiv in den Griff zu nehmen, und lehnten die herkömmliche Rolle eines passiven »Weibchens« ab. In der Schwangerschaft stürzte dieses Ideal die Frauen in einen Kon-

flikt, den manche mit der Bildung von Symptomen unbewußt aufzulösen versuchten.

»Krank« sein darf frau, mit Erlaubnis des Arztes kann sie aus dem stressigen Alltag aussteigen, ohne sich dafür schämen zu müssen. Eine Lehrerin: »Also ich habe bemerkt, daß ich eine Blutung hatte, als ich zur Schule ging; damit hätten wir's also, hab ich da gedacht. Und ich war richtig froh, als der Arzt gesagt hat: Ich muß Sie jetzt krank schreiben.«[10] Frauen mit Blutungen oder frühzeitigen Wehen gelten als »Risikoschwangere«. Vorzeitige Wehen können zur Frühgeburt führen – inzwischen einer der häufigsten Gründe für das Versterben von Neugeborenen, und viele der Kinder, die dank moderner High-Tech überleben, sind schwer geschädigt.

Die bei uns übliche Vorsorge reagiert auf solche schwangerschaftstypischen Konflikte, indem sie versucht, das Symptom zu kurieren. »Dabei würde es schon viel bringen, mit der Frau überhaupt mal über ihre Konflikte zu sprechen«, sagt die Frauenärztin Edith Bauer, die mit ihrem Team eine psychosomatisch orientierte Schwangerenvorsorge betreibt. Doch die gängige Praxis schaut anders aus: Frauen wird der Muttermund mechanisch verschlossen (es wird eine Cerclage, eine Naht, gelegt). Hilft das nicht, werden sie ins Krankenhaus überwiesen und kommen an den wehenhemmenden Tropf, dessen Nutzen als Langzeitmedikation allerdings auch unter Fachleuten inzwischen umstritten ist. Die Frau muß ständig liegen, wird an das CTG angeschlossen, das die Wehentätigkeit und die Herztöne des Kindes überwacht, muß sich immer neuen Laborkontrollen unterziehen und ist auch ansonsten den Anweisungen des medizinischen Personals ausgeliefert. Die ganze Maschinerie wirkt gerade auf Risikoschwangere noch weiter verunsichernd, sie umschreiben dieses Ausgeliefertsein als »Bibberpartie«, als einen Leistungszwang, dem sie ja paradoxerweise gerade durch ihre Symptombildung unbewußt zu entgehen hofften. Hautnah werden sie mit dem gängigen Begriff von Gesundheit konfrontiert, hinter dem sich ein Leistungsanspruch verbirgt, der eng verknüpft ist mit der Forderung, die Patientin möge sich passiv unterordnen. So wiederholt sich auf der Ebene der institutionalisierten Medizin der gesellschaftliche Konflikt, der als Auslöser für die frühzeitige Wehentätigkeit angesehen werden kann. Was bei Berufsstreß oder sonstiger Überforderung als Entlastung »gedacht« war, wird zur Belastung durch das medizinische Management.

Neben der vorzeitigen Wehentätigkeit ist der *schwangerschaftsbedingte Bluthochdruck* (die sogenannte *Gestose*) die zweithäufigste Schwangerschaftserkrankung. Die Zahl der daran leidenden Frauen stieg ab Mitte der achtziger Jahre, als plötzlich die »Mutter« wiederentdeckt und idealisiert wurde, stetig an. Ratgeber, wie eine »richtige« Mutter zu sein habe (aufopfernd und am besten ohne eigene Wünsche und Ziele), füllen die Regale der Buchhandlungen. Schwangere Frauen fühlen sich unter hohem Erwartungsdruck. Statt auf diese idealisierenden Vorgaben zu pfeifen, reagieren manche mit einer Überanpassung an das antizipierte Rollenbild der guten Mutter, aber auch Ehefrau. Das heißt, sie machen sich diese hohen Ansprüche an die Mutterrolle zu eigen und haben gleichzeitig große Angst vor dem, was auf sie zukommen mag.[11] Durch diese Diskrepanz zwischen den Ansprüchen, die die Umgebung an sie richtet, und ihrem geringen Selbstwertgefühl geraten schwangere Frauen buchstäblich unter »Druck«. Psychologinnen werten das Krankwerden in dieser Situation als Versuch, sich den eigenen, aber auch fremden Ansprüchen zu entziehen. Doch dies gelingt im herkömmlichen Medizinsystem kaum, denn das medizinische Management negiert psychosomatische Zusammenhänge in der Regel und orientiert sich ausschließlich am Symptom. Statt die Frau im übertragenen Sinn an die Hand zu nehmen und durch die schwierige Situation zu begleiten, beschränken sich die ÄrztInnen häufig auf umstrittene Ernährungsempfehlungen, wie zum Beispiel salzlos zu essen oder wenig zu trinken, und häufiges Blutdruckmessen, was der Frau noch zusätzlich Angst macht und wodurch sie noch mehr unter Druck gerät.[12] Der ohnehin schon verunsicherten Schwangeren wird dann möglicherweise noch mitgeteilt, daß ihr Bluthochdruck das Leben des Kindes gefährde. Eine Vorgehensweise, die in vielen Fällen genau das Gegenteil von dem bewirkt, was sie bewirken soll.

Im Umbruch: Auch die Seele geht schwanger

Schwangerschaft ist eine Zeit des Reifens. Im Laufe von neun Monaten wandelt sich die Frau zur Mutter, der Fötus zum Kind. Es ist eine Phase psychischer und physischer Veränderungen, während derer die Frau innerlich und äußerlich aus der gewohnten Form gerät. »Es ist gut, daß eine Schwangerschaft nicht vier Wochen, sondern neun Monate dauert. Denn diese Zeit ist nötig, sich auf das Kind einzustellen«, sagt die Bremer Psychologin Ulrike Hauffe.[13] Jede Frau macht in der Schwangerschaft eine gefühlsmäßige Veränderung durch, die ihr hilft, sich auf das Kind einzustimmen. In heutige Schwangerschaften mischt sich die Medizintechnologie mehr oder weniger ein und verändert das Erleben. Oft genug bestimmt die Dynamik, die zum Beispiel durch das Ultraschallbild in eine Schwangerschaft gebracht wird, die Beziehung zwischen werdender Mutter und werdendem Kind (siehe S. 68ff.). Dabei weckt das werdende Kind auch ohne Visualisierung bereits in den ersten Wochen die Aufmerksamkeit seiner Mutter: Die Müdigkeit in den ersten Monaten bewirkt oft einen Rückzug nach innen. Außerdem ist der Geruchs- und Geschmackssinn geschärft, manche Frauen können keinen Kaffee riechen, andere ekeln sich vor Alkohol, Zigaretten oder Fett. In dieser Zeit sind Frauen oft hin- und hergerissen zwischen der freudigen Erwartung und der gleichzeitigen Angst vor dem Kind. Vielleicht trauert die Frau um ihre Autonomie, fürchtet sich vor Belastungen, die möglicherweise auf sie zukommen werden. Sie fängt an, sich mit dem Kind, das im eigenen Körper allmählich Gestalt annimmt, auseinanderzusetzen. Vielleicht fühlt sie sich ausgeliefert an einen Prozeß, den sie weder rational steuern noch kontrollieren kann. Sie erfährt das Kind als einen Teil ihrer Existenz, dessen Spuren nie mehr ausgelöscht werden können, was auch geschehen mag. Dieses Wissen führt im ersten Drittel der Schwangerschaft häufig zu widersprüchlichen Gefühlen, einem Hin- und Herschwanken zwischen dem Die-Empfängnis-ungeschehen-machen-Wollen und der Freude, bald ein eigenes Kind an sich drücken zu können. Auch der Partner ist als werdender Vater in diese Umbruchstimmung einbezogen, manch einer ist über-

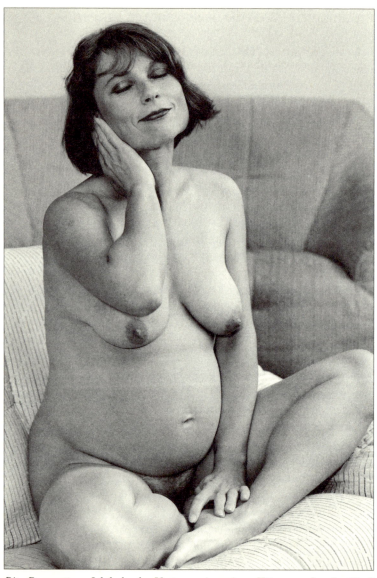

Rita Burmester: »Ich habe das Vertrauen in meinen Körper und meine Kraft wiedergewonnen nach einer langen Zeit der Ängste und Zweifel, die ich hatte, nachdem mein erstes Kind kurz vor der Geburt gestorben war.«

wältigt von seinen eigenen Ambivalenzen und Ängsten. In Untersuchungen wurde während der Schwangerschaft bei beiden Partnern ein ähnliches Angstniveau festgestellt. Welcher der Partner die Angst induziert hat, ist daraus allerdings nicht zu erkennen. Emotionale Stabilität in der Beziehung senkt die Ängste der Frauen. Lehnt der werdende Vater dagegen die Schwangerschaft ab oder können sich beide über die zukünftige Aufgabenverteilung innerhalb der Familie nicht einigen, dann verstärkt dies die Ängste in der Schwangerschaft.[14]

Im zweiten Drittel der Schwangerschaft verlieren sich die widersprüchlichen Gefühle allmählich. Die meisten Frauen fühlen sich in dieser Phase wohl und rund. (Bei Frauen, die die Fruchtwasseruntersuchung haben machen lassen, setzt dieser Zustand oft erst mehrere Wochen später ein; mehr dazu im 6. Kapitel.) Haben sie die Schwangerschaft bislang als eine Veränderung der eigenen Leiblichkeit wahrgenommen, so beginnt jetzt der Dialog mit dem Ungeborenen. Die Schwangeren spüren das erste Strampeln und Glucksen. Die Psychologin Ulrike Hauffe: »Gleichzeitig reagiert die Frau sensibel auf Hautberührungen vor allem am Bauch und an den Brüsten.« Sie spürt, daß sie mehr Ruhe braucht, daß sie nicht mehr einfach so weitermachen kann wie bisher. In den letzten Monaten vor der Geburt werden die Frauen trotz wachsenden Leibes wieder aktiver. Nun beginnt die Phase des Nestbaus. »In dieser Phase registrieren die Schwangeren aufmerksam die Signale des Babys, wissen, wann es schläft und welche Geräusche es aufwecken.«

Oft wird die Schwangerschaft als ein Einbruch in das eigene Leben erlebt, als ein Ins-Wanken-Geraten von Bildern, Normen, Vorstellungen. Vor allem beim ersten Kind rührt das an die sensiblen Punkte der persönlichen Geschichte. Die eigene Kindheit wird wieder präsent, die Beziehung zur Mutter gerät in Bewegung, weil die schwangere Frau ihre eigene Rolle als Mutter sucht. Wie war meine Mutter? Will ich auch so werden? Diese Fragen werden vor allem zu Beginn der Schwangerschaft aktuell. »Viele werdende Eltern holen jetzt die Fotoalben aus der Kindheit heraus, um sich im doppelten Sinn ein ›Bild‹ machen zu können«, so die Beobachtung von Ulrike Hauffe. Dieser Prozeß kann bei der einen Frau zur Versöhnung mit der eigenen Mutter führen, während die andere innerlich ganz auf Distanz geht. Auch die Verhärtungen des eigenen Lebens werden plötzlich fühlbar:»Wenn ich ein feines Gefühl für deine Verwundbarkeit entwickeln will, so setzt das voraus, daß ich mehr als je zuvor für meine eigene Verwundbarkeit Fürsorge tragen muß«, schreibt die amerikanische Psychologin Phyllis Chesler in ihrem autobiographischen Tagebuch »Mutter werden«.[15] Und weiter heißt es über die Zeit des Umbruchs: »Heute nacht habe ich geträumt, ich hätte ein Ungeheuer geboren. Bist du dieses bedrohliche Wesen, das ich im Traum gesehen habe? Wie in einem Spiegel: das Ungeheuer bin ich.«[16]

Phantasierte Ungeheuer

Träume von Monstern und Ungeheuern, denen häufig Archaisches anhaftet, können den Schwangerschaftsprozeß begleiten. So erzählen Schwangere von angstbesetzten Traumkonstellationen, in denen sie sich hilflos einem Geschehen ausgeliefert fühlten oder gar verschlungen wurden. Im Bericht einer Frau wird sogar die Erfahrung mit der Fruchtwasseruntersuchung in dieses Muster uminszeniert: Sie träumt in den Wochen des Wartens auf den Befund, daß ein riesenhafter Computer immer das Wort *Abbruch* ausspuckt. Die Psychoanalytikerin Helene Deutsch: »In jeder schwangeren Frau steigt von Zeit zu Zeit ein dunkles Gefühl auf, das an die alten Ängste und Aberglauben erinnert, daß der beglückende Besitz den Neid der übernatürlichen Kräfte, der Geister und Götter erwecken wird. In den Märchen und Mythen ist es die böse Hexe, die das Kind wegzaubern will, bei der einfachen Frau verschiedener Völker der ›böse Blick‹ der feindlichen Nachbarin, bei der gebildeten Frau in unserer Kultur enstpricht dies vielleicht einem sich im Unbewußten regenden Schuldgefühl, repräsentiert durch die eigene Mutter, die als drohende Macht die Stelle der Hexe einnimmt. Phantasien von Ungetümen und von Mißgeburt stören die Erwartungsfreude und erfüllen mit Ängsten. Sie sind typisch und über die ganze Welt verstreut; Frauen, die vorher nie abergläubisch waren, entwickeln jetzt Aberglauben, Angst vor magischen Kräften.«[17] Monsterträume können Ausdruck von Widersprüchlichkeiten sein, die man sich vielleicht nicht bewußt zugestehen kann oder darf. Zum Beispiel kann sich darin der Konflikt mit der eigenen Mutter widerspiegeln, der angesichts der eigenen Mutterschaft wieder ins Bewußtsein dringt, oder die Furcht, das Kind könnte die Frau, symbolisch ausgedrückt, »auffressen«. Solche Phantasien helfen, Ambivalenzen zu verarbeiten, und das mitunter in Form von erschreckend brutalen Szenerien. Aber erst, wenn die Ängste und Schatten bewußt werden dürfen, können sie auch integriert werden. Ängste und Monsterphantasien bereiten eben auch auf das Kind vor, und sie sollten nicht als Prophezeiungen mißverstanden werden. Sie unterscheiden sich von Ahnungen oder Tagträumen, in denen realistischere Konstellationen vorherrschen und die mitunter einen hohen Grad an Bewußtheit erfordern, um überhaupt als solche erkannt zu werden. Auch wenn sie von Schwangeren zunächst nicht interpretiert werden können, bereiten diese Vorstellungen auf das Kommende vor: Beispiele sind Schwangere, die von einem Augenblick zum anderen spüren, daß ihr Ungeborenes tot ist, oder die wie Lisa (deren Geschichte ich im 5. Kapitel erzählen werde) träumen, ihrem Kind wachse eine Röhre aus dem Rücken. Auch Ulla sah sich einen Säugling mit Down-Syndrom im Kinderwagen ausfahren, und Hannah, die nach einer Fruchtwasseruntersuchung einen Schwangerschaftsabbruch hat durchführen lassen, zog im Krankenhaus, ähnlich wie im Traum, den toten Fötus selbst aus ihrem Körper.

Über Hexen, menschenfressende Ungeheuer und Ahnungen zu sprechen fällt schwerer, als körperliche Beschwerden oder Schwangerschaftsrisiken in aller Ausführlichkeit zu beschreiben. Solche Themen sind gesellschaftlich tabuisiert und passen weder ins Klischee der glücklichen noch in das der hilflosen Schwangeren. Die Aggressivität vieler solcher Phantasien sperrt sich gegen das Bild der »aufopfernden Mutter«, das viele Frauen internalisiert haben und das ihnen nicht erlaubt, Aggressionen auszudrücken. Allein deshalb verbinden Schwangere solche Phantasien auch mit der bangen Frage: »Werde ich überhaupt eine *gute Mutter,* wenn ich schon als Schwangere so etwas denke?« und drängen diese Bilder ab.

Die Sorgen und Ängste während der Schwangerschaft sind also vielschichtig und oft für die Frauen selbst nicht faßbar. Sie sind verbunden mit dem »Geheimnisvollen«, das Schwangerschaften an sich haben. Das mag auch ein Grund sein, warum Schwangere viele Ängste auf das »Unsichtbare«, das in ihrem Leib heranwächst, projizieren. Deshalb oft der Wunsch, dieses »unsichtbare Geheimnis« mit Hilfe des Ultraschalls sichtbar zu machen. Schließlich erscheint es dann weniger bedrohlich.

Die wenigsten Schwangeren wissen, wie wichtig Phantasien und Ambivalenzen sind, um den Übergang von einer Lebensphase in die nächste zu bewältigen. Schließlich helfen die Gefühlsstrudel, Altes abzubauen, um für Neues Raum zu schaffen. Da es heute bei uns weder Riten noch Ermutigung gibt, die eigenen Phantasien und Ängste zu verarbeiten, werden sie individuell häufig als persönlicher Konflikt und mitunter sogar als Krise erlebt, auf die das medizinische Management auf seine meist sehr eingeschränkte Weise reagiert.

In der Arztpraxis werden die vielfältigen Ängste der Frauen auf die bange Frage reduziert: »Ist auch alles in Ordnung?« Dies macht uns ausbeutbar für die herkömmliche Medizin und eine Technik wie die vorgeburtliche genetische Diagnostik, die uns Sicherheit und Kontrolle verspricht. Allerdings kann diese Sicherheit nur auf der Grundlage von Illusionen und Verdrängung gelebt werden, denn nur ein kleiner Teil der angeborenen Behinderungen ist genetisch bedingt oder mit heutigen Methoden analysierbar. Zudem entstehen die meisten Behinderungen durch Frühgeburtlichkeit oder Geburtsunfälle. Der Preis, den Frauen für ihr Vertrauen in die Technologie zahlen müssen, ist hoch: Sie bringen sich damit um das tiefe Erleben einer Schwangerschaft, um das Spüren eigener Kräfte und Möglichkeiten und um die bewußte Wahrnehmung des lebendigen Kreislaufs von Gebären und Sterben, dem wir alle unterworfen sind und den wir doch zugleich aktiv mitgestalten können.

Der Mythos vom ewigen Kreislauf

Das Volk der Dogon in Westafrika hängt der wohl poetischsten aller Empfängnistheorien an: Sie glauben an die Kraft des Wortes, um Kinder zu zeugen. Jedesmal, wenn ein Dogon-Mann Liebesworte spricht, die eine Frau hört, trägt er zu ihrer Fruchtbarkeit bei. Um ein Kind zu zeugen, muß der Mann der Frau vor der Vereinigung sanft die alten Geschichten der Vorfahren ins Ohr flüstern. Seine Worte dringen in ihr Ohr, durchdringen ihre Kehle und ihre Leber und legen sich als Spirale um die Gebärmutter, wo sie das himmlische Fruchtwasser bilden, das den Samen des Mannes aufnimmt. (...)

Die brasilianischen Tapirape-Indianer glauben, daß die Geisterkinder sich ihren Gastmutterleib sehr sorgfältig aussuchen – so, als ob jede Mutter und ihr Kind füreinander bestimmt wären. Das Geisterkind zwängt sich in verschiedene Gebärmütter, um die zu finden, die am besten paßt. Schenkt man dem Tapirape-Schamanen Glauben, der die Aufgabe hat, die Geister feierlich zu den verschiedenen potentiellen Müttern zu geleiten, entscheiden diese: »Ich glaube nicht, daß ich hier bleiben werde«, oder: »Die hier ist genau richtig, ich werde diese Frau zu meiner Mutter wählen.« (...)

In zahlreichen Kulturen gelten Geburt und Tod als Mysterien, die einander in ewigem Kreislauf ablösen, so daß die Geschichte des Lebens nicht Anfang noch Ende kennt, und das Kind, das den Bauch rundet, ist kein neues, sondern ein erneuertes Leben.[18]

Erschrecken vor dem Mysterium

»Einerseits ist es der eigene Körper, der das Wunder des neuen Lebens aus seinem Organismus hervorbringt, und gleichzeitig ist es ein übermenschliches Geheimnis, das in mir Raum nimmt und mit meinen Kräften nichts zu tun hat.«[19]
Schwangerschaft ist eine Grenzerfahrung. Sie paßt nicht in eine Welt, in der nur diejenigen als erwachsen gelten, die zumindest äußerlich ihr Leben im Griff haben: Kontrolle haben, das ist ein zentraler gesellschaftlicher Wert. Kontrolle haben impliziert, alles Unkalkulierbare zumindest im persönlichen Leben auszuschließen, jedes Risiko zu vermeiden, Zufällen vorzubeugen, Naturhaftes zu manipulieren. Wir Frauen stricken im übrigen auch an diesem Muster und hoffen, uns durch Anpassung an diese Norm die »Emanzipation« in einer patriarchalen Gesellschaft zu erkaufen.
Dieser Wunsch, alles in den Griff zu bekommen, korrespondiert mit einer zunehmenden Destruktivität im Äußeren, mit der Zerstörung unserer Lebensgrundlagen und ihren vermuteten und nachgewiesenen Folgen für das ungeborene Leben. Das ständig spürbare und doch nicht faßbare Lebensrisiko fördert Gefühle der Ohnmacht und Angst, um so mehr in einer Zeit, da Frauen ein potentielles Kind in sich tragen. Sie befürchten, dieses »Lebensrisiko« könnte in einer Fehlbildung des Kindes Gestalt annehmen. Mehr und mehr Schwangere münzen diese objektive Bedrohung in die Angst um, selbst zu versagen. Diese Tendenz zur Individualisierung der Umweltgefahren wird unterstützt durch tausenderlei Anweisungen, wie eine Frau sich heutzutage zu verhalten hat: Das Gläschen Wein könnte das Kind schädigen, der Qualm, den sie in der Kneipe einatmet, oder der Streit, den sie mit dem Partner oder am Arbeitsplatz hat, ebenso. Sie sollte jeden Tag eine Stunde in frischer Luft spazierengehen, dem Kind in ihrem Leib zweimal in der Woche einen Kindervers aufsagen und ihm Mozart vorspielen. So setzen sich schwangere Frauen immer mehr unter Streß, da sie sich für die Gesundheit des Kindes verantwortlich fühlen. Zu welch merkwürdigen Gewichtungen in der Wahrnehmung dies führen kann, beschreibt Ortrud Gartelmann von der Beratungsstelle »CARA«:

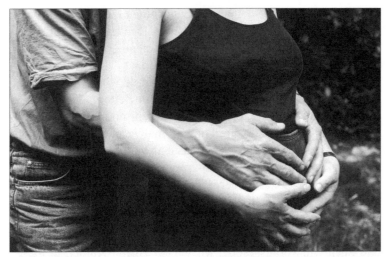

Didie Koops-Krüger: »Vom eigentlichen Werden des Kindes bin ich als Vater ausgeschlossen. Ich versuche, so gut es mir als Mann möglich ist, mitzuempfinden.«

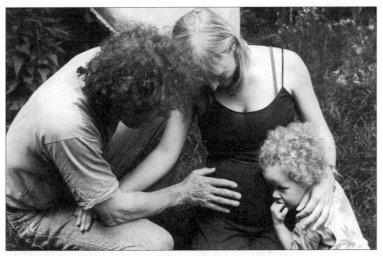

Amelie Koops-Krüger: »Wir sind alle gespannt, wer der oder die Vierte in unserem Bunde sein wird. Ungefähr drei Monate sind es noch bis zur Geburt, und unsere dreijährige Jule spielt schon ständig, daß auch sie ein Baby im Bauch hat oder ihm die Brust gibt.«

»Wir hatten heftigen Sommersmog, und eine Frau kam erschöpft in die Frühschwangerengruppe. Sie war in Panik; doch nicht wegen des Smogs, sondern weil sie einen Camembert gegessen hatte, fürchtete sie, ihr Kind geschädigt zu haben.«
Angst erzeugt den Wunsch nach Kontrolle, und die Pränataldiagnostik bietet sich in diesen unsicheren Zeiten als »rettender« Strohhalm an. Über die Selektion von »guten« und »schlechten« Genen, das heißt über die Abtreibung normabweichender Föten, hofft man, zumindest privat das Schlimmste abwehren zu können.
Schwangerschaft und Geburt sperren sich gegen eine äußere Beherrschung. Wie kein anderer Prozeß im menschlichen Leben – außer dem Sterben – bedeutet Gebären, sich einem Geschehen zu übergeben, das größer ist als die eigene Person und immer mit Schicksalhaftem verbunden sein wird. Für uns Frauen bedeutet das, daß auch wir, vorausgesetzt, wir wollen eigene Kinder, in diesen Prozeß des Unvorhersehbaren eingebunden sind. Dies ängstigt. Es widerspricht einer Ideologie der Machbarkeit, relativiert das Versprechen der Medizin, Zeugung machbar, Föten kontrollierbar und Geburten beherrschbar zu machen.
Frauen werden durch das Schwangergehen mit eigenen Kräften konfrontiert, für die es in einer leistungsorientierten und aufgeklärten Gesellschaft wie der unseren weder Erklärung noch Raum gibt. Diese mit Leib und Sinnen erfahrenen Energien stören die Ideologie der Machbarkeit immer wieder aufs neue. Auch darin mag ein Grund dafür liegen, daß die mit Schwangerschaft und Geburt verbundene Kraft verschwiegen wird und oft auch von Frauen nicht erlebt werden darf. Schließlich stellt diese Kraft den gesellschaftlichen Konsens der Rationalität und Machbarkeit des Lebendigen in Frage. Der Wiener Philosoph Günther Anders hat dies in seinem Buch »Die Antiquiertheit des Menschen« so formuliert: »Der Mensch schämt sich, *geworden*, statt *gemacht* zu sein, er schämt sich der Tatsache, also im Unterschied zu den tadellosen und bis ins letzte durchkalkulierten Produkten sein Dasein dem blinden und unkalkulierten, dem höchst altertümlichen Prozeß der Zeugung und Geburt zu verdanken.«[20]
Jede Schwangerschaft führt uns erneut vor Augen, daß wir eine Be-

ziehung brauchen, um zu werden, eine Symbiose, die trägt, damit der Mensch sich überhaupt entwickeln kann. Abhängig – und dann noch von einer Frau. Welch permanente Herausforderung für eine Kultur, in der Individualismus und Autonomie zu den höchsten Werten zählen! Aber ist es nicht der Kontakt, der Austausch mit anderen Menschen, der das Menschliche erst zum Erwachen bringt? Gemeint ist ein menschliches Erwachen, das in der Schwangerschaft seinen Anfang nimmt, die Geburt überdauert und im Prinzip erst mit dem Tod endet.

Über die Qualität dieser Beziehung zum Ungeborenen bestimmt nicht zuletzt die Einigung, zu der eine schwangere Frau mit sich selbst über ihre Rolle als zukünftige Mutter gelangt. Diese Einigung wiederum wird beeinflußt vom kulturellen Kontext und nicht zuletzt von Wertungen, die das medizinische Management ausspricht. Aber letztendlich ist es ein Zwiegespräch der schwangeren Frau mit sich selbst und möglicherweise auch mit der Seele der sich entwickelnden Leibesfrucht. Beziehung läßt sich nicht erzwingen, auch nicht in einem Zeitalter, in dem alles machbar und beliebig herstellbar erscheint.

Der Idee der Machbarkeit ausgeliefert

Die sinnliche Lust, fruchtbar zu sein, zählt wenig; die Erfahrung, leiblich und kreativ zugleich zu (er)leben, scheint in unserer Zeit ausgeschlossen zu sein. Diese kulturelle Haltung prägt auch die Gefühle, die Frauen gegenüber ihrer Schwangerschaft entwickeln. Sie verunsichert, statt zum neugierigen Beobachten der eigenen körperlichen, aber auch seelisch-geistigen Potenz zu ermutigen; sie normiert und verbietet damit jede erotische Lust, die eigene Fruchtbarkeit auszuleben. Ich erinnere mich an das Gefühl während meiner Schwangerschaften, als mein Bauch immer dicker und die Brüste voller wurden, als die kleinen Füße gegen meine Blase traten und meine ganze Bauchwand bebte, wenn das Kind einmal einen Schluckauf hatte. Und das überwältigende Erlebnis der Geburt: ganz aufzugehen in der schmerzhaften Öffnung des

Körpers, Sekunden für Ewigkeiten zu halten und Ewigkeiten für Sekunden. Dann das Zutzeln und später das kräftige Saugen an meiner Brust, das von den Spannungen, die die Milchproduktion verursacht, erlöst.

> *Der Mond des neunten Monats wirft seine Schatten. Wie langweilig ist es im Innern. Angesichts seines dunklen Kerkers kämpft das Leben darum, frei zu sein und sein Lager auf der Erde aufzuschlagen.*
>
> (Indischer Geburtsgesang)

Wie nehmen sich dagegen jene Beschreibungen aus, die Schwangerschaft und Geburt als qualvoll schildern – als Ereignisse, die mit Schmerz und Ausgeliefertsein verbunden sind. Eine Strafe des christlichen Gottes, weil Eva Adam verführt hat, vom Baum der Erkenntnis zu essen. Diese Sichtweise verbirgt sich bis heute hinter (scheinbar) objektiven medizinischen Begrifflichkeiten. Von »Risiken« und »Komplikationen«, die die ständige Überwachung und Kontrolle rechtfertigen, ist die Rede. Schwangerschaft und Geburt werden als geschlechtsneutrale Vorgänge beschrieben, bei denen Frauen als lebendige Personen nicht mehr vorkommen, sondern nur noch als »intrauterine Versorgungssysteme« oder allenfalls als »schwangere Uteri«.

»Der Mensch schämt sich, *geworden*, statt *gemacht* zu sein«, schrieb der Philosoph Anders 1942 im kalifornischen Exil. 50 Jahre später hat das Kinderkriegen immer mehr Züge einer perfekt organisierten und designbewußten Produktion angenommen, an deren Ende das durchgestylte Kind steht. Auch schwangere Frauen glauben inzwischen an die Machbarkeit von gesundem, wenn nicht gar tadellosem Nachwuchs. Und immer öfter fordern sie das ein, was Medizin und Humangenetik ihnen versprechen. Sie wollen jedes Risiko von vornherein ausschließen. »Risiko« steht dabei ganz allgemein für Krankheit, Behinderung und Leid, während das Angebot, das Risiko auszuschließen, mit dem Versprechen von Selbstbestimmung und Glück einhergeht. In diesem Kontext wird das, was bisher als Schicksal galt, plötzlich zur bloßen Option, die man wählen kann oder auch nicht.

Frauen verhandeln manchmal über ihren eigenen Körper, als gehöre er nicht zu ihnen, als sei er ihnen fremd. Sie vergessen, daß alle Ideen vom heilen, möglicherweise auch perfekten Kind, daß das Kontrollieren der Qualität des Fötus nur über und durch ihren Körper möglich ist: Schwangere Frauen bürgen für dieses »Kind im Bauch«, sie bangen und hoffen; sie sind es, die möglicherweise gezwungen sein werden, ihr Wunschkind zu Tode zu gebären, und diese Trennung mit Tränen und Verzweiflung verarbeiten müssen.

»Ihre Vorstellung von dem, was medizinisch machbar ist, ist oft überzogen«, kritisiert die Bremer Frauenärztin Mura Kastendieck die Erwartungshaltung mancher schwangerer Frauen. Die Anspruchs-Erwartungs-Spirale schraubt sich immer höher, und das Klischee von der Plan- und Machbarkeit gesunden Nachwuchses greift mehr und mehr um sich. Gleichzeitig führen die seelischen Abstürze, wenn ein totes oder krankes Kind geboren wird, immer tiefer ins Bodenlose. Doch sie finden meist im verborgenen statt, die Gesellschaft schaut weg. Schließlich führen diese »Schicksale« uns immer wieder unsere eigenen Grenzen vor Augen.

Schwangersein heißt wachsen und wachsen lassen – es ist ein Prozeß, der wie alles Lebendige auch Unberechenbares beinhaltet. In solcher Situation lockt die herkömmliche Medizin mit ihrem Versprechen, Sicherheit zu gewähren. Ordnet eine Schwangere sich diesem Versprechen unter oder liefert sie sich ihm gar aus, wird sie zum Teil dieser Illusion von Macht und Machbarkeit, wenn auch nur als Objekt. Nur wenn wir diesen Machbarkeitswahn auch in uns selbst erkennen, können wir das fatale Bündnis mit der Institution Medizin aufkündigen. Damit entlassen wir die herkömmliche risikofixierte Medizin in einen längst fälligen Prozeß des Nachdenkens und schenken uns einen anderen Umgang mit unseren körperlich-seelischen Möglichkeiten und Kräften, die im Verlauf von Schwangerschaften und bei Geburten auf einzigartige Weise mobilisiert werden können.

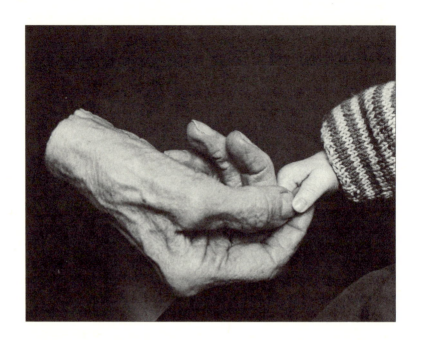

2. KAPITEL

Wie die Medizin Schwangerschaft und Geburt in den Griff genommen hat

Schwangerschaftsrituale bei uns und anderswo

- Wie die Schwangerschaft zum Risiko wurde

- Ultraschall – Diagnoseverfahren oder Familienspaß?

- Schwangere: verstrickt im Gewirr von Risiken

- Gebären als technisch-apparatives Projekt

- Andere Modelle: mehr Fürsorge bei der Vorsorge

■ Der Ratschlag meiner Hebamme, es mir gutgehen zu lassen, in mich hineinzuhorchen und meine innere Uhr ernst zu nehmen, entspricht nicht der heute üblichen Art, mit Schwangeren umzugehen. Denn seit nach dem Zweiten Weltkrieg Schwangerschaft und Geburt aus den Händen der Hebammen fast gänzlich in den Verantwortungsbereich der Gynäkologie übergegangen sind, hat sich auch die Sicht darauf verändert. Innerhalb weniger Jahrzehnte hat die Medizin es geschafft, die »anderen Umstände« zu einem »riskanten biologischen Zustand« umzudeuten, zu einer Komplikation, die unter ärztlicher Kontrolle gehalten werden muß. In jeder Schwangerschaft und bei jeder Geburt reproduzieren Mediziner die Gefährlichkeit dieses Zustands aufs neue – gleichsam, um ihr eigenes Engagement zu rechtfertigen. So hat sich aus der »Vorsorge« für eine schwangere Frau innerhalb weniger Jahre ein medizinischer Check-up entwickelt, der vor allem den sich entwickelnden Fötus im Auge hat und darüber die Frau immer mehr vergißt.
Bei den folgenden Beschreibungen geht es mir weniger um das Alltagsarrangement, das jede Schwangere mit ihrem/r GynäkologIn trifft; darum, ob sie ihn oder sie als freundlich und zuvorkommend oder als autoritär-verunsichernd empfindet. Vielmehr konzentriere ich mich auf die Struktur der bei uns üblichen Schwangerenvorsorge und Geburtshilfe. Und mich interessiert die Wirkung, die diese Form des Schwangeren-Check-ups auf die Frauen hat. Eine Frau, die auf die Erfahrungen aus zwei Schwangerschaften zurückblickt und beruflich viel mit Müttern umgeht, hat dies so zusammengefaßt: »Wir brauchen doch jemand, der uns in der Schwangerschaft Mut macht und nicht Angst, jemand, der uns zuhört und nicht nur an Testergebnissen interessiert ist, jemand, der nicht nur Diagnosen stellt und uns dann damit allein läßt.«[1]

Schwangerschaftsrituale bei uns und anderswo

Eine alltägliche Schwangerengeschichte

Gespannt verfolgt Kirsten, wie sich innerhalb weniger Sekunden deutlich ein roter Punkt auf dem Teststreifen zeigt. Damit hat sich ihr Verdacht bestätigt. Seit drei Wochen ist ihre Regel überfällig; die Brüste spannen, sie fühlt sich schlapp. »Ich bin schwanger – und was nun?« Kirsten meldet sich beim Gynäkologen an. Der mißtraut zunächst einmal ihren Angaben und will die Schwangerschaft mit Hilfe eines Ultraschallbildes für sich bestätigen. Damit signalisiert er der Frau gleich zu Beginn der Schwangerschft, daß sie ihrer eigenen Wahrnehmung nicht trauen kann. Er vermittelt ihr indirekt, daß *er* von nun an der Fachmann für die Schwangerschaft sein wird, während *ihr* Status der eines »intrauterinen Versorgungssystems« oder eines »fötalen Umfelds« ist. Neun Monate lang wird er diese »intrauterine Umgebung« unter anderem mit Hilfe biochemischer Messungen, mit Ultraschallwellen und CTG (zu deutsch: Herztonwehenschreiber) überwachen. Dabei interessiert ihn weder die psychische Befindlichkeit noch die Lebensrealität der schwangeren Frau sonderlich. Ganz im Gegenteil: Dank seiner Apparaturen weiß der Arzt scheinbar immer besser Bescheid als die schwangere Frau selbst, denn er hat die objektive Macht der Zahlen auf seiner Seite. Und was ist schon das subjektive Erleben der Frau gegen die Stichhaltigkeit von Testergebnissen, seien sie auch noch so interpretationsbedürftig? Der Frauenarzt/die Frauenärztin als Vertreter(in) einer Berufsgruppe definiert denn auch, wann die schwangere Frau »fahrlässig« oder sogar »verantwortungslos« handelt.
Zurück zu Kirsten: Sie liegt auf dem gynäkologischen Stuhl, die Beine weit gespreizt. Im ersten Moment fühlt sie sich überrumpelt, als der Gynäkologe die Vaginalsonde in ihre Scheide schiebt und sie

gleichzeitig auf dem flimmernden Ultraschall-Monitor in Umrissen ein ballähnliches Gebilde erblickt. »Wollen Sie ein Bild von Ihrem Kind mitnehmen?« fragt der Doktor. Kirsten nickt. Ist das wirklich ihr Kind? Der Gedanke ist ihr mit einem Mal fremd, erschreckt sie, und das, obwohl sie und ihr Partner sich doch ein Kind gewünscht haben. Aber so plötzlich! Zehn Wochen wird es mindestens noch dauern, bis sie ihr Kind im Leib spüren wird. Falls es überhaupt soweit kommt, denn bis zur zwölften Schwangerschaftswoche kommen Fehlgeburten noch relativ häufig vor. Trotzdem hat Kirsten nun ihr »Kind« auf dem Foto, noch nicht einmal einen Zentimeter groß, eine grau-weiße Ahnung in vielfacher Vergrößerung. Vielleicht wird sie das Bild, wie andere schwangere Frauen es auch tun, stolz in ihrem Freundes- und Bekanntenkreis herumzeigen. Zwar erkennt niemand etwas auf dem Foto, doch jeder findet das »Baby« schon »süß«. Das Bild wird zur Ein-bildung. Moderne Magie.[2]

Schwangerschaft heute
Pluspunkt Nr. 2

Gut vorbereitet ist immer besser. Wer sich ein Kind wünscht, sollte auf jeden Fall die Chance nutzen, schon vor der Schwangerschaft gesundheitlich vorzusorgen. **An bestehende Krankheiten denken... Gesünder leben... Klarheit schaffen... Genetische Beratung – für wen?** Wenn vererbbare Krankheiten in der Familie aufgetreten sind, bereits ein Kind mit genetisch bedingten Störungen geboren wurde oder wenn sich Frauen über 35 Jahre ein Kind wünschen, ist eine vorhergehende genetische Beratung empfehlenswert. Sie bietet die Chance, mit wissenschaftlichen Methoden unbegründete Sorgen zu nehmen und damit Paare in ihrem Kinderwunsch zu bestärken. Sie warnt andererseits aber auch vor Risiken.

(Aus: Vorsorge-Initiative (Hrsg.), *Schwangerschaft heute*, 1993)

Schwangere Frauen fürchten sich, Fehler zu machen, und begeben sich aus dieser Angst heraus in die Obhut der Medizin. »Sie wollen es richtig machen, aber wissen nicht wie«, schreibt die Sozialwissenschaftlerin Elisabeth Beck-Gernsheim, »also greifen sie zunehmend zu dem, was gewissermaßen in der modernen Gesellschaft Religion und Tradition ersetzt: die Anweisung von Experten«.[3]

»Für mich ist es wie ein Ritual, alle vier Wochen zum Frauenarzt zu gehen. Es gibt den neun Monaten eine gewisse Struktur und mir zumindest ein wenig Halt«, sagte mir die 32jährige Doris. Auch andere Schwangere heben diesen Aspekt der Regelmäßigkeit und der sich ständig wiederholenden Abläufe in der Arztpraxis hervor: warten und Illustrierte durchblättern, Urin abgeben, von der Arzthelferin den Bluthochdruck gemessen bekommen, gewogen werden, dann die Blutabnahme; die Ergebnisse werden in den Mutterpaß eingetragen... dies als seelische Einstimmung für die Audienz bei Arzt oder Ärztin. Im Sprechzimmer begutachtet der Mediziner die Befunde: Hb, Blutdruck, Urin, Gewicht. Er bittet die Frau, ihren Unterleib zu entkleiden, tastet die Größe der Gebährmutter ab, hört über ein elektrisches Gerät die kindlichen Herztöne und fühlt durch die Scheide, ob der Muttermund geschlossen ist. Viele Ärzte verzichten inzwischen allerdings auf die Tastuntersuchung und werfen gleich das Ultraschallgerät an – um kurz darauf mit einem abschließenden Satz zu urteilen: »Alles in Ordnung.« – »Wenn ich aus dem Sprechzimmer des Frauenarztes komme, denke ich oft: Das war alles?« verleiht Astrid ihrer Enttäuschung Ausdruck. Studien zeigen, daß viele Frauen weniger die technische Hochrüstung einer Praxis schätzen als vielmehr ein vertrauensvolles Verhältnis zu Arzt oder Ärztin. Eine Tatsache, die jüngst auch die Sozialmedizinerin Beate Schücking in ihrer Studie über Geburtshilfe im europäischen Vergleich bestätigt hat: »Alle Frauen beurteilten die Qualität ihrer Betreuung in enger Korrelation zur Qualität dieser Beziehung.«[4]

Vielleicht erscheint es weit hergeholt, wenn ich an dieser Stelle den Blick auf andere Kulturen richte. Es geht mir nicht darum, allen medizinischen Fortschritt zu verwerfen; zweifelsohne kann ärztliche Hilfe lebensrettend für Mutter und Kind sein. Doch meine Auseinandersetzung mit vorindustriellen Kulturen hat meine kritische Wahrnehmung des Settings, in dem hierzulande Schwangere, Gebärende oder Wöchnerinnen betreut werden, geschärft. Denn bei uns werden, entgegen allen psychosomatischen Erkenntnissen, Schwangerschaft und Geburt als ausschließlich körperliche Prozesse definiert, als überaus riskante Vorgänge, die die Medizin im Griff zu behalten verspricht. Ihre Bedeutung im weiblichen Lebenslauf wird ebenso ausgeblendet wie ihre kollektive und geistig-spirituelle Dimension.

Von der Gemeinschaft rituell begleitet

In vorindustriellen Kulturen sind Schwangere und Gebärende in bestimmte Rituale eingebettet. Meist sind dies komplexe Systeme, die religiöse, ethische und soziale Regeln der jeweiligen Gesellschaft integrieren. Sie werden vom Kollektiv als verbindlich anerkannt und helfen der einzelnen Frau, die psychische Umstellung zu vollziehen. Viele Zeremonien dienen auch der geistigen Vorbereitung auf Geburt und Elternschaft und beziehen auch den werdenden Vater mit ein. Zumindest »im Idealfall«, so die Ethnopsychoanalytikerin Maya Nadig, »nehmen Rituale auch Rücksicht auf die individuellen Bedürfnisse und Nöte ihrer Mitglieder, indem sie ihnen die zur Erhaltung der psychischen Integrität notwendigen Schutz- und Abwehrmechanismen zur Verfügung stellen.«[5]
Oft erstrecken sich die Rituale über größere Zeiträume, umfassen Schwangerschaft, Geburt, aber auch das Wochenbett. Durch die Schwangerschaft verändert sich der Status der Frau innerhalb der Gemeinschaft: Die Kinderlose wird zur Mutter, und die Gemeinschaft bekommt ein neues Mitglied. Kinderkriegen ist also ein Prozeß, der auch die Gemeinschaft betrifft; demzufolge werden die Rituale im Schutz der sozialen Gruppe vollzogen. Vielfach werden sie von sogenannten »Übergangsmentoren«[6] geleitet, die die Gemeinschaft für diese Funktion bestimmt hat. Das können SchamanInnen sein, denen eine Verbindung zu einer göttlichen Ordnung nachgesagt wird, häufig sind es aber auch Frauen, die den entsprechenden Übergang bereits vollzogen haben und durch ihr Geschick und ihre menschliche Reife eine Vertrauensstellung als Hebamme erworben haben. Sie demonstrieren mit ihrer eigenen Persönlichkeit, daß es bei aller Unsicherheit, die der Übergang auslöst, möglich ist, die Krise auf dem vorgezeichneten Weg zu durchschreiten – ohne so heftige soziale oder individuelle Erschütterungen, daß der »Fluß

des Lebens stillsteht«.[7] Mit ihrem Vorbild geben sie der Schwangeren Orientierung, und in der persönlichen Beziehung ermutigen sie die Frau, den eingeschlagenen Weg zu gehen. Sowohl in Gesprächen als auch in Form symbolischer Handlungen wird dabei den Ambivalenzen und Ängsten, die der Prozeß des Übergangs mit sich bringt, viel Raum gegeben. Dies hilft der schwangeren Frau, sich von der alten Lebensphase zu verabschieden und in eine neue, für sie noch nicht faßbare einzutreten. Auf diese Weise wird die Schwangere dazu befähigt, die »anderen Umstände« in die Entwicklung ihrer Persönlichkeit zu integrieren.

Schwangerschaft wird als *soziales Ereignis* gesehen. Rituale bereiten die werdende Mutter, aber auch den zukünftigen Vater auf ihre neue Rolle vor. Der Verletzlichkeit in dieser Zeit wird in der Gemeinschaft besonderer Raum gegeben. Auch nach der Geburt wird die Mutter (und der Vater) langsam in die Elternschaft hineingeführt. Dem Wochenbett, das sich meist über mehrere Wochen hinzieht, wird ein besonderer Stellenwert eingeräumt. Die sogenannte »Doula« (oft die Mutter der Mutter) unterstützt, neben vielen anderen Helferinnen, die junge Familie.

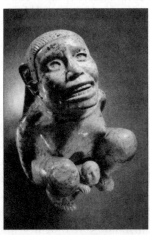

Erdgöttin Tlazoltéotl, Mexiko, aztekisch (1367–1521)

Begleitet von rhythmischem Gesang: Gebären bei den Mayas

Bei den Maya in Yucatan hat die Geburt auch eine religiöse Bedeutung. Die Geburt wird als ein Ereignis verstanden, das von den Göttern, die für die Reproduktion zuständig sind, ermöglicht wird. Die werdende Mutter wird von der Hebamme, dem Ehemann und einer Gruppe von Müttern – Nachbarinnen, Freundinnen und Verwandte – begleitet. Diese Gruppe von »Helferinnen« wird für das Gelingen der Geburt als wichtig erachtet. Zu Beginn plaudern sie mit der Gebärenden, machen ihr Mut und erzählen viele Geschichten von anderen Geburten im

> Dorf und Umgebung. Dieses lockere Geplauder in Form des Geschichtenerzählens verändert sich beim Fortschreiten der Geburt. Mit der Zunahme der Wehenintensität gehen die alltäglichen Gesprächsinhalte zurück, und die ausschließliche Konzentration auf die Gebärende nimmt zu. Nun formen die Frauen einen Kreis um die Hängematte herum und bilden einen Sprechchor. Ein anschwellender Chor von Helferinnenstimmen füllt den Raum mit einem eindringlichen rhythmischen Strom von Worten, der in seiner Intensität die Länge und die Stärke der Wehen abbildet. »Ence, ence, mama« (Laß es heruntergehen, Mama), »Jala, Jala, jala« (ziehe, ziehe, ziehe), »tuuchila« (Bezug auf den Nabel, den Bauch, der in der Schwangerschaft regelmäßig massiert und gelockert wird), »Koo'osh, Ko'osh« (komm doch, laß uns gehen), tönt es von allen Seiten. So ist die Gebärende von intensivem Beistand in Form von Berührung, Blicken und Tönen umgeben. Der Geburtsgesang schwillt im Gleichtakt mit den Wehen der Mutter an und ab.
> Die intensive Begleitung der Gebärenden erfolgt durch vertraute Frauen. Rund um die Liegende bilden sie einen Kreis, der mit dem Geburtsgesang die Gesalt einer klingenden *Kugel* annimmt. Es ist ein Raum, der die Gebärende schützend umgibt und sie trägt. Die anwesenden Frauen sind vollkommen auf das Geschehen in der Frau konzentriert, sie nehmen es auf und stellen es dar. Bildlich gesprochen, könnte man sagen, sie stellen den Uterus der Frau in seinen Wehen dar. Sie spiegeln der Frau das Geschehen anhand von Identifikation und Empathie. Gleichzeitig aber wird dieses Spiegeln überhöht durch die Sprache und den Appell an einen guten Ausgang. Indem die Frauen reden und das Ende der Geburt, das Erscheinen des Kindes, ansprechen, öffnen sie den Raum des Hier und Jetzt und verleihen ihm eine Zukunftsdimension. (...)
>
> (Maya Nadig)[8]

In unserer Kultur dagegen fehlen weitgehend Rituale, die den sozialen und psychischen Bedürfnissen von Frauen (und Männern) in der Übergangsphase gerecht werden könnten. Die Intimität der Geburt müssen Frauen meist in fremden Krankenhausräumen vollziehen, dirigiert (und im günstigeren Fall unterstützt) von ihnen unbekanntem Krankenhauspersonal. Nach der Geburt werden die Frauen mit einem Neugeborenen in die heimische Isolation entlassen. Und in der Zeit der »anderen Umstände« wird dem Wunsch der schwangeren Frauen nach Halt und Beziehung mit der Empfehlung entsprochen, regelmäßig zum Arzt/zur Ärztin zu gehen.

Frauenärzte als »Übergangsmentoren«

Vor allem FrauenärztInnen gelten in unserer Kultur als ExpertInnen für Schwangerschaft. Sie sind als *die* Instanz anerkannt, die Macht hat, für ein gesundes »Baby« zu sorgen. An dieser Konstruktion sind sowohl die ÄrztInnen als auch ihre Patientinnen beteiligt. Während die eine Seite viel technisches Gerät auffährt, um den lebendigen Prozeß zu kontrollieren, muß die andere Seite sich als Lieferantin von Labordaten, Bildern und Kardiogrammen zur Verfügung stellen. Beide Seiten müssen einander in dem Glauben bestärken, daß bereits die Überwachung des Prozesses einen positiven Einfluß auf das Schwangerschafts- und Geburtsgeschehen habe. Dieser Vorgang hat den Charakter eines *Beschwörungsrituals*: Das Kind wird gesund, weil die Frau zum Arzt geht.

Anders als in vorindustriellen Gesellschaften, in denen Kinderkriegen kollektiv begleitet wird, ist unser modernes Ritual, regelmäßig Frauenarzt oder -ärztin aufzusuchen, vereinzelnd. Die scheinbar hilfsbedürftige Patientin tritt einem – häufig männlichen – Vertreter einer machtvollen Profession gegenüber, der vorgibt zu wissen, wo es langgeht. Er definiert, was Schwangere tun oder besser lassen sollen. Er gestaltet die Phantasie der Schwangeren, kontrolliert den Prozeß und greift nach eigenem Gutdünken ein.

»Dabei«, so die Göttinger PsychoanalytikerInnen Henze und Stemann-Acheampong, »eignen FrauenärztInnen sich wenig, die Phase des Übergangs ganzheitlich zu begleiten.«[9] Denn anders als die Mentoren in vorindustriellen Kulturen haben sie ihre Kompetenz in der Regel nicht durch eigene körperlich-lebensgeschichtliche Erfahrungen erworben. Ein Frauenarzt hat noch keine Schwangerschaft erlebt und bietet sich demzufolge nicht als posisitives Identifikationsmodell für einen gelungenen Übergang an. Auch die Frauenärztin bezieht die ihr gesellschaftlich zugewiesene Kompetenz, ähnlich wie ihr Kollege, maßgeblich aus der Ausbildung zur Organmedizinerin, in der sie vor allem das Diagnostizieren und das Operieren krankhafter Organe gelernt hat. Dies erklärt, warum viele Ärzte überfordert sind, wenn sie ein Gespräch mit der Schwangeren führen sollen. Die meisten von ihnen sind schließlich weder

in Gesprächsführung ausgebildet, noch wissen sie um den Einfluß der Lebensumstände, der psychosozialen Befindlichkeit der Frau, auf den Schwangerschaftsverlauf. Um diesen ihren Kompetenzmangel zu kaschieren, bleibt den Ärzten gar nichts anderes übrig, als medizinische Aspekte in den Vordergrund zu rücken und das Riskante des Zustandes »schwanger« immer wieder zu betonen.
Die Schwangerschaft als weiblichen Gestaltungsprozeß zu betrachten paßt ebensowenig ins vorgefaßte medizinische Bild wie, sie als Ausdruck eines vielschichtigen Beziehungsgeflechts körperlicher und seelischer Elemente zu sehen. Was vor allem zählt, ist nicht die Schwangerschaft als persönlicher Weg, sondern in erster Linie das Produkt, das die Frau nach neun Monaten »ausliefert«.
Mediziner übernehmen auch die Regie im Prozeß des Elternwerdens. »Das westliche Medizinsystem ritualisiert und strukturiert stärker als andere Einflüsse das Erleben werdender Eltern«, schreibt der Ethnomediziner Ulrich Geibel-Neuberger.[10] ÄrztInnen beurteilen mit ihrem naturwissenschaftlichen Blick das Geschehen, verteilen aktive und passive Rollen und beanspruchen mit ihrer Interpretation viel Raum im Beziehungsgefüge, in das das Kind einmal hineingeboren werden wird. »Dabei wird verkannt, daß der Familien- und Freundeskreis für die Interaktion mit dem Kind auf Dauer von unvergleichlich größerer Bedeutung als das Medizinsystem ist.«[11] Der Mangel an Vorbereitung auf die Elternschaft trägt vermutlich auch dazu bei, daß sich im ersten Jahr nach der Geburt relativ viele Paare trennen. Untersuchungen zeigen, daß oft die Veränderungen, die durch das Kind in die Beziehung hineingetragen werden, von den Partnern nicht integriert werden konnten. Vor allem junge Väter kommen mit ihrer neuen Aufgabe oft nicht zurecht.

Schwangerschaft heute
Pluspunkt Nr. 4
Idealerweise haben Schwangere nicht nur einen Partner, sondern mindestens zwei: den Vater des Kindes und ihren Arzt bzw. ihre Ärztin.
(Aus: Vorsorge Initiative (Hrsg.), Schwangerschaft heute, 1993)

Schwangerschaft und Geburt – in allen Kulturen von Männern als geheimnisvoll, fremd und bedrohlich erlebt – werden durch die heute noch männlich geprägte Gynäkologie versachlicht und dadurch handhabbarer gemacht. Doch bei genauerer Analyse zeigt sich, daß sich dahinter das altbekannte Konzept verbirgt: Die Bedrohung wird abgewehrt, indem das Weibliche abgewertet wird. Die Frau, die nicht in der Differenz betrachtet und geschätzt werden kann, gilt in unserer männlich geprägten Gynäkologie als »unvollständiger Mann«. Sie muß unter Kontrolle gehalten werden, denn sonst könnte sie dem männlichen Machtanspruch gefährlich werden.[12] Die Gynäkologie liefert das ideologische Gerüst für diesen Vorgang und setzt, wie die Geschichte zeigt, ihre Vorstellungen notfalls auch mit Gewalt um; Beispiele sind die zwangsweisen Schwangerschaftsabbrüche und Sterilisationen zur Zeit des Nationalsozialismus, die als »Kampf gegen das minderwertige Erbgut«[13] deklariert wurden.

Heute hat diese Kontrolle ihr autoritäres Gesicht weitgehend verloren, denn die Frauen konnten zum »Mitspielen« motiviert werden. Inzwischen scheinen schwangere Frauen »ihrem« Arzt sogar mehr zu trauen als ihrer eigenen Wahrnehmung. Nur noch neun Prozent aller Schwangeren gestehen sich eigenständige Entscheidungen zu, was ihr Verhalten in der Schwangerschaft und unter der Geburt betrifft. 90 Prozent sehen ausschließlich »ihren« Frauenarzt als kompetenten Entscheidungsträger an.[14] Ende der achtziger Jahre gingen Frauen im Verlauf einer Schwangerschaft durchschnittlich 14mal, Frauen der Mittel- oder Oberschicht tendenziell noch weitaus häufiger zum Frauenarzt. Frauen verknüpfen oft hohe Erwartungen mit dem Besuch beim Gynäkologen: Er ist es, der ihnen ein gesundes Kind zu garantieren scheint – natürlich nur, wenn sie, die Frauen, sich in seine Obhut begeben.

Vor allem durch die Einführung des Risikobegriffes in die Gynäkologie ist es den Ärzten gelungen, die Frauen an sich zu binden und von sich abhängig zu machen. Oder ist es etwa nicht verantwortungslos, ein Risiko nicht auszuschließen?

Wie die Schwangerschaft zum Risiko wurde

■ »Niemals mit einer Schwangeren im Stehen verhandeln«[15], rät noch 1989 der Pschyrembel (das Klinische Wörterbuch). Seltsam altmodisch mutet dieser Satz an, denn die Zeiten, in denen schwangere Frauen als besonders schonungsbedürftig betrachtet wurden, sind längst vorbei. Die 36jährige Susanne, die eine Schwangerschaft nach DDR-Art erlebt hat und jetzt wieder im achten Monat schwanger ist, trauert denn auch ihrem »Schwangerenausweis« nach, mit dem ihr bestimmte Rechte zugestanden wurden. »Damals bekam ich einen Sitzplatz in der Straßenbahn, mußte mich im Konsum nicht anstellen, und im Betrieb wurden mir mehr Ruhepausen zugesprochen. Heute besteht die einzige Zuwendung darin, daß ich regelmäßig vom Doktor angeschaut werde.« Susanne, die in einem großen Kaufhaus an der Kasse arbeitet, findet diese Unterstützung zu wenig, hält es aber für gut, alle Risiken »ausschließen« zu lassen. »Dazu fühle ich mich verpflichtet.« Welche Risiken sie meine, frage ich nach. Ihre Antwort: »Man hört doch immer so viel von Risiken, daß die Kinder zum Beispiel krank sind oder so etwas.«
»Man darf nie übersehen«, verkündete der Bonner Pränatalmediziner Manfred Hansmann auf einer Pressekonferenz, »daß die Entwicklungsphasen im Uterus und die Neugeborenenzeit die bedrohlichsten Zeiten sind, die man überhaupt als Mensch erlebt.«[16] Macht das nicht angst, schüchtert das schwangere Frauen nicht geradezu ein? Schließlich deuten solche Aussagen nicht nur die Schwangerschaft in ein Risiko um, sondern legen zugleich der Frau nahe, sie selbst sei das Risiko für das in ihr heranwachsende Kind.
Pränatalmediziner und Gynäkologen haben sich im letzten Jahrzehnt zunehmend als Fürsprecher des Fötus profiliert. Sie geben vor, das Ungeborene vor den angeblichen Gefahren im Mutterleib zu schützen. Damit drängen sie sich massiv in die lebendige Bezie-

hung zwischen werdender Mutter und werdendem Kind. Sie sprechen vom Ungeborenen als Person und machen die schwangere Frau zum Anhängsel ihres Kindes im Leib. In diesem Sinne rief dann auch die internationale Zunft der Pränatalmediziner – mit Sinn für Geschichte – 200 Jahre nach der Französischen Revolution die Rechte des Fötus aus. In dem 1989 in Paris verfaßten Pamphlet »Der Fötus als Patient« heißt es unter anderem: »Der Fötus hat das *Recht* auf eine intelligente Mutter-Kind-Beziehung.« Was die Mediziner unter intelligent verstehen, wird dann auch gleich erläutert: Die schwangere Frau begibt sich in ärztliche Aufsicht und beansprucht die modernsten Techniken der Schwangerenüberwachung.[17]

Eine solche Haltung berührt den Kernbereich der Freiheit der Frau. Fötus und Schwangere werden gegeneinander ausgespielt. Schwangerschaft wird immer weniger als eine soziale Beziehung, sondern vielmehr als ein Rechtsverhältnis definiert.[18] Der Soziologe Wolfgang van den Daele befürchtet, daß dies das Verfügungsrecht der Schwangeren über ihre Lebensführung und ihren Körper weiter einschränken könnte. In der Sache »Fötus gegen Mutter« ist die Schwangere schon heute in vielen Fällen diejenige, die den kürzeren zieht. So sind aus den USA Fälle bekanntgeworden, in denen Frauen aufgrund einer Klage des betreuenden Gynäkologen mit Handschellen zum Kaiserschnitt in den OP geführt wurden. Doch auch hierzulande erscheint die medizinische Zwangsbehandlung schwangerer Frauen zum angeblichen Wohle des Ungeborenen MedizinerInnen akzeptabel. Es gibt inzwischen nicht mehr zu überhörende ärztliche Stimmen, die den staatlichen Schutz des ungeborenen Lebens proklamieren: So will der Vorsitzende des Gynäkologenverbandes, Dietrich Berg, die außerklinische Geburtshilfe verboten wissen (siehe S. 99 ff.), und andere MedizinerInnen fordern, »die Mutter zur Behandlung des Ungeborenen zu zwingen, auch wenn es zu deren Schaden ist«.[19]

Überwachte Schwangere

Der Risikoblick hat weitreichende Konsequenzen. Er rechtfertigt die Überwachung und Kontrolle von Schwangeren und führt zwangsläufig zur Medikalisierung von natürlichen Lebensereignissen, wie Schwangerschaft und Geburt es nun einmal sind. »In solchem System der Überwachung wird dann auch gleich jede zweite Patientin zur Risikopatientin«, so die Weltgesundheitsorganisation (WHO).[20] Und tatsächlich: Deutschland, inzwischen weltweit das Land mit dem dichtesten Netz medizinisch-apparativer Schwangerenversorgung, weist auch die weltweit höchste Zahl an Risikoschwangeren auf; 60 bis 80 Prozent aller Schwangeren werden in die Risikokategorie eingestuft. In den benachbarten Niederlanden dagegen liegt die Zahl bei nur etwa 20 Prozent. Heißt das, daß die deutschen Frauen kränker sind? Sicherlich nicht. In den Niederlanden gelten Schwangerschaft und Geburt einfach noch als natürliche Lebensereignisse, die von Hebammen begleitet werden. Zu einem Facharzt wird nur dann überwiesen, wenn eine Komplikation auftritt.

> **Schwangerschaft heute**
> **Pluspunkt Nr. 3**
> Sofort zur ersten Vorsorgeuntersuchung... Wenn die Regel ausbleibt, ist das Baby bereits zwei Wochen alt. Sie sollten also keine Zeit verlieren! Das wichtigste bei der ersten Schwangerenvorsorgeuntersuchung ist eine ausführliche Befragung. (...) Ihr Frauenarzt/Ihre Frauenärztin möchte möglichst schon jetzt eventuelle Risiken für eine Störung der Schwangerschaft erkennen und sie entsprechend beraten können. ... und bis zur letzten durchhalten!
> (Aus: Vorsorge-Initiative (Hrsg.), Schwangerschaft heute, 1993)

Prognosen für eine Schwangerschaft sind schwer zu stellen, denn bislang kann die Medizin weitaus weniger erklären, als sie in der Regel vorgibt. So weiß man bis heute weder, warum ein Embryo in der Frühschwangerschaft aufhört zu wachsen oder warum das Kind sich in der späten Schwangerschaft nicht drehen will, noch, warum das Kind an jenem Freitag und nicht am darauffolgenden Mittwoch, der doch als Geburtstermin errechnet wurde, das Licht der Welt erblicken will. Ebenso kann die Wissenschaft nur bruchstückhaft erkären, warum ein Neugeborenes untergewichtig ist oder mit dieser oder jener Behinderung auf die Welt kommt. Auch das Etikett »Risikoschwangerschaft« ist wenig aussagekräftig, denn trotz eines breitgefächerten Spektrums an Risikofaktoren führt längst nicht jede Risikoschwangerschaft zu einer Risikogeburt. Bei 30 Prozent jener Frauen, bei denen im Schwangerschaftsverlauf keine Risiken diagnostiziert wurden, traten trotzdem unter der Geburt Komplikationen auf. Andererseits hatten mindestens 50 Prozent der vorher als Risikoschwangere eingestuften eine normale Geburt.[21] Vermutlich ist die Aussagekraft einer solchen Einstufung noch geringer als angegeben, denn nicht selten werden erst durch das medizinische Eingreifen in den Geburtsverlauf Komplikationen produziert.

Da eine Prognose schwierig ist, werden alle denkbaren Probleme, die in einer Schwangerschaft vorkommen können, als Risikofaktoren definiert. Im Mutterpaß werden 52 Risiken aufgeführt, die als Indikatoren für mögliche Gefährdungen von Mutter und Kind gelten. Dabei wird unterschieden zwischen anamnestischen Risiken, die aus der Lebens- oder Krankengeschichte der Frau bereits zu Beginn der Schwangerschaft festgestellt werden, und Störungen, die im Laufe der Schwangerschaft auftreten. Zu ersteren gehören das Alter (zum Beispiel Erstgebärende über 35), frühere Komplikationen bei Geburten wie Kaiserschnitt und Zangengeburt, Mehrlingsgeburten, Früh- und Totgeburten oder frühere Kinder, die mit einer Behinderung auf die Welt gekommen sind. Zu den befundeten Risiken zählen alle möglichen Störungen während der Schwangerschaft, zum Beispiel nicht der Norm entsprechende Gewichtszunahme, erhöhter Blutdruck, von der Norm abweichende Laborwerte des Blutes oder des Urins, vorzeitige Wehen, aber auch Infektionskrankheiten und Wassereinlagerungen im Körper, ein unklarer Triple-Test sowie Unklarheit über den Entbindungstermin.

Überhaupt sind die Leistungen der Schwangerenvorsorge im Laufe der letzten 20 Jahre um 500 Prozent gesteigert worden. Es wurden immer mehr diagnostische Instrumentarien eingeführt: zum Beispiel Vaginalultraschall, Dopplersonographie, Triple-Test, HIV-

Test, Hepatitis-Test, Clamydien-Test. Und es kommen ständig neue hinzu... Darüber hinaus werden 20 Prozent der Frauen zusätzlich zur ambulanten Betreuung auch noch zur stationären Behandlung ins Krankenhaus eingeliefert, im Durchschnitt werden 8,8 Medikamente pro Schwangerschaft verordnet, wovon jede fünfte Medikamentenabgabe als höchst problematisch einzuschätzen ist.[22] Untersuchungen zeigen, daß es einen direkten Zusammenhang zwischen der zunehmenden Dichte an ärztlicher Versorgung und dem Anstieg an Risikoschwangerschaften gibt.[23] Möglicherweise sind für die vom Arzt vorgenommene Einordnung mitunter gar nicht medizinische Gründe ausschlaggebend, sondern wirtschaftliche Interessen. Denn eine Frau in die Kategorie Risikoschwangere einzustufen ermöglicht es Frauenarzt/Frauenärztin, mehr diagnostische Verfahren und therapeutische Maßnahmen abzurechnen. So einfach und für die schwangere Patientin oftmals undurchsichtig kommt es zu Zuweisungen, die für den weiteren Verlauf der Schwangerschaft und für die Geburt folgenreich sein können.

Zudem steigt mit der Häufigkeit der Untersuchungen die Gefahr, daß irgendeine Abweichung von der Norm festgestellt wird. Bei rund 190 Einzeluntersuchungen, die schon die »einfache« Schwangerschaftsvorsorge vorschreibt, ist das kein besonderes Kunststück. Dann ist der Blutdruck zu hoch, die Gewichtszunahme zu stark oder der Eisenwert zu niedrig, oder beim Ultraschall zeigt sich, daß die Größe des Kopfes nicht zu dem errechneten Geburtstermin paßt usw. Dazu kommt, daß viele der Tests Fehlerquoten aufweisen, also zu Befunden kommen, die sich hinterher als falsch herausstellen.

Durch das Konzept einer risikoorientierten Schwangerenvorsorge werden die Risiken also nicht weniger. Ganz im Gegenteil. Schließlich reicht es nicht aus, mögliche Abweichungen oder Risiken zu diagnostizieren. Vielmehr sollten sie möglichst bereits im Vorfeld verhindert werden. Daß dieses medizinisch eingeengte Konzept trotz technologischer Hochrüstung dazu nicht in der Lage ist, kann durch viele Beispiele belegt werden. Eines ist der Anstieg vorzeitiger Wehen und als Folge die Zunahme der Frühgeburtlichkeit. Zum Beispiel kamen in Baden-Württemberg 1990 im Vergleich zu 1982 um zehn Prozent mehr Kinder zu früh auf die Welt.[24] Dagegen gelang es psychosomatisch arbeitenden ÄrztInnen oder Hebammen mit einer ganzheitlich orientierten Betreuung die Frühgeburtlichkeit radikal zu senken.

Schwangere als Datenlieferantinnen

»Ich fühle mich blendend in der Schwangerschaft«, sagte mir eine 36jährige Kollegin, »aber nachdem mir der Arzt erzählt hat, daß ich eine Risikoschwangere sei, mußte ich erst mal schlucken.« Die Indikation für ihr Risiko: »Alte Erstgebärende«. Eine Einordnung, die längst von wissenschaftlichen Untersuchungen widerlegt worden[25] und insofern nicht einmal mehr gerechtfertigt ist. So schnell kann eine Frau, obwohl sie sich wohl fühlt und in der Schwangerschaft über keinerlei besondere Beschwerden klagt, zur Risikopatientin werden. Diese Einstufung wird vom Arzt oft ohne Rücksprache mit der Frau vorgenommen und im Mutterpaß dokumentiert. Nicht selten wird eine Frau erst dadurch zutiefst beunruhigt. Der Mutterpaß, den die Frau ausgestellt bekommt, soll sie die ganze Schwangerschaft über bis zur Geburt begleiten. Er soll die Kontinuität herstellen, die früher von Hebamme oder Hausarzt gewährleistet wurde. Doch viele Frauen werden durch dieses Dokument verunsichert, denn viele Meßdaten oder medizinische Eintragungen verstehen sie nicht. Dies bestätigt auch die Erfahrung der Bremer Frauenärztin Edith Bauer: »Wer sich mit den psychosomatischen Aspekten der Schwangerschaft auseinandersetzt, kennt die massiven und hartnäckigen Ängste der Schwangeren, die mit der akribischen Dokumentation meßtechnischer Abweichungen ausgelöst werden und kaum noch das Erleben einer ganz normalen Schwangerschaft erlauben.«[26]
Die hierzulande praktizierte Schwangerenvorsorge reduziert die Frauen oft auf bloße Datenlieferantinnen. »Es kommt öfter vor«, kritisiert Edith Bauer manche ihrer KollegInnen, »daß zwar alle Untersuchungen durchgeführt und der Mutterpaß korrekt ausgefüllt worden sind, daß aber der Arzt über die Lebensumstände der Frau überhaupt nichts weiß.« Auch eine kürzlich an einem großen städtischen Krankenhaus durchgeführte Untersuchung weist in die-

se Richtung: »Trotz ständiger frauenärztlicher Untersuchungen war den Ärzten völlig entgangen, inwieweit die Frauen und wieviel sie rauchen.«[27]

»Der Thoraxdurchmesser Ihres Kindes liegt etwas unter der Norm. Das sollten wir in den nächsten 14 Tagen kontrollieren«, hörte eine Schwangere von ihrem Arzt. Was sollte sie mit solch einer unverständlichen Auskunft anfangen? Nicht selten wird durch so etwas eine Ereigniskette ausgelöst, die die betroffene Frau tatsächlich zur Risikopatientin macht: Sie gerät in ein noch intensiveres Überwachungsprogramm, wird vielleicht zu weiteren diagnostischen Tests in eine Spezialklinik überwiesen, wo wiederum ein anderer Mangel festgestellt wird, der zu neuen Verunsicherungen und damit zu neuen Beschwerden führt. So schraubt sich die Angst-Kontrolle-Spirale immer schneller immer höher. Die Frauen verlieren das Gefühl für ihren Körper und geraten in Panik. Dies kann zu einem neuen Risikofaktor in der Schwangerschaft werden, das heißt, die risikoorientierte Schwangerenvorsorge kann Gefahren nicht nur in sehr seltenen Fällen abwenden, sondern sie erzeugt durch ihre Haltung gegenüber Schwangeren selbst Risiken. »Immer öfter müssen wir ausbügeln, was FrauenärztInnen durch ihr Risikokonzept bei den Frauen erst an Verwirrung und manchmal auch an Komplikationen verursachen«, so die Hebamme und Ärztin Anna Rockel-Loenhoff, die das Geburtshaus in Unna mitgegründet hat. Sie berichtet von einem typischen Fall aus der dortigen Sprechstunde:

> »›Hallo, sind Sie die Hebamme?‹ Die weibliche Stimme am Telefon klingt erschöpft. Nach meinem ›Ja‹ fängt sie sofort an zu erzählen: ›Dann kennen wir uns schon vom Geburtsvorbereitungskurs bei meinem zweiten Kind. Sie sind mal einen Abend dagewesen und haben über Hausgeburt erzählt. Und nun ist es so: Ich kriege mein Drittes und bin in der 31. Schwangerschaftswoche. Eben komme ich von meinem Gyn, und jetzt bin ich völlig fertig. Der hat nämlich gesagt, daß der Verschluß von meiner Gebärmutter eigentlich vier Zentimeter lang sein sollte, er sei aber nur 2,2 Zentimeter. Und dann hat er mir einen Ring eingelegt. Ja, und jetzt liege ich hier zu Hause auf dem

Sofa, und immer wenn ich aufstehe, drückt es stark, und bluten tut es auch etwas.‹ – ›Haben Sie denn Wehen?‹ frage ich nach. ›Wenn ich das nur wüßte‹, jammert die Schwangere. ›Seitdem das Ding da unten drin ist, zieht und drückt alles. Ich will, daß dieser komische Ring wieder rauskommt – aber das kann ich meinem Arzt ja wohl nicht antragen.‹ – ›Sie möchten also, daß ich Ihnen den Ring entferne.‹ – ›Ja, wenn Sie das für mich tun könnten.‹ – ›Und was wollen Sie Ihrem Arzt bei der nächsten Vorsorgeuntersuchung erzählen?‹ – ›Ich gehe da nicht wieder hin. Auf keinen Fall. Ich dachte, vielleicht könnte ich ja ab und an mal zu Ihnen kommen? Denn eigentlich hatte ich bisher keine Angst, daß dieses Kind zu früh kommen könnte…‹

So kommt Frau F. auf die Idee, zur Schwangerschaftsvorsorge eine Hebamme aufzusuchen. Zweimal fahre ich noch zu ihr, um nach der Entfernung des Pessars sicherzugehen, daß alles in Ordnung ist. Aber sowohl das CTG als auch meine übrigen Untersuchungen ergeben keinerlei pathologische Verdachtsmomente mehr, so daß sie zu den nächsten Vorsorgeterminen ruhig selbst ins 20 Kilometer entfernte ›Zentrum – Rund um die Geburt‹ anreisen kann. Kurz vor der Geburt treffen wir uns noch einmal bei ihr zu Hause, weil eines ihrer Kinder krank geworden ist. Mittlerweile hat sie sich dafür entschieden, die Geburt zu Hause zu erleben. Vier Tage nach dem errechneten Termin gebiert sie einen gesunden Sohn. Bis auf eine kleine Wehenschwäche verläuft alles optimal.

›Das war die schönste Geburt‹, sagt sie im nachhinein. ›Wenn ich schon beim ersten Kind gewußt hätte, wie einfach Schwangerschaftsvorsorge und Geburt sein können, hätte ich mir zwei Krankenhausaufenthalte sparen können. Gut fand ich, daß ich wußte: Ich kann immer eine Hebamme erreichen. Das hat mir sehr geholfen. Was ich auch begriffen habe, ist, daß ich es wirklich selbst schaffe. Nicht mal einen Dammschnitt habe ich gebraucht wie bei den ersten beiden Malen. Es klingt vielleicht seltsam, aber ich bin meinem kleinen Sohn richtig dankbar, daß er so gut mitgearbeitet hat und ich das einmal erleben durfte. Eigentlich soll er ja unser letztes Kind sein…‹«

Erfahrungen, wie sie Anna Rockel-Loenhoff hier schildert, machen inzwischen viele freiberuflich arbeitende Hebammen. Verunsichert, oft unter enormem Leidensdruck wenden sich Frauen an Hebammen. Die meisten von ihnen erfahren erst über andere Frauen von der Existenz dieser Fachfrauen, die im Kinderkriegen nicht von vornherein einen risikobeladenen Vorgang wittern. »Außerdem«, so Anna Rockel-Loenhoff, »wissen wir, daß es eine gewisse Bandbreite von Normalabweichungen gibt, die nicht sofort schulmedizinisch therapiert zu werden brauchen.«

Viel diagnostizieren, wenig heilen

»Ich spüre, wie du wächst«, sagt die freundlich wirkende Schwangere auf einem Informationsblatt, das Frauenärzte in ihrer Praxis ausliegen haben. Und weiter: »Ich tue jetzt alles, damit du gesund wächst. Der Mutterpaß hilft mir und meinem Arzt dabei.«[28]
Diese Aussage macht Frauen glauben, sie würden besonders gut für ihr Kind sorgen, wenn sie die ganze Palette der angebotenen Untersuchungen vornehmen ließen. Doch was viele nicht wissen, ist, daß man heute zwar immer mehr untersuchen kann, aber nur wenig wirklich therapieren und heilen. So bleiben viele während der Schwangerschaft erhobene Befunde letztendlich ohne therapeutische Konsequenzen. »Die wichtigsten Maßnahmen sind zweifellos diejenigen, mit denen weder auf den Arzt noch auf die Patientin besonders Eindruck zu machen ist: die konservative der Ruhigstellung.«[29] Was darüber hinaus bleibt, ist eine vorzeitige Beendigung der Schwangerschaft durch Kaiserschnitt oder die Einleitung der Geburt und anschließende Behandlung des Neugeborenen, meist auf einer intensivmedizinischen Station. Dies geschieht zum Beispiel, wenn die Plazenta das Ungeborene nicht mehr ausreichend ernähren kann.
In den letzten Jahren machten zunehmend Therapien Schlagzeilen, die am Ungeborenen, das heißt im Leib der Frau vorgenommen werden. Diese Fälle werden medienwirksam inszeniert und sollen die Leistungsfähigkeit der Medizin demonstrieren. Sie werden vor

allem dann von Medizinern aus der Tasche gezogen, wenn es darum geht, die diagnostische Hochrüstung in der Schwangerschaft zu rechtfertigen. Doch es handelt sich um Ausnahmefälle. Bei den meisten Fehlbildungen oder genetischen Besonderheiten, die durch Ultraschall oder invasive Methoden wie Fruchtwasseruntersuchung erhoben werden, gibt es keine Heilung. Die einzige »Therapie«, die ärztlicherseits angeboten wird, ist der späte Schwangerschaftsabbruch. So hat sich in den vergangenen 20 Jahren die ärztliche Fürsorge für den guten Fortgang einer Schwangerschaft immer mehr zugunsten einer Qualitätskontrolle des Fötus verschoben. Der Schwangerschaftsabbruch aufgrund einer diagnostizierten Normabweichung ist Teil dieses diagnostischen Instrumentariums und gehört so inzwischen zur »ärztlichen Kunst«.

Die Möglichkeiten, medizinisch-therapeutisch einzugreifen, stehen also in keinem Verhältnis zu dem breitgefächerten Risikokatalog und dem aufwendigen diagnostischen Instrumentarium, das inzwischen bei jeder Schwangeren zum Einsatz kommt. Und trotzdem läßt sich in kaum einem anderen Bereich eine derart rasante Ausbreitung der Technik beobachten wie in der Schwangerschaftsvorsorge und der Geburtshilfe. Der Grund: Die Geburtsmediziner behaupten einen Zusammenhang zwischen ihren risikomedizinischen Stategien und dem Sinken der Säuglingssterblichkeit.

Sinkende Sterblichkeit – dank technisch-apparativem Check-up?

Als in den siebziger Jahren die Säuglingssterblichkeitsrate die Bundesrepublik im Vergleich zu anderen Industriestaaten auf einen der hinteren Plätze verwies, schien plötzlich die Güte des gesamten nationalen Gesundheitssystem in Frage gestellt. Ohne die Ursachen für die erhöhte Sterberate von Neugeborenen und Säuglingen genauer zu analysieren, fand man Lösungen, die nur in einer hochtechnisierten Gesellschaft wie der unseren für erfolgversprechend gehalten werden können. In der Folge begann die Medizin, Schwangerschaft und Geburt technisch in den Griff zu nehmen.

Begrifflichkeiten einer zweckrationalen Welt beherrschten fortan die Diskussion um Schwangerenvorsorge und Geburtshilfe.
Inzwischen haben sich die Sterblichkeitszahlen im Vergleich zum europäischen Ausland gebessert. Die Müttersterblichkeit allerdings war 1990 in Deutschland mit sieben Toten bei 100 000 Geburten zwar sehr gering, aber immer noch doppelt so hoch wie beispielsweise in Schweden. Die Säuglingssterblichkeit sank erst Anfang der neunziger Jahre auf das niedrige Niveau der skandinavischen Länder.[30]
Die moderne High-Tech-Medizin kann inzwischen zwar viele Neugeborene über die ersten Lebenswochen retten, wenn auch in einem Drittel der Fälle nur um den Preis schwerer Behinderungen, die zum Teil wiederum Folge des Technologieeinsatzes sind.[31] Die Wiener Neugeborenenmedizinerin Marina Marcovich konnte mit ihrem »Wiener Modell« nachweisen, daß auch hier ein sanfter, den Frühgeborenen zugewandter Umgang und vor allem ein sparsamer Einsatz künstlicher Beatmung die Quote der Behinderungen wesentlich senken können.[32]

Was haben Störche mit der Perinatalstatistik zu tun?
Über Kausalitäten, die keine sind

»Sie schreiben: ›1952 kam noch die Hälfte der Babys in der elterlichen Wohnung zur Welt, 1980 traf dies nur noch für eines unter hundert Kindern zu. Parallel dazu entwickelte sich die Säuglingssterblichkeit rückläufig, ebenso das Sterberisiko der Mütter.‹ Ist Ihnen bekannt, daß in der gleichen Zeit die Zahl der in Deutschland nistenden Storchenpaare drastisch zurückgegangen ist? Trotzdem käme niemand auf die Idee, diese beiden Umstände zu verquicken. Könnte es nicht sein, daß am Rückgang der mütterlichen und kindlichen Mortalität neben medizinischen Fortschritten auch Umstände wie: geringe soziale Diskriminierung lediger Mütter, bessere finanzielle und soziale Rahmenbedingungen, bessere Ernährung der Schwangeren usw. beteiligt gewesen sein könnten? Ist denkbar, daß durch bessere Möglichkeiten der Familienplanung weniger ungewünschte Kinder geboren werden und es zu besseren Ergebnissen gekommen ist?«

(Aus einem Leserbrief von Dr. Michael Adam, Geburtshaus Nußdorf [33])

Was unsere Gesellschaft für den Fötus und das Neugeborene an medizinisch-apparativer Fürsorge aufbringt, steht dann in keinem Verhältnis zur Unterstützung, die die Eltern, allen voran die Mütter, und ihre Kinder anschließend erfahren. So ist keinesfalls sichergestellt, daß das durch High-Tech-Medizin »gerettete« Kind auch nach der Entlassung aus der medizinischen Obhut sein Leben »biologisch, psychisch und sozial gewinnen kann«.[34]
WissenschaftlerInnen wiesen in den vergangenen 15 Jahren immer wieder darauf hin, daß vor allem soziale Komponenten bei der Säuglingssterblichkeit eine große Rolle spielen. So versterben in den neuen Bundesländern nach der Wiedervereinigung plötzlich mehr (weibliche) Säuglinge im ersten Lebensjahr. Warum ausgerechnet mehr Mädchen sterben, darüber läßt sich nur spekulieren. Der Berliner Sozialmediziner Gerd Wiesener vermutet als Ursache der zunehmenden Säuglingssterblichkeit die tiefgreifende soziale Umbruchsituation, die sich von dem Moment an auswirkt, da die Mütter mit ihren Kindern aus dem Krankenhaus entlassen werden.[35] Die Kinder von Sozialhilfeempfängerinnen, sehr jungen Frauen, Frauen mit vielen Kindern sowie Ausländerinnen sind am stärksten gefährdet. So verwundert nicht, daß gerade bei ihnen das medizinisch orientierte System nicht greift. Sie suchen Begleitung und Unterstützung statt eines medizinischen Check-ups. Doch statt über die Mängel dieses »Vorsorgekonzepts« nachzudenken, beschuldigt man die Schwangeren: »Risikopatientinnen schludern am meisten«, lautet das Ergebnis eines Symposiums, bei dem führende Geburtsmediziner »begründeten«, warum die Zahl der Frühgeburten steigt und die der Totgeburten in den letzten Jahren nicht wesentlich abgenommen hat. Dabei gibt es auch hierzulande Projekte und Konzepte, die zeigen, wie vor allem Frauen aus diesen »Risikogruppen« besser unterstützt werden können: Die »Familienhebammen« des Bremer Modellprojektes arbeiteten stadtteilbezogen, besuchten schwangere Frauen zu Hause, halfen ihnen, die Fragen des Alltags zu klären, und nahmen die Frauen durch Zuspruch an die Hand. Auch nach der Geburt standen sie ihnen noch ein Jahr lang mit Rat und Tat zur Seite, mit großem Erfolg: Innerhalb weniger Jahre sanken die Zahl der Totgeburten und die Säuglingssterb-

lichkeitsrate statistisch signifikant.[36] In Nordrhein-Westfalen dagegen, einem Bundesland, in dem die Säuglingssterblichkeitsrate urspünglich etwa der Bremens entsprach, setzte sich die Lobby der Ärzteschaft durch. Statt Familienhebammen zu engagieren, wurden Milliardenbeträge in hochtechnisierte Perinatalzentren investiert. Doch der vorhergesagte Erfolg blieb bislang aus; in einigen Regionen verzeichneten die Statistiker sogar eine leichte Zunahme der Säuglingssterblichkeit, so daß die Landesregierung sich 1992 gezwungen sah, für bestimmte Regionen zusätzlich Familienhebammen anzuheuern. Schließlich wollte man das Scheitern des medizinischen High-Tech-Konzeptes nicht öffentlich eingestehen.
Aber auch die guten statistischen Ergebnisse aus den skandinavischen Ländern, wo vor allem Hebammen schwangere Frauen begleiten, scheinen hierzulande wenig zu interessieren. So schneiden in einem Vergleich zwischen den Großräumen München und Helsinki die finnischen Hebammen viel besser ab als die deutschen Ärzte.[37] Und auch in den Niederlanden, wo 30 Prozent der Frauen ihr Kind zu Hause gebären, ist die Säuglingssterblichkeit nicht höher als bei uns. Die Sozialmedizinerin Beate Schücking fragt denn auch nach dem Nutzen eines Vorsorgesystems, das zwar weltweit die höchsten Zahlen an Risikoschwangeren produziert, aber hinsichtlich der Säuglingssterblichkeit auch nicht besser abschneidet als vergleichbare Systeme anderer europäischer Industriestaaten.[38] Eine Tendenz, die, so könnte man vermuten, ÄrztInnen, GesundheitspolitikerInnen, aber vor allem schwangere Frauen stutzig machen müßte.
Doch weder Einwände von WissenschaftlerInnen noch Beispiele aus anderen Ländern können die MedizinerInnen irritieren. Die deutsche »Gesellschaft für Gynäkologie und Geburtshilfe« führt das Sinken der Säuglingssterblichkeit in Deutschland nach wie vor auf das »weltweit dichteste Netz technisch-apparativer Versorgung Schwangerer«[39] zurück. Damit wird der ständig fortschreitende Ausbau ärztlicher Maßnahmen während der Schwangerschaft und unter der Geburt gerechtfertigt. Der Gynäkologe Heinrich Wulf, der die Diskussion um die moderne Geburtshilfe in der Bundesrepublik wesentlich beeinflußt hat: »Der unbestrittene Fortschritt

in der Geburtshilfe wurde erkauft durch eine lückenlose Medikalisierung von Schwangerschaft und Geburt, verbunden mit einer technischen Revolution im Überwachungsmanagement. (...) Nicht minder eindrucksvoll als die Medikalisierung hat sich die Technifizierung vollzogen. Unsere Kreißsäle sind von ihrer personellen Besetzung und ihrer technischen Ausrüstung her mit Intensivüberwachungseinheiten vergleichbar. Moderne Geburtshilfe und Perinatologie sind zu einem Hochleistungssystem geworden, kompliziert, kostenintensiv und anfällig.«[40]

In solch einem technisch orientierten System der Geburtsmedizin können beide, Patientin und Arzt, schnell zum Objekt der Apparate und der von ihnen gelieferten Daten werden. Trotzdem verteidigen deutsche Ärzte den Einsatz der Apparaturen vehementer als Kollegen in anderen Ländern. Und das oft, ohne die Wirksamkeit des Technikeinsatzes zuvor in wissenschaftlichen Studien ausreichend nachgewiesen zu haben. Warnungen vor Nebenwirkungen stoßen hierzulande zumindest bei vielen der Wortführer unter den Gynäkologen auf taube Ohren. Vor allem tolerieren deutsche MedizinerInnen *falsch-positive Befunde*, also Befunde, die eine Krankheit oder eine Komplikation anzeigen, obwohl keine vorliegt, weitaus schneller als KollegInnen aus den angelsächsischen Ländern. Und auch ein Zuviel an Therapie (Übertherapie) als häufige Folge des falschen Verdachts ist hierzulande kaum ein Thema. Viele falsch-positive Befunde ergeben sich infolge routinemäßigen Technologieeinsatzes. Vielleicht ändert sich an dieser Technikgläubigkeit demnächst etwas; der in die USA ausgewanderte Gynäkologen-Guru Fritz K. Beller gab immerhin in einer gynäkologischen Fachzeitung selbstkritisch zu bedenken: »Mich bedrückt das, aber es ist nicht meine Schuld allein, sondern die meiner Generation, die sich durch fragwürdige Erfolge der Medizintechnologie hat beeinflussen lassen, auf eine saubere wissenschaftliche Beweisführung zu verzichten.«[41] Beller bezog sich in seinen Ausführungen vor allem auf das CTG, doch gleiches gilt auch für andere Technologien wie den AFP- und den Triple-Test oder den Ultraschall.

Ultraschall – Diagnoseverfahren oder Familienspaß?

■ Der Ultraschall (Fachausdruck: *Sonographie*) wurde in den siebziger Jahren für besonders gefährdete Schwangere entwickelt. Doch wie es der Dynamik technischer Entwicklungen entspricht, wurden die Indikationen für eine Utraschalluntersuchung innerhalb weniger Jahre immer mehr ausgeweitet, und 1979 führte Deutschland als erstes Land der Welt die routinemäßige Ultraschalluntersuchung für jede Schwangere ein.
Inzwischen ist der Ultraschall zur zentralen Säule ärztlicher Schwangerenvorsorge geworden. Drei Ultraschalluntersuchungen werden inzwischen in den Mutterschaftsrichtlinien empfohlen: einmal im Zeitraum zehnte bis zwölfte Woche, um den genauen Ge-

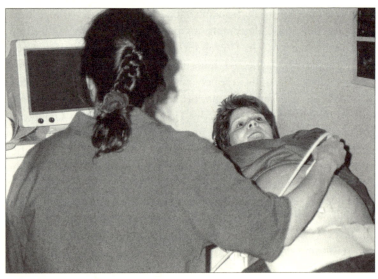

Ultraschalluntersuchung

burtstermin festzustellen und nachzuschauen, ob sich vielleicht Zwillinge eingenistet haben; das zweite Mal zwischen 20. und 22. Woche, dabei sollen mögliche anatomische Fehlbildungen des Fötus festgestellt werden; das dritte Mal, zwischen 30. und 32. Woche, soll Aufschluß über die Entwicklung des Ungeborenen im Mutterleib geben, darüber, ob genügend Fruchtwasser vohanden ist und wie sich das Kind in der Fruchtblase »eingerichtet« hat.[42] Des weiteren wird der Ultraschall bei allen invasiven vorgeburtlichen Diagnoseverfahren wie Fruchtwasseruntersuchung, Chorion- oder Plazentabiopsie eingesetzt.

**Schwangerschaft heute
Pluspunkt Nr. 5**

Ultraschall hilft schonend. Einen ganz neuen Einblick in das Geschehen während der Schwangerschaft hat die Ultraschalltechnik gebracht. Mit ihrer Hilfe läßt sich die Entwicklung des Babys verfolgen. Wenn es erforderlich ist, stehen weitere Diagnosemöglichkeiten zur Verfügung.

(Aus: Vorsorge-Initiative (Hrsg.), Schwangerschaft heute, 1993)

In keinem Land der Welt wird so viel »geschallt« wie in Deutschland. Laut Kassenärztlicher Vereinigung rechneten die Gynäkologen 1991 im Schnitt sechs Untersuchungen pro Schwangere ab. Hebammen erzählen, daß manche Frauen 15- bis 20mal während der Schwangerschaft geschallt worden sind.[43] Inzwischen versuchen die Krankenkassen dem einen Riegel vorzuschieben: Bei normal verlaufenden Schwangerschaften wird nur noch ein Ultraschall pro Quartal bezahlt, andernfalls wird eine medizinische Indikation erfordert. Daraufhin rief der »Berufsverband der Frauenärzte« buchstäblich zum Kampf auf. Auf Handzetteln, die in vielen Praxen ausgelegt wurden, konnten Schwangere lesen: »Wir verteidigen Ihr Recht auf Ultraschall-Vorsorge«, und weiter: »Insbesondere die Fortschritte in der Ultraschalltechnik haben die Schwangerenvorsorge noch wirkungsvoller und sicherer gemacht.« Nach neueren internationalen Untersuchungen ist diese Behauptung allerdings nicht länger aufrechtzuerhalten.

Weltweit: Skepsis
gegenüber dem Routine-Ultraschall

Eine amerikanische Studie, an der immerhin mehr als 15 000 schwangere Frauen beteiligt waren, zeigt, daß der routinemäßig eingesetzte Ultraschall weder auf den Verlauf von Schwangerschaft und Geburt noch auf die Frühgeburtlichkeit oder gar auf die Gesundheit des Neugeborenen einen günstigen Einfluß hat. Der Anteil der Problemgeburten blieb bei fünf Prozent, egal, ob routinemäßig Ultraschall durchgeführt worden war oder nur aufgrund bestimmter Verdachtsmomente in der Schwangerschaft.[44]
Zu ähnlichen Ergebnissen kamen auch australische Forscher.[45] Darüber hinaus stellten sie bei einem Drittel der Neugeborenen, die fünfmal und öfter mit Hilfe von Schallwellen gecheckt worden waren, ein signifikant geringeres Geburtsgewicht fest, was auf Wachstumsstörungen im Mutterleib schließen läßt. Sicherlich ist dieses Ergebnis vorsichtig zu werten und muß in anderen Studien überprüft werden. Doch ist dies nicht der einzige Hinweis auf eine mögliche Gesundheitsgefährdung durch Ultraschall. Bereits 1988 fand Arnim Henglein, Physiker am Berliner Hans-Meitner-Institut, heraus, daß Utraschallwellen chemische Reaktionen auslösen, die zu einer Überwärmung führen können. Deshalb riet er schon damals zu einem vorsichtigen Umgang mit der Sonographie des Ungeborenen: »Nicht zu häufig und mit möglichst kleiner Dosis.«
Auch der Arzt Marsden Wagner, ehemals europäischer Repräsentant der WHO für Geburtshilfe, warnte vor dem übereilten Einsatz des Ultraschalls: »Alle Ärzte, die den Ultraschall in der Schwangerschaft sowohl teratogen als auch genetisch als absolut unbedenklich einstufen, sollten öfter daran denken, daß es auch bei den Röntgenstrahlen 50 Jahre gedauert hat, bis iatrogene Schäden nachgewiesen werden konnten.«[46] Dieser Meinung ist auch das weltweit anerkannte »American Institute of Ultrasound in Medicine«, wenn es schreibt, daß geringfügige Folgen, Langzeitwirkungen und bestimmte genetische Effekte leicht der Entdeckung entgehen können.[47]
Der geringe medizinische Effekt und die bislang keinesfalls ausge-

schlossenen Nebenwirkungen durch häufiges Schallen haben weltweit zu mehr Vorsicht bei der Sonographie geführt. In vielen Ländern wie in den USA wird nur bei medizinischen Komplikationen sonographiert, und die europäische WHO appellierte jüngst an alle Gesundheitsminister, den routinemäßigen Einsatz von Ultraschall noch einmal zu überdenken.

Während man in Schweden, dem Land, in dem seit Jahren am wenigsten Säuglinge sterben, inzwischen überlegt, nur noch einen Routine-Ultraschall pro Schwangerschaft zu empfehlen, lassen sich die deutschen GynäkologInnen durch diese internationalen Diskussionen bislang wenig beirren. Vor allem wird abgewiegelt: Amerikanische Untersuchungsergebnisse ließen sich nicht auf deutsche Verhältnisse übertragen, heißt es da und weiter: »Man *glaube*, daß Deutschland seine guten Perinatalstatistiken nicht zuletzt der Einführung des Ultraschallscreenings zu verdanken hat.«[48]

Um diesen Glauben zu untermauern, zitieren Frauenärzte gern die sogenannte »Helsinki-Studie«, die als einzige internationale Untersuchung dem routinemäßigen Einsatz des Ultraschalls einen gewissen Nutzen bescheinigte.[49] Durch das Screening könnten Fehlbildungen des Fötus so rechtzeitig erkannt werden, daß die Frauen noch im fünften oder sechsten Schwangerschaftsmonat einen Abbruch vornehmen lassen könnten. Ob Frauen das überhaupt wollen, wird in der Studie ebensowenig diskutiert wie die traumatische Erfahrung eines späten Schwangerschaftsabbruchs. Was interessiert, sind die günstigen Auswirkungen auf die Perinatalstatistik: Die Zahl der behinderten oder bald nach der Geburt versterbenden Kinder ging seit der Einführung des Routine-Ultraschalls zurück; das Sterben ist vorverlegt worden.

»Hallo Baby... wie geht's dir in meinem Bauch?« heißt es in einer Broschüre für Schwangere. Und weiter: »Ultraschall ist einer der wesentlichen Fortschritte in der vorsorglichen Erfassung von Schwangerschaftsrisiken. Ein geübter Arzt kann mit einem guten Gerät die Gesundheit Ihres Babys vom zweiten Schwangerschaftsmonat an überwachen. Er kann Ihnen so schon früh auf Tage genau sagen, wie alt Ihr Baby wirklich ist. Er kann schon zwischen dem 3. und 4. Monat grobe Fehlbildungen z. B. am Kopf, an der Wirbelsäule, Armen und Beinen sehen.«[50] Was ist die Konsequenz für die werdende Mutter, wenn sie die Diagnose »Fehlbildungen der Hände« oder »zu großer Kopf« bekommt? Dazu ist in der Broschüre keine Aussage zu finden. Man könnte fast meinen, die Diagnose sei bereits die Therapie. Damit wird verschwiegen, daß es für die meisten Fehlbildungen keinerlei Therapie gibt; daß – zumindest bei vielen Schädigungen – das einzige »therapeutische« Angebot heißt: Verhinderung des Kindes durch Abbrechen der Schwangerschaft. Und was ist, wenn es sich um leichtere Behinderungen handelt, wenn zum Beispiel nur einige Finger fehlen? Was heißt es für die Frau, wenn sich die Aussage des Arztes auf ein Stirnrunzeln beschränkt? Oder wenn er den bloßen Verdacht äußert, das Kind könnte sich nicht »normal« entwickelt haben – es gebe eine Differenz zwischen errechnetem Alter des Fötus und seinem auf dem Ultraschall abgebildeten Entwicklungsstand? Eine für viele Schwangere beunruhigende Diagnose, die sich allerdings meist nach mehreren Kontrolluntersuchungen in Luft auflöst. Es hatte sich einfach »nur« um eine falsche Berechnung des Entbindungstermins gehandelt. Wie häufig allerdings solche Fehlinterpretationen vorkommen, zeigt eine Untersuchung, derzufolge fast die Hälfte der Risikoschwangeren lediglich aufgrund eines falsch berechneten Entbindungstermins dieses Etikett aufgedrückt bekam.[51] Doch darüber erfährt die schwangere Frau in den zahlreichen Broschüren, die ihr überreicht werden, nichts. Dafür heißt es: »Ultraschall und Co. sorgen für den richtigen Durchblick.«[52]

> **Streß mit der Vorsorge**
> »Das einzige, was nicht so schön war, war der Streß mit dem Ultraschall. Ab der 20. Woche sah man Zysten an den Nieren vom Kind. Da wurde mir angst gemacht; plötzlich hatte ich auch hohe Blutdruckwerte, aber immer nur in der Praxis des Gynäkologen. Nun hieß es, ich bekäme eine Gestose. Das stimmte aber nicht, der Blutdruck war zu Hause und auch in der Praxis meiner Hausärztin immer ganz normal. Ich bin eben so ein Typ, wenn ich mich aufrege, steigt der Blutdruck. Das wurde mir aber nicht geglaubt – es wurde nur immer wieder Ultraschall gemacht, und ich habe mich immer mehr aufgeregt. Da wollte sie mich noch zu anderen Spezialisten schicken –

> bis ich gefragt habe: ›Was kann man eigentlich machen, wenn das Kind nun Nierenzysten hat, vor der Geburt?‹ Und alle haben mir gesagt: ›Nichts. Höchstens vorher genau wissen, wie groß sie sind.‹ Darauf habe ich gesagt: ›Ich will es gar nicht wissen! Ich finde, wenn das Kind auf der Welt ist, kann man's untersuchen, erst dann hat das doch eine Konsequenz.‹ Das macht einem an der Schwangerschaft ohnehin schon angst – daß man nicht weiß, was da auf einen zukommt! Und die Angst wurde durch die vielen Ultraschalluntersuchungen nur gefördert. Ich bin nicht mehr zur gynäkologischen Vorsorge, sondern nur noch zu meiner Hausärztin gegangen. Das war letztendlich eine gute Entscheidung. Ich konnte ihr sagen, ich will nicht das Gefühl haben, ich bin krank, mein Kind ist krank – und mein Blutdruck war wieder normal. Letztendlich hatte es alles nichts zu bedeuten; ich bekam keine Gestose, und das Kind hatte, wie sich nach der Geburt zeigte, keine Zysten an den Nieren, es hatte nur eine Harnleiterverengung (Ureterabgangsstenose).«[53]

Viele Schwangere glauben an die hundertprozentige Aussagekraft von Ultraschallbildern und verkennen die große Gefahr von Fehlinterpretationen, die nicht selten dem sonographisch wenig geschulten Blick des niedergelassenen Gynäkologen entspringen können. Die diagnostische Treffsicherheit läßt zu wünschen übrig. Häufig werden Frauen aufgrund eines Verdachtes an spezielle Ultraschallzentren überwiesen. Doch nur in etwa fünf Prozent der Fälle bestätigt sich die Befürchtung.[54] Das bedeutet, 95 Prozent der Frauen wurden umsonst beunruhigt. Aber diese hohe Anzahl falsch-positiver Befunde scheint die Fachleute nur wenig zu stören. Ebensowenig irritiert sie die Tatsache, daß dadurch viele Schwangere und ihre Familien in Verzweiflung und Angst geraten und Komplikationen so erst ausgelöst werden. Was GynäkologInnen stört, ist vielmehr, daß zu viele Fehlbildungen übersehen werden und deshalb Kinder zur Welt kommen, die eigentlich hätten abgetrieben werden können. So wurde bei einem Ultraschallspezialisten-Treffen, die »geringe Aufdeckungsquote von nur etwa 50 Prozent« beklagt. Eine österreichische Studie weist sogar noch schlechtere Daten auf. Danach wird nur jede fünfte Fehlbildung vom niedergelassenen Gynäkologen überhaupt erkannt.[55]
Um es nochmals klarzustellen: Es geht keineswegs darum, den Ul-

traschall ganz abzuschaffen. Wenn die Frau beispielsweise die Kindsbewegungen nicht richtig spürt, wenn die Gebärmutter unverhältnismäßig groß oder klein ist oder wenn Blutungen auftreten, kann der Ultraschall diagnostische Klarheit bringen und den Einsatz sinnvoller Therapien ermöglichen. Aber der Ultraschall soll mit Bedacht eingesetzt werden, was in der Praxis leider nicht der Fall ist: »Übereilte, von wenig Verantwortungsbewußtsein zeugende ärztliche Entscheidungen sind die Folge«, lautet das Ergebnis einer Studie.[56]

Einige Beispiele: Bei einer Schwangeren gab es Unklarheiten bezüglich des errechneten Entbindungstermins; der beim Ultraschall festgestellte Entwicklungsstand des Fötus paßte nicht zu dem Termin. Die Frau war dadurch sehr verunsichert, hatte Wehen und mußte strikte Bettruhe einhalten. Vier Wochen vor dem »Termin« gebar sie dann ein fast reifes Kind. In einem anderen Fall löste eine Routineuntersuchung in der 35. Schwangerschaftswoche einen Verdacht auf eine Nierenfehlbildung aus. Die Frau wurde sofort in die Klinik aufgenommen, wo das Kind zwei Tage später mit einem Kaiserschnitt geholt wurde. Wie sich später herausstellte, war das Kind völlig gesund. Die Mutter: »Zwei Tage lagen zwischen Ultraschall und Geburt; in der Zeit stand ich unsagbare Ängste aus, mein Kind zu verlieren oder ein behindertes Kind zur Welt zu bringen. Unmittelbar nach der Geburt wurde mir das Neugeborene weggenommen und fünf Tage lang in der Kinderklinik untersucht.«

Fehlinterpretationen von Ultraschallbildern passieren übrigens auch geübten SpezialistInnen. Schließlich verläuft der Entwicklungsprozeß eines Ungeborenen nicht unbedingt linear; manchmal wächst das Köpfchen schneller, als die Norm es vorschreibt, oder das Kind ist einfach kleiner, als es sein soll. Es ist eben schwierig, lebendige Wachstumsprozesse in Normen zu pressen und die Erfüllung dieser Normen anhand von Technologie immer wieder zu überprüfen. »Es gibt so viele Variationen zum Normwert, und jede kleinste Abweichung kann zur Beängstigung der Schwangeren führen«, weiß ein niedergelassener Gynäkologe. Er hat sich inzwischen entschlossen, der Schwangeren nicht jede Auffälligkeit sofort mitzuteilen, sondern abzuwarten, um nicht unnötig Sorgen und Ängste zu wecken, die wiederum andere Symptome zur Folge haben können. Auch die Bremer Frauenärztinnen Mura Kastendieck und Edith Bauer, die eine psychosomatisch orientierte Schwangerenvorsorge praktizieren, setzen den Ultraschall inzwischen vorsichtiger ein. So lehnen sie es ab, per Ultraschall einen Schwangerschaftstest durchzuführen. Vor jeder Ultraschalluntersuchung erklären sie der schwangeren Frau, welche Aussagen bei dieser Untersuchung zu erwarten sind und welche nicht. So kann eine pauschale Aussage wie »gesund« oder »krank« genausowenig getroffen werden, wie neurologische Entwicklungserkrankungen (zum Beispiel Spastik) oder Stoffwechselerkrankungen zu erkennen sind. Sie akzeptieren es, wenn Frauen das Geschlecht des Kindes nicht mitgeteilt bekommen wollen oder ganz auf den Ultraschall verzichten wollen. »Uns ist bewußt, daß das Monitorbild ein technisches Konstrukt ist, das Phantasien initiieren und die Körperwahrnehmung der Frau stören kann«, so Mura Kastendieck. Deshalb ermutigen die beiden Ärztinnen die Frauen von Anfang an, mehr in ihren Körper hineinzuhorchen, als sich auf dieses Bild zu konzentrieren.

Der Einsatz des Ultraschalls verdränge die Intuition mehr und mehr aus der Arztpraxis, weiß Linus Geisler, Chefarzt im Gladbecker St. Barbara-Hospital, und weist auf die Macht der Bilder hin, die die Realität verengen: »Wie repräsentativ sind diese Teilansichten, wieviel Wahrheit enthalten sie, und wie weit darf die Reduktion gehen, damit solche Bilder überhaupt noch in einem lebendigen Zusammenhang mit ihrem Spender stehen?« Schließlich gebe es kein Bild ohne den jeweiligen subjektiven Betrachter, der ergänze, deute und interpretiere. »Bilder sind vom Diagnostiker gezeichnete Landkarten, aber sind sie auch sein Territorium?«[57] Was der Arzt Linus Geisler noch mit einem Fragezeichen versieht, ist für viele Gynäkologen längst keine Frage mehr: »Seit Beginn der 60er Jahre ist der intrauterine Raum auf eine seinerzeit unvorstellbare Weise vielfältig und dazu außerordentlich rasch erschlossen worden.«[58]

Der Ultraschall als Eroberungsstrategie. Liegt der Nutzen dieser Technologie womöglich gar nicht in erster Linie im Medizinisch-Rationalen begründet? Vermutlich beruhen die Vehemenz, mit der

ÄrztInnen hierzulande den Ultraschall verteidigen, und die Begeisterung, die sie dabei bei Frauen (und ihren Männern) auslösen, auf ganz anderen Mechanismen.

Ärztliche Beschwörung: sehen statt spüren

Die Einführung des Ultraschalls hat die Beziehung zwischen GynäkologIn und Schwangerer grundlegend verändert. Sie hat einerseits die Machtposition des Arztes gestärkt und andererseits Distanz zur schwangeren Patientin ermöglicht. Aus dem Arzt-Patientin-Verhältnis ist ein Dreiecksverhältnis geworden, in dem der wesentliche gemeinsame Bezugspunkt das Bild auf dem Monitor ist.
Mit Hilfe des Ultraschalls kann sich Fachmann oder -frau den direkten Zugang zum Embryo, das heißt ins Innere der Frau verschaffen. Zu sehen, was verborgen in der schwangeren Frau schlummert; eine Symbiose technisch für Momente aufzulösen, um eine Vorstellung von einem »Subjekt« zu bekommen, das in der Realität noch keines ist; zu visualisieren, was für die Schwangere »nur« zu spüren ist – das macht überlegen. Die Sonographie macht die Situation für den Arzt im Sinne des Wortes erst überschaubar. Er ist nicht länger auf die Auskünfte und Beschreibungen der Schwangeren angewiesen. Die »ärztliche Orientierung« erfolgt anhand des »objektiven« Monitorbildes, das den Embryo sichtbar macht und zugleich die Frau aus dem Blick des Betrachters verschwinden läßt (sie scheint zu diesem Monitorbild nicht zu gehören). Er wendet sich von ihr ab und dem von ihm erzeugten Bild auf dem Monitor zu. Das Gegenüber des »Bilderproduzenten« ist der »Fötus«, der in verschiedene Perspektiven gebracht werden kann, gewendet, gezoomt und vermessen. Ein geduldiger »Patient«. Eine solche Technologie macht das Abtasten der schwangeren Frauen zweitrangig, wenn nicht gar überflüssig. Junge GynäkologInnen lernen in ihrer Ausbildung diese Handgriffe nicht mehr, dafür werden sie um so besser am Gerät geschult. So hörte eine Schwangere, die keinen Ultraschall wollte: »Ohne Ultraschall kann ich den Zustand Ihres Kindes aber nicht beurteilen.«

Noch vor zehn Jahren war das Ultraschallbild ein flimmerndes Grau mit dunklen Flecken. Doch während der vergangenen Jahre ist die Bildqualität ständig verbessert worden, so daß die ehemals verschwommenen Bilder des Embryos erheblich an Deutlichkeit gewonnen haben. Mit einer der jüngsten sonographischen Neuentwicklungen, der sogenannten Vaginalsonde (auch Vaginal-Scanner), einem phallusähnlichen Instrument, das in die Vagina eingeführt wird, ist das Ungeborene noch klarer zu erkennen – zum Greifen nahe und doch unerreichbar. Und der 3-D-Ultraschall, der mit Hilfe von Computersimulation die Fiktion der Räumlichkeit herstellt, ist der letzte Schrei. Die Frauenärztin Mura Kastendiek: »Seit im Fernsehen darüber berichtet worden ist, kommen immer mehr Frauen und wollen so einen 3-D-Ultraschall verschrieben bekommen.« Dabei interessiert sie das Seherlebnis und weniger der diagnostische Einsatz: Schließlich ist der 3-D-Ultraschall entwickelt worden, um auch kleine »Unstimmigkeiten« am Fötus – wie zum Beispiel schiefe Augenbrauen, angewachsene Ohrläppchen oder das Fehlen eines Fingers – zu erkennen und so bestimmte Rückschlüsse auf bereits im Mutterleib vorhandene Krankheitsbilder ziehen zu können.

Der Ultraschall gehört heute zum Schwangersein wie früher das Mützenhäkeln oder das Jäckchenstricken. Im Geburtsvorbereitungskurs und im Freundeskreis werden die Bildchen herumgezeigt. Besonders toll ist es natürlich, ein Video von seinem Kind zu haben. Wie Astrid. Sie freut sich darüber, daß ihr Arzt ein solches Gerät in der Praxis stehen hat. »Der macht bei jedem Termin ein Band fertig, und dann schauen wir am Abend Video.« Auch Brigitte und ihr Mann haben sich während der Schwangerschaft Filme von ihrem Baby angeschaut. Nachdem das Kind tot auf die Welt gekommen war, hat Brigitte alle Videos auf den Müll geworfen.

Die meisten Schwangeren, die ich kenne, sehen im Ultraschall kein diagnostisches Instrumentarium. Für sie ermöglicht er eine Kontaktaufnahme, vielleicht ist er auch ein Familienspaß. »Für mich ist es wichtig, das Kind als Ganzes zu sehen«, sagt eine Schwangere, »einzelne Körperteile oder Organe interessieren mich nur nebenbei.« Diese Frauen sind verständlicherweise gelangweilt, wenn der

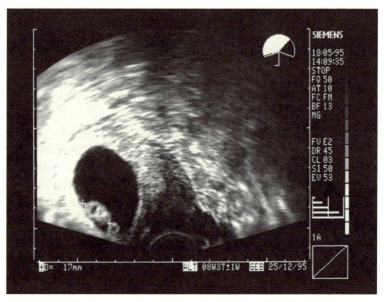

Ultraschallbild: 2 cm großer Embryo in der Fruchthöhle, 9. Schwangerschaftswoche

Arzt ihnen die Anatomie am Bildschirm erläutert: »Dr. Y. zeigt und erklärt wieder mit Hingabe: das Profil, die einzelnen Wirbel, die Nieren – gut ausgebildet, hier ein Auge, da ein Händchen. Firlefanz, denke ich, bin aber froh, daß alles in Ordnung ist.«[59] »Dieses Bild, das die eigenen Imaginationen und mit ihnen auch das Vertrauen in die Kraft der inneren Bilder schwinden läßt, bedeutet Versicherung und Unsicherheit zugleich«, so die Hebamme und Ethnologin Angelica Ensel.[60] Und tatsächlich ist die Funktion, die der Ultraschall in der Praxis hat, nicht in erster Linie eine diagnostische. Vielmehr wirkt er wie ein modernes Beschwörungsritual: Das heißt, der Gynäkologe schaut nicht nach, »*ob*, sondern *damit* alles in Ordnung ist«.

Statt die schwangere Frau und ihren Partner eine Vorstellung von ihrem Nachwuchs entwickeln zu lassen, übernehmen die Gynäkologen aktiv die Gestaltung der Phantasien über das zukünftige Kind. Statt sie zu ermutigen, ihre Körperempfindungen wahrzunehmen, lenkt er die Aufmerksamkeit der Frau vom Inneren ihres Leibes auf eine verschwommene Gestalt auf dem Monitor. Durch den Blick ins Innere der Frau löst sich die Grenze zwischen außen und innen auf. Frauen können nur noch schwer unterscheiden zwischen dem, was ihnen auf dem Bildschirm gezeigt wird, und dem, was sie selbst erleben. Dies kann zu Verwirrungen führen, die der belgische Arzt und Psychosomatiker Nijs so beschreibt: »Während der Schwangerschaft bereitet die Frau in Tagträumen, Vorstellungen, Wünschen und Partnergesprächen dem Kind einen Platz. In dieser imaginären Beziehung wird dem Kind auch ein Leib, ein imaginärer Leib, vorgestellt (...) und dieser imaginäre Leib unterscheidet sich natürlich vom realen Fötus. (...) Das Fernsehbild kann der Frau das Bild ihres geträumten Kindes nicht zeigen.«[61]

Studien von Frauen, die in der 16. Schwangerschaftswoche geschallt worden sind, zeigen, daß bereits ein einziges Ultraschallbild eine enorme Auswirkung auf das Schwangerschaftserleben haben kann. Nach der Sonographie war für die meisten Schwangeren das Ungeborene »schöner, stärker, aktiver und vertrauter«. Alles Für und Wider dieser Schwangerschaft schien sich mit dem Bild aufzulösen.[62] Diese Ergebnisse, auf das erste Drittel der Schwangerschaft bezogen, bedeuten, daß der Ultraschall eine Realität erzeugt, die den entwicklungsdynamischen Prozeß einer Schwangerschaft vorwegnimmt. Das »Du« wird demzufolge bereits zu einem Zeitpunkt sichtbar, zu dem Frauen eine Trennung zwischen sich und dem Kind im Leib noch gar nicht vollzogen haben. In diesem Stadium hegt die Frau gegenüber ihrer Schwangerschaft noch viele widersprüchliche Gefühle. Und dieses Stadium der Ambivalenz hält die Hamburger Psychoanalytikerin Viola Frick-Bruder für ausgesprochen wichtig, damit die Frau das Kind später von ganzem Herzen begrüßen kann: »Die reale Existenz ihres Babys auf diese Weise einmal wahrgenommen, fällt es einer Frau nicht mehr leicht, es auch abzulehnen – ein durchaus wichtiges Durchgangsstadium der frühen Schwangerschaft.«[63] Auch das Erleben von Fehlgeburten – und immerhin endet ein Drittel aller Schwangerschaften auf natürliche Weise in den ersten Wochen – hat sich durch das früherzeugte Monitorbild auf dramatische Weise verändert. Was früher von Frauen als verspätes Eintreffen der Monatsblutung wahrgenommen wurde, hat heute oft den Charakter einer schmerzlich erlebten Fehlgeburt. Die 38jährige Claudia, die nach der Geburt ihres ersten Sohnes mehrere Fehlgeburten hatte: »Bei meiner dritten Schwangerschaft wollte ich das Kind durch die Sonographie unbewußt zwingen, in meinem Bauch zu bleiben. Doch alle Beschwörung half nichts.« Auch diese Schwangerschaft endete in der neunten Woche. Danach fiel Claudia in eine Depression. Sie suchte verzweifelt die Schuld in ihrer Psyche, in ihrer Beziehung. Im Gespräch ermutigte ich sie, das Kind in ihrem Leib einfach heranwachsen zu lassen, ohne es gleich an das öffentliche Licht zu zerren. Kurze Zeit später wurde sie wieder schwanger. Diesmal ließ sie erst in der 32. Schwangerschaftswoche eine Ultraschalluntersuchung machen, und heute sagt sie: »Ich erlebte eine relativ entspannte, in mir wohnende Schwangerschaft und eine gute Geburt.«

»Eine Schwangerschaft verläuft dann gut, wenn eine Frau mit sich und ihrem Kind im Leib in Zwiesprache ist«, sagt die Psychologin Ulrike Hauffe, die viele Jahre hindurch Frauen in der Schwangerschaft begleitet hat. Doch vielfach können Frauen das »Du« in sich nicht mehr als eine innere Bewegung, als ein Klopfen, Strampeln oder Rülpsen spüren, sondern sie sind abhängig von einem Monitorbild. »Manchmal winken sie diesem Bild auf dem Monitor zu«, erzählt Ulrike Hauffe. »Am liebsten hätte ich ein Gerät zu Hause, damit ich es jeden Tag anschauen kann«, kommentiert eine Schwangere den Ultraschall.[64] Diese Unfähigkeit, unabhängig vom Ultraschall Kontakt mit dem Kind aufzunehmen, macht von Frauenarzt oder -ärztin abhängig. Schließlich schenkt der Gynäkologe der Frau nicht nur ein »Bild vom Baby«, sondern er *erzeugt* dadurch auch die mütterlichen Gefühle in ihr. Dies erklärt, warum so viele Frauen (und ihre Partner) vom Ultraschall, vom »Babyfernsehen«, so begeistert sind.

Ich bin bei meiner ersten Schwangerschaft, Mitte der achtziger Jahre, sehr unbedarft an die Ultraschalluntersuchungen herangegangen. Ich fand es spannend, auf diese Art in meinen Bauch hineinschauen zu können, die Umrisse meines Kindes auf dem flimmernden Monitor zu erahnen und das Zappeln und Purzelbäume-Schlagen zu beobachten. Es war weniger die Gestalt des Fötus, sondern der emotionale Gehalt der Bilder, der mich berührte, denn erkennen konnte ich außer Schatten und Strukturen sehr wenig. Genauso verschwommen war das erste Ultraschallfoto, auf dem nur mit viel liebevoller Phantasie ein Köpfchen zu erkennen war: mein Kind. Sorgsam nahm ich es mit nach Hause und zeigte es freudig dem werdenden Vater.

Der Ultraschall als Babyfernsehen für die ganze Familie, als eine Möglichkeit, auch den zukünftigen Vater mehr in das Geschehen Schwangerschaft einzubeziehen. (Schließlich ist dies für ihn nach der Zeugung oft die erste Möglichkeit, das Ungeborene wahrzunehmen.) Ein Vater, der begeistert vom ersten Ultraschallerlebnis berichtet, schreibt: »Die Ultraschall-Technologie ist, da bin ich sicher, besonders von Männern begrüßt worden: Wir können nie fühlen, wie das Kind in uns wächst, aber nun haben wir zumindest die Möglichkeit, etwas von dem Mysterium mit eigenen Augen zu sehen.«[65]

Gerade die Väter, so die Beobachtung des Hamburger Gynäkologen Michael Scheele, drängen häufiger als die schwangeren Frauen darauf, das Geschlecht des Fötus zu erfahren. Das Ungeborene wird personifiziert und bekommt einen Namen. Die grau flimmernde Bewegung auf dem Ultraschall heißt dann Mäxchen oder Klärchen, sie strampelt, lutscht am Daumen, gähnt oder spuckt. »Das sind dann die Momente«, so der Ultraschallspezialist Hackelöer, »wo alle, die auf den Bildschirm schauen, plötzlich lachen, vergleichbar dem Lachen der Zuschauer vor einem Affenkäfig, wenn die Affen etwas erkennbar Menschliches tun.«[66]

Irritiert durch das Bild

Doch nicht alle Paare sind vom Ultraschall begeistert. Ein Vater beschreibt die Irritation, die der Ultraschall bei ihm ausgelöst hat: »Was ich auf dem Monitor sah, den durchdrungenen Körper, das Skelett des Ungeborenen, war eine Reduktion auf etwas Totes. Ich empfand es als voyeuristische Gewalt gegenüber dem kleinen Leib

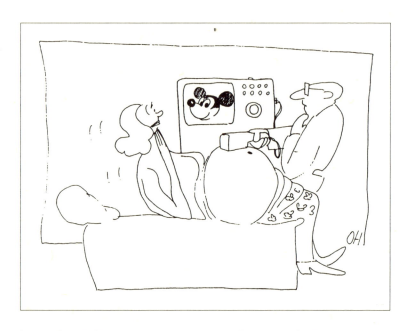

im großen Leib, der für mich als Mann ja so vermittelt, erst als Beziehung in Zeichen der Erwartung existent war.« Eine Mutter von zwei kleinen Kindern gibt ihren widersprüchlichen Gefühlen Ausdruck, wenn sie im nachhinein sagt: »Einerseits war es für mich gut zu sehen, daß das Kind sich im Leib bewegt, andererseits hat es auch mein Gefühl zu ihm gestört, deshalb habe ich zu meinem Frauenarzt gesagt: ›Ich will es nicht immer sehen.‹ Das hat ihn irritiert und, ich glaube, völlig aus seinem Konzept gebracht.« Mitunter reagieren Frauen auf das Bild mit einer Art Zuschauergefühl: Es ist »ein eigenartiges Gefühl, weil ich das, wozu ich einen inneren Bezug hatte, plötzlich auf einem Bildschirm fremd vor mir sah«.[67] Schon aus diesem Grund ist der Ultraschall denkbar ungeeignet, der Schwangeren zu »Muttergefühlen« zu verhelfen. Trotzdem setzen Frauenärzte ihn ganz bewußt so ein, mitunter auch vor einem geplanten Schwangerschaftsabbruch: »Durch den Ultraschall erfährt die Frau, daß sie ein lebendiges Wesen in sich trägt und damit eine große Verantwortung.«[68]

Ein Gefühl für die Zweiheit des eigenen Körpers zu entwickeln, in sich hineinzuhorchen, zu spüren, selbst zu entdecken, das sind die Abenteuer einer Schwangerschaft. Der Ultraschall ist dabei von untergeordneter Bedeutung. Er ist nichts weiter als eine technische Visualisierung und paßt damit in unsere Zeit, in der Sehen mehr gilt als Spüren, in der dem Auge mehr Vertrauen geschenkt wird als dem Gefühl und der Intuition. Eine Frau formuliert das so: »Meine Erfahrung von den ersten Kindsbewegungen waren dem Arzt unwichtig. Er meinte, das wüßte er schon alles vom Ultraschall. Scheinbar ist das, was mir Sicherheit im Gefühl zum Kind gibt, inzwischen Nebensache oder technisch überholt.«

Schwangere: verstrickt im Gewirr von Risiken

■ »Statt den FrauenärztInnen noch einen weiteren Ultraschall zu bezahlen, sollte man Frauen lieber für Tanz- oder Singgruppen motivieren«, sagte kürzlich der französische Geburtshelfer Michael Odent. Er zitierte internationale Studien, die zeigen, daß bestimmte Glücks- oder Unglückshormone die Plazentaschranken durchbrechen können und sich auf das Kind übertragen.[69]
Im Prinzip hätten wir für diese Erkenntnis nicht erst auf die Wissenschaftler warten müssen. Schwangere wissen intuitiv, daß es ihrem Kind im Leib dann gutgeht, wenn sie sich wohl fühlen in der eigenen Haut. Dies schließt aber nicht aus, auch einmal wütend, traurig oder verwirrt zu sein. Gefühle, die genauso zu unserem Leben gehören wie die Freude. Frauen möchten die Schwangerschaft als lebensfrohen und schöpferischen Prozeß erleben. Aber um das zu können, müssen sie zunächst einmal den medizinischen Risikoblick hinterfragen, denn sie haben die Bilder und Definitionen der Medizin inzwischen übernommen. Auch für sie ist die Schwangerschaft zu einem körperlichen Prozeß zusammengeschrumpft, und sie haben die Rolle des »Produktionsapparates«, der permanent vom medizinischen TÜV überprüft werden muß, mehr oder minder bewußt akzeptiert. Schließlich fühlen sie sich für die Auslieferung eines qualitativ guten »Produktes« verantwortlich. Unter dem Blickwinkel von Störung und Komplikation überschätzen sie die Risiken einer Schwangerschaft beträchtlich.
Wen wundert es dann noch, daß Frauen in der Schwangerschaft heute mehr Angst haben als noch ihre Geschlechtsgenossinnen in den sechziger und siebziger Jahren?[70] Und das, obwohl die Mütter- und die Säuglingssterblichkeit seit dieser Zeit ständig abgenommen haben. Die Ängste müssen also einen anderen Nährboden gefunden haben. Die oben zitierte Berliner Untersuchung zeigt, daß es zu

Beginn der achtziger Jahre einen Bruch in der Wahrnehmung von Schwangerschaft gegeben hat. Das ist in etwa der Zeitraum, in dem die Gynäkologie die Schwangerschaft zu ihrem Projekt erklärt und immer mehr in ihren Griff genommen hat. Fortan donnerte ein wahres Gewitter an Risikogerede auf die Frauen nieder. Jede neue diagnostische Erfindung förderte Risiken zutage, die auszuschließen den Frauen dringend geraten wurde. Sehr deutlich wird dieser Zusammenhang, wenn man den Aufstieg der Humangenetik nachvollzieht. Wer hat in den siebziger Jahren schon von genetischen Risiken gesprochen? Irgendwann wurde die Fruchtwasseruntersuchung eingeführt, und die Humangenetiker starteten regelrechte Kampagnen, um den Menschen die Begrifflichkeiten überhaupt zu erklären. Plötzlich war allenthalben von genetischen Risiken die Rede – und von den Möglichkeiten, sie zu vermindern. Vor allem den älteren Schwangeren wurde mit den höheren Risiken gedroht, die aufgrund ihres Alters bei ihnen angeblich vorlägen. Dieses Gerede fiel bei vielen auf fruchtbaren Boden. Sie glaubten, die Risiken ihres höheren Alters nur mit Hilfe der Medizin ausgleichen zu können. Gerade Frauen über 35 überschätzen ihr »genetisches Risiko« enorm und greifen zum Strohhalm, der da heißt: Pränataldiagnostik. Humangenetiker sehen keineswegs, daß sie erst Ängste geschürt haben, die sie dann ausschließen können. Sie klopfen sich auf die Schulter: »Die älteren Schwangeren sind uns dankbar für diese Möglichkeit der pränatalen Diagnose. Endlich können sie beruhigt ihre Kinder zur Welt bringen.«[71] Hat man ein diagnostisches Verfahren erst einmal in einer vermeintlichen Risikogruppe etabliert, kann man es bald auch auf andere Schwangerengruppen ausweiten. Dieser Prozeß ist zur Zeit bei der Pränataldiagnostik zu beobachten, das heißt, im Moment lernen alle Schwangeren, daß sie beziehungsweise ihr Kind von einem genetischen Risiko bedroht sind, welches sie (natürlich nur, wenn sie wollen) ausschließen lassen können.

In guter Hoffnung sein ist aus der Mode gekommen. Schwangere Frauen finden sich heute in einem Gewirr von vermeintlichen Komplikationen und Risiken, die sie selbst häufig nicht überschauen können und möglicherweise auch nicht wollen. Deshalb neigen

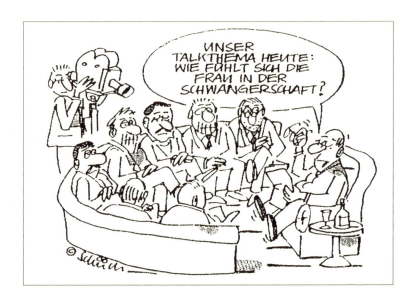

manche dazu, vorsichtshalber einfach alles wahrzunehmen, was die Medizin ihnen offeriert; so, glauben sie, könnten sie ihrem Wunsch nach einem gesunden Kind näher kommen. »Mein Arzt wird schon wissen, was gut für mich ist«, sagt die schwangere Isa, und Katrin, die denselben Geburtsvorbereitungskurs besucht wie sie, glaubt, daß die »Untersuchungen schon alle ihren medizinischen Sinn haben, sonst würden die Krankenkassen sie doch nicht bezahlen«.

Angesichts einer solchen Haltung überrascht es nicht, daß die meisten Frauen gar nicht wissen, was in der Schwangerschaft überhaupt untersucht wird, geschweige denn, welche Konsequenzen die eine oder andere Untersuchung für ihre Schwangerschaft haben kann – zum Beispiel, was es heißt, wenn ein Verdacht ausgesprochen wird, weil ein Befund nicht der Norm entspricht.

Dennoch ist ein solches Verhalten gerade in der Schwangerschaft nur zu verstehen. Frauen wollen sich anlehnen oder – wie es der Psychiater René Spitz nennt – »regredieren«, um sich innerlich ganz auf die Schwanger- und Mutterschaft und das Baby einstellen zu können.[72] Sie wollen gesehen und unterstützt werden und nicht ständig irgendwelche Entscheidungen treffen müssen.

Der Check-up stärkt nicht, sondern entmutigt

Das passive Modell der Schwangerenvorsorge hindert Frauen geradezu daran, den sich verändernden Körper anzunehmen und zu verstehen. Eigener Körperwahrnehmung und Intuition wird mißtraut. Das Wissen um Risiken ersetzt das Wissen um sich selbst und das Ungeborene. Diese Enteignung der Schwangerschaft durch die Medizin hat dazu geführt, daß Schwangere schon einfache Veränderungen ihres Körpers nicht mehr deuten können und schnell mit panischer Angst um das Ungeborene reagieren. So kann selbst eine kleine Unpäßlichkeit das dringende Bedürfnis nach medizinischer Beobachtung auslösen. Das wiederum verstrickt Frauen immer mehr in das Netz medizinischer Versorgung und raubt ihnen die innere Sicherheit und das Vertrauen in den eigenen Körper – wesentliche Voraussetzungen dafür, Schwangerschaft und Geburt positiv erfahren zu können.

Ilse läßt die Vorsorgeuntersuchungen abwechselnd bei der Hebamme und beim Frauenarzt durchführen. Sie erzählt über ihre Erfahrungen:

»Meine beiden Töchter sind inzwischen 13 und sechs Jahre alt. Die Schwangerschaften liefen prima, und beide Kinder habe ich mit Begleitung derselben Hebamme zu Hause geboren. Inzwischen habe ich ein so gutes Verhältnis zu der Hebamme entwickelt, daß ich mir überlegt hatte, die Vorsorge ganz in ihre Hände zu legen. Leider lief es dann anders. Von Anfang an hatte ich in dieser Schwangerschaft mit großen Schwierigkeiten zu kämpfen, so war mir ständig übel, ich hatte Migräne und dann auch noch Blutungen, so daß ich häufig einen Arzt aufsuchen mußte. Allerdings arbeitet dieser Frauenarzt sowieso mit den Hebammen zusammen, und ich nahm sein Angebot, die Vorsorge abwechselnd bei ihm und bei meiner Hebamme machen zu lassen, gern an.

Inzwischen bin ich im achten Monat und fühle mich bislang in dieser schwierigen Schwangerschaft von beiden Seiten sehr gut unterstützt, wobei ich natürlich lieber zur Hebamme gehe: Die Zeit für Gespräche ist einfach da und auch das Gefühl der Wärme und des Aufgehobenseins.

Zum Beispiel: Komme ich zum Arzt, erwartet mich ein volles Wartezimmer, dann muß ich oft eine Stunde warten. Bei der Vorsorge spreche ich mit den Arzthelferinnen, von ihnen wird das Gewicht kontrolliert, Blut abgenommen und so weiter. Anschließend kommt für einige Minuten der Arzt, mit dem ich möglicherweise noch Befunde oder so was bespreche. Bei der Hebamme ist es dagegen so: Wenn ich um zehn Uhr einen Termin habe, dann bin ich um zehn auch an der Reihe. Der Raum, in dem sie mich empfängt, ist groß und freundlich. Statt einer sterilen Liege steht ein französisches Bett darin. Sie nimmt sich Zeit, hört sich meine Sorgen und Gedanken an, und irgendwann macht sie auch die Untersuchungen. Wenn ich von der Hebamme weggehe, habe ich das Gefühl, mit meinen kleinen Nöten in dieser für mich doch sehr schwierigen Schwangerschaft ernst genommen zu werden. Ich fühle mich gestützt und aufgehoben.

An eine Begebenheit erinnere ich mich noch gut: Ich hatte furchtbare Migräne und versuchte den Arzt oder die Hebamme zu erreichen. Den Arzt selbst bekam ich gar nicht ans Telefon, die Arzthelferin sagte, die Praxis sei so voll und er werde nach Praxisschluß zurückrufen. Die Hebamme dagegen meldete sich innerhalb der nächsten Stunde und kam am Nachmittag auf einen Hausbesuch vorbei.«

Nicht selten delegieren Frauen die Verantwortung für sich und das Kind an den Arzt und erwarten, daß alles medizinisch Machbare durchgeführt wird. Sie enteignen sich damit selbst ihres Körpers und sind erstaunt, wenn sie Opfer des medizinischen Managements werden. »In dem Maße, wie die Veränderungen in der Schwangerschaft den Frauen fremd geworden sind, sind sie auf die Erklärungen der Experten geradezu angewiesen, deren Autorität und Glaubwürdigkeit wiederum zum Teil auf der Unmündigkeit ihrer Patientinnen beruht.«[73]

Das veränderte Erleben der Schwangerschaft prägt auch die Erwartungen, die viele Frauen heute an die Geburt richten. Eine Frau, die die ganze Schwangerschaft über entmutigt wird, hat es schwer, den Mut zu einer natürlichen Geburt aufzubringen. Moderne Geburtsverläufe spiegeln durchaus die Entmachtung der Frau in der Schwangerschaft wieder. Äußerten Frauen noch vor zehn Jahren vor allem den Wunsch nach einer selbstbestimmten Geburt, bei der dem Kind ein sanfter Übergang ins Leben ermöglicht wird, fordern sie heute mehr denn je den Einsatz von technischer Dauerüberwachung und Medikation.[74] Die Ebene der Beziehung, zum Beispiel zur Hebamme, tritt dabei ebenso in den Hintergrund wie der eigene aktive Anteil am Gebären. Die existentiellen Momente der Geburt, die Strudel, die Raum und Zeit auflösen, werden durch die Hierarchie der klinischen Institution rationalisiert.[75] Hauptsache, die Klinik bekommt das »Risiko« Geburt in den Griff. Nur dann, so glauben inzwischen viele Gebärende, ist für das Wohlergehen des Kindes gesorgt. Daß sie Intimität und Halt brauchen, damit sie sich überhaupt entspannen und öffnen können, und daß Nähe und Empathie von Begleitpersonen den Geburtsverlauf günstig beeinflussen, wird vielfach ausgeblendet.

Gebären als technisch-apparatives Projekt

■ Eine alte Geburtshelferregel lautet: »Der beste Platz für die Hände des Geburtshelfers ist seine Hosentasche.« Und ein Gynäkologe, der seit einigen Jahren zusammen mit einer Hebamme Hausgeburten begleitet, erwiderte auf die Frage, was er in der Hauptsache lernen mußte, spontan: »Däumchen drehen, warten können und beobachten, wie sich alles entwickelt, kurz: der Frau ihre Geburt lassen und nur eingreifen, wenn medizinische Hilfe wirklich gefordert ist.«[76] Eine Haltung, die MedizinerInnen in der Ausbildung nicht erlernt haben und die ihnen von ihrem Selbstverständnis her eher fremd ist. Für sie ist es wichtig, Kontrolle zu haben, und sie schätzen das aktive Management. Oft genug greifen sie deshalb in den Fortgang der Geburt ein, sei es mit wehenfördernden Mitteln, sei es mit Schmerzmitteln, wenn die Frau die Stärke der Wehen nicht mehr aushalten kann, sei es mit Narkotika, die den Unterleib taub werden lassen, so daß die Frau die Preßwehen nicht mehr aktiv verarbeiten kann. Häufig enden solche Geburten dann mit einem Kaiserschnitt. Beispiele dafür, wie eine medikamentöse Manipulation während der Geburt eine Ereigniskette auslösen kann, gibt es viele, doch nur wenige werden öffentlich bekannt – so wie die Geschichte der Popsängerin Nena: Nach der medikamentösen Einleitung der Geburt durch Prostaglandingaben setzten die Wehen mit solch einer Wucht ein, daß Nena den Schmerz nicht mehr durch Atmen verarbeiten konnte. Daraufhin bekam sie eine sogenannte Epiduralanästhesie, die bei ihr einen kurzen Herzstillstand verursachte. Das Kind mußte mit einem Kaiserschnitt geholt werden und ist durch den Sauerstoffmangel schwer geschädigt worden.[77] Es verstarb im Alter von einem Jahr.

> »Er will mit Instrumenten eingreifen, während ich mit der Natur, mit mir selbst, mit meinem Kind und mit der Bedeutung, die ich dem allen gebe, kämpfe, mit meiner Lust zu geben und festzuhalten, zu bewahren und zu verlieren, zu leben und zu sterben.« (Anaïs Nin)

Diese Art dramatischer Geburtsverläufe gibt es, seit die Technik den Kreißsaal beherrscht; eine wesentliche Rolle spielt dabei der Herztonwehenschreiber (CTG). Mit seiner Hilfe hofft man, Wehen nachweisen und vor allem deren Auswirkungen auf die Herztätigkeit des Ungeborenen beurteilen zu können.

Das CTG kommt in Verruf

Aus einer Broschüre für Schwangere: »Kardiotokograph. Er schickt Ihnen ein Fernschreiben von Ihrem Baby. Mit diesem Gerät machen Sie gegen Ende der Schwangerschaft Bekanntschaft (...) und es begleitet sie während der gesamten Geburt.« Diese Bemerkung vermittelt der Schwangeren den Eindruck, sie könne sich ganz den Maschinen überlassen. Tatsächlich ersetzen inzwischen in vielen Kreißsälen Apparate die menschliche Fürsorge von Hebammen, Schwestern oder auch Ärzten. Dieser organisationstechnische Einsatz samt Einsparung von Arbeitsplätzen scheint bislang auch der größte Vorteil des sogenannten »fetal monitoring« zu sein.
Obwohl weltweite Studien, die bereits in den achtziger Jahren durchgeführt wurden, keinen Zusammenhang zwischen der routinemäßigen Überwachung mit dem CTG und einem positiven Geburtsergebnis nachwiesen (außer bei den Frauen, in deren Geburtsverlauf bereits durch künstliche Wehenmittel eingegriffen worden war), schworen die Kliniken weiterhin auf diese Form der Überwachung.[78] Sie hofften einfach, durch die Überwachung mit dem CTG kindliche Streßsituationen frühzeitiger erkennen und einem eventuellen Sauerstoffmangel mit einem Kaiserschnitt vorbeugen zu können. Sie ließen sich auch dadurch nicht irritieren, daß eine andere Studie nachwies, wie schwierig CTGs selbst für Spezialisten zu bewerten sind: 20 internationale Experten kamen zu 20 un-

terschiedlichen Analysen und 20 unterschiedlichen therapeutischen Vorschlägen.[79] Mit dem routinemäßigen Einsatz des CTGs während der Geburt stieg die Zahl der Kaiserschnittgeburten rapide (zum Beispiel in einer Berliner Universitätsklinik von 7,5 Prozent aller Geburten im Jahr 1972 auf inzwischen 16,9 Prozent). In vielen Kliniken liegt die Zahl mittlerweile zwischen 20 und 25 Prozent, in einigen Belegkliniken sogar bei 30 Prozent.[80] Einer der Hauptgründe für die Zunahme an Kaiserschnitten: Seit das CTG auch als Beweisstück bei Schadenersatzprozessen eingeführt wurde, griffen Geburtshelfer oft vorschnell zum Messer, um sich vor möglichen Klagen zu schützen. Daß sie damit auch die Gesundheit der Frauen gefährden (zum Beispiel durch nach einer Schnittgeburt häufiger auftretende Infektionen und Störungen der Wundheilung) und daß der Bindungsprozeß zwischen Mutter und Kind sich oft schwieriger gestaltet als bei einer Spontangeburt, nahmen sie billigend in Kauf.

> **Über die nachgebesserte Eva**
>
> »Der Arzt, immer auf der Suche nach dem Pathologischen und bereit, in den Geburtsprozeß einzugreifen, verändert zu häufig das Physiologische zum Pathologischen – aus Achtsamkeit oder aus Faulheit, oder weil es so einfach ist einzugreifen ... Viele westliche Ärzte glauben fest daran, daß wir alles verbessern können, sogar die natürliche Geburt bei einer gesunden Frau. Diese Philosophie ist die Philosophie jener, die glauben, daß es bedauernswert ist, daß sie bei der Erschaffung Evas nicht hinzugezogen worden sind, weil sie es besser gemacht hätten.«
>
> *(G. J. Kloosterman, niederländischer Geburtshelfer, 1982)*

Erst jetzt, nachdem vor allem in den USA immer häufiger GeburtshelferInnen aufgrund bestimmter CTG-Befunde verurteilt worden sind, kam auch hier in etablierten Gynäkologenkreisen die Diskussion um die Aussagekraft des CTGs in Gang. Ein vielgefragter medizinischer Gutachter, der deutsche Gynäkologe Fritz K. Beller, rief nun zu einer kritischen Bestandsaufnahme auf, indem er die längst publizierten internationalen Studien endlich auch hierzulande hoffähig machte und damit versuchte, zukünftigen Prozessen vorzu-

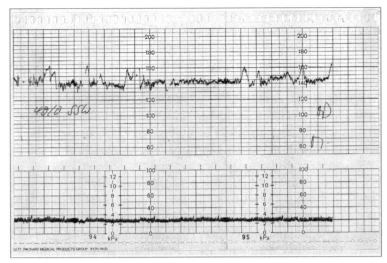

CTG: Aufzeichnung der fötalen Herztöne in der 40. Schwangerschaftswoche

beugen. »Wir haben lange nicht begriffen, daß das CTG in der Routine immerhin bei über 40 % der Geburten sogenannte falsch-positive Ergebnisse liefert, als ginge es dem Kind bei der Entbindung schlecht. Das hat uns nicht nur zu unsinnigem Handeln getrieben, sondern es wurde auch noch zum falschen Wegweiser für richterliche Schuldzuweisungen.«[81] Bellers Begründung: Trotz CTG-Einsatzes sei die Anzahl der Kinder, die mit Hirnschäden auf die Welt kamen, nahezu konstant geblieben, denn »80 % kindlicher Hirnschäden entstehen in der Schwangerschaft und nicht während der Geburt«. Deshalb reiche es völlig aus, wenn in der Eröffnungsphase alle 15 und in der Endphase alle fünf Minuten die Herztöne gehört würden. Beller bringt das althergebrachte Hörrohr der Hebammen wieder ins Gespräch; eine Aussicht, bei der es allerdings einige seiner Kollegen schaudert. Geht es nach ihnen, so soll künftig neben dem CTG die Mikroblutgasuntersuchung (MBU) die Indikation für einen Kaiserschnitt liefern. Bei dieser Untersuchung wird der Säuregehalt im Blut des Kindes gemessen, um gegebenenfalls Hinweise auf einen Sauerstoffmangel zu bekommen. Eine problematische Tortur für Gebärende und Kind, die nur im Ausnah-

mefall angewandt werden sollte: Die Gebärende liegt auf dem schmalen Kreißbett. Ihre Beine sind in den Haltern festgeschnallt, so daß sie sich nicht bewegen und die Wehen, die bereits Schlag auf Schlag kommen, aktiv verarbeiten kann. Das medizinische Personal schart sich um ihren Unterleib. Durch die Scheide versuchen Arzt oder Ärztin zum Köpfchen des Kindes vorzudringen, um mit einer Pipette aus dem Schädel Blut abzuziehen. Oft sind mehrere Versuche nötig. Die Einstiche kann man am Kopf des Neugeborenen noch wochenlang sehen. Die Hebamme Lilo Edelmann: »Meist ein furchtbarer Streß für die Frauen, und nur allzuoft habe ich erlebt, daß das Kind früher da war, als der Befund aus dem Labor.«
»Millionen wurden in teure Apparate für den Kreißsaal investiert. Jetzt zeigt sich: Sie nutzten weniger Mutter und Kind als Gutachtern und Gerichten«, so die späte Erkenntnis des Gynäkologen und Journalisten Hans Harald Bräutigam.[82] Seit Jahren weisen kritische ÄrztInnen und Hebammen darauf hin, daß das Medizinsystem vie-

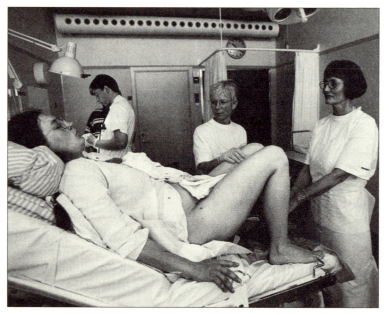

Klinikgeburt

le Probleme selbst erschaffen hat.«Und so sieht es heute in unseren Gebärräumen aus: Die Schwangeren sind oft zu Datenlieferanten für computergesteuerte Kardiotokographen geworden. Der Wert dieser Apparate gilt als unumstritten, und weil zu ihrer Anwendung gewisse Voraussetzungen nötig sind, werden sie eben geschaffen. Für die interne Überwachung werden Fruchtblasen gesprengt, für die externe werden die Frauen ins Bett und meistens auch auf den Rücken gelegt. Kurz gesagt: Die Technik wird nicht zum Nutzen der Gebärenden angewandt, sondern die Schwangeren müssen sich Techniken anpassen, deren Nutzen wissenschaftlich nicht nachgewiesen werden konnte.«[83] So weit der österreichische Geburtshelfer und Mitbegründer des Wiener Geburtshauses Michael Adam. Solche kritischen Stimmen fanden in Medizinerkreisen bislang nicht nur wenig Gehör, sondern ihre UrheberInnen werden von den eigenen Kollegen sogar in Mißkredit gebracht. Vor allem der Chefarzt der Amberger Frauenklinik und derzeitige Vorsitzende des Gynäkologenverbandes Dietrich Berg profiliert sich mit Anwürfen gegen die außerklinische Geburtshilfe.»Meines Erachtens ist es an der Zeit, die fragwürdige Moral der die Hausgeburten betreibenden Personen herauszustellen«, schrieb er zum Beispiel an die AOK, Landesverband Hessen. Auch bei Krankenkassen, Regierungsgremien und Haftpflichtversicherungen versucht er, Stimmung gegen die außerklinische Geburtshilfe zu machen. Dabei führt er mit fragwürdigen statistischen Hochrechnungen eine angeblich höhere Sterblichkeitsrate der Neugeborenen ins Feld. Auch wenn ihm inzwischen viele Fachleute widersprochen haben, ist dies ein Vorwurf, der zunächst seine Wirkung in der Öffentlichkeit nicht verfehlt. Doch keine einzige internationale Studie zeigt, daß das Gebären zu Hause, in Praxen oder Geburtshäusern gefährlicher für das Kind wäre als das in der Klinik. Ganz im Gegenteil: Die Vorteile für Mutter und Kind sind, zumindest bei normal verlaufenden Schwangerschaften, inzwischen vielfältig belegt worden, und Studien aus Großbritannien, Neuseeland und Holland zeigen, daß die außerklinische Geburtshilfe sogar sicherer ist als eine Klinikgeburt.[84]

Hausgeburten: mehr Freiraum und trotzdem sicher

Frauen beurteilen das Gebären in Geburtshäusern und zu Hause durchweg positiver als das in der Klinik: Die Geburtsschmerzen sind geringer, und sie hatten den Eindruck, daß sie und nicht das klinische Management den Ablauf der Geburt gestalteten. Die Geburtsverläufe waren unkomplizierter, die Dauer etwas kürzer. Die Frauen brauchten bedeutend weniger Schmerzmittel oder Medikamente, die die Wehen in Gang brachten. Dammschnitte sind zu Hause seltener notwendig als in der Klinik, und es gibt weniger Geburtsverletzungen. Im Gegensatz zur Klinikentbindung, bei der die meisten Frauen ihr Kind immer noch in Rückenlage zur Welt bringen, bevorzugen die Hausgeburtsfrauen die Hocke oder den Vierfüßlerstand.[85] Auch die Anzahl der Frauen, die aus Erschöpfung, Wehenschwäche oder anderen Gründen ihre Geburt in einer Klinik zu Ende bringen müssen, ist relativ gering: In Nordbaden lag die Quote in den letzten Jahren bei etwa zehn Prozent; davon wurde bei etwa der Hälfte der Frauen das Kind mit Kaiserschnitt geholt. Auch hinterher fühlten sich die Mütter besser aufgehoben. Die Hebammen besuchten sie regelmäßig im Wochenbett zu Hause, zeigten ihnen, wie man wickelt und stillt, und hatten ein offenes Ohr für die Sorgen der »jungen« Familie. Insgesamt zeigen die Studien, daß Frauen mit der außerklinischen Geburtssituation zufriedener sind als mit der Geburt in der Klinik.
Diese Vorteile haben sich inzwischen auch in Frauenkreisen herumgesprochen. Den Verteufelungen der außerklinischen Geburtshilfe durch frauenärztliche Wortführer geradezu zum Trotz entschließen sich mit dem wachsenden Angebot an Alternativmöglichkeiten auch immer mehr Frauen, ihre Kinder zu Hause oder in Geburtshäusern auf die Welt zu bringen. In manchen Bundesländern liegt die Quote inzwischen bei fünf Prozent.[86] Einige Mediziner scheinen inzwischen zu fürchten, daß die Machtposition der Gynäkologie in der Geburtshilfe ins Wanken gerät. Anders können die fast schon hysterischen Reaktionen kaum gedeutet werden. Gynäkologen spielen sich geradezu als Anwälte der Kinder auf, um Kontrolle über die Mütter ausüben zu können, und wollen eine Kli-

nikgeburt regelrecht erzwingen. »Es wird juristisch zu prüfen sein, ob das Kind von der Mutter unabhängige Rechtsansprüche an den möglichen Sicherheitsstandard der Geburtshilfe hat«, so Gynäkologenverbandschef Dietrich Berg.[87] Dabei nehmen sie in Kauf, daß sie sich destruktiv in die Beziehung zwischen Mutter und Kind drängen, denn eine Geburt läuft in der Regel für das Kind gut, wenn auch die Mutter das Gefühl hat, das Geschehen aktiv gestalten zu können. Frauen sollen entscheiden können, welcher Ort für sie am besten ist: Das kann für die eine die Universitätsklinik sein, für die andere eine kleine Belegklinik oder ein Geburtshaus und für die dritte die eigene Wohnung. Doch für solche Gedankengänge hat der Gynäkologenverbandschef Berg wenig Verständnis. Er hält die Frauen, die ihre Kinder nicht in der Klinik gebären, für egoistisch: »Die Geburt ist ein biologischer Vorgang, mit dem Ziel, einem bereits vorhandenen Menschen auf die Welt zu helfen. (...) Es geht um die Erhaltung der Art, wobei im Mittelpunkt das Kind steht, nicht die Mutter.«[88]

Ich bin solch eine egoistische Mutter. Meine beiden Kinder, Julian und Isabel, habe ich zu Hause geboren. Obwohl das inzwischen elf und acht Jahre her ist, bin ich immer noch dankbar für diese tiefe und bereichernde Erfahrung. Auch mein Mann, der sich nur zögerlich mit dieser Vorstellung anfreundete, sagt heute: »Für mich war es überwältigend.«

Unsere Entscheidung war damals wohl überlegt. Letzten Endes war bei meiner ersten Geburt die Kontinuität der Begleitung von Schwangerschaft über Geburt und Wochenbett ausschlaggebend. Ich fühlte mich einfach mit der Vorstellung, eine erfahrene und mir bekannte Hebamme an meiner Seite zu haben, sehr viel ruhiger als mit der von einer noch so modernen und hochtechnisierten geburtshilflichen Abteilung. Auch wollte ich nicht die Intimität einer Geburt in der Anonymität des Krankenhauses erleben. Auf mein selbstverständliches Anliegen, von meiner Hebamme ins Krankenhaus begleitet zu werden, ging Mitte der achtziger Jahre kein einziges Krankenhaus in unserer Umgebung ein. Auch heute hat sich die Situation nicht geändert. Zwar sind die Vorhänge bunter geworden, und hier und da protzt ein Chefarzt mit einem neu angeschafften

Gebärhocker, doch die menschlich und gleichzeitig fachlich kompetente Begleitung ist eher noch mehr in den Hintergrund getreten. Ich finde es einen Skandal, unter welchen Umständen Frauen heute ihre Kinder gebären müssen und in welche technikdominierte Umgebung Kinder hineingeboren werden. Die britische Ethnologin und Autorin Sheila Kitzinger, die sich seit vielen Jahren für die natürliche Geburt engagiert: »Es ist so, als würde man von Paaren verlangen, den Liebesakt auf dem Bahnhof zu vollziehen.«

Weder Ärzte noch Hebammen oder computergesteuerte Herztonwehenschreiber können ein Kind zur Welt bringen. Nur die Schwangere kann das Kind gebären. Dazu muß sie ihren Körper weit öffnen. Das nimmt die gesamten Kräfte einer Frau in Anspruch. In diesem Zusammenhang von »natürlicher« oder »sanfter Geburt« zu reden ist in den letzten Jahren in Mode gekommen. Leider drückt sich in dem leichtfertigen Gebrauch dieser Worte mitunter eine Haltung aus, die »natürlich« sagt und »alltäglich« und »selbstverständlich« meint. Dies negiert die tiefe Erfahrung solcher Stunden, die Einmaligkeit dieses Erlebnisses, in dem Frauen in Verbindung stehen mit einer höheren Ordnung, die sie konkret und aktuell gestalten und vollziehen. Im emotionalen Weggerücktsein, das durch die Ausschüttung körpereigener Hormone unterstützt wird, berichten Frauen, ihre eigenes Geboren-Werden nochmals erlebt zu haben. Sie standen in Verbindung mit Mutter, Großmutter, Urgroßmutter, empfanden ihre Eingebundenheit in den Kreislauf von Lebengeben und Sterben. Solche Erlebnisse brauchen Raum und gesellschaftliche Wertschätzung. Beides müssen sich Frauen selbst schaffen.[89]

Die Feier des Wochenbetts in Holland

»Nach der Geburt sollen es sich die frischgebackene Mutter und das Neugeborene richtig gutgehen lassen, finden die Holländer. Das Wochenbett ist für sie ein soziales Ereignis, in dem der jungen Familie möglichst viel Raum gegeben werden muß, um die neue Situation mit einem Neugeborenen auch gestalten zu können. Deshalb gibt es in unserem Nachbarland eine ambulante Wochenbettpflege, die ihresgleichen in Europa sucht: die ›Kraamzorg‹. ›Kraam‹ – so nennt man in Holland die Tage nach der Geburt, in denen die ›Kraamverzorgster‹ in der Regel für acht Tage ins Haus kommen, sich um Mutter, Neugeborenes und Geschwisterkinder kümmern, Essen kochen, aufräumen und Wäsche waschen. Die Kosten übernimmt zum Großteil die Krankenkasse. Wochenbett heißt auch feiern: Unmittelbar nach der Geburt ißt man in gemeinsamer Runde traditionell ein bestimmtes Gebäck (beschuit med moujes); das Geburtshaus wird liebevoll mit Storch, Schleifen und Spruchbändern geschmückt, und beim sogenannten Wochenbettempfang präsentiert man den Verwandten, Freunden und Nachbarn stolz den Familienzuwachs. Die Mutter wird wie eine Königin gefeiert, und sie und ihr Kind bekommen zahlreiche Geschenke, die im Zimmer verteilt aufgehängt werden. Die Geburt kann viel besser zu Hause als im Krankenhaus gefeiert werden, und das erklärt, warum die Holländerinnen entweder gleich zu Hause oder ambulant gebären und auch nach einem Kaiserschnitt versuchen, so schnell wie möglich nach Hause zu kommen.«[90]

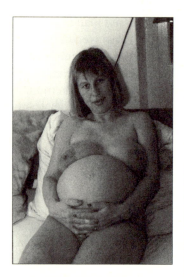

LARAS GEBURT

»Zwei Tage vorm errechneten Termin, während ich nach meinem wöchentlichen Fitneßtraining gemütlich mit einer Freundin beim Essen sitze, springt abends gegen 22 Uhr die Fruchtblase. Die Freundin begleitet mich auf dem Fahrrad nach Hause, wo ich Thomas informiere und Monika, unsere Hebam-

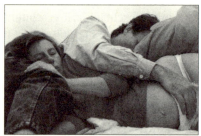

me, und Waltraud anrufe, die wir bei der Geburt bei uns haben möchten. Monika schlägt vor, wir sollen zu schlafen versuchen

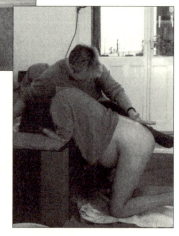

und sie spätestens dann wieder anrufen, wenn die Wehen alle fünf Minuten kommen. Scheinbar viel zu aufgeregt, um schlafen zu können, bereiten wir das Zimmer für die Geburt vor, machen letzte Aufnahmen vom Bauch und telefonieren mit einigen FreundInnen und Verwandten.
Das Einschlafen klappt dann doch recht gut. Gegen fünf Uhr früh wecken mich

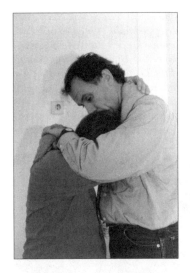

die Wehen. Monika kommt gegen halb acht, um mich zu untersuchen. Es ist alles in Ordnung; weil die Gynäkologin vorher einige Male unsicher mit den Herztönen war, fahren wir in die Praxis, um am CTG-Gerät die Herztöne zu messen. Die sind ebenfalls okay. Monika meint, um die Geburt gut in Gang zu bringen, wäre ein Spaziergang das richtige. Wir fahren zum Frühstück wieder nach Hause und gehen später spazieren. Die ganze Zeit läuft etwas Fruchtwasser, und die Wehen kommen zirka alle fünf Minuten. Ich gehe mit ihnen um wie sonst mit Schmerzen: Zähne zusammenbeißen und weiterlaufen. Thomas und ich sprechen darüber, daß ich das Kind eigentlich noch gar nicht hergeben mag und auch ein bißchen

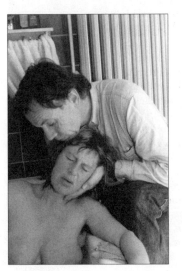

Angst vor der Geburt und den auf mich zukommenden Veränderungen habe. Für Thomas ist es die dritte Geburt eines eigenen Kindes und die zweite Hausgeburt.
Gegen Mittag geht es richtig los, die Schmerzen werden heftiger. Monika und Waltraud kommen. Ich habe das Gefühl, immer mehr Körper zu werden, und nehme das Geschehen um mich herum immer weniger wahr. Total frustrierend sind jedesmal die Ergebnisse der Muttermunduntersuchung, es geht

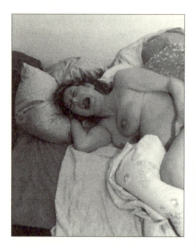

und geht nicht recht voran. Nach einer Dreiviertelstunde im Lavendelbad nimmt auch noch die Wehentätigkeit ab. Gegen 15 Uhr ist der Muttermund erst fünf Zentimeter weit offen. In der Situation entsteht das Foto, auf dem ich, mehr aus Verzweiflung als vor Schmerzen, schreie. Mit Massagegriffen, homöopathischen Mitteln, Honig

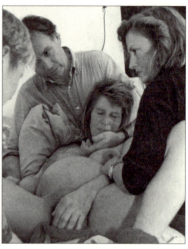

für den Energiehaushalt und Positionsvorschlägen fördert Monika den Geburtsprozeß, so gut es geht. Ein gewisser Zeitdruck entsteht dadurch, daß das Kind innerhalb von

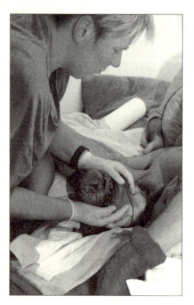

24 Stunden nach dem Blasensprung da sein sollte, sonst müßten wir die Geburt in der Klinik beenden. Monika entscheidet sich zu folgender Intervention: Sie kündigt an, daß sie jetzt alle herausgehen und mich allein lassen würden. Um die Wirksamkeit der Wehen zu verstärken, sei es wichtig, meine ganz eigene Einstellung zu den Wehen zu finden. Ich müsse mein Kind selbst auf die Welt bringen wollen.
Ich bin sauer und fühle mich verlassen – aber es wirkt. Ich horche mehr in mich hinein, meine Töne werden

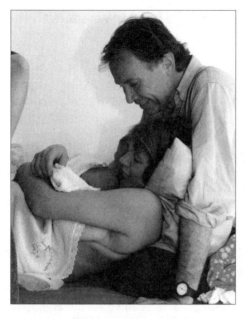

leiser, und Waltraud beschreibt, wie die Wehen nun sichtbar das Becken weiten. Um dem Kind mittels Schwerkraft seinen Weg öffnen zu helfen, versuche ich stampfend durch den Raum zu gehen und mich zwischen Thomas und Waltraud zu hängen, fühle mich aber außerhalb des Bettes meistens unwohl. Weil wir ohne Ärztin entbinden, ruft Monika zu ihrer Sicherheit ihre Kollegin Rita hinzu. Ich habe noch nie etwas so Mächtiges wie den Drang der Preßwehen erlebt! Als das Köpfchen mehrere Preßwehen lang vorm Scheidenausgang steckenbleibt, fordert Rita mich mehrmals auf, es mit den Händen zu spüren und zu wärmen. Und was für ein Moment, als das Köpfchen um 19 Uhr 02 endlich rauskommt und gleich darauf der Körper hinterherflutscht! Fast in dem Augenblick, da der kleine Körper, mit angewärmten Handtüchern bedeckt, auf meinem Bauch liegt, sind alle Anstrengungen verflogen ich bin so glücklich.

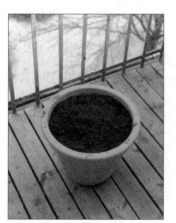

Sie ist ein Mädchen, und wir alle finden sie wunderschön. Sie schaut ganz wach und interessiert um sich. Thomas durchtrennt die Nabelschnur. Die Geburt ist noch nicht ganz vorbei, denn die Nachgeburt ist ja noch drinnen. Natürlich habe ich absolut keine Lust mehr, auch nur noch einmal zu pressen. Das Anlegen des Kindes hilft genausowenig wie ein warmes Sitzbad. Also gibt Monika mir eine wehenauslösende Spritze. Wir betrachten den Mutterkuchen ganz genau; Thomas wird ihn später im Blumentopf vergraben, wo er Laras Bäumchen nähren wird.« Angela Timm

Andere Modelle: mehr Fürsorge bei der Vorsorge

Die Erwartungs-Anspruchs-Spirale

■ FrauenärztInnen klagen häufig über die hohen Erwartungen, die schwangere Patientinnen an sie richten: Sie fühlen sich irritiert von deren Anspruch auf ein möglichst perfektes Kind. Was GynäkologInnen allerdings den Frauen zum Vorwurf machen, haben sie oft selbst produziert: Es ist die Täuschung, die Suggestion, sie als MedizinerInnen hätten Schwangerschaft und Geburt schon im Griff, wenn die Frauen nur bereit seien, sich den Anweisungen des medizinischen Personals unterzuordnen. Wenn dann doch etwas »schiefläuft«, wenn das Kind krank geboren wird oder gar stirbt, kommt es zu einer »Ent-Täuschung«. Eltern suchen dann meist den Grund im Versagen der ÄrztInnen, immer häufiger ziehen Eltern vor Gericht. Das bedeutet, schwangere Frauen fordern das ein, was ihnen versprochen worden ist. Und Ärzte gehen oft in vorauseilendem Gehorsam auf viele Wünsche ein, weil sie Regreßansprüche fürchten. Allerdings, so mein Eindruck, verstecken sie sich auch häufig hinter Juristischem, denn letztendlich sind die Chancen von PatientInnen vor Gericht – auch in Fällen, in denen dem Arzt eindeutig Kunstfehler unterlaufen sind – gering; nur in drei Prozent aller Fälle bekommen die PatientInnen recht.[91]

Der »Mythos der Machbarkeit« hat fatale Folgen. Er bindet Arzt und Patientin auf eine seltsam verschrobene Weise aneinander und treibt so die Anspruchs-Erwartungs-Spirale immer schneller in die Höhe. Oft ist er Ersatz für Kontakt, Begegnung und Beziehung in der Arztpraxis. Die bei uns übliche Schwangerenvorsorge läßt wenig Raum, damit sich eine solche menschliche Beziehung überhaupt entfalten kann.

Welche Art Vorsorge Frauen sich wünschen

Im Rahmen mehrerer Untersuchungen in verschiedenen europäischen Ländern sind Frauen danach gefragt worden, wie sie sich eine Betreuung während der Schwangerschaft vorstellen.[92] Und die Antworten der Frauen glichen einander, egal, ob sie in Schweden, Großbritannien, den Niederlanden oder Deutschland gegeben wurden. Es war nicht das medizinische Management, was die Frauen einforderten; in erster Linie suchten sie vielmehr menschliche Begegnung und Beziehung. So beurteilten sie die Qualität ihrer Betreuung in enger Abhängigkeit von dem Vertrauensverhältnis, das sie zu Arzt oder auch Hebamme entwickelt hatten. Dabei schätzten sie besonders eine gleichberechtigte Beziehung, die in der Regel eher zu einer Hebamme als zu einem Arzt entstehen kann. Eine Holländerin: »Was ich toll fand, war das Gefühl, daß die so zuverlässig ist. (…) Ich habe auch das Gefühl gehabt, daß ich sie wegen jedem Mist anrufen kann, wenn ich mir unsicher bin, das hat mir unglaublich viel Ruhe und Stärke gegeben.«[93]

Schwangere Frauen wünschen sich auch Kontinuität in der Begleitung. Schließlich sind Schwangerschaft, Geburt und Wochenbett nur innerhalb des Medizinsystems voneinander losgelöste Spezialgebiete; für die Frau bilden sie einen fortlaufenden Prozeß, der durchschritten werden muß. Sich dabei von vertrauten Personen begleitet zu wissen ist für viele eine beruhigende Vorstellung. Das garantieren Hebammen eher als GynäkologInnen.

Ebenso wollen Frauen eingehender informiert werden: über Ernährung, aber auch über den Geburtsablauf, über das Stillen und die Pflege des Säuglings. Sie wünschen sich praktische Unterstützung während der Schwangerschaft und vor allem nach der Geburt. Und sie hoffen auf Beistand bei seelischen oder psychosomatischen Problemen. Wichtig ist ihnen, entscheiden zu können, wo und wie sie gebären. Die Voraussetzung dafür allerdings ist, daß sie überhaupt Alternativen zur Auswahl haben.

Im europäischen Vergleich kommt das niederländische System den Bedüfnissen der Frauen am weitesten entgegen. Dort betreuen in erster Linie Hebammen Schwangerschaft, Geburt und Wochenbett.

Vielleicht ist dort auch gerade deshalb das Kinderkriegen sehr viel mehr als bei uns noch ein soziales Ereignis.

Während andere europäische Länder, wie zum Beispiel Großbritannien, die Betreuung durch Hebammen mittlerweile wieder ausbauen, da diese den Vorstellungen der Frauen und Familien am besten gerecht werden können, werden bei uns in Deutschland die Aktivitäten der freiberuflichen Hebammen mit großem Mißtrauen beäugt. Zumindest vom Berufsverband der Frauenärzte, der fürchtet, den »Kuchen« künftig teilen zu müssen. Der Vorsitzende, Armin Malter: »Und noch ein weiteres Problem bereitet den Frauenärzten Sorge: die Auseinandersetzung mit den niedergelassenen Hebammen. Denn sie glauben immer mehr, die Mutterschaftsvorsorge inhaltlich und rechtstypisch für sich besetzen zu können.«[94] Und Peter Schütte, Vorsitzender der Frauenärzte in Bremen, empfahl seinen Kollegen in einem internen Rundschreiben, besser keine Ankündigungszettel von Hebammen in den Praxen auszulegen: »Schließlich ist es unstritig, daß die Mutterschaftsvorsorge in die Hände des versierten Gynäkologen gehört.« Daß dem so ist – dafür sind die GynäkologInnen bislang jedoch den wissenschaftlich begründeten Beweis schuldig geblieben.

> **Ein Wort zu den Kosten**
>
> Wenn Arzt/Ärztin die Untersuchungen abrechnet, die die Mutterschaftsrichtlinien vorschreiben, dann stehen ihm/ihr bei einer normal verlaufenden Schwangerschaft etwa 400 Mark zu. De facto haben aber die Frauenärzte 1992 den Krankenkassen durchschnittlich 995 Mark für die Betreuung einer Schwangeren in Rechnung gestellt. Im Vergleich: Eine Hebamme bekommt dagegen nur zwischen 200 und 350 Mark. Während sie sich etwa eine halbe Stunde für die Vorsorge Zeit nimmt, werden die Schwangeren bei den GynäkologInnen im Schnitt in zehn Minuten abgefertigt.[95]

Statt daß GynäkologInnen und Hebammen sich gegenseitig unterstützen und voneinander lernen, ist zu befürchten, daß dieser Konflikt sich in den nächsten Jahren weiter zuspitzen und auf Kosten der Frauen ausgetragen werden wird. Deshalb sind Entscheidungen von Seiten der Politik notwendig. Untersuchungen, die zeigen, daß unser einseitig medizinisch ausgerichtetes System der Schwangerenüberwachung nicht nur zu teuer, sondern auch zuwenig effektiv ist, gibt es genug. Ganz abgesehen davon, daß dieses System dem psychischen und sozialen Ereignis Kinderkriegen in keinster Weise gerecht werden kann.

Doch ungeachtet dieser berufspolitischen Auseinandersetzungen fingen in den vergangenen Jahren auch mancherorts FrauenärztInnen und Hebammen an, miteinander zu kooperieren. Zum Gewinn schwangerer Frauen, ihrer Partner und auch der Babys. Zwei solcher Projekte, die sehr unterschiedlich arbeiten, will ich hier vorstellen: eine Hebammenpraxis und ein interdisziplinär arbeitendes Praxisteam, in dem Frauenärztinnen, Hebammen, Geburtsvorbereiterinnen und eine Psychologin zusammenarbeiten.

Eine Bremer Gemeinschaftspraxis: »Sich aufgehoben fühlen wie in einem Nest«

Für die Frauenärztinnen Mura Kastendieck und Edith Bauer ist Schwangerschaft zwar keine Krankheit, aber es sind doch »andere Umstände«, unter denen die innere Uhr manchmal in einem langsameren Rhythmus geht. Oft, so ihre Erfahrung, geraten Frauen deshalb gerade in dieser Zeit in Konflikte mit einer verständnislosen und fordernden Umgebung. Dabei brauchen Frauen während der Schwangerschaft mehr Geborgenheit als sonst, auch wenn sie es sich oft selbst nicht eingestehen wollen. Dem versucht das Bremer Praxisteam gerecht zu werden. »Die Frauen dürfen sich bei uns aufgehoben fühlen wie in einem Nest.« Und dafür sorgen nicht nur die beiden Frauenärztinnen, sondern auch Geburtsvorbereiterinnen, Hebammen und in Einzelfällen eine Psychotherapeutin. Die Frauen werden mit ihren alltäglichen Fragen nicht allein gelassen. Sie bekommen Tips für Ernährung oder Körperpflege und können sich auch über Probleme mit dem Partner einmal aussprechen; Fragen, die in der üblichen Schwangerenvorsorge meist ausgeklammert werden. Überhaupt werden Kontakte und Beziehung in dieser Praxis großgeschrieben: »Wenn ich unsere Funktion in der Arbeit be-

schreiben soll, benutze ich gern das Bild einer Treppe, auf der die Schwangere selbständig geht; wir sind nicht mehr und auch nicht weniger als das immer vorhandene Geländer, das sie fassen kann, wenn sie will, um sich bei ihrem Gang sicherer zu fühlen.«[96]
Den Frauenärztinnen ist es wichtig, die schwangeren Frauen von Anfang an in ihren eigenen Kompetenzen zu stärken: »Ich erkläre viel und ermutige sie, ihre körperlichen Veränderungen wahrzunehmen«, sagt Mura Kastendieck. Das fange schon beim ersten Vorsorgetermin an. Statt einen Schwangerschaftstest zu machen, der die Schwangerschaft »objektiv« bestätigt, vertraut sie den Zeichen, die die Frau spürt: »Die Frau merkt doch am besten, ob die Brüste spannen, ob sie sich müde fühlt oder ob es ihr übel ist.«
In der Bremer Praxis werden Apparate wie der Herztonwehenschreiber (CTG) oder der Ultraschall-Monitor nur sparsam eingesetzt. Denn wichtiger, als die Abbildungen am Monitor zu produzieren, finden die Ärztinnen es, die Frau in der Wahrnehmung ihrer Körpersignale so zu unterstützen, daß sich erst gar kein Schwangerschaftsrisiko entwickelt. »Wenn sich zum Beispiel der Bauch oft hart anfühlt oder die Frau Schwindelanfälle hat, ist das für uns auch ein Zeichen für einen möglichen Konflikt.« Ein Anlaß für die Praxisfrauen, mit der Schwangeren gezielt das Gespräch zu suchen. Schließlich komme es nicht darauf an, die schwangeren Frauen ständig nach Risiken durchzuchecken, sondern darauf, von vornherein Risiken und Komplikationen erst gar nicht entstehen zu lassen, so die Psychologin Ulrike Hauffe, die das Praxiskonzept von Anfang an mit entwickelt hat.
Vor allem in der Prävention von Frühgeburten haben die Praxisfrauen gute Erfahrungen gemacht. Oft verheddern sich Frauen, die frühzeitige Wehen haben, in eigenen und fremden Leistungsanspüchen. Sie wehren sich gegen ihr Bedürfnis, Ruhe zu haben oder einfach geschehen zu lassen; es fällt schwer, sich solche Wünsche überhaupt zuzugestehen. »Wir unterstützen die Schwangere, die eigenen Bedürfnisse als gesund und wichtig zu begreifen und nicht als störend für den Alltag.« Die Praxisfrauen ermutigen deshalb die Schwangeren, das Symptom nicht als krankhaft, sondern als ein sensibles Zeichen des Körpers wahrzunehmen, daß er mehr

beachtet werden will. Das gilt im übrigen auch für andere Schwangerschaftskomplikationen, zum Beispiel den Bluthochdruck. Die entscheidende Frage dabei lautet: »Was macht der Frau soviel Druck?« Die Strategien in solchen Fällen sind von Frau zu Frau verschieden. Manchmal reicht es schon, der schwangeren Frau den Konflikt bewußt zu machen und sie zu unterstützen, in ihrem Alltag Konsequenzen zu ziehen. Eine andere Frau wird krankgeschrieben, damit sie überhaupt zu sich kommen kann. Gezielte Entspannungsübungen oder Gespäche mit der Psychologin haben sich in vielen Fällen auch als hilfreich herausgestellt. Vor allem dann, wenn tiefere seelische Konflikte durch die Schwangerschaft nur aktualisiert worden sind, braucht die Frau therapeutische Hilfe.
Dieses psychosomatische Konzept hat sich inzwischen bewährt. Während ansonsten die Schwangerschaftskomplikationen immer mehr zunehmen, kommen in dieser Praxis katastrophale Schwangerschaftsverläufe nur noch sehr selten vor. Kaum eine Frau wird noch frühzeitig ins Krankenhaus eingewiesen, und die Zahl der Frauen, die ihre Kinder zu früh auf die Welt bringen, tendiert inzwischen gegen Null.

Hebammenpraxis Bremen: »Das Vertrauen der Frauen in ihre eigenen Kräfte stärken«
Ein Gespräch

»Wenn Frauen das gängige Modell von Schwangerschaft und Geburt in sich aufnehmen, lassen sie zu, daß ihre Ängste die Oberhand gewinnen über ihr Wissen, daß das Leben insgesamt ein Risiko ist, dennoch aber voll gelebt werden muß – nicht mit unvernünftiger Vorsicht, sondern mit vernünftiger Umsicht.«
Mit diesem Zitat der österreichischen Ärztin Gerlinde Unger stellt sich die Bremer Hebammenpraxis vor. 1989 hat sich das freiberuflich arbeitende Team gegründet, inzwischen arbeiten fünf Hebammen mit. Anfangs lag der Schwerpunkt der Arbeit in der Begleitung von Haus- und ambulanten Geburten sowie in der Geburtsvorbereitung und Nachsorge, mittlerweile nimmt die Schwangerenvorsorge immer breiteren Raum ein. In der Hebammenpraxis arbeiten mit: Rita Kamprad-Strothoff, Brigitte Kette, Brigitte Schlieper, Monika Silberberg, Anne Wallheinke.

Wann melden sich die Frauen in Ihrer Praxis an?

Viele Frauen nehmen bereits in der Frühschwangerschaft, etwa in der sechsten bis achten Schwangerschaftswoche Kontakt mit uns auf, um sich über unser Angebot zu informieren und um ihren individuellen Weg in dieser Schwangerschaft zu finden. Unser Angebot umfaßt die Schwangerenvorsorge, Geburtsvorbereitungskurse, Unterstützung bei Hausgeburten, Nachsorge im Wochenbett und Rückbildungsgymnastik. Wir bieten auch Kurse in Babymassage an und zeigen den Eltern, wie sie mit ihren Babys natürlich umgehen können.[97] Wir finden es gut, wenn wir Frauen, die wir bei der Geburt begleiten, bereits in der Frühschwangerschaft und die Schwangerschaft hindurch betreuen. Aber es kommen auch Frauen zu uns in die Schwangerenvorsorge oder in die Geburtsvorbereitungskurse, obwohl sie hinterher in einer Klinik gebären wollen.

Das heißt, Sie können auch als Hebammen die Schwangerenvorsorge durchführen?

Leider ist vielen schwangeren Frauen und Ärzten nicht bekannt, daß wir Hebammen nicht nur für die Schwangerenvorsorge ausgebildet, sondern auch berechtigt sind, die Vorsorge durchzuführen. Die Krankenkasse übernimmt die Kosten für die Vorsorge. Der gängige Mutterpaß sieht Hebammen auch nicht vor; schließlich ist er allein von Ärzten entworfen worden. Wir entwerfen daher gerade einen neuen Mutterpaß.

Welche Art von Vorsorge bieten Sie an?

Wir führen in unserer Praxis alle Vorsorgeuntersuchungen durch, die in den Mutterschaftsrichtlinien empfohlen werden. Allerdings unterscheiden wir uns von vielen Ärzten schon durch die Art und Weise, wie wir diese medizinischen Untersuchungen durchführen und auch gewichten.

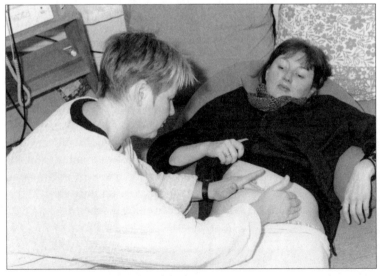

Schwangerenvorsorge bei der Hebamme

*Können Sie beschreiben, was bei Ihrer Form von
Vorsorge die Frau konkret erwartet?*

Wichtig ist für uns zuerst einmal ein ausgiebiges Erstgespräch, in dem wir die Frau (meist auch den Partner) und ihre Lebensumstände kennenlernen. Für uns ist die psychosoziale Betreuung nicht von der Untersuchung der Frau, wie sie in den Mutterschaftsrichtlinien festgelegt ist, zu trennen. Für beides nehmen wir uns viel Zeit, wobei die Frau mit ihrer Schwangerschaft im Mittelpunkt steht. Wir machen die vorgeschriebenen Untersuchungen – hören aber ganz genau hin, wenn die Frauen über ihr eigenes Befinden sprechen, zum Beispiel ob der Bauch oft hart wird. Wir ermutigen die Frauen, ihren Körper wahrzunehmen und ihren Gefühlen zu trauen, und nehmen sie darin ernst. Wir benutzen unsere Sinne, zum Beispiel unseren Tastsinn, wenn wir mit den Händen untersuchen. Wir stellen so die Größe und Lage des Kindes fest. Und die Herztöne hören wir mit dem Holzhörrohr ab. Damit die Schwangere die Herztöne auch hören kann, arbeiten wir mit dem Doptone oder einem CTG-Gerät. Wir zeigen zum Beispiel auch den werdenden Vätern, wie sie mit dem bloßen Ohr am Leib ihrer Frau die Herztöne ihres Kindes hören können – übrigens eine wichtige Kontaktaufnahme zu dem Ungeborenen.

Machen Sie auch Ultraschall?

Wir haben selbst kein Gerät in der Praxis, finden den Ultraschall in der normal verlaufenden Schwangerschaft auch nicht unbedingt notwendig. Wenn eine Frau einen Ultraschall wünscht, überweisen wir sie natürlich zu niedergelassenen Gynäkologen, mit denen wir auch ansonsten zusammenarbeiten. Wir überweisen auch, wenn Probleme in der Schwangerschaft auftauchen und uns eine Ultraschalluntersuchung zur Abklärung notwendig erscheint.

*Kommt es denn häufiger zu Komplikationen
in der Schwangerschaft?*

Bei den von uns betreuten Schwangeren kommen erstaunlich wenige wirkliche Komplikationen vor. Wir führen das auf unsere sehr intensive Vorsorge und Betreuung zurück. So kennen wir auch das familiäre Umfeld der Frauen, da wir sie zum Teil auch zu Hause besuchen. Wir sehen Schwangerschaften als natürlichen Vorgang und versuchen, dieses Geschehen nicht zu pathologisieren. Manchmal müssen wir auch Frauen zum Umdenken bewegen, damit sie sich nicht durch eigene Ängste oder durch Ängste der GynäkologInnen in angebliche Risiken verstricken lassen. Durch diese Sicherheit, die wir den Frauen zu vermitteln versuchen, stärken wir ihr Vertrauen in die eigenen Kräfte. Und das schafft auch eine Vertrauensbasis zu uns. Vertrauen gegen Vertrauen.

Und wenn doch Risiken auftauchen?

Wenn tatsächlich in der Schwangerschaft oder auch während der Geburt Probleme auftauchen, haben wir keine Berührungsängste gegenüber den Kliniken oder den niedergelassenen Ärzten. Aber oft ist es auch umgekehrt: Frauen kommen verunsichert aus der Arztpraxis, wo irgendein Risiko diagnostiziert worden ist, und sind völlig aus dem Häuschen; das kann zum Beispiel ein zu kleiner Kopf oder ein zu großes Kind sein oder zuwenig Fruchtwasser und so weiter. Die Mediziner sehen häufig nur die Abweichung von der Norm, die sie aus ihren Tabellen holen, und nicht die Frau in ihrer aktuellen Gesamtsituation. Häufig klärt sich dann schon viel durch ein Gespräch.

Zum Beispiel?

Bei Beckenendlage zeigen wir verschiedene Möglichkeiten auf, damit sich das Kind noch dreht, zum Beispiel Übungen wie die indische Brücke oder die aus der chinesischen Medizin bekannte Moxabustion, bei der bestimmte Akupunkturpunkte erwärmt werden. Gute Erfahrungen haben wir bei vorzeitigen Wehen auch mit Homöopathie gemacht. Gerade bei vorzeitigen Wehen wirken auch Gespräche zum Beispiel über die Familien- und Berufssituation Wunder. Wichtig ist es auch, über bestehende Ängste zu sprechen, wie zum Beispiel über den Konflikt zwischen der Bedürftigkeit einerseits und andererseits dem eigenen hohen Anspruch und den gesellschaftlichen Leistungsnormen. So fürchtet die eine, ihre Examensarbeit nicht zu schaffen, und die andere, daß das Haus nicht zum Termin fertiggestellt ist. Beim Miteinander-Reden klärt sich oft schon vieles, so daß der Krankenhausaufenthalt meist nicht mehr nötig ist. Hilfreich kann da auch eine Krankschreibung sein. Viele Frauen, die ansonsten beim Gynäkologen in der Vorsorge sind, bleiben auch nach einem solchen Gespräch mit uns in Kontakt und reden mit uns über ihre Sorgen.

Viele Schwangere sind unsicher, ob sie eine Fruchtwasseruntersuchung machen lassen sollen oder nicht. Wie gehen Sie damit um?

Wenn die Frau in dem dafür zur Verfügung stehenden Entscheidungszeitraum große Probleme hat und ein längeres Gespräch sucht, empfehlen wir ihr, einen Termin bei »CARA« wahrzunehmen – einer unabhängigen Beratungsstelle zur vorgeburtlichen Diagnostik, die nicht nur einige von uns mitgegründet haben, sondern mit der wir auch punktuell eng zusammenarbeiten.

Was der »Luxus« einer Hebammenbetreuung kostet?

Die Kosten für die Vorsorge übernehmen genauso wie beim Gynäkologen die Krankenkassen. Für den Geburtsvorbereitungskurs muß die Frau noch 20 Mark zum Kassenbetrag zuzahlen. Bei Paarkursen muß der Mann die Gebühren von 160 Mark selbst übernehmen; allerdings sind inzwischen einzelne Krankenkassen dazu bereit, diesen Betrag auf dem Kulanzwege zu übernehmen. Dazu kommen für Frauen, die eine Hausgeburt in Begleitung der Bremer Hebammenpraxis planen, 350 Mark für die Rufbereitschaft. Das heißt, die Bremer Hebammen, die immer in Zweier-Teams zusammenarbeiten, garantieren der Frau, rund um die Uhr erreichbar zu sein. Die Kosten für die Haus- oder Praxisgeburt und ebenso für die Nachsorge zu Hause übernimmt die Krankenkasse.

Zum Thema Hausgeburten. Sie haben sich als freiberuflich arbeitende Hebammen aus der Sicherheit des Klinikalltags und dem damit festgelegten Dienstplan herausbegeben. Was ging dem voraus?

Während unserer Arbeit in der Klinik begegneten wir den Frauen zum erstenmal, wenn die Geburt bereits angefangen hatte. Es war kaum Zeit, einander kennenzulernen. Oft liefen drei bis vier Geburten gleichzeitig. Wir mußten, um den reibungslosen Ablauf aufrechtzuerhalten, von den Frauen eine Anpassung an den Klinikalltag verlangen und hatten wenig Zeit, auf die einzelne Gebärende einzugehen. Ich war für mich zu der Entscheidung gekommen, daß ich so nicht weiter mit Frauen umgehen möchte.

Bedeutet das, daß das Krankenhaus nicht unbedingt der beste Platz zum Gebären ist?

Das kommt natürlich auf die Frau und deren Situation an; doch in meiner langjährigen Arbeit als Hebamme in der Klinik ist mir aufgefallen, wie wichtig es ist, daß die Frau sich öffnen kann. Gerade in der Geburtssituation reagiert sie sehr sensibel auf Störungen, zum Beispiel auf die Anwesenheit fremder Personen. Wenn ich Angst habe vor dem, was auf mich zukommt – wie die Geburtshelferin beziehungsweise der Arzt auf mich reagiert –, verkrampfe ich mich innerlich. Das ist nicht förderlich für einen guten Geburtsablauf. Immer wieder konnten wir beobachten, daß bei Wechsel des Personals eine Geburt stockt oder schneller vorangeht. Der Geburtsablauf wird also entscheidend von dem Vertrauensverhältnis der Frau zu den umgebenen Personen geprägt. Diese Erfahrung haben auch die anderen Hebammen aus dem Team gemacht. Deshalb haben wir uns dann selbständig gemacht.

Haben sich die Frauen in der Regel schon für eine Hausgeburt entschieden, wenn Sie zu Ihnen kommen?

Nein, oft ist dies ein länger dauernder Entscheidungsprozeß. Sie lernen uns bei den Vorsorgeuntersuchungen und Beratungen ken-

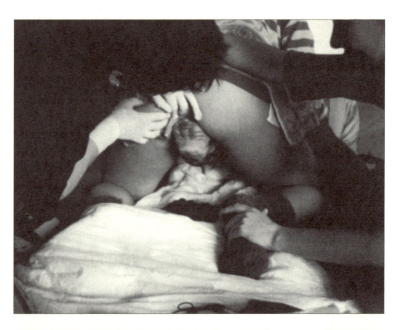

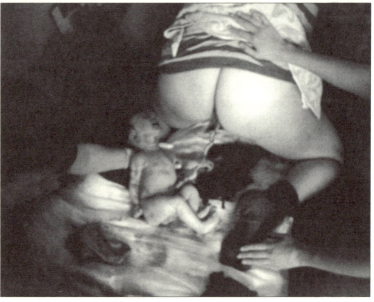

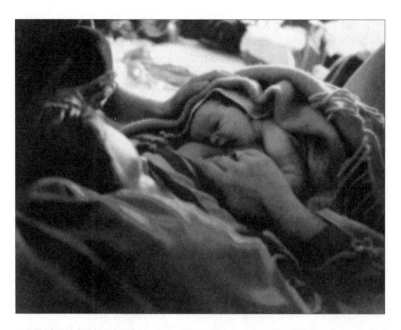

LOTTAS GEBURT

»*Lottas Geburt, unsere Geburt eigentlich, das waren ganz intensive, in mich gekehrte und dann mich aus mir herausbringende Stunden. ›Auf die Geburt kannst du dich freuen. Das ist etwas ganz Produktives, Schönes.‹ So hatte mir eine Freundin vorher ihre Geburt beschrieben, und ich bin sehr glücklich, daß ich es ebenso erleben durfte.«*   *Frauke Alber* nen, nehmen an den Kursen zur Geburtsvorbereitung teil. In dieser Zeit findet die Auseinandersetzung darüber statt, wie sich jede Frau ihre Geburtssituation vorstellen kann. Auch fassen die Frauen durch die Körper- und Wahrnehmungsarbeit in den Kursen Vertrauen zu sich, das heißt, sie sind bereit, den Geburtsvorgang nicht nur geschehen zu lassen, sondern aktiv zu gestalten.

Ich höre immer, Hausgeburten seien zu riskant.
Können Sie das statistisch widerlegen?

Seit Beginn unserer Arbeit haben wir rund 700 Geburten zu Hause begleitet. 1993 haben wir von den 124 Hausgeburten 20 abgebrochen, meist, weil es zu einer Wehenschwäche gekommen ist. Das heißt, dies ist die Ausnahme. Wir haben die Frau dann in die Klinik gebracht, die sie sich vorher schon ausgesucht hatte für den Fall, daß die Geburt problematisch verläuft. Durch eine ständige aufmerksame Beobachtung während des gesamten Geburtsvorganges können wir schon frühzeitig Anzeichen erkennen, die auf eine Problemgeburt hinweisen. Deshalb kommt es auch nicht zu Panikfahrten zur Klinik, sondern die Schwangere wird in diesem Fall von uns rechtzeitig in die ausgewählte Klinik gebracht und an die diensthabenden Hebammen »übergeben«. Wichtig ist uns, in diesem Zusammenhang noch einmal zu betonen: Hebammen sind gut ausgebildet, auch für einen Notfall.

Laufen denn die Geburten zu Hause
generell anders als in der Klinik?

Wir sagen immer: Eine Hausgeburt ist Luxus, denn welche Frau in der Klinik hat schon eine Hebamme für sich allein? Unsere Erfahrung ist, daß durch die Geborgenheit der eigenen Wohnung, das Vertrauensverhältnis zur Hebamme und die Anwesenheit vertrauter Freunde oder des Partners ein großer Teil der Anspannung genommen wird. Die Gebärende kann sich ihren eigenen Wünschen gemäß bewegen, muß sich nicht »zusammenreißen« und weiß, daß die Hebamme, die sie ja bereits gut kennt, sich die ganze Zeit nur um sie und das Kind kümmern wird. In jeder gewünschten Position, auf dem Gebärstuhl, im Hocken, im Stehen kann die Frau ihr Kind gebären. Dadurch verkürzen sich viele Geburtsabläufe. Selten begibt sich übrigens eine Frau in eine liegende Gebärposition; dies ist auch anatomisch leicht nachvollziehbar.

Unsere Arbeit erfordert, zum Beispiel durch die ständige Rufbereitschaft, ein hohes Maß an Engagement. Aber es schafft auch eine innere Zufriedenheit, wenn wir es einer Frau ermöglichen, ihr Kind aus eigener Kraft zu gebären.

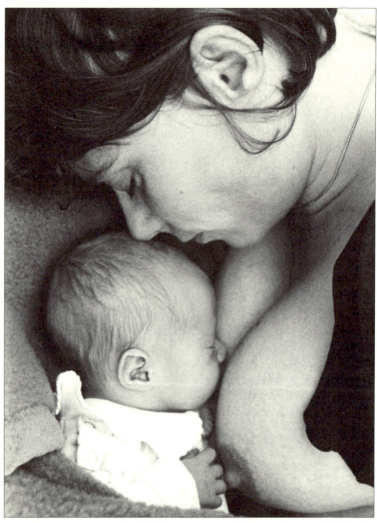

Rita Burmester: »Mein Kind lebt, sein Herz schlägt – ich spüre die Freude über die Geburt und die Trauer des Abschieds zugleich. Dazu die bange Frage: Kann ich dieses Kind genügend beschützen?«

3. KAPITEL

Die »moderne« Verantwortung:
Der genetische Check-up im Mutterleib

Wie Risikokurven das Lebensglück bedrohen können

Von der Auslese zur Idee der Machbarkeit

Wie Risikokurven das Lebensglück bedrohen können

▪ Die Schwangerschaft ist durch eine Medizin, die ihren Blick auf die Abweichungen und das Krankhafte richtet, fest in Griff genommen worden. Frauen werden im natürlichen Gang ihrer Schwangerschaft kaum unterstützt. Statt dessen sucht die Gynäkologie nach dem fiktiven Risiko und verliert die Schwangere selbst aus den Augen. Die genetisch ausgerichteten Methoden vorgeburtlicher Diagnostik wie Fruchtwasseruntersuchung (im Fachjargon: Amniozentese) oder Chorionbiopsie passen in dieses Konzept. Anders als der Ultraschall, der ebenfalls zur Diagnose möglicher fötaler Fehlbildungen eingesetzt wird, handelt es sich dabei um invasive Methoden vorgeburtlicher Diagnostik. Sie zielen ausschließlich auf die *genetische Qualität* des Ungeborenen.
In einer Broschüre für Schwangere heißt es: »Amniozentese. Ein winziges bißchen Fruchtwasser erzählt so viel von Ihrem Baby.«[1] Welch poetische Verbrämung der Wirklichkeit, die wesentliche Elemente einfach verschweigt! Zum Beispiel den Eingriff selbst, bei dem zur Gewinnung von Fruchtwasser eine Nadel durch die Bauchdecke der Frau gestoßen werden muß; dazu braucht es manchmal gar mehrere Anläufe, bis genügend Fruchtwasser gesammelt ist, und es kann zu Komplikationen, vereinzelt sogar zu Fehl- oder Totgeburten kommen. »Erzählen« heißt, der Fötus wird einem Testverfahren unterworfen, das nur dann rechten Sinn macht, wenn das »Baby«, um in der Sprache der Broschüre zu bleiben, bei normabweichendem Befund auch beseitigt wird. Denn die Fruchtwasseruntersuchung ist, ebenso wie die Chorionbiopsie, keine Maßnahme, die zu einem gesunden Baby verhilft.
Der Markt für pränatale Diagnostik boomt. Mittlerweile werden immer einfachere und in ihrer Aussagekraft ungenauere diagnostische Tests angeboten. Bislang waren solche Tests vor allem

Schwangeren über 35 vorbehalten. Inzwischen fordert der Berufsverband der Frauenärzte die Einführung eines genetischen Check-ups als Regeluntersuchung für alle Schwangeren. Gleichzeitig hoffen Schwangere, daß die Untersuchungen ihnen zu einem gesunden Baby verhelfen könnten. Irrtum! Diese Tests filtern lediglich normabweichende Föten heraus, die die Frauen dann mit Hilfe wehenfördernder Mittel aus ihrem Körper stoßen müssen. Die Kluft zwischen dem, was inzwischen diagnostiziert werden kann, und den therapeutischen Möglichkeiten wird immer größer.
Der verständliche Wunsch nach gesundem Nachwuchs produziert oft blindes Vertrauen in die Möglichkeiten pränataler Diagnostik. »Wir verteilen keine Steiftierknöpfe ins Ohr«[2], kritisiert ein Mitarbeiter einer humangenetischen Beratungsstelle salopp die Konsumhaltung vieler Frauen gegenüber vorgeburtlicher Diagnostik.
Doch solche Erwartungen sind in den letzten Jahren erst von den MedizinerInnen geschürt worden. Welche Frau hätte vor 25 Jahren an die medizinische Machbarkeit von gesundem Nachwuchs geglaubt? Frauen waren in »guter Hoffnung«. Ein properes Kind wurde, je nach Lebenseinstellung, als Geschenk oder als Selbstverständlichkeit wahrgenommen, aber nicht als Resultat ärztlichen Handelns oder gar eines genetischen Check-ups.

Aberglaube

Immer schon hat Eltern die Frage bewegt, ob ihr Kind gesund auf die Welt kommen wird oder nicht. Diese Frage gehört zu jeder Schwangerschaft; sie ist Ausdruck der Ungewißheit, welcher Mensch aus unserem Leib herauskriechen und uns als seine Mutter oder seinen Vater anblicken wird. Aus allen Kulturen sind Rituale oder Verhaltensvorschriften überliefert, die helfen, mit dieser Unsicherheit umzugehen: So solle die Frau nicht durch schwarze Katzen erschreckt werden und »Mißgestalteten« aus dem Weg gehen. In alten Hebammenlehrbüchern ist nachzulesen, daß man über Behinderung mit schwangeren Frauen besser nicht reden soll, möglicherweise könne man dadurch die »dunklen Geister« beschwören.

Auch bei heutigen Schwangerschaften wird dieses Kapitel lieber ausgespart. Die moderne Begründung: Man wolle der Frau nicht unnötig Angst einjagen. Deshalb sprechen MedizinerInnen, inklusive der Humangenetiker, lieber von Risiken, Risikokurven und Prozentwerten als von dem, worum es geht: um behinderte Kinder oder Kinder, die nicht der von Genetikern definierten Norm entsprechen. Es geht um Abtreibung, um Angst und Schuld.

Sicherlich ist es angenehmer, die Schwangerschaft nur in weichen Konturen zu zeichnen. Andererseits nimmt diese Tabuisierung von Behinderung den Frauen nicht die Angst; vielmehr wird sie dadurch aufgeblasen, bleibt unbestimmt und nicht faßbar. Ohne genau hinzuschauen, sind dann viele schwangere Frauen – so die Erfahrung bei »CARA«, einer unabhängigen Beratungsstelle zur vorgeburtlichen Diagnostik – bereit, zum rettenden Strohhalm Pränataldiagnostik zu greifen. Dabei steht die »Angst vor einem behinderten Kind« vielfach für die Angst, überhaupt ein Kind in diese Gesellschaft zu gebären. Sie ist eine Chiffre für soziale Probleme und persönliche Konflikte (auch zwischen den Partnern). Mag das Stillschweigen früher – als Behinderung und Krankheit als Schicksal angesehen wurden – eine angemessene Umgangsweise mit dem scheinbar Unabänderlichen gewesen sein, so bedeutet es für schwangere Frauen heute, sich mit geschlossenen Augen einer kontrollierenden Medizin zu überantworten und sich letzten Endes in eine Technikfalle zu begeben.

Mit dem Angebot der vorgeburtlichen Diagnostik ist ein neues »Zeitalter« angebrochen. Ein behindertes Kind ist nicht länger ein Schicksalsschlag, bei dem die Gemeinschaft gefordert ist – zusammenzuhalten, dieses Kind großzuziehen und ihm ein relativ geborgenes Leben zu ermöglichen. Behinderte Kinder sind zum individuellen Problem geworden, zu einem Problem, von dem in Aussicht gestellt wird, daß es »technisch zu lösen« sei. Damit wurde aus dem »Schicksal« eine Option, die Eltern scheinbar frei wählen können – oder auch nicht. Nach dem Motto »Wer will denn schon ein behindertes Kind?« konnten sich die vorgeburtlichen Testverfahren in der Folge immer mehr durchsetzen. Die Risiken wurden mit der Entwicklung der diagnostischen Tests sozusagen frei Haus mitgeliefert. Vor welchen Risiken wollen Medizin und Humangenetik schwangere Frauen eigentlich schützen? Natürlich vor denen, die sie als solche überhaupt identifizieren kann. Ein Beispiel: Da die Fruchtwasseruntersuchung sich vor allem als ein Verfahren einführte, das Föten mit »Down-Syndrom« (landläufig noch als Mongolismus bekannt) aufspürte, wurde das Down-Syndrom in der Folgezeit zu einem wesentlichen Risiko der Schwangerschaft erklärt, vor allem bei älteren Frauen.

> »Wenn man eine Behinderung ausschließen kann, dann soll man das auch wahrnehmen. Heutzutage gibt es das, und dann soll man das auch machen und die Möglichkeiten der modernen Medizin nutzen.«
> Ehemann: »In den Medien steht viel geschrieben, und im Bekanntenkreis hört man viel. Die moderne Medizin bietet das an, und dann kann man das auch durchführen lassen, fertig. Die Risiken sind da, dazu soll man auch stehen.«[3]
>
> *(Verkäuferin, 35 Jahre)**

Moderne Prophetie:
Wahrscheinlichkeiten und Risikokurven

Risiken sind nichts Faßbares oder gar sinnlich Wahrnehmbares. Sie sind nichts weiter als prognostische Berechnungen; die Wahrscheinlichkeit, daß dieses oder jenes Ereignis in Zukunft eintreten könnte, ausgedrückt in Zahlen und Kurven. Es sind, um in der Sprache von Statistiken zu bleiben, »Streubreiten« und »Risikokurven«, die das Lebensglück bedrohen können. Aber wie soll man sich ein Bild von sich selbst als Punkt in einem statistischen Diagramm machen? Wie soll frau einschätzen, ob es für sie ein Risiko ist, daß bei einer von 385 Geburten ein Down-Syndrom-Kind geboren wird (1:385, Altersindikation) – oder bei einer von 1000 Geburten? Schließlich lassen sich Risiken nicht als Wahrscheinlichkeiten, sondern nur als Entweder-Oder erfassen. Deshalb ist es nur logisch, daß Frauen alle Risiken von vornherein ausschließen wollen. Dieses Denken in Kategorien von Risiken beinhaltet die Tendenz, sich immer weiter auszudehnen, auch auf kleinste Unwägbarkeiten, und immer mehr nach dem Ausschluß von Risiken zu rufen. Gerade in Zeiten der Ungewißheit, wie eine Schwangerschaft es nun einmal ist, fällt solches Gerede über nicht wirklich faßbare Risiken auf fruchtbaren Boden. Das Vertrauen der Frauen in ihren eigenen Bauch wird erschüttert; die Selbstwahrnehmung wird gestört, die Angst geschürt. Die Frau wird abhängig von medizinischen Experten und deren Wahrscheinlichkeitsberechnungen. Verstärkt wird die Unsicherheit durch die reale Zerstörung unserer Lebensgrundlagen, durch die verdreckte Umwelt, das Ozonloch und das Atomkraftwerk in der Umgebung. Auch wenn die Zahl der behindert auf die Welt gekommenen Kinder in den letzten Jahrzehnten hierzulande nicht wesentlich gestiegen ist,[4] sondern nur das Wissen um Probleme, Komplikationen und Gefahren, ist »die gute Hoffnung« mehr und mehr von der Angst vor einem phantasierten Risiko verdrängt worden. »Ich habe den Eindruck, ich könnte gar kein gesundes Kind bekommen, bei all den Fehlbildungen und genetischen Abweichungen, die es gibt«, sagte mir eine Schwangere. Zur Angstabwehr bietet ihr nun die Medizin die vorgeburtliche Diagnostik an.

> »Wenn man hört, daß dies als Untersuchung angeboten wird, dann hat man schon ein bißchen Angst. Wir haben überlegt und überlegt, ob wir es machen lassen. Wir möchten ja ein gesundes Kind.«
> Ehemann: »Es ist das beste, daß man es doch machen läßt. Jetzt sind wir schon einmal hier.«
>
> *(Hausfrau, 36 Jahre)**

Der Risikodiskurs, die nüchternen Zahlenreihen geben sich sachlich, naturwissenschaftlich, sprechen angeblich durch ihre Faktizität. Für die LaiIn ist nur schwer nachvollziehbar, daß auch sie der Interpretation bedürfen. Zum Beispiel obliegt die Beurteilung, welcher statistische Wert ein Risiko für die Frau bedeutet und welcher nicht, der medizinischen ExpertIn. So *überschätzen* viele Frauen, das »Risiko«, als 35jährige ein Kind mit Down-Syndrom zu gebären (das statistische Risiko liegt bei 1:385). Gleichzeitig *unterschätzen* sie die Gefahr, das Kind nach einer Amniozentese durch eine Fehlgeburt zu verlieren, obwohl dieses Risiko etwa viermal so hoch ist (1:100). Im Bewußtsein von Frauen wiederholt sich also das, was Experten vermitteln: Schließlich wird immer von dem großen Risiko gesprochen, das für eine Frau über 35 besteht, ein Down-Syndrom-Kind zu gebären; und dabei wird betont, daß Eingriffe wie Fruchtwasseruntersuchung oder Chorionbiopsie kaum riskant seien. Bereits in dieser Begrifflichkeit liegt die Wertung. Wenn es darum geht, das »Risiko« eines fehlgebildeten oder genetisch normabweichenden Kindes auszuschließen, verlieren alle mit dem dafür notwendigen Eingriff verbundenen Risiken an Gewicht. Rechnet man aber die Zahlen hoch, dann übersteigt der Anteil der durch die Amniozentese oder Chorionbiopsie ausgelösten Fehlgeburten bei weitem den der Schwangerschaftsabbrüche. Dieser Tribut wird der Angst vor dem »Risiko Behinderung« gezollt; eine der vielen Irrationalitäten, die von der angeblich »vernünftigen Pränataldiagnostik« hervorgebracht werden.

Die invasive pränatale Diagnostik heilt nicht, sondern bezieht den gewaltsamen Tod von Ungeborenen durch Fehlgeburt oder Schwangerschaftsabbruch von vornherein als Möglichkeit ein. Sie sind sozusagen die (unsichtbaren) »Opfer«, die diese Untersuchungen fordern, damit Frauen ihre Schwangerschaft angeblich beruhigt leben können. Um so erstaunlicher ist, daß zwar seit 1982 die Zahl der Fruchtwasseruntersuchungen und Chorionbiopsien um das Fünffache gestiegen ist,[5] daß aber die Schwangerschaftsabbrüche aus eugenischer oder aus medizinischer Indikation abgenommen haben.[6] Ein Argument, das PränatalmedizinerInnen gern aus der Tasche ziehen, gleichsam um ihr Tun zu rechtfertigen: »Immer weniger Abtreibungen durch Pränataldiagnostik« oder »Pränataldiagnostik ist lebensrettend« lauten dann die Überschriften.[7] Sicherlich gibt es einzelne Fälle, in denen aufgrund der Diagnose eine Abtreibung verhindert werden kann, zum Beispiel bei bestimmten Muskelkrankheiten (Muskeldystrophie Typ Duchenne), die ausschließlich Jungen betreffen. Früher wurden in Familien, die von der Erbkrankheit betroffen waren, oft alle männlichen Föten abgetrieben, auch solche, die die Krankheit nicht geerbt hatten. Inzwischen kann man mit Hilfe eines DNA-Tests die betroffenen Föten gezielt herausfiltern. Doch diese Fälle sind rar. Generell klafft die Schere zwischen dem, was diagnostiziert werden kann, und dem, was therapierbar ist, immer weiter auseinander.[8] Wie kommt dann eine solche Statistik zustande? Schließlich lassen nach übereinstimmenden Aussagen die meisten Frauen nach einem normabweichenden Befund die Schwangerschaft abbrechen. Heißt das, man kann, obwohl man immer mehr untersucht, immer weniger herausfinden? Oder handelt es sich um eine »frisierte« Statistik, weil MedizinerInnen sich scheuen, korrekte Angaben über den Abbruchgrund zu machen? Oder ist das ganze Gerede von Risiken, die Angstmacherei, nur ein Popanz, der aufgebaut wurde, um das diagnostische Hochrüsten zu rechtfertigen? Welchen Sinn hat dann die Diagnostik?

Genetische Prävention: eine neue Pflicht der Frauen?

Welche Frau kann es sich heute noch leisten, »in guter Hoffnung zu sein«? Wenn auch alle Untersuchungen freiwillig sind, so hat sich doch inzwischen die »Prävention bis in den Mutterleib hinein« unterderhand als eine neue soziale Verpflichtung etabliert. Im Zeitalter der Risikovermeidung ist es nicht nur Bürgerpflicht, Risiken von vornherein auszuschalten, sondern es verspricht auch denjenigen, die zu einem kalkulierten Leben bereit sind, ein leichteres Leben. Humangenetik und Gynäkologie tragen im Verbund zu diesem »Glück« mit technischen Lösungen und Deutungswissen bei.

> **Über die Privatisierung des Risikos**
> »Die Humangenetik verstärkt die bereits begonnene Wende in der Medizin: weg von der Akutbehandlung, hin zum Vorbeugen. Künftig ist nicht alleine der Arzt als Experte und Reparateur, sondern ganz wesentlich der medizinische Laie gefordert. Er muß verantwortlich mit den Risikofaktoren seiner eigenen Konstitution und seines Lebenswandels umgehen.«[9]
>
> (Hans Martin Sass, Bio-Ethiker)

Auf Schwangerschaft bezogen heißt das: Eine genetische Diagnostik mit der entsprechenden wissenschaftlich objektiven Interpretation verspricht, Leid und Belastung von Müttern/Eltern fernzuhalten, indem genetische Unruhestifter bereits vorgeburtlich identifiziert werden. Dies erfolgt selbstverständlich in Form von klientenzentrierter Beratung; auf die freie Entscheidung der/des einzelne/n Ratsuchenden wird, zumindest nach außen hin, äußerst großer Wert gelegt.[10] Doch bei genauerem Hinsehen verliert diese Behauptung von Freiheit an Glaubwürdigkeit; schließlich ist es gerade die genetische Diagnostik, die definiert, was bereits im Mutterbauch als krank oder als gesund zu betrachten ist. Diese Interpretationshilfen wirken gerade für Schwangere zwingend, da sich eine genetische Normabweichung des Ungeborenen jeder unmittelbaren Erfahrung und damit auch jeder Prüfung entzieht. Hannah, von der ich im 5. Kapitel erzählen werde, hat sich aufgrund eines solchen nicht faßbaren Befundes zu einem Schwangerschaftsabbruch durchgerungen. Sie beschreibt den Zwang, den solches Denken in genetischen Kategorien ausübt. Ihr wachsendes Kind, nicht zu sehen, aber für sie zu spüren, geriet in der genetischen Diagnostik zu einem nüchternen Krankheitsmerkmal, das vernünftigerweise abgetrieben werden sollte (siehe S. 221 ff.).

Der Begriff »Risiko« steht im Zusammenhang der Schwangerenvorsorge inzwischen oft synonym für Behinderung, Erbkrankheiten und Leiden. Mit jeder neuen diagnostischen Methode, jeder Zeitungsmeldung über einen neuen Genort, an dem diese oder jene Krankheit angesiedelt sein *könnte*, etabliert sich im Bewußtsein der KundInnen ein neues »Risiko«, das ausgeschlossen werden kann oder sogar muß. In der Phantasie der einzelnen verwandeln sich die »schlechten« Gene in verschwommene Bilder, die angst machen: Phantasien von verkrüppelten Kindern, von Babys mit großen Köpfen, von lallenden Zwölfjährigen, die das Lebensglück der Eltern bedrohen und sie in die soziale Isolation treiben. Diese Ängste werden ausgegrenzt, dürfen sich verstecken hinter abstrakten Risikokurven, statistischen Wahrscheinlichkeiten, Mosaikbefunden, Vorstellungen von »schlechten« und »guten« Genen. Dabei, so der Humangenetiker Jörg Schmidtke, gibt es keine »kranken« oder

»defekten« Gene. So etwas entsteht erst unter dem kulturell geleiteten Blick des/der ExpertIn. Man spricht von der Bekämpfung der Erbkrankheiten und Behinderungen, meint aber die Kranken und Behinderten. Doch die wollen ihr Leben, ihre Persönlichkeit nicht auf dieses eine Merkmal reduziert wissen. Jörg Schmidtke: »Diese nur scheinbar feinsinnige Unterscheidung im Blick zu behalten ist wichtig, weil das Etikett ›erbkrank‹ in Zukunft einem präventiven Todesurteil gleichkommt.«[11] Und tatsächlich müssen Ungeborene heute immer mehr Hürden im »embryonalen Hindernislauf« (Ulrich Beck, Soziologe) überwinden, bis sie auf die Welt kommen dürfen.

Was macht das Leben eines Kindes lebenswert, was macht ein Kind liebenswert?

Diese Fragen werden sich in Zukunft immer mehr Paare stellen, und die Antwort, so ist zu befürchten, wird zunehmend von der genetischen Ausstattung des Kindes abhängig sein. Normalität bestimmt sich damit immer weniger aus dem Miteinander-Leben und immer mehr aus der Anordnung oder Beschaffenheit der Gene. Eine wachsende Zahl werdender Eltern steht dann vor der Frage: Können wir uns ein Kind mit dieser Genstruktur überhaupt leisten? Oder ist es gar verantwortungslos, ein Kind mit dieser oder jener genetischen Regelwidrigkeit auf die Welt zu bringen? Pubertierende, die sich vielleicht heute mit bangen Fragen an die Eltern wenden: »Warum habt ihr mich auf die Welt gesetzt?«, könnten ihnen vielleicht schon morgen Vorwürfe machen, daß sie mit dieser oder jener genetischen Ausstattung geboren worden sind. Solche Zweifel kamen Frauke immer wieder, als sie trotz einer bei ihrem Kind im Leib diagnostizierten Geschlechtschromosomenanomalie (Klinefelter-Syndrom) entschied, die Schwangerschaft fortzusetzen: »Was tue ich diesem Kind an, wenn ich es auf die Welt bringe? Wird er mit seiner Andersartigkeit umgehen können, oder verurteile ich ihn zum Unglücklichsein?« (Vgl. S. 301 ff.) Schon heute hat die Pränataldiagnostik den Blick, den wir in unserer Kultur auf die

Schwangerschaft werfen, verändert. Es gibt kein bedingungsloses Ja mehr zu einem »Fötus«; die schwangere Frau will ihn erst nach dem »Normalbefund« zu »ihrem Baby« machen. Dazu werden mit Zunahme der Diagnoseverfahren immer neue »Qualitätsstandards« eingeführt, die scheinbar erfüllt sein müssen, damit das heranwachsende Wesen auch akzeptiert und geliebt werden kann. Dabei sind diese »Standards« mehr vom aktuellen medizinischen Wissensstand und den Diagnosemöglichkeiten abhängig als vom Schweregrad einer Fehlbildung oder Krankheit. Schließlich deckt schon allein die heute routinemäßig betriebene Chromosomenanalyse keinesfalls nur schwerwiegende Krankheiten auf.

lieben
»Was tun Sie«, wurde Herr K. gefragt, »wenn Sie einen Menschen lieben?« – »Ich mache einen Entwurf von ihm«, sagte Herr K., »und sorge, daß er ihm ähnlich wird.« – »Wer? Der Entwurf?« – »Nein«, sagte Herr K., »der Mensch.«
(Bert Brecht, aus: Geschichten von Herrn Keuner)

Ein Beispiel: Eine 38jährige, das erstemal schwanger, erwartete so lange »ihr« Wunschkind, bis die routinemäßig durchgeführte Fruchtwasseruntersuchung bei ihrem ungeborenen Jungen eine sogenannte Geschlechtschromosomenanomalie (xyy) diagnostiziert hatte. Verzweifelt suchte sie in der 21. Schwangerschaftswoche die Bremer Beratungsstelle »CARA« auf: Die Diagnose habe sie schockiert, der Kontakt zum Kind in ihrem Leib sei völlig abgerissen. Sie fühle sich bedroht, seit Tagen träume sie nur noch von dunklen Gestalten, von Bankräubern und Killern. Der Hintergrund: Sie wußte, daß das »xyy-Syndrom« dank vorurteilsbeladener Forschung in den siebziger Jahren als »Verbrechersyndrom« charakterisiert worden war. Diese Einordnung ist bereits mehrfach wissenschaftlich widerlegt worden. Trotzdem hatte sie sich in der Phantasie dieser Frau festgesetzt; da half auch die Beratung durch einen Humangenetiker nichts, der, wie manche seiner KollegInnen auch, dieser Normabweichung nicht einmal mehr Krankheitswert zuschrieb. Die schwangere Frau glaubte mit dem Wissen um das genetische Muster ihres Kindes nicht leben zu können. Sie sagte: »Ich habe schreckliche Angst, dieses Kind nicht mehr lieben zu können.« Im sechsten Monat entschloß sie sich zu einem Schwangerschaftsabbruch.

> **Neues Anspruchsdenken**
> »Durch die Möglichkeit der vorgeburtlichen Untersuchung werden die Eltern immer höhere Ansprüche an die Gesundheit ihrer künftigen Kinder stellen und immer weniger bereit sein, Kinder mit genetisch bedingten Erkrankungen oder Fehlbildungen zu akzeptieren.« Dieser Aussage stimmten 16,7 % der Frauen völlig und 38,7 % mit Einschränkung zu.
> (Aus dem Technikfolgenabschätzungsbericht des Deutschen Bundestages)[12]

Pränataldiagnostik ist nicht nur ein Instrument zum Herausfiltern behinderter Kinder, sondern sie setzt auch neue Normen von Krankheit und Behinderung. Immer komplexere Phänomene wie Intelligenz, Alkoholabhängigkeit oder Schizophrenie werden genetisch verortet. Gene werden verantwortlich gemacht für dieses oder jenes Verhalten. So ging vor einiger Zeit die Meldung durch die Presse, daß das für Homosexualität verantwortliche Gen angeblich gefunden worden sei. Der nächste Schritt wird sein, einen post- und einen pränatalen Test zum Nachweis dieses Gens zu entwickeln. Und ohne Frage würden Schwangere ihren Fötus auch auf Homosexualität testen lassen. Reflektieren wir das geringe Ansehen, in dem Homosexuelle in unserer Kultur immer noch stehen, all die Vorurteile gegen sie, so ist zu befürchten, daß Föten mit vermeintlicher homosexueller Veranlagung künftig nicht mehr ausgetragen werden. Das gleiche könnte für Föten gelten, bei denen eine genetische Veranlagung für Brust- oder Darmkrebs gefunden worden ist. Ist es denn noch zu verantworten, ein Kind auf die Welt zu bringen, von dem man weiß, daß es irgendwann einmal an Brust- oder Darmkrebs erkranken könnte? Ist ein solches Schicksal den Eltern oder gar den Kindern zuzumuten? Und was ist mit Kindern, die nicht dem Schönheitsideal entsprechen? Kann man ihnen ein Leben in einer »Gesellschaft der Mageren« überhaupt zumuten? Im

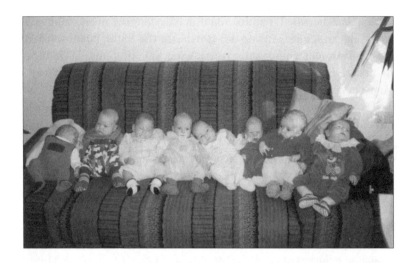

Rahmen einer Untersuchung, die die Soziologin Irmgard Nippert anstellte, meinten immerhin fast 20 Prozent der Frauen, sie würden die Schwangerschaft abbrechen, wenn bei ihrem Ungeborenen ein Gen für Übergewicht diagnostiziert werden würde. Dicke Kinder sind also bereits für ein Fünftel der Frauen nicht mehr akzeptabel.[13] Möglicherweise werden Menschen, die homosexuell und oder dick sind oder an Darm- oder Brustkrebs erkranken, ihre Eltern in Zukunft verklagen, weil sie lieber nicht auf die Welt gekommen wären. Fälle von sogenannten »wrongful-life«-Klagen sind inzwischen aus den USA und Australien bekannt geworden.

Genopoly

Vielfach erscheinen die Anstrengungen der WissenschaftlerInnen wie die Hatz nach dem letzten Puzzlestück, das die menschliche Existenz erklären könnte. Doch unser Wesen entzieht sich dem naturwissenschaftlich-materialistischen Blick. Zumal es sich mit den Genen so ähnlich verhält wie mit der Zwiebel: Neue Erkenntnisse führen zu neuen Fragen. Trotzdem, und das ist das Gefährliche, wird auf der Basis von Halbwissen und Einschätzungen, die auf

Vorurteilen beruhen, bereits heute massiv in das Leben eingegriffen. Ganz zu schweigen von der Botschaft, die durch einen solchen genetischen Determinismus erzeugt wird. Sie prägt unsere Haltung zu unserem eigenen Leben und zu dem unserer Nachkommen. Menschen werden bereits jetzt mehr und mehr durch ihre Gene definiert. Versicherungen, Arbeitgeber, werdende Eltern – alle wollen sie teilhaben an diesem Wissen, das das Schicksal des einzelnen angeblich voraussagen kann. Jeder will *sein* Risiko minimieren: Die einen fürchten um ihre Versicherungssummen oder die Lohnkosten, wenn ein Arbeitnehmer krank werden sollte, die anderen haben Angst vor der Belastung, der Kränkung oder dem Schmerz, die durch ein behindertes Kind entstehen könnten.

Die Entschlüsselung der Erbanlagen weckt immer neue Ansprüche an die Planbarkeit und Machbarkeit des menschlichen Lebens und schürt den menschlichen Größenwahn. Dabei ist es noch längst nicht entschieden, ob diese Technologie der Menschheit tatsächlich

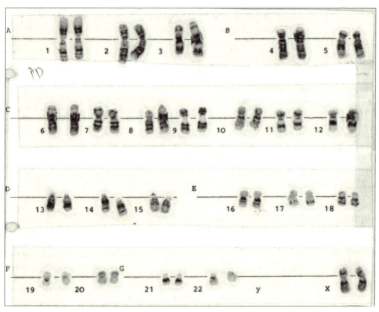

Normales Chromosomenbild eines Mädchens

nützt. Aber das ist auch sekundär. Wichtiger ist, daß einige damit Geld machen können. Gutes Geld. Das Geschäft mit den Genen blüht. Die Biotechnologie gilt als *die* Wachstumsbranche der Zukunft.[14]
Private Investoren freuen sich, wenn neue Krankheiten entdeckt und Anfälligkeiten im menschlichen Genom dingfest gemacht werden, und melden sie dann als Patent an. Stück für Stück oder, besser gesagt, Gen für Gen wird so der Mensch kapitalisiert. Vor allem in den USA ist das »Genfieber« ausgebrochen: »Es ist wie Monopoly«, beschreibt die Münchner Patentanwältin Cornelia Neidel-Stippler die Regeln der Landnahme im menschlichen Erbgut. »Man kauft eine Straße, und dann wartet man, bis einer drauftritt.«[15] Eine Umfrage unter Biotechnologiefirmen ergab, daß auch bei der Entwicklung neuer Gentests das Geschäft im Vordergrund steht. Das heißt: Für die Testentwicklung ist entscheidend, wie häufig eine Krankheit oder Anfälligkeit in der Bevölkerung vorkommt, und nicht, wie schwerwiegend sie ist; schon gar keine Rolle spielt dabei, ob sie therapierbar ist oder nicht.[16]

> **Genmode**
> »Die Genmode löst die bisherige Umwelt-Hysterie ab: Immer mehr Menschen träumen den Traum von der genetischen Verbesserung der menschlichen Eigenschaften. Eine grundsätzliche und populäre Genifizierung unseres Selbstverständnisses ist zu erwarten.«
> *(Aus: »Radar für Trends«, Zeitung für Führungskräfte in Industrie und Politik[17])*

Bereits heute hat die rasante Dynamik humangenetischer Forschung alle landläufigen Vorstellungen von Gesundheit oder Krankheit gesprengt. Inzwischen gibt es nicht nur Kranke, sondern auch »asymptomatisch Kranke«, also aktuell Gesunde, die eine genetische Zeitbombe in sich tragen, von der man annimmt, daß sie irgendwann einmal explodieren und damit zum Ausbruch der Krankheit führen könnte. Vielleicht ist die Frau dann 35 und hat Brustkrebs, der Mann 42 und erkrankt an Chorea Huntington, oder er ist schon 70 und bekommt Alzheimer. All das soll, glaubt man den WissenschaftlerInnen, in unserem Genom seit der Verschmelzung von Ei- und Samenzelle bereits eingekerbt sein und kann damit auch prophezeit werden.

So sorgte 1994 ein Genort auf dem Chromosom 17 für Schlagzeilen. Des Gens »BRCA1« (Breastcancer 1), das eine erbliche Form des Brustkrebs bedingen soll, wurde stolz verkündet, sei man habhaft geworden. In gelben Lettern stand es dann auch auf der Titelseite der Illustrierten »stern«. »Brustkrebs – Mütter vererben die Krankheit an ihre Töchter – Mediziner auf der Spur des gefährlichen Gens«[18]. Die Worte heben sich grell von den düster-grauen Konturen einer weiblichen Brust ab, die die dünnen Finger einer Frauenhand beinahe scheu berühren. Das Spiel des Fotografen mit Licht und Schatten siedelt die Szenerie in einem Zwischenreich an: nicht tot, aber auch nicht lebendig. Zwar sind bereits einige Monate später die Schlagzeilen durch neue Forschungsergebnisse relativiert worden, doch Angst und Unsicherheit haben sich in den Frauen erst einmal festgesetzt. Im übrigen ist die Relativierung von Schlagzeilen für die Publikumspresse generell wenig interessant. Die »facts« zählen, und stehen sie auch auf noch so wackeligen wissenschaftlichen Beinen oder waren gar konstruiert. Die wirtschaftlichen Erfolge der Gesundheitsindustrie wären ohne die Medien, die mehr oder weniger jeden Pups unkritisch als Super-Super-Neuigkeit verkaufen, nicht denkbar. Das Brustkrebsgen jedenfalls, so fand man inzwischen heraus, kooperiert auch mit anderen, bisher nicht erforschten Genorten. Außerdem könne es auch Darmkrebs auslösen, und überhaupt spiele dieses Gen nur bei etwa zwei Prozent aller Brustkrebserkrankungen und bei drei Prozent der Eierstockkarzinome eine Rolle. Zudem wird nicht jede Genträgerin im Laufe ihres Lebens an Krebs erkranken. Studien sprechen von einer sechzig- bis fünfundachtzigprozentigen Wahrscheinlichkeit.

Trotzdem: Schon jetzt blüht in den USA das Geschäft mit einem kombinierten Gentest, einem sogenannten Testkit für den Hausgebrauch, der angeblich vorhersagen kann, ob Mann oder Frau einmal an Brust-, Haut-, Darm- oder Schilddrüsenkrebs erkranken wird. »›Bei uns steht das Telefon nicht mehr still‹, freut sich Leslie Alexandrie, Vizepräsidentin der Firma OncoMed in Maryland über die explodierende Nachfrage ihrer neuesten Produktserie«, schreibt das Magazin »Focus«.[19] 800 Dollar kostet der DNA-Test von OncoMed für das erste Familienmitglied, 250 Dollar für jedes weitere. Ein rentables Geschäft also mit der Angst vor Krebs. Doch was nützt es zu wissen, daß man mit achtzigprozentiger Wahrscheinlichkeit an Brustkrebs erkranken wird, wenn bislang gar keine wirksame Therapie zur Verfügung steht? Auch die vorbeugende Amputation der Brüste, die vor allem von männlichen Ärzten in den USA empfohlen wird, ist keine Lösung, denn es ist noch nicht einmal erwiesen, daß dieser radikale Schnitt die Frau wirklich vor einem Krebsbefall schützt. Trotzdem soll auch in Deutschland nach dem erblich bedingten Brustkrebs gefahndet werden. Die Gesellschaft für Humangenetik: »Der eigentliche Nutzen kann gegenwärtig darin gesehen werden, daß einem Teil der aufgrund ihrer Familienanamnese belasteten Frauen die Sorge um die persönliche Gesundheit und die ihrer Töchter genommen werden kann.«[20] Und was ist mit den Frauen, bei denen sich die Befürchtung bestätigt und ein solches Gen gefunden wird? Die Antwort einer Heidelberger Forscherin: »Das ist nicht mein Problem als Wissenschaftlerin. Da müssen eben die betroffenen Frauen zur genetischen Beratung gehen.«[21]

Neue Entscheidungszwänge

MitarbeiterInnen der humangenetischen Beratungsstellen erleben täglich, in welche Entscheidungsnöte Menschen durch die Möglichkeiten der genetischen Diagnostik geraten können. Das mag auch der Grund dafür sein, daß einige HumangenetikerInnen sich inzwischen fragen, welche Geister sie da eigentlich gerufen haben? Um beim Beispiel Brustkrebs zu bleiben: Wie soll eine Frau, in deren Familie Brustkrebs häufiger vorgekommen ist, entscheiden? Soll sie sich testen lassen, um zu erfahren, ob sie das Brustkrebsgen in sich trägt? Soll sie damit das »Risiko« eingehen, von keiner Krankenversicherung aufgenommen zu werden, oder das, möglicherweise nicht einmal mehr einen Ehemann zu finden? Und kann sie es überhaupt noch verantworten, mit diesem Wissen ein Kind zu bekommen? Soll sie das Ungeborene vielleicht auch schon auf dieses Gen hin testen lassen und sich gegebenenfalls für eine Abtreibung entscheiden?

Verantwortungslos?

»Wir hatten bereits ein Kind, als wir erfuhren, daß mein Mann Risikoperson für Chorea Huntington war, beziehungsweise diese Krankheit auch schon hatte. Das war in einer Phase, als wir an ein zweites Kind dachten. Mein erster Gedanke, als ich von der Krankheit meines Mannes erfuhr, war: Mein Gott, wir hätten den Felix gar nicht bekommen dürfen. Nachdem ich dann ein bißchen länger darüber nachgedacht hatte, wurde mir klar, daß dies eine ganz grausame Haltung ist. Ich hatte das Gefühl, daß ich durch diese Idee auch meinem Mann seine Existenzberechtigung abspreche, denn letztlich wollten wir dieses Kind. Da war eben der Vater dieses Kindes, den ich geliebt habe. Und eigentlich war das Schlimmste, was passieren konnte, daß unser Kind aufgrund dieser Disposition genau wird wie sein Vater.

Als sich herausstellte, daß mein Mann krank war, wurde ich von einem Arzt gefragt, ob wir Kinder hätten. Da habe ich gesagt: ›Ja, wir haben ein Kind.‹ Er sagte, ich könne ja nichts dafür, hätte ja nichts ›davon‹ gewußt. Ich erwiderte: ›Ja sicher, wir wußten nichts davon, aber wir sind eigentlich entschlossen, trotzdem noch ein zweites Kind zu bekommen.‹ Er meinte dann, daß sei aber unverantwortlich und das gehe doch nicht, das Risiko sei viel zu hoch. Ich habe ihm erklärt, daß ich durchaus sehe, daß dieses Risiko sehr hoch ist, aber daß es auch sehr viele andere Risiken gibt. Mein Mann hat immerhin schon fast 40 Jahre ganz gesund und normal gelebt. Ich erklärte, daß ich einfach nicht einsehe, weshalb man nicht Kinder haben sollte, die vielleicht genauso werden wie er. Daraufhin winkte er nur ab und sagte, das seien halt philosophische Gedanken, über die man streiten könne. Das sei wahrscheinlich auch der einzige Grund, weshalb diese Dinge noch nicht gesetzlich geregelt seien. Mich erschreckt es, daß immer wieder so getan wird, als ob man eigentlich gesunde Menschen züchten kann, die ganz genau in ein Schema passen, und daß es verantwortungslos ist, ein Kind einfach so anzunehmen, wie es kommt.«[22]

Zwar gibt es heute noch keinen Gentest, der bereits vorgeburtlich klärt, ob der Fötus als erwachsene Frau irgendwann einmal an Brustkrebs erkranken könnte, doch es sind inzwischen pränatale

Tests verfügbar, mit denen sich bereits im Mutterleib prophezeien läßt, ob das Ungeborene im mittleren Alter eine bestimmte Krankheit, zum Beispiel die seltene und tödlich verlaufende Chorea Huntington, bekommen wird oder nicht. Wie soll das betroffene Paar in einem solchen Fall entscheiden? Ist das Leben bis zum 40. Lebensjahr nichts wert? Wie können die Eltern oder auch später das Kind mit dem Wissen um die bevorstehende Erkrankung leben? Und ist es überhaupt noch gesellschaftlich erwünscht, daß Familien, in denen solche Erbanlagen gegeben sind, Kinder bekommen?
Die Prophezeiungen der Genetik drängen dem einzelnen Menschen neue Fragen nach dem Sinn des Lebens auf, und die Entscheidungen werden mehr denn je zu Entscheidungen über Leben und Tod. Der Soziologe Ulrich Beck: »Die Menschen sehen sich immer mehr in Fragen hineingestellt, die frühere Kulturen und Religionen auf Gott und die Götter projiziert haben.«[23]

»Die organisierte Unverantwortlichkeit«[24]

»Wir bieten die Diagnostik nur an«, sagte eine Ärztin, die in einem großen Pränatalzentrum arbeitet. »Entscheiden, ob sie die Tests machen lassen wollen, müssen sich die Frauen selbst.« Ähnlich höre ich Frauenärzte sprechen, Humangenetiker, Genforscher. Alle bieten nur an. Keine(r) der ExpertInnen will für die Konsequenzen, die dieser genetische Markt der Möglichkeiten initiiert, geradestehen. Niemand will für die Selektion Behinderter und für die Zerstückelung unserer Selbstwahrnehmung verantwortlich sein. »Wir empfehlen nicht, wir bieten nur an«, sagt der Gynäkologe und Pränatalmediziner Wolfgang Holzgreve, der zur Zeit an der Entwicklung eines einfachen Bluttests arbeitet, dessen Ziel es ist, Embryonen bereits in der sechsten Schwangerschaftswoche genetisch zu testen.[25] Er und seine Kollegen wollen nicht akzeptieren, daß im diagnostischen Angebot selbst bereits ein Sog liegt, dieses Angebot auch wahrzunehmen. So ging es mit der Fruchtwasseruntersuchung und dem Triple-Test, so wird es auch mit dem frühen Bluttest gehen. Schließlich fällt diese Diagnose auf den zuvor bereiteten fruchtbaren Boden der Angst und Unsicherheit. Sie schlägt Wurzeln in einem gesellschaftlichen Klima, in dem die Geburt von behinderten Kindern zum »Risiko« erklärt worden ist und das Ausschließen solcher »Risiken« immer stärker als sozial verantwortliches Handeln verstanden und demzufolge auch erwartet wird. Einer jüngsten Umfrage zufolge will inzwischen schon fast die Hälfte aller Bürger die Pränataldiagnostik zur Pflicht in allen Schwangerschaften machen.

> »Sollten Gentests, die bislang überwiegend von Spätgebärenden in Anspruch genommen werden, auch anderen Frauen zur Pflicht gemacht werden, um spätere Krankheiten auszuschließen?«
>
> | | ja | nein | weiß nicht |
> |---|---|---|---|
> | Insgesamt | 38 % | 52 % | 10 % |
> | Frauen | 43 % | 47 % | 10 % |
> | Männer | 31 % | 58 % | 11 % |
>
> © DIE WOCHE, Quelle: FORSA, 1011 Befragte, Erhebungszeitraum:
> 10. und 11. Mai 1995
> Alle Angaben in Prozent

So wirkt der alte Ausspruch: »Jeder ist seines Glückes Schmied« bis in die eigenen Gene und vor allem bis in die der eigenen Kinder fort.

> »Wenn ich von meinem Arzt zu hören bekomme: ›Wenn Sie unbedingt ein mongoloides Kind oder sonst einen Pflegefall haben wollen, dann lassen sie die Untersuchung mal bleiben‹, was soll ich denn da noch machen?«**[26]

Wer hat diese Entwicklung zu verantworten? WissenschaftlerInnen, MedizinerInnen, PolitikerInnen – alle weisen die Verantwortung weit von sich. Die Mediziner wälzen sie auf die Juristen ab und berufen sich darauf, daß die schwangeren Frauen solche Technologie einfordern. Die schwangeren Frauen dagegen fühlen sich von den Experten zu den Untersuchungen gedrängt, von FrauenärztInnen,

Partnern, Umwelt. So wird der schwarze Peter hin- und hergeschoben, und währenddessen setzt sich der selektive Blick immer tiefer in den Gemütern der ZeitgenossInnen fest. »Vermieden wird damit die Auseinandersetzung darüber, wie wir eine Gesellschaft schaffen können, in der alle einen Platz haben«, sagt Margarete Kurmann von »CARA«.[27] Letzten Endes bleibt die Verantwortung bei der einzelnen Frau. Sie hat es zu verantworten, wenn das Kind krank zur Welt kommt, sie muß andernfalls aber auch mit ihrem eigenen Leib einen Schwangerschaftsabbruch vollziehen oder eine Fehlgeburt aushalten. Die angebliche »Autonomie der Entscheidung« privatisiert die Konflikte zu Lasten der Frauen. Neue Schuldzuweisungen entstehen. Doch dieser gesellschaftliche Zwang wird kaschiert durch die Betonung des Wörtchens »freiwillig«. Die behauptete Freiwilligkeit wird in solch einem Kontext zur Farce, während die moderne Medizintechnologie gnadenlos durchgesetzt wird.

> »Wenn mein Arzt sagt, ich solle das mal mit Vernunft betrachten, dann würde ich diese gute Diagnostik niemals ausschlagen, kann ich ihm doch nicht mit meinen Gefühlen kommen. Dafür hat der kein Verständnis.«**

»Autonomie der Entscheidung« für den einzelnen, »informationelles Selbstbestimmungsrecht« – diese Begriffe boomen mittlerweile ebenso wie der Bio-Tech-Markt. Gleichzeitig fühlen sich viele Menschen davon überfordert. Sie erfahren die angebliche Freiheit als eine Bürde, flüchten sich oft genug hilfesuchend in die Obhut eines Experten. In Zeiten wie diesen, da die ethische Verbindlichkeit mehr und mehr verlorengeht, haben Ethiker Konjunktur. Sie sind aufgerufen, das Wertevakuum zu füllen und damit das Individuum zu entlasten. Denn wenn auch die Machbarkeit und Planbarkeit des Lebens als kulturelles Ideal allgemein akzeptiert ist, so ist doch der einzelne von diesem Anspruch oft überfordert.

Ethik: Service fürs Gewissen

Vor allem in den angelsächsischen Ländern feiert die sogenannte Bioethik, die hierzulande noch eher skeptisch betrachtet wird, große Erfolge. Aber auch bei uns gibt es eine wachsende Zahl von WissenschaftlerInnen, die die Philosophie in den Dienst moderner Technologien stellen wollen. Damit, hoffen sie, ließe sich die Akzeptanz gegenüber der Transplantationsmedizin genauso fördern wie die gegenüber der Reproduktions- und Gentechnologie. Philosophie wird zu einer »Servicedisziplin«, die, so der Ethiker Hans Martin Sass, »hilft, mit genetischen Risiken oder gesellschaftlichen Herausforderungen moderner Technik verantwortlich umzugehen«.[28] – »Die Nachfrage nach Ethik«, heißt es zum Beispiel in einem Antrag an die Deutsche Forschungsgemeinschaft (DFG) »ist keine vorübergehende Mode, sondern Ausdruck einer objektiv bedingten Unsicherheit in den Werten und Leitvorstellungen.«[29] Der technologische Fortschritt verlange es, Begriffe wie Leben, Tod, Organismus, Person, Mensch, Leiden neu zu definieren. Es mußten Kategorien gefunden werden, mit deren Hilfe Gesundheit, Lebensqualität, Zumutbarkeit, Menschenwürde und Normalität beurteilt werden könnten. Der Theologe Markus Barth kritisiert diese neuerliche »Benennungskunst« der Bioethiker als »Begriffsvalium«, das vor allem der Beschwichtigung diene, anstatt die Täuschungen, Tricks und Tarnungen der modernen Medizin zu entlarven. So heißt »ungefragter Organklau« inzwischen »Informationslösung«; vorgeburtliche Selektion wird zur »aktiven Vorbeugung«; atmende, sterbende Menschen sind »Leichen mit Herzschlag«; und die Zerstückelung frühen menschlichen Lebens wird als »verbrauchende Embryonenforschung« bezeichnet.[30] Mit neuer Bedeutung verknüpfte beziehungsweise neu kreierte Begriffe sollen dem einzelnen die Entscheidungen im Grenzbereich zwischen Leben und Tod erleichtern, Nicht-Entscheidbares entscheidbar machen. Die Bioethiker wollen rationale Handlungsanleitungen, quasi Gebrauchsanweisungen an die Hand geben und so Zweifel und Ängste vertreiben. Lebenserfahrung, Intuition und Gemeinsamkeit haben in einem solchen Menschenbild keinen Platz mehr.

Von der Auslese zur Idee der Machbarkeit

■ Weder die gesellschaftliche Dynamik, die die Einführung einer Technologie, wie die vorgeburtliche Diagnostik es ist, möglicherweise auslösen könnte, noch ihre Auswirkung auf das Schwangerschaftserleben interessierten die MacherInnen, als sie die Methoden in den siebziger Jahren etablierten. Erst 20 Jahre später, Anfang der Neunziger, als der genetische Check-up zumindest bei Schwangeren über 35 zum festen Bestandteil der Schwangerenvorsorge geworden war, gab der Deutsche Bundestag eine Technikfolgenabschätzung der Genomanalyse in Auftrag. Inzwischen sieht auch der Gesetzgeber Handlungsbedarf, um Bedingungen für einen verantwortlichen Umgang mit den neuen genomanalytischen Möglichkeiten zu schaffen. Alles scheint sich um die Frage zu drehen: Wie komme ich zu einer »informierten Nutzerin« beziehungsweise einem »informierten Nutzer«?[31] Dieses sogenannte »informationelle Selbstbestimmungsrecht« scheint die vorgeburtliche Auslese inzwischen zu rechtfertigen. »Doch«, so Therese Neuer-Miebach von der Marburger Lebenshilfe für geistig Behinderte, »auch sehr viele, sehr verantwortliche Einzelentscheidungen führen zu einem langsamen Wandel des gesellschaftlichen Klimas. Und dann verändert sich auch der Umgang mit Behinderten.«[32]

Die Etablierung der vorgeburtlichen Diagnostik

Die Risiko-Präventions-Kampagne begann in den siebziger Jahren. Humangenetiker starteten regelrechte Werbefeldzüge, lenkten die Aufmerksamkeit der Medien auf den medizinischen »Fortschritt«, klärten ärztliche Kollegen über die Pränataldiagnostik auf und proklamierten nicht zuletzt das Recht von Eltern, über den aktuellen

Wissensstand der pränatalen Medizin informiert zu sein.[33] Milliarden öffentlicher Mittel flossen in den Aufbau humangenetischer Beratungsstellen und in die Etablierung der medizinischen Methoden pränataler Diagnostik.[34] Sogar die »Lebenshilfe«, eine Selbsthilfeorganisation von Eltern geistig Behinderter, die inzwischen vorgeburtlicher Diagnostik eher skeptisch gegenübersteht, unterstützte damals den Aufbau humangenetischer Beratungsstellen, und die »Aktion Sorgenkind« finanzierte in Sonderprogrammen die Ausbildung genetischer Berater.

Das gesamte Programm wurde als Riesenerfolg verbucht: Eine große Anzahl von Wissenschaftlern und Ärzten hatte zwischen 1970 und 1979 gelernt, Fruchtwasser zu entnehmen und zu untersuchen; 13000 Schwangerschaften waren »gescreent« worden; die Amniozentese bewährte sich in den Augen von Humangenetikern und Ärzten als relativ verläßliche und risikoarme Methode vorgeburtlicher Diagnostik.[35] Nach und nach wurden gesellschaftliche Rahmenbedingungen geschaffen, die die vorgeburtliche Diagnostik auch einer breitgestreuten Klientel schwangerer Frauen verfügbar machten: Labors und humangenetische Beratungsstellen wurden eingerichtet, ab 1975 übernahmen die gesetzlichen Krankenkassen die Kosten für die Fruchtwasseruntersuchung. Damit war eine Technik eingeführt, die Grenzen sprengte, die bis dahin als unantastbar galten. Sie spaltete die schwangere Frau von ihrem Kind im Bauch ab, sie führte fötale Qualitätskriterien ein, die sich an diagnostischer Machbarkeit und nicht an der Schwere von Krankheiten oder Fehlbildungen orientierten; sie schrieb nicht Heilung auf ihre Fahnen, sondern vorgeburtliche Selektion. Anfangs bewegte sie sich damit noch in der Illegalität, denn Schwangerschaftsabbrüche waren nur bei körperlicher Gefährdung der Mutter erlaubt. Erst mit der Liberalisierung des Paragraphen 218 (1976) wurde die »eugenische Indikation« eingeführt, die den Abbruch einer Schwangerschaft bei einer diagnostizierten Fehlbildung des Kindes bis zur 24. Schwangerschaftswoche (nach letzter Regelblutung) erlaubte. Ganz offensichtlich handelte es sich bei der Fristsetzung um ein Zugeständnis an die Fruchtwasseruntersuchung, bei der Befunde erst etwa um die 20. Woche verfügbar waren. 20 Jahre hatte sich diese Praxis gehalten, »eugenisch« wurde beschönigend mittlerweile als »kindliche Indikation« bezeichnet, so als wolle das potentielle Kind diesen Abbruch. Seit 1.7.1995 ist nun die »eugenische Indikation« in die »medizinische Indikation« integriert worden. Eine Fristsetzung wurde abgeschafft, das heißt, ein Abbruch der Schwangerschaft ist faktisch bis zur Geburt möglich. Damit reagiert der Gesetzgeber auf die Normalisierung der pränatalen Diagnostik. Ein eugenisch motivierter Abbruch wird inzwischen als medizinisch notwendig gerechtfertigt; nicht mehr das behinderte Kind soll fortan der Grund für einen Abbruch sein, sondern die Psyche der Mutter, die damit überfordert ist.

Humangenetik – ein Rückblick

Die Möglichkeiten vorgeburtlicher Diagnostik bescherten den westdeutschen HumangenetikerInnen ein glorreiches Comeback. Die wissenschaftliche Disziplin Humangenetik, vormals Rassenhygiene genannt und nach dem Krieg wegen ihrer Verbrechen während des Nationalsozialismus ins gesellschaftliche Abseits gedrängt, wurde plötzlich wieder salonfähig. Diesmal als medizinische Disziplin, die vorgab, einen positiven Einfluß auf die Gebärfreudigkeit der Deutschen zu haben. So schrieb 1978 der Münchner Humangenetiker Jan Murken, »daß es derzeit kaum eine stärkere geburtenfördernde Maßnahme gibt als die pränatale Diagnostik«.[36] Man unterbreitete das verlockende Angebot, präventiv und individuell Leiden verhindern zu helfen.

Für ein solches »Projekt« mußte der Staat als Geldgeber gewonnen werden. Ganz in der Tradition unseres ökonomischen Systems versuchten HumangenetikerInnen die Öffentlichkeit von der Wirtschaftlichkeit humangenetischer Prävention zu überzeugen. Man machte Kosten-Nutzen-Rechnungen, wies darauf hin, was dem Staat an Kosten erspart bleibe, wenn er geschädigte Kinder mit Hilfe humangenetischer Beratung verhindern helfe. Viele Aussagen aus jener Zeit erinnern in Sprachgebrauch und Zielsetzung an die Zeit des Faschismus. Wie einst im großangelegten Euthanasieprogramm der Nationalsozialisten[37] ging es wieder einmal um die Beseitigung »unnützer Esser«. G. G. Wendt, Initiator der ersten humangenetischen Beratungsstelle in Marburg: »Die gegenwärtige Situation der Behindertenhilfe läßt sich vergleichen mit der Situation eines Menschen, der sich mit wachsendem Eifer bemüht, das Wasser aus einem Keller zu schöpfen, der aber überhaupt nicht daran denkt, zugleich die defekte Wasserleitung, so gut das geht, zu verstopfen. Aus dieser defekten Wasserleitung kommt der tägliche Zustrom an Kindern, die mit einer Behinderung geboren werden. Man kann doch nicht vernünftig bezweifeln, daß eine Drosselung der Zahl Neugeborener mit einem genetischen Defekt oder einer exogenen Behinderung unser Problem höchst wirksam an seinem Ursprung angehen würde.«[38]

Wer so etwas liest, fragt sich, warum sich nicht gleich in den siebziger Jahren mehr Protest gegen diese Idee von der genetischen Prävention regte und warum die humangenetischen »Wohltäter« so wenig öffentliches Mißtrauen provozierten.[39] War das eugenische Denken so im Alltäglichen verwurzelt, daß die Entwürfe dieser Wissenschaft gar nicht auffielen? Oder war die Öffentlichkeit so beeindruckt von den sich eröffnenden Möglichkeiten moderner Genetik, daß sie die eugenischen Anklänge überhörte und die Beteiligung dieser Disziplin an der von den Nationalsozialisten praktizierten Politik der Ausmerzung schlichtweg verdrängte? Erst Anfang der achtziger Jahre fingen KritikerInnen vor allem aus der Behindertenbewegung an, Fragen nach persönlicher und geistiger Kontinuität in der Humangenetik zu stellen und diesen Wissenschaftszweig als Instrument sozialer Kontrolle zu charakterisieren. Die Humangenetik wurde beschuldigt, behindertes Leben wieder einmal leichtfertig oder mit Kalkül zur Disposition zu stellen (mehr dazu in dem Beitrag von Anne Waldschmidt, S. 333 ff.).

Inzwischen sehen die meisten bundesdeutschen HumangenetikerInnen in der genetischen Beratung keine Sozialtechnologie mehr, die durch direkte staatliche Maßnahmen das Fortpflanzungsverhalten von familiengeschichtlich Belasteten regeln will. Einige HumangenetikerInnen distanzieren sich inzwischen sogar ausdrücklich von eugenischem Gedankengut und rücken die Bedürfnisse der einzelnen Frau oder Familie in den Mittelpunkt ihrer Bemühungen.[40] Mittlerweile erübrigt sich auch der Druck, der noch vor 30 Jahren notwendig war, um »Erbkranke« *generell* von ihrer Fortpflanzung abzuhalten, denn heute ist eine gezieltere Selektion von Föten nach genetischen Kriterien möglich.

> **Pränatale Euthanasie**
>
> »Vor 50 Jahren hatten wir etwas, das als Vernichtung unwerten Lebens deklariert wurde. Auch heute gibt es die Tendenzen in Richtung pränataler Euthanasie. Nicht bei den Humangenetikern, die natürlich jetzt über die genetische Beratung in das individuelle Schicksal einsteigen. Dort ist diese Einstellung sicher die Ausnahme, soweit ich das aus persönlicher Erfahrung und Gesprächen kenne. Aber das sind Auffassungen, die mir aus Kreisen von Klinikern immer wieder entgegenschlagen, oft nur leicht bemäntelt. Aber in ihrem Effekt und in ihrer Tendenz ganz klar, hier haben wir den Zugriff, und jetzt eliminieren wir da – Punkt! Warum eliminiert man es denn? Weil man nicht die Frau fragt, ob sie das ertragen kann oder nicht, sondern weil es stört. Warum stört es? Weil es nicht in dieses Schema reinpaßt, dieses ›unsägliche Leid‹.«
>
> *(Walter Vogel, Humangenetiker, Ulm)*[41]

Die Sozialwissenschaftlerin Anne Waldschmidt, seit Jahren in der Behindertenbewegung aktiv, steht dieser Trendwende in der bundesdeutschen HumangenetikerInnenszene skeptisch gegenüber. Schließlich seien es die HumangenetikerInnen gewesen, die die eugenisch-präventive Beratung und Diagnostik auf- und ausgebaut hätten: »Jetzt, wo sich diese selektive Praxis etabliert hat, können Humangenetiker natürlich leicht behaupten, sie hätten mit diesem eugenischen Gedankengut nichts im Sinne.«[42]

Tatsächlich haben HumangenetikerInnen diese Bedürfnisse erst geschaffen, und sie waren es auch, die die Screeningverfahren zumindest für Schwangere ab 35 propagiert haben. Damit haben sie eine Entwicklung initiiert, die zumindest einige unter ihnen inzwischen kritisch beurteilen. Zum Beispiel der Rostocker Humangenetiker Prof. Pelz: »Durch Screening findet selektive Eugenik statt. Heute, nach 20 Jahren Pränataldiagnose, nehme ich einen ganz konservativen, klassisch genetischen Standpunkt ein. Wir sollten die Pränataldiagnostik nur durchführen, wo entweder lebenserhaltende Therapie davon abhängt oder wo genetisch ein Proband existiert mit einer sicheren Diagnose.« Manche HumangenetikerInnen haben in den letzten Jahren behauptet, daß vor allem die Frauen die eugenische Einstellung an sie herantrügen, wohingegen sie selbst gegenüber Behinderungen sehr viel toleranter seien. Untersuchungen zeigen, daß das nicht zutrifft: Die Einschätzungen der befragten Frauen und der HumangenetikerInnen decken sich in Sachen Schwangerschaftsabbruch aus eugenischer Indikation weitgehend: So würden zum Beispiel in der Diagnose »Down-Syndrom« 69,6 Prozent der Humangenetiker einen Grund für einen Schwangerschaftsabbruch sehen, aber nur 60,8 Prozent der befragten Frauen.[43] Trotzdem meint der Münchner Humangenetiker Murken: »Die Vorstellung eines allgemeinen Screenings auf Behinderung, die Vorstellung, daß Risikogruppen durch das Screening neu geschaffen werden, ist mir unbehaglich... Die Absicht einer Verringerung der Zahl von Kindern mit Down-Syndrom fänd' ich eine Katastrophe, weil das das grundsätzliche Umdenken brächte, das wäre dann die konzertierte Aktion zu Verhütung Behinderter, und das würde das gesellschaftliche Denken verändern, wie es unter keinen Umständen hinnehmbar wäre.«[44]

Nun, dieses Umdenken hat bereits stattgefunden! Spätestens seit die Pränataldiagnostik in die Gynäkologenpraxen Einzug gehalten hat, sind die Indikationen immer mehr ausgeweitet worden. Inzwischen werden pränatale Tests potentiell allen Schwangeren angeboten, und zwar unabhängig vom Alter. Vor allem durch die Entwicklung von Techniken, die auch für den niedergelassenen Gynäkologen handhabbar sind, hat das genetische Durchchecken Schwangerer in den letzten Jahren einen enormen Aufschwung genommen. Immer mehr beherrschen die Mechanismen des freien Marktes die genetische Selektion. Die meisten Pränataldiagnosen werden inzwischen ohne Beratung durchgeführt, viele sogar, ohne die Frau vorher medizinisch fundiert aufzuklären. Einige HumangenetikerInnen mögen das mit Sorge sehen, doch längst machen ihnen die FrauenärztInnen den Platz streitig.

Die Gynäkologisierung der Pränataldiagnostik

»Pränataldiagnostik ist heute bereits eine Routineuntersuchung, die im Bewußtsein der Frauen gar nichts mehr mit Genetik zu tun hat«[45], so die Erfahrung eines genetischen Beraters. Im Sprechzimmer des niedergelassenen Gynäkologen stehen diese Tests in einem anderen Bedeutungszusammenhang und werden von den Frauen auch anders wahrgenommen: Pränataldiagnostik verliert den Geruch der Selektion, den viele im Zusammenhang mit der Humangenetik noch assoziieren. Als Instrument der Schwangerenvorsorge werden die Untersuchungen gleichsam neutralisiert und ähnlich wahrgenommen wie ein Urin- oder Bluttest. Die schwangeren Frauen nehmen sie nicht mehr als Werkzeug der Auslese wahr, sondern mehr und mehr als Beschwörung: Damit es ein gesundes Baby wird!

»Mal schauen, ob alles in Ordnung ist!« Dieser Satz, der die Schwangere neun Monate lang begleitet, hat sich inzwischen wie selbstverständlich auch auf die genetische Disposition des Ungeborenen ausgedehnt. Wie genau die invasiven Methoden der Pränataldiagnostik in das Risikokonzept der Schwangerenvorsorge eingepaßt worden sind, zeigt sich daran, daß es nicht mehr, wie noch vor ein paar Jahren, allein die Mittelschichten sind, die diese Diagnostik beanspruchen – heute wird sie von allen Frauen wahrgenommen. Diese hohe Akzeptanz verdankt sie vor allem der »PR-Arbeit«, die niedergelassene ÄrztInnen geleistet haben.

> »Ich möchte die Untersuchung machen lassen, habe aber Angst vor der Entscheidung. Wenn der Arzt die Entscheidung treffen würde, wäre es leichter. (...) Ich bin da noch sehr unsicher. Ich habe keine Angst vor dem Eingriff; wenn es auch weh tut, es geht vorüber. Ich bin noch nicht ganz sicher – ich habe wahnsinnige Angst, wenn das Baby krank ist, daß ich vor die Wahl gestellt werde, jetzt muß ich entscheiden.«
>
> *(Kinderpflegerin, 40 Jahre)**

Daß diese PR-Maßnahmen so wirkungsvoll sein konnten, verwundert nicht, da gerade Schwangere durch die regelmäßigen Untersuchungen »mehr als alle anderen Bevölkerungsgruppen dem ärztlichen Zugriff ausgesetzt sind«, schreibt die Soziologin Irmgard Nippert in ihrem Gutachten für den Deutschen Bundestag. So suchen zum Beispiel, der westfälischen Pränatalstudie zufolge, inzwischen 92 Prozent aller Frauen bis zur 16. Schwangerschaftwoche einen Frauenarzt auf.[46] Frauenärzte definieren, was Frauen in der Schwangerschaft zu tun oder zu lassen haben. Sie sind – neben dem Partner – zum wichtigsten Bezugspunkt der schwangeren Frauen geworden, zumindest, was die Inanspruchnahme der Pränataldiagnostik anbelangt: Bei 63,9 Prozent der Frauen, die die Diagnostik in Anspruch genommen hatten, hatte der Rat des Frauenarztes den Ausschlag gegeben.[47]

> »Hätte ich bloß mit der Pille früher aufgehört. (...) Wäre ich ein halbes Jahr jünger, wäre das alles gar nicht zur Sprache gekommen. Ich habe gehofft, daß die Frauenärztin es nicht sagt, aber sie hat es gesagt und mich in die Zwickmühle gebracht. (...) Es ist ein schwerer Entschluß. (...) Ich bin sehr verwirrt.«
>
> *(Erzieherin, 35 Jahre)**

Dieser Verantwortung werden nur wenige GynäkologInnen gerecht. Die meisten informieren nur bruchstückhaft. Emotionale Implikationen dieser Untersuchungen, Auswirkungen auf den weiteren Verlauf der Schwangerschaft oder die Konsequenz einer späten Abtreibung werden nur selten thematisiert. Für Zweifel und Ängste von Frauen ist in der GynäkologInnenpraxis vielfach weder Zeit noch Raum. Die Beratungen gleichen oft eher Handlungsanweisungen als Hilfestellungen für eine Entscheidungsfindung. »Er hat mir eine Überweisung für die Klinik geschrieben, und damit hat es sich gehabt«, erzählt eine Schwangere, und eine andere: »Eine Frau – in Ihrem Alter – unbedingt. Ab 35 *muß* man das machen.«[48] Und eine 32jährige: »Ich dachte, ich wäre vor der Entscheidung, Fruchtwasseruntersuchung ja oder nein, aufgrund meines Alters geschützt. Jetzt bin ich völlig durcheinander, weil die Ärztin sie mir ans Herz gelegt hat.«

Die Altersindikation: Magische Grenze 35 ?
Jeder Frau über 35 sollen GynäkologInnen und HumangenetikerInnen zum fötalen genetischen Check-up raten. So steht es in den Mutterschaftsrichtlinien. Ab diesem Alter werden generell die Kosten für die Untersuchung von der Krankenkasse übernommen. Begründet wird diese Empfehlung mit dem angeblich ab 35 erhöhten Risiko von Chromosomenanomalien. Untersuchungen zeigen, daß im wesentlichen nur die Möglichkeit, ein Kind mit Down-Syndrom zu bekommen, statistisch mit dem Alter zunimmt. So haben bereits 28jährige geringfügig mehr Risiko als 20- oder 18jährige, und 35jährige mehr als 30jährige. (Auf die Entwicklung anderer Chromosomenanomalien hat das Alter der Mutter dagegen nur geringen Einfluß.) Aber das sind Unterschiede, die statistisch sehr gering sind, und trotzdem entwickeln Frauen, zumindest seit es das Angebot pränataler Diagnostik gibt, ab 35 zunehmend mehr Ängste als Frauen, die 32 oder 34 sind. Sie glauben an ihre sprunghaft gestiegene Anfälligkeit für Down-Syndrom; das »Risiko« wird in der Regel weit überschätzt. Dabei ist die »magische Grenze 35« eine willkürliche Grenzziehung, hochgerechnet aus einem durchschnittlichen Fehlgeburtsrisiko nach Amniozentese (nicht nach Chorionbiopsie; bei dieser Methode liegt die Fehlgeburtsgefahr um ein Vielfaches höher) von etwa 1 Prozent, dem statistischen Risiko für eine Chromosomenanomalie, das unter 1 Prozent liegt, bundesdeutscher Laborkapazität und natürlich einer Kosten-Nutzen-Rechnung. Im Klartext: Ab welcher Altersgrenze kann man mit wenig Aufwand am meisten Kinder mit Down-Syndrom herausfiltern? Doch inzwischen, da neben dem Alter durch den Triple-Test noch andere Parameter zur Verfügung stehen, spielt die Altersindikation eine immer geringere Rolle. Das ist ganz im Sinne von vielen GynäkologInnen, denen die Altersindikation zu wenig effektiv war: Schließlich werden nur 30 Prozent aller mongoloiden Kinder von Frauen geboren, die 35 Jahre oder älter sind. »Kann man denn den Jüngeren zumuten, Down-Syndrom-Kinder zu gebären?« fragt der Chefarzt einer Frauenklinik.[49]

Häufigkeit der Trisomie 21

Mütterl. Alter (bei Geburt)	bei Geburt	2. Drittel der Schwangerschaft
20	1:1734	1:1231
25	1:1250	1:887
30	1:965	1:685
34	**1:496**	**1:352**
35	1:386	1:274
36	**1:300**	**1:213**
38	1:200	1:150
40	1:110	1:74
42	1:75	1:50
49	1:11	1:8

(Quelle: Zentralbe Gynakol 116 (1994))

Der »harmlose« Triple-Test: Einstieg in die invasive Diagnostik

Ursprünglich sollte der Test Anfang der Neunziger unter dem Namen »Feto-Check« auf den deutschen Markt kommen. Doch das klang manchen dann doch zu reißerisch, und so wurde er neutraler »Triple-Test« genannt, nach den drei Parametern, die im mütterlichen Blut gemessen und mit Hilfe eines Computerprogramms hochgerechnet werden. Damit kann das individuelle Risiko einer Frau, daß ihr Ungeborenes eine Chromosomenanomalie aufweist, statistisch berechnet werden. Der Test kann erst ab der 16. Schwangerschaftswoche durchgeführt werden, und für viele Frauen ist er der Einstieg in die invasive Diagnostik. Er ist lediglich eine Wahrscheinlichkeitsberechnung, bei der ab einer bestimmten statistischen Grenze (1:385) eine Fruchtwasseruntersuchung zur Abklärung des Befundes empfohlen wird. Viele Befunde sind falschpositiv, das heißt, sie zeigen ein erhöhtes Down-Syndrom-Risiko an, das sich dann durch die Fruchtwasseruntersuchung nicht bestätigt (siehe S. 166).

Beunruhigung durch den Triple-Test

»Ich habe nicht gewußt, was da gemacht wurde. Gar nichts. Die Arzthelferin hat angerufen, ich soll kommen, weil die Blutwerte schlecht sind. 1:190, hat sie am Telefon gesagt. Das war schlimm... Ich habe einen Schock gekriegt. Mongolismus... Fremdworte hat sie gebraucht. Ich hab' dann in den Duden geguckt. Hab' einen Schlag gekriegt. Der Doktor hat gesagt, die Blutwerte sind schlecht, und ich sollte unbedingt in die Kliniken zur Untersuchung... Aber meine Blutwerte waren immer etwas schlecht.«

(Arzthelferin, 21 Jahre, Indikation: Risiko für Morbus Down 1:190)*

Zügig wurde der »Triple-Test« von vielen FrauenärztInnen in die normale Vorsorge aufgenommen. Freilich gab es anfangs auch kritische Stimmen unter den MedizinerInnen, die einen solchen Test für unverantwortlich hielten. Ein Laborarzt warnte sein KollegInnen angesichts der hohen Rate an falsch-positiven Befunden und der vielen Fehlerquellen (zum Beispiel muß der Tag der Empfängnis exakt bekannt sein)[50]. Die Frauenärztin Edith Bauer wollte durch vage Wahrscheinlichkeitsberechnungen nicht noch mehr Unruhe in die Schwangerschaft bringen. Auch der »Berufsverband Medizinische Genetik« und die »Deutsche Gesellschaft für Gynäkologie und Geburtshilfe« plädieren für ein Moratorium.[51]

»Mir ist alles durch den Kopf gegangen. (...) Ich hatte mich so sehr auf das Kind gefreut, hatte schon Vorbereitungen getroffen, und dann soll alles weg sein? Ich hab' kaum geschlafen in der Nacht.«

(Auszubildende, 22 Jahre, Indikation: Risiko für Morbus Down 1:110)*

Doch der Berufsverband der Frauenärzte als Interessenvertretung der Niedergelassenen, kümmert sich nicht um diese Argumente. Statt einer Bedenkzeit forderte er die Krankenkassen auf, den »Triple-Test« künftig als Serviceleistung allen Schwangeren zu bezahlen.

FrauenärztInnen scheuen sich auch nicht mehr, eugenische Argumente wieder ins öffentliche Gespräch zu bringen. Der Verbandsvorsitzende Koschade: »Wenn 60 % (der Föten mit Down-Syndrom) entdeckt werden, ist die Kosten-Nutzen-Relation im Gegensatz zu anderen Dingen enorm hoch.«[52] Von der Abtreibung der Ungeborenen mit Down-Syndrom wird in der Kalkulation des Verbandspräsidenten selbstverständlich ausgegangen. Die Frage ist, für wen sich der Triple-Test wirklich lohnt. Der Bremer Laborarzt Prof. Kövary: »Für diejenigen, die das Geld verdienen, lohnt es sich bestimmt. Immerhin kostet der Triple-Test zwischen 150 und 200 Mark.«[53]

Viele FrauenärztInnen haben den »Triple-Test« eingeführt, ohne das System dieses Tests selbst richtig verstanden zu haben und ihn korrekt handhaben zu können.[54] Häufig wird die Blutuntersuchung durchgeführt, ohne daß die schwangeren Frauen über die Bedeutung des Tests überhaupt aufgeklärt worden sind. Ute, die ihre Geschichte im 5. Kapitel erzählen wird: »Die Frauenärztin hat Blut abgenommen wie immer. Ich dachte, das gehört zur Routine. Hinterher hat sie mich dann angerufen und gesagt, daß ich wahrscheinlich ein Kind mit Down-Syndrom bekomme. Aber ich sollte das vorsichtshalber mit einer Fruchtwasseruntersuchung nochmals abklären lassen.« So wie Ute geht es inzwischen vielen Schwangeren. Viele wissen nicht, daß ein positiver Befund beim Triple-Test keinesfalls bedeutet, daß sie tatsächlich ein chromosomengestörtes Kind erwarten (so wie sie auch nicht wissen, daß ein negativer Befund keineswegs ein gesundes Kind garantiert). Die Zahl der durchgeführten Amniozentesen ist nach der Einführung des Triple-Tests sprunghaft in die Höhe geschnellt. So wurde zum Beispiel in Münster bereits 1992 (dem Jahr, in dem der Test eingeführt wurde) in zehn Prozent der Fälle nur deshalb eine Amniozentese gemacht, weil der Triple-Test ein erhöhtes Risiko für Down-Syndrom angezeigt hatte. Das Durchschnittsalter der Frauen lag bei 29,3 Jahren.[55]

> »Der Gynäkologe hat mir gesagt, es sei eine relativ neue Untersuchung. Die würde jetzt immer gemacht, generell bei der Vorsorgeuntersuchung... eine Routineuntersuchung. Er hat gesagt, man könne daran erkennen, ob das Kind gesund ist oder nicht.
> Er hat schon gesagt, daß man feststellen könnte, ob Mongolismus oder offene Stellen da sind, bevor er Blut abgenommen hat. Aber gestern war ich so durcheinander, daß ich nicht mehr genau hingehört habe. Ich habe erwartet, daß ich bestätigt bekomme, daß alles in

Ordnung ist, daß das Kind gesund ist. Ich kann die Schwangerschaft gar nicht so in Ruhe erleben. Die erste Schwangerschaft habe ich viel mehr genossen.«
(Reno-Gehilfin/Hausfrau, 30 Jahre, Indikation: Risiko für NTD, neurotubulärer Defekt 1:40)*

»Ist der Wert sehr belastend? Ist er kritisch?«
»Wie wird ein Abbruch eingeleitet? (...) Ich würde ganz gern wissen: Wie lange braucht das Kind, bis es wirklich tot ist? (...) Das muß man auch wissen.«
(Zahnärztin, 32 Jahre, Indikation: Risiko für Morbus Down, 1:270)*

»Wenn im Ultraschall keine Auffälligkeiten sind, dann ist für mich sowieso klar, daß wir nichts machen. Dann wird sich auf das Baby gefreut. (...) Und das will ich ihr jeden Tag einbleuen.«
(Ehemann)*

Der Trend zum pränatalen Gen-Screening

»Die Bevölkerung hat den *Anspruch* auf eine Trisomie-21-Diagnostik und auf eine Unterbrechung bei einem solchen Befund«, meint ein niedergelassener Gynäkologe. Er steht mit dieser Meinung nicht allein da. FrauenärztInnen wünschen sich, so ergab die Untersuchung im Auftrag des Deutschen Bundestages, daß künftig alle Schwangerschaften auf Chromosomenstörungen hin gescreent werden sollten.[56] Voraussetzung wäre, daß ein Verfahren entwickelt wird, das eine genetische Selektion im Mutterleib früher als der »Triple-Test« ermöglicht und mit möglichst wenigen Risiken verbunden ist. Weltweit arbeiten einige Wissenschaftlerteams mit Volldampf an einer solchen Methode. In Deutschland ist eine Arbeitsgruppe um den Gynäkologen Holzgreve dabei, einen solchen Bluttest zu entwickeln, der im ersten Schwangerschaftsdrittel angewandt werden kann und bei dem im Blut der Mutter gezielt nach verdächtigen Fötalzellen gesucht wird. Das Verfahren (kurz FISH-Diagnostik genannt) ist inzwischen zwar patentiert, doch seine Entwicklung ist noch lange nicht ausgereift: Einmal muß der Schwangeren relativ viel Blut entnommen werden, dann klappt die

Isolierung der Zellen nicht richtig, die Auswertung des Tests dauert einige Wochen, und darüber hinaus wird etwa ein Drittel der Fälle, in denen das Ungeborene tatsächlich eine Chromosomenanomalie hat, nicht entdeckt. Grund genug für die AutorInnen einer internationalen Studie, in deren Rahmen 73 000 Schwangere getestet worden sind, zu dem Schluß zu kommen: »Wegen der hohen falsch-negativen Rate ist FISH für den Routineeinsatz nicht geeignet.«[57]
Trotz dieser erheblichen technischen Schwierigkeiten glauben oder hoffen viele MedizinerInnen, daß in naher Zukunft eine routinemäßige Anwendung erfolgen könnte, »selbst dann, wenn das Testverfahren allein noch keine sehr hohe Sicherheit erzielen wird. Eine Kombination der drei nichtinvasiven Verfahren (Triple-Test, Ultraschall, Analyse fetaler Zellen aus dem mütterlichen Blut) dürfte hinsichtlich der Risikospezifizierungen für numerische Chromosomenstörungen vermutlich schon jetzt eine hohe Aussagekraft ergeben. Es ist absehbar, daß die Analyse fetaler Zellen aus dem mütterlichen Blut auch den Nachweis monogener Störungen erlaubt.«[58] Einigen PränatalmedizinerInnen mag vorschweben, daß in Zukunft mit dem Test, der die Schwangerschaft feststellt, zugleich ein genetischer Qualitätstest durchgeführt wird. Der pränatalen Auslese wäre dann Tür und Tor geöffnet; die Schwangerschaft würde von Anfang an unter jene Kriterien der Produktion gestellt, die Frauen von ihrem Leib und ihrer Frucht entfremden.
Der Gynäkologe Wolfgang Holzgreve, der mit seinem Team vor allem in Deutschland die Entwicklung dieses FISH-Bluttests vorangetrieben hat, bewertet das anders. Nicht eine Qualitätskontrolle des Nachwuchses sehe er in diesem Verfahren, sondern einen Vorteil für Frauen: Der Test ermögliche eine Minimierung der Angst der Frauen – ohne das »operative« Eingriffsrisiko, das Fruchtwasseruntersuchung oder Chorionbiopsie schließlich haben.[59] Der »FISH-Test« wird den Frauen also bereits jetzt, zu einem Zeitpunkt, da er sich noch im Experimentierstadium befindet, als einfache, beschwerdefreie Methode schmackhaft gemacht. Doch mag er auch auf den ersten Blick noch so harmlos erscheinen, auch er initiiert neue Entscheidungskonflikte. Schließlich verhilft er ebensowenig zu gesunden Kindern wie andere Methoden der vorgeburtli-

chen Diagnostik. Auch er wird der Einstieg in eine Testmaschinerie sein, die aufgefahren wird, um den jeweiligen Befund zu bestätigen. Außerdem ist schon jetzt abzusehen, daß dieser Test eine Abbruchwelle in Gang setzen wird, allein schon deshalb, weil zu diesem frühen Zeitpunkt der Schwangerschaft noch sehr viel mehr Chromosomenabweichungen festzustellen sind als später. Rund ein Drittel aller Schwangerschaften endet bis zur zwölften Schwangerschaftswoche, oft weil die Föten chromosomal geschädigt sind. Das, was die Natur sozusagen von sich aus richtet, muß jetzt die Frau »entscheiden«, und sie muß alle Konsequenzen allein tragen.

Neue Rechtsnormen: das behinderte Kind als einklagbarer Schaden?

In allen Verlautbarungen von Ethikkommissionen oder vom Bundestag einberufenen Ausschüssen wird auf die Freiwilligkeit in bezug auf die Untersuchung und auf die »informationelle Selbstbestimmung« der Frau großer Wert gelegt. Es wird die Wichtigkeit von Aufklärung und klientenzentrierter Beratung vor dem invasivem Eingriff, aber auch vor der »Triple-Diagnostik« betont. Doch in der Praxis schaut das anders aus. Frauen, die keine Fruchtwasseruntersuchung machen lassen wollen, geraten gegenüber ihren FrauenärztInnen mehr und mehr unter Rechtfertigungsdruck. So nehmen Frauen häufig zur Beratungsstelle »CARA« Kontakt auf, weil sie sich gegenüber ihren GynäkologInnen mit Argumenten wappnen wollen. Christine war überrascht, als ihr Frauenarzt pikiert ein Formblatt herausholte, weil sie die Fruchtwasseruntersuchung ablehnte: »Also, Sie wollen die Untersuchung verweigern, dann müssen Sie hier unterschreiben, daß ich Sie ausführlich über die Möglichkeiten dieser Untersuchung informiert habe und daß Sie sich in voller Kenntnis dessen gegen diese Untersuchung entscheiden.« Auch ich mußte ein solches Formblatt unterschreiben, weil ich mich als 36jährige gegen die Untersuchung entschieden habe. Eine Tatsache, die mir Verantwortung, aber auch Schuld zu-

schob, falls mit meinem Kind nicht alles in Ordnung sein sollte. Diese Unterschrift mobilisierte Ängste, die ich bei meinem ersten Kind nicht gekannt hatte. Dabei war ich jetzt nur knapp drei Jahre älter, und das »Risiko« war objektiv kaum größer geworden.
Diese Unterschrift, die Frauen leisten müssen, wenn sie eine, wie immer betont wird, *freiwillige* Untersuchung ablehnen, ist inzwischen in vielen Gynäkologenpraxen die Norm. Ärzte wollen sich damit gegen mögliche Schadenersatzforderungen von Patientinnen absichern. Hintergrund sind juristische Klagen von Müttern oder Eltern, die sich nicht »eindringlich genug« über die Möglichkeiten pränataler Diagnostik aufgeklärt fühlten und sich *deshalb* um die Chance gebracht sahen, ihr behindertes Kind abzutreiben.
Letztes aufsehenerregendes Urteil: Ein Arzt des Tübinger humangenetischen Instituts wurde 1993 vom Bundesgerichtshof zu Schadenersatz verurteilt, weil er die Eltern eines schwerbehinderten Kindes nicht davon abgehalten hatte, ein weiteres Kind zu zeugen. Auch dieses zweite Kind kam behindert auf die Welt. Das Gericht folgte der Klage der Eltern, die die Beratung fehlerhaft fanden: Sie seien nicht eindringlich genug auf die Risiken hingewiesen worden.[60] Mit anderen Worten: Der Berater hatte ihnen nicht gesagt, was sie zu tun oder besser zu lassen hätten. Aber gerade das ist das Dilemma, das weder der Richter noch die Eltern verstanden haben: Risikoberechnungen sind eben nur Wahrscheinlichkeiten, und trotz aller modernen Diagnostik kann kein Arzt ein gesundes Kind garantieren.

> »Niemand darf wegen seiner Behinderung benachteiligt werden.«
> *(Grundgesetz, Artikel 3.3)*

Im Laufe der letzten Jahre haben deutsche Gerichte neue Rechtsnormen gesetzt: Sie sprechen vom Recht eines behinderten Kindes, besser nicht geboren zu werden, vom behinderten Kind als »Schaden«, und schreiben Ärzten vor, daß sie Frauen über die Möglichkeiten pränataler Diagnostik aufzuklären haben. Dabei reiche es nicht, wenn der Arzt nur von »Mongolismus« spreche, heißt es in einem Urteil des Oberlandesgerichts Düsseldorf, sondern er müsse unmißverständlich klarmachen, »daß die Geburt eines so geschädigten Kindes erfahrungsgemäß zu unerträglichen und furchbaren Belastungen führe, vielfach verbunden mit der Notwendigkeit lebenslanger Pflege und Betreuung des genetisch geschädigten Menschens.«[61] In der Konsequenz fordern deutsche Gerichte eine direktive Beratung ein. Das widerspricht den Vorstellungen von HumangenetikerInnen und GynäkologInnen, die im Grundsatz lauten: »Wir empfehlen nicht, wir bieten nur an.« Angesichts dieses juristischen Drucks ist es fraglich, ob die Beratung in diesen Institutionen weiterhin stattfinden darf, wenn dem von staatlicher Seite so oft betonten »informationellen Selbstbestimmungsrecht« der Frauen wirklich Rechnung getragen werden soll.

Allerdings gibt es auch (einige) Urteile, die dem Arzt oder der Ärztin zwar eine umfassende Aufklärungspflicht zuschreiben, ihnen aber ebenso zugestehen, ihren Patientinnen von einer Fruchtwasseruntersuchung abzuraten.[62] Doch solche Auslegungen scheinen viele Frauenärzte ebensowenig zu interessieren wie die Tatsache, daß es nur in seltenen Ausnahmefällen überhaupt zu einer Anklage gekommen ist.

Sicherlich setzt die Rechtsprechung ÄrztInnen unter einen gewissen Druck. Darüber hinaus kann man jedoch den Eindruck gewinnen, daß dies manchem Mediziner nicht ungelegen kommt. Schließlich bietet solche Rechtsprechung ein Alibi für die eigene eugenische Praxis, rechtfertigt die weitere Ausdehnung pränataler Diagnostik – und macht sich auf diese Weise auch noch bezahlt.

Bislang wurden vor allem Prozesse angestrengt, weil zuwenig diagnostiziert worden war. Wäre nicht auch zu prüfen, ob ein Zuviel an Diagnostik einen Musterprozeß wert wäre? Zum Beispiel ist nach Ansicht von auf Arzthaftung spezialisierten Juristen eine Blutentnahme (zum Beispiel für den »Triple-Test«) ohne ausreichende Aufklärung der Frau eine Körperverletzung. Ganz zu schweigen von den Sachzwängen, die FrauenärztInnen durch einen solchen Test initiieren; von den Komplikationen, Fehlgeburten und Einbußen im Schwangerschaftserleben. Ein Skandal, der endlich auch einmal gerichtlich verhandelt werden müßte.

Von den Kindern

Eure Kinder sind nicht eure Kinder.
Sie sind die Söhne und Töchter der Sehnsucht des Lebens nach sich selber.
Sie kommen durch euch, aber nicht von euch,
Und obwohl sie mit euch sind, gehören sie euch doch nicht.
Ihr dürft ihnen eure Liebe geben, aber nicht eure Gedanken,
Denn sie haben ihre eigenen Gedanken.
Ihr dürft ihren Körpern ein Haus geben, aber nicht ihren Seelen,
Denn ihre Seelen wohnen im Haus von morgen, das ihr nicht besuchen könnt, nicht einmal in euren Träumen.
Ihr dürft euch bemühen, wie sie zu sein, aber versucht nicht, sie euch ähnlich zu machen.
Denn das Leben läuft nicht rückwärts, noch verweilt es im Gestern.
Ihr seid die Bogen, von denen eure Kinder als lebende Pfeile ausgeschickt werden.
Der Schütze sieht das Ziel auf dem Pfad der Unendlichkeit, und Er spannt euch mit Seiner Macht, damit seine Pfeile schnell und weit fliegen.
Laßt euren Bogen von der Hand des Schützen auf Freude gerichtet sein;
Denn so wie Er den Pfeil liebt, der fliegt, so liebt Er auch den Bogen, der fest ist.

(Aus: Khalil Gibran, Der Prophet, 1973)

4. KAPITEL

Die vorgeburtlichen Tests im Überblick

Methoden, Risiken, Diagnosen

Was mit den genetischen Tests erkannt werden kann.
Die häufigsten Diagnosen

■ Die vorgeburtliche Diagnostik ist ein Eingriff in die Schwangerschaft, den Frauen sich *vorher* gut überlegen sollten, denn die genetischen Tests unterscheiden sich von allen anderen Untersuchungen der Schwangerenvorsorge. Sie sind eindringender und eindringlicher in ihren Auswirkungen auf die Schwangerschaft. Es geht nicht nur um das nüchterne Abwägen von Risiken: Zählt das Risiko einer Fehlgeburt mehr, oder ist ein Kind mit Down-Syndrom bedrohlicher? Darüber hinaus sollte auch der medizinisch-technische Kontext, den diese Diagnostik repräsentiert, mitbedacht werden. Dazu gehören unklare oder falsche Befunde, aber auch eine wahre Testmaschinerie, in die die Schwangere durch diese Methode geraten kann; eine Maschinerie, die ihre eigenen Strukturen, Wertigkeiten und Entscheidungszwänge hat und viel Unruhe in die Schwangerschaft bringen kann. Widerspricht nicht gar das objektive Kalkül eines genetischen Check-ups allen Bindungsprozessen, die in der Schwangerschaft ablaufen? Schließlich gewähren Schwangere bei diesen Untersuchungen der »Öffentlichkeit« Zutritt zu ihrer schützenden Höhle, in der vielleicht ein langersehntes Wunschkind wachsen will. Die vorgeburtliche Diagnostik legt schon im vierten oder fünften Monat der Schwangerschaft offen, was seit jeher neun Monate brauchte, um sich in Ruhe und Geborgenheit zu entwickeln.

Einige Fragen, die sich schwangere Frauen stellen sollten, bevor sie genetische Tests machen lassen

- Warum will ich diese Untersuchung durchführen lassen, und was erwarte ich von dieser Diagnostik?
- Welche Ziele hat die Untersuchung? Über welche speziellen Krankheiten des Ungeborenen kann der Test Aussagen machen? Ist es ein Test, der alle möglichen Abweichungen von der Norm feststellt – auch solche, die keinen Krankheitswert haben?
- Welcher Art ist das Merkmal, nach dem gesucht wird? Handelt es sich um eine schwere oder minder schwere Erkrankung oder gar nur um eine Anfälligkeit? In welchem Lebensalter wird sie auftreten?
- Welches Eingriffsrisiko ist für mich als Schwangere mit der Untersuchung verbunden? Kann es zur Fehlgeburt oder zu Komplikationen in der Schwangerschaft kommen? Beeinträchtigt der Test mein Erleben der Schwangerschaft?
- Wie sicher ist der Test, das heißt, wie groß ist die Wahrscheinlichkeit, daß es zu falsch-positiven beziehungsweise falsch-negativen Resultaten kommt?
- Was bedeutet es für mich, wenn der Test einen normabweichenden Befund ergibt? Werden etwa weitere Tests notwendig, um das Resultat zu bestätigen?
- Welche Handlungsoptionen stehen bei der Feststellung einer Krankheit zur Verfügung? Ist die Krankheit therapierbar? Würde ich noch im sechsten Monat einen Schwangerschaftsabbruch machen lassen?
- Was bedeutet es für mich, wenn ich diese Diagnostik nicht durchführen lasse?

Methoden, Risiken, Diagnosen

Triple-Test oder AFP-plus

Die Aussicht, durch eine einfache Blutentnahme bei der Schwangeren Fehlbildungen ausschließen zu können, scheint verführerisch. Das mag auch der Grund sein, warum der Triple-Test in immer mehr Praxen routinemäßig durchgeführt wird, obwohl seine Aussagekraft sehr eingeschränkt ist. Ein positiver Befund beim Triple-Test ist keine definitive Diagnose! Bei diesem Test handelt es sich lediglich um eine statistische *Wahrscheinlichkeitsberechnung* für das »Risiko« einer bestimmten Frau, ein Kind mit Down-Syndrom zu gebären.

> **Zum Beispiel: Was bedeutet das Ergebnis 1:300?**
> Eine 29jährige schwangere Frau erfährt von ihrem Frauenarzt, daß der Triple-Test ein erhöhtes Risiko von 1:300 ergeben hat. Das bedeutet, sie hat etwa die Chance einer 36jährigen, ein Kind mit Down-Syndrom zu gebären; als erhöhtes Risiko gilt das einer 35jährigen mit 1:386. Das ist für den Frauenarzt die Indikation, eine Fruchtwasseruntersuchung zu empfehlen. Die Frau ist in der 18. Woche schwanger. Das Ergebnis der Fruchtwasseruntersuchung bekommt sie frühestens in der 20. oder 21. Schwangerschaftswoche.

Indikationen
- Wird von vielen Frauenärzten ohne besondere medizinische Indikation zur individuellen Risikoeinschätzung angeboten, meist ohne Beratung. Wird mitunter sogar durchgeführt, ohne daß die Frau zuvor informiert worden ist.
- Wunsch der Frauen, die invasive Fruchtwasseruntersuchung zu umgehen und sich trotzdem abzusichern

Art des Verfahrens
- Blutentnahme bei der schwangeren Frau
- Im Blut der Frau werden drei Parameter bestimmt: das Alphafe-

toprotein (AFP ist ein Eiweiß, das vom Fötus ausgeschieden wird und über das Fruchtwasser ins mütterliche Blut gelangt) sowie die Hormone HCG (humanes Choriongonadotropin) und Östriol. Unter Berücksichtigung des Alters der Frau werden die Werte mittels Computerprogramm zueinander in Beziehung gebracht, um das individuelle Risiko in statistischen Wahrscheinlichkeiten hochzurechnen.

Zeitpunkt und Wartezeit
- 16.–18. Schwangerschaftswoche
- Ergebnis nach einer Woche

Mögliche Ergebnisse und Diagnosen
- individuell berechnetes statistisches Risiko für Down-Syndrom/Neuralrohrdefekte und Verdacht auf einzelne Chromosomenanomalien[1]

Nachteile und Risiken
Die Blutentnahme an sich ist für Mutter und Ungeborenes harmlos. Allerdings kann das Ergebnis zu einer großen Beunruhigung der werdenden Eltern führen, denn:
- Der Test ist oft ungenau, weil zum Beispiel das Schwangerschaftsalter nicht exakt bestimmt werden konnte, weil die Gewichtsangaben der Schwangeren nicht richtig sind oder weil es sich um eine Zwillingsschwangerschaft handelt.
- Die Ergebnisse sind oft falsch-positiv.
- Auch wenn der Befund keinen statistischen Verdacht ergibt, ist das nicht die Garantie dafür, daß das Kind kein Down-Syndrom hat oder generell gesund ist.
- Nach einem positiven Testresultat (siehe S. 166) rät der Frauenarzt/die Frauenärztin zur Amniozentese und/oder einer Ultraschalluntersuchung, um den Befund abzuklären. Frauen können dadurch in ein Wechselspiel aus Angst und immer neuen Untersuchungen geraten.

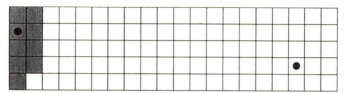

Unnötige Beunruhigung durch Triple-Test

Der Triple-Test hat eine hohe Rate von falsch-positiv Befunden zur Folge. Zum Beispiel: Wenn 1000 Schwangere einen Triple-Test machen lassen, dann zeigt sich bei 80-100 Schwangeren ein erhöhtes Risiko für ein Kind mit Down-Syndrom und bei 40 Schwangeren eine Möglichkeit für ein Kind mit offenen Rücken. Doch in Wirklichkeit sind nur drei bis vier Föten von den positiven Befunden der Behinderung betroffen. Von den ca. 870 Schwangeren, bei denen der Triple-Test kein Risiko anzeigt, gebärt aber trotzdem eine Frau ein Kind mit Down-Syndrom oder offenen Rücken.

Quelle: Drucksache 12/7094, Deutscher Bundestag – 12. Wahlperiode

Genauigkeit der Ergebnisse
- Die Aussagekraft des Tests wird oft überschätzt, da er keine Hinweise auf gegebene Sachverhalte, sondern nur eine Berechnung von Wahrscheinlichkeiten liefern kann.

Kosten
- Der Triple-Test ist bislang nicht Bestandteil der Mutterschaftsrichtlinien, das heißt, die relativ hohen Kosten von etwa 150 bis 200 Mark werden von den Kassen nur aufgrund einer medizinischen Indikation übernommen. Das ist für viele FrauenärztInnen allerdings kein Hindernis, denn solche Indikationen, zum Beispiel erbliche Familienbelastung, eine vorausgegangene Fehlgeburt oder Angst, sind leicht zu konstruieren.

Alpha-Fetoprotein-Test (AFP)

Der AFP-Test ist durch den AFP-plus-Test (Triple-Test, siehe S. 164ff.) weitgehend abgelöst worden. Als nichtinvasiver Bluttest wird er jedoch in manchen Praxen weiterhin routinemäßig durchgeführt, vor allem um Hinweise über mögliche Neuralrohrdefekte zu erlangen. Seine Aussagekraft ist umstritten.

> **Falscher Verdacht**
> Im Auftrag des Bundesforschungsministeriums wurden Mitte der achtziger Jahre 50 800 Frauen routinemäßig auf den AFP-Wert im Blut gescreent, bei 1001 Schwangeren wurde ein erhöhter AFP-Wert festgestellt. Der Verdacht auf einen Neuralrohrdefekt wurde allerdings nur bei 50 Frauen durch die Amniozentese bestätigt. Alle 50 Schwangerschaften wurden daraufhin abgebrochen oder endeten mit einer Fehlgeburt. Bei der Obduktion der toten Föten konnte in sechs Fällen der Fehlbildungsverdacht nicht bestätigt werden; das bedeutet, es handelte sich sechsmal um einen falsch-positiven Befund.[2]

Indikationen
- Wird von vielen Frauenärzten ohne besondere medizinische Indikation zur individuellen Risikoeinschätzung angeboten, meist ohne Beratung. Wird mitunter sogar durchgeführt, ohne daß die Frau zuvor informiert worden ist.
- Wunsch der Frauen, den invasiven Eingriff der Fruchtwasseruntersuchung zu umgehen und sich trotzdem abzusichern
- bei sonographischem Verdacht auf Neuralrohrdefekt

Art des Verfahrens
- Blutentnahme bei der schwangeren Frau
- Bestimmung des AFP-Niveaus

Zeitpunkt und Wartezeit
- 16.–18. Schwangerschaftswoche
- Ergebnisse nach einer Woche

Mögliche Ergebnisse und Diagnosen
- Hinweise auf ein Down-Syndrom
- Verdacht auf Neuralrohrdefekte (zum Beispiel offener Rücken, Fehlbildungen des Gehirns)

Risiken und Nachteile
- Durch die Blutentnahme entsteht kein Risiko für Mutter und Ungeborenes.
- Erhöhte AFP-Werte können verschiedene Ursachen haben und deshalb werdende Eltern eventuell unnötigerweise verunsichern.
- Nach der Feststellung eines erhöhten oder zu niedrigen Wertes rät der Frauenarzt in der Regel zur Ultraschalluntersuchung und/oder zu einer Amniozentese.

Genauigkeit der Ergebnisse
- Es kommen häufig falsche Ergebnisse zustande. Gerade einmal zehn Prozent aller normwidrigen Befunde nach der AFP-Bestimmung bestätigen sich.
- Gründe für erhöhte AFP-Werte können auch sein: Mehrlingsschwangerschaften, ein falsch errechneter Geburtstermin, drohende Fehlgeburt, ein abgestorbener Fötus.

Kosten
- (ähnlich wie beim Triple-Test, S. 164 ff.)

Amniozentese oder Fruchtwasseruntersuchung

Wenn landläufig von Fruchtwasseruntersuchung gesprochen wird, ist meist beides gemeint: die Gewinnung von fötalem Zellmaterial und seine Analyse im Labor. Die Entnahme des Fruchtwassers erfolgt im zweiten Drittel der Schwangerschaft; erst zu diesem Zeitpunkt ist genügend Fruchtwasser mit abgelösten Hautzellen des Fötus vorhanden, um eine Zellkultur anlegen zu können. Routinemäßig werden diese Zellen dann einer Chromosomenanalyse unterzogen, die Hinweise auf bestimmte Abweichungen in der genetischen Grobstruktur des Fötus geben kann. Außerdem werden einige biochemische Tests (zum Beispiel der AFP-Test aus dem Fruchtwasser) durchgeführt, und in Ausnahmefällen wird gezielt nach einer Erbkrankheit gesucht.

Indikationen
- Wird von FrauenärztInnen ab dem 35. Lebensjahr (sogenannte Altersindikation) empfohlen.
- bei Verdacht auf Down-Syndrom, der sich beim Triple-Test ergeben haben kann (erhöhtes individuelles Risiko)
- erhöhte oder zu niedrige AFP-Werte im Blut der Schwangeren
- Angst der Schwangeren vor einer möglichen Chromosomenanomalie
- Neuralrohrdefekte oder Chromosomenanomalien bei einem früher geborenen Kind
- vorausgegangene Fehlgeburten mit Verdacht auf Chromosomenanomalien
- Vorkommen einer Erbkrankheit in den Familien (zum Beispiel Mukoviszidose), die durch spezielle Gen-Tests bereits beim Fötus nachgewiesen werden kann
- in der Spätschwangerschaft: Möglichkeit, die Lungenreife des Fötus zu prüfen (zum Beispiel vor einem Kaiserschnitt)

Art des Verfahrens
- Mit örtlicher Betäubung und unter Ultraschallkontrolle wird mit einer Hohlnadel durch die Bauchdecke der Frau und die Uteruswand in die Fruchtblase gestochen, um Fruchtwasser zu gewinnen, in dem abgelöste Zellen des Fötus schwimmen.
- Die fötalen Zellen werden kultiviert. Erst dann ist eine Chromosomenuntersuchung möglich.
- Gegebenenfalls wird eine DNA-Analyse durchgeführt, um gezielt nach einer Erbkrankheit zu suchen, oder es werden biochemische Tests vorgenommen.

Zeitpunkt und Wartezeit
- in der Regel 15.–18. Schwangerschaftswoche – Ergebnisse erst nach zwei bis vier Wochen, das heißt zwischen 17. und 22. Schwangerschaftswoche
- Frühamniozentese ist bereits ab der 13. Schwangerschaftswoche möglich (noch wenig ausgereiftes, risikoreiches Verfahren, da zu diesem Zeitpunkt noch wenig Fruchtwasser vorhanden)
- Spätamniozentese im letzten Drittel der Schwangerschaft

Risiken und Nachteile
- Das Fehlgeburtsrisiko wird derzeit je nach Studie zwischen 0,3 und 2,4 Prozent angegeben und ist abhängig von den Erfahrungen des Punkteurs.[3]
- Bei der Frühamniozentese in der 13./14. Schwangerschaftswoche ist das Fehlgeburtsrisiko größer (allerdings fehlen dazu bislang große Studien).
- Wenn die Plazenta an der Vorderwand der Gebärmutter liegt, ist das Fehlgeburtsrisiko stark erhöht, weil durch die Plazenta gestochen werden muß.
- Die Amniozentese muß manchmal wiederholt werden, zum Beispiel weil die Zellstruktur nicht wächst.
- Die Verletzungsgefahr für den Fötus wird mit einem Prozent angegeben.
- Es kann nach der Fruchtwasserpunktion zu Komplikationen wie Krämpfen, Wehen und Blutungen kommen.
- Die lange Zeit des Wartens auf die Testresultate ist für die schwangere Frau ein großer Streß; viele spüren bereits Kindesbewegungen und warten noch auf das Testergebnis.
- Um einen späten Schwangerschaftsabbruch im zweiten Drittel der Schwangerschaft durchzuführen, muß künstlich eine Geburt eingeleitet werden. Dies bedeutet nicht nur den Tod des Kindes, sondern kann auch die seelische und körperliche Gesundheit der Frau gefährden.
- Bei Frauen mit der Blutgruppe Rhesus negativ besteht die Möglichkeit einer Rhesussensibilisierung.

Wie Frauen die Fruchtwasseruntersuchung erleben
Frauen erleben den Eingriff sehr unterschiedlich. Manche empfinden ihn als harmlos und wenig schmerzhaft oder wehren bereits die Frage mit einem »muß eben sein« ab. Andere beschreiben ihn als unangenehm. Immerhin wird die eigene Körpergrenze durchbrochen und zu dem vorgedrungen, was viele Schwangere intuitiv schützen wollen. Nur so sind die Reflexe von Frauen einzuordnen, die ihre Hände in Abwehr der Nadel schützend vor den Bauch legen. Ich habe Frauen kennengelernt, die von der Liege gesprungen sind, als der Arzt/die Ärztin die Nadel ansetzen wollte. Sie fürchteten eine Verletzung des Fötus. Diese Angst kennen viele Frauen.
Renate hat bei ihren letzten beiden Schwangerschaften eine Fruchtwasseruntersuchung machen lassen. Vor allem beim erstenmal hatte sie Angst vor dem Eindringen der Nadel, aber auch vor einer möglichen Gefährdung der Schwangerschaft durch die Fruchtwasserentnahme:

»Zuerst hat der Spezialist, zu dem ich nur wegen der Untersuchung in eine andere Stadt gefahren bin, einen Ultraschall gemacht. Er hat dann die Stelle, wo er punktieren wollte, geortet und markiert. Ich habe ganz genau gesehen, wie er die Nadel zwischen Daumen und Zeigefinger hielt und dann mit einem Ruck in meinen Bauch stoßen wollte. Die erste Nadel ist keinen Millimeter reingegangen, weil ich meine Bauchdecke wohl so angespannt habe, daß die Nadel sich verbogen hat. Ich schätze, daß die Nadel 25 cm lang ist. Beim zweiten Versuch klappte es dann. Mein Mann, der dabei war, hat meine Hand gehalten, sonst hätte ich sie vielleicht schützend über meinen Bauch gelegt. Jedenfalls ging die Nadel jetzt rein, weil ich entspannter war. Das hing wohl damit zusammen, daß der Arzt gelacht hatte, so ein verständnisvolles Lachen war das, weil er sah, daß ich Angst hatte. Dadurch empfand ich einen Moment lang eine menschliche Nähe zu diesem Arzt, so daß ich mich ihm anvertrauen konnte. Also es klappte. Es war ein kurzes Brennen, aber kein Schmerz in dem Sinne. Ich habe an meinem Bauch heruntergeguckt und gesehen, wie die Nadel zur Hälfte herausragte. Dann hat er mit einem Gerät durch die Nadel Fruchtwasser abgesaugt. Die erste Probe hat er weggeschüttet, weil da noch Zellen von mir dabei waren, Hautzellen und so weiter. Beim nächsten Versuch hatte er Fruchtwasser mit genügend kindlichen Zellen. Ich mußte nach der Entnahme noch zwei Stunden ruhen, bevor ich nach Hause fahren durfte. Während dieser Zeit wurde ich zur Überwachung an ein CTG gehängt.«

Mögliche Ergebnisse und Diagnosen
- Geschlechtsbestimmung
- Chromosomenanomalien
- Neuralrohrdefekte
- Feststellung seltener Erbkrankheiten (gezielte DNA-Analyse)
- Erkennung von Muskel- und Stoffwechselkrankheiten, unter anderem von Mukoviszidose

Genauigkeit der Ergebnisse
- Sind die Ärztin/der Arzt und das Labor erfahren, fallen die Ergebnisse meist genau aus.
- Fehldiagnosen und unklare Befunde kommen vor.

Kosten
- Die Kosten übernimmt bei Angabe einer medizinischen Indikation (zum Beispiel familiäre Belastung, Alter, Angst) die Krankenkasse.

Nach einer Amniozentese sollen Frauen sich einige Tage schonen; das wird von den punktierenden Ärzten häufig nicht mitgeteilt.

Chorionbiopsie (Plazentabiopsie)

Die Euphorie, mit der die Chorion(zotten)biopsie (im Fachjargon: CVS als Abkürzung für die englische Bezeichnung *Chorion Villus Sampling*) noch Ende der achtziger Jahre gepriesen wurde, hat nachgelassen. Als Vorteil der Methode gilt, daß sie bereits im ersten Schwangerschaftsdrittel durchgeführt werden kann; der möglicherweise darauf folgende Schwangerschaftsabbruch kann zu einem früheren Zeitpunkt stattfinden. Nachteile sind die mit dem Eingriff verbundenen Risiken und Komplikationen. Außerdem zeigen neuere Studien, daß die CVS (zumindest nachgewiesenermaßen, wenn sie vor der neunten Schwangerschaftswoche durchgeführt wird) Fehlbildungen beim Kind verursachen kann.[4] In Deutschland bieten nur noch einige Zentren diese Methode an.

Indikationen
- Wird von FrauenärztInnen ab dem 35. Lebensjahr (sogenannte Altersindikation) empfohlen.
- Angst der Schwangeren vor einer möglichen Chromosomenanomalie
- Chromosomenanomalien bei einem früher geborenen Kind
- vorausgegangene Fehlgeburten mit Verdacht auf Chromosomenanomalien
- Erbkrankheiten in der Familie (zum Beispiel Chorea Huntington), die durch spezielle Gen-Tests bereits beim Fötus nachgewiesen werden können

Art des Verfahrens
- Unter Ultraschallkontrolle wird Gewebe aus den Zotten (Chorion) oder (ab der 13. Schwangerschaftswoche) der Plazenta entnommen.
- vaginal: mittels einer 1,5-mm-Kanüle, welche durch die Scheide in die Gebärmutter eingeführt wird
- abdominal: mittels Hohlnadel durch die Bauchdecke
- Anschließend erfolgt eine Untersuchung des Chromosomensatzes, gegebenenfalls auch eine DNA-Analyse.

Zeitpunkt und Wartezeit
- Chorionbiopsie: möglich ab der siebten, durchgeführt in der Regel ab der neunten Schwangerschaftswoche
- Plazentabiopsie: ab der 13. Schwangerschaftswoche (das Chorion hat sich jetzt zu Plazenta entwickelt)
- Ergebnisse nach einem bis acht Tagen
- Schwangerschaftsabbrüche mittels Absaugmethode vor der zwölften Schwangerschaftswoche in der Regel noch möglich

Risiken und Nachteile
- Der Eingriff ist oft schmerzhaft und unangenehm (Körperstellung).
- Schmerzen und Blutungen nach dem Eingriff sind möglich.
- Fehlgeburtsrisiko ist stark abhängig von der Erfahrung des

Punkteurs und liegt im Durchschnitt relativ hoch, bei 3,5 bis 7,2 Prozent[5] (das natürliche Fehlgeburtsrisiko zu diesem Zeitpunkt der Schwangerschaft liegt bei 2,5–4 Prozent).
- Der Test muß, weil das gewonnene Material nicht aussagefähig ist (zum Beispiel mütterliche statt fötaler Zellen), in 3 bis 9,9 Prozent[6] aller Fälle wiederholt werden.
- Die Untersuchung kann Fehlbildungen an Fingern, Zehen, Zunge oder Unterkiefer verursachen, speziell bei Anwendung vor der zehnten Schwangerschaftswoche.
- Bei Frauen mit der Blutgruppe Rhesus negativ besteht die Möglichkeit einer Rhesussensibilisierung.
- Das Testergebnis trifft keine Aussage über Neuralrohrdefekte (zum Beispiel Offener Rücken, Anenzephalie), deshalb wird zusätzlich meistens die AFP-Bestimmung in der 16. Schwangerschaftswoche empfohlen.

Mögliche Ergebnisse und Diagnosen
- Geschlechtsbestimmung
- Bestimmung der Blutgruppe
- Chromosomenanomalien
- Erkennung von Muskel-, Blut- und Stoffwechselkrankheiten, unter anderem von Mukoviszidose
- Feststellung von Erbkrankheiten (bei gezielter DNA-Analyse)

Genauigkeit der Ergebnisse
- Mosaikbefund (nicht alle untersuchten Zellen haben den gleichen Chromosomensatz) und andere unklare Resultate kommen häufig vor; dann wird zur Wiederholung der Chorionbiopsie beziehungsweise zur Amniozentese geraten.
- Fehlerquote ca. 1 Prozent

Kosten
- Die Kosten übernimmt bei einer medizinischen Indikation (zum Beispiel familiäre Belastung, Alter, Angst) die Krankenkasse.

Nach einer Chorionbiopsie sollen Frauen sich einige Tage schonen!

Wie Frauen die Chorionbiopsie erleben

Wie Schmerzen erlebt werden, ist von Frau zu Frau unterschiedlich und wird meist von dem Umfeld beeinflußt, in dem die Chorionentnahme stattfindet. Für manche Frauen ist die Chorionzottenentnahme kein großes »Ding«. Doch auffallend viele Nutzerinnen dieser Technik beschreiben den Eingriff als schmerzhaft und unangenehm: »Der Zugang durch die Scheide ist unangenehmer als durch die Bauchdecke.« – »Die Amniozentese hatte auch etwas weh getan, aber doch nicht so. Es ist ein sehr viel unangenehmerer Schmerz.« – »Diese Methode finde ich demütigend.« – »Die psychische Belastung war für mich und meinen Mann fast zu groß. Den Eingriff empfand ich als sehr unangenehm, fast ekelhaft.« In einer Heidelberger Studie gab dann auch fast ein Drittel aller befragten Frauen nach dem Eingriff an, bei einer nächsten Schwangerschaft die Chorionbiopsie wahrscheinlich nicht mehr als Methode wählen zu wollen.[7]

Viele Schwangere fühlten sich weder vom Gynäkologen noch vom genetischen Berater genügend auf die Invasivität des Eingriffs vorbereitet. Dazu der Erfahrungsbericht einer 38jährigen Schwangeren:

»Zur Vorbereitung bekam ich im Klinikum ein Vier-Seiten-Papier in die Hand gedrückt. Dann machte Dr. B. einen vaginalen Ultraschall, auf den ich nicht vorbereitet war. Angeblich alles, auch das Gleitmittel, sei völlig harmlos. Dr. B. war grob und überhaupt nicht einfühlsam. Der Eingriff erfolgte ein paar Tage später. Schon das Einführen des Spekulums erfolgte grob, das Öffnen des Muttermundes tat sehr weh. Ich sagte das auch und bekam einen Heulkrampf. Dr. B. aber fuhr unbeirrt fort. Niemand ging auf mich ein. Auf die Frage, wie ich mich am besten schonen könnte, sagte Dr. B.: ›Nur sieben Tage keinen Geschlechtsverkehr.‹ Wieder zu Hause, habe ich den ganzen Tag geheult. Ich hatte das Gefühl, eine Abtreibung gemacht zu haben. Außerdem tat mir der ganze Unterleib weh. Der Eingriff ist jetzt 16 Tage her, meine Blutung ist immer noch nicht weg, obwohl – laut Ultraschall und Herztonüberwachung – mit dem Kind alles in Ordnung sei. Das schlimmste ist, daß ich seit dem Eingriff keine Beziehung und kein Gefühl mehr zu meiner Schwangerschaft habe. Alles ist körperlich und psychisch gestört. Vor einer Woche dachte ich, das Kind wäre abgestorben, weil ich kein Gefühl mehr dazu hatte. Außerdem habe ich immer noch Angst vor einer Fehlgeburt.«[8]

Fetoskopie

Die Fetoskopie ist ein risikoreicher Eingriff, der nur noch selten und bei bestimmten Indikationen wie pränatalen Infektionen oder Verdacht auf Fehlbildungen empfohlen wird.

Indikationen
- vererbbare Haut- und Blutkrankheiten
- äußerliche Fehlbildungen, die beim Ultraschall festgestellt worden sind

Art des Verfahrens
- Es wird ein zwei bis drei Millimeter dickes Röhrchen durch den Muttermund geschoben oder durch die Bauchdecke eingeführt, um den Fötus zu betrachten und fötale Haut- oder Leberproben zu entnehmen.[9]
- Direkte Betrachtung des Fötus mittels Endoskop, dabei ist die Entnahme von fötalen Leber- und Hautproben möglich.

Zeitpunkt und Wartezeit
- 15.–18. Schwangerschaftswoche: Betrachtung des Fötus mittels Endoskop
- 18.–22. Schwangerschaftswoche: Blut- und Gewebeentnahme beim Fötus
- Ergebnisse sind rasch verfügbar.

Risiken und Nachteile
- Der Eingriff ist risikoreich.
- Die Fehlgeburtsrate liegt bei sechs bis acht Prozent.
- Für die Frau besteht die Gefahr einer Infektion und einer Verletzung von Blase und Darm.
- Beim Fötus kann es zu oberflächlichen Hautverletzungen durch die Nadel und zu Augenschädigungen durch Lichteinwirkungen kommen.

Mögliche Ergebnisse und Diagnosen
- äußerliche Fehlbildungen
- Neuralrohrdefekte
- Nabel(schnur)bruch
- Infektionen des Fötus
- Erkennung von Blutkrankheiten
- Feststellung genetisch bedingter Hautkrankheiten

Genauigkeit der Ergebnisse
- relativ groß

Kosten
- Bei Vorliegen einer Indikation werden die Kosten von der Krankenkasse übernommen.

Nabelschnurpunktion (Cordocentese)

Bei der Nabelschnurpunktion handelt es sich um einen schnellen, aber risikoreichen Eingriff, der immer öfter auch zur intrauterinen Therapie angewandt wird. Mit Hilfe einer feinen Kanüle wird, durch die Bauchdecke der Schwangeren, aus der Nabelvene des Fötus Blut entnommen.[10] Der Vorteil dieser Methode liegt darin, daß sie eine schnelle und zuverlässige Chromosomendiagnostik auch noch in der späteren Schwangerschaft ermöglicht.

Indikationen
- beim Ultraschall aufgetretener Verdacht auf chromosomal bedingte Fehlbildungen
- unklare Befunde aus Chorionbiopsie und Amniozentese
- später Wunsch nach pränataler Diagnostik
- um Blutuntersuchungen beim Fötus vorzunehmen
- Infektionen in der Schwangerschaft (zum Beispiel Röteln)
- zur fötalen Therapie

Art des Verfahrens
- Entnahme von fötalem Blut mittels Punktion eines Blutgefäßes am Ansatzpunkt der Nabelschnur (Stich durch die Plazenta)
- Auf gleichem Weg können dem Fötus Medikamente verabreicht werden.
- Bei Rhesusunverträglichkeit wird auf diesem Weg auch der Blutaustausch durchgeführt.

Zeitpunkt und Wartezeit
- ab der 22., unter Umständen ab der 16. Schwangerschaftswoche
- Ergebnisse sind je nach Testverfahren rasch verfügbar.

Risiken und Nachteile
- Die Fehlgeburtsrate liegt bei zwei bis sieben Prozent.
- Es handelt sich um eine technisch sehr anspruchsvolle und aufwendige Untersuchungsmethode.
- Das Eintreten von Blutungen ist möglich.
- Es besteht die Gefahr einer Rhesussensibilisierung.

Mögliche Ergebnisse und Diagnosen
- Chromosomenanomalien
- Neuralrohrdefekte
- Infektionen (des Fötus)
- Feststellung seltener Erbkrankheiten (bei gezielter DNA-Analyse)
- Erkennung von Muskel-, Blut- und Stoffwechselkrankheiten

Genauigkeit der Ergebnisse
- Die Untersuchungsergebnisse gelten als genau.

Kosten
- Bei Vorliegen einer Indikation werden die Kosten für die Diagnostik beziehungsweise Therapie von der Krankenkasse übernommen.

Bluttest im ersten Schwangerschaftsdrittel, kurz: FISH-Test

Dieser Bluttest ist noch *im Experimentierstadium*. Eine große internationale Studie ergab, daß diese Diagnostik bislang noch nicht geeignet ist, als Screening bei allen Schwangeren durchgeführt zu werden, da zu viele Chromosomenanomalien übersehen werden (falsch-negativ). Trotzdem wurde bereits in den Medien Werbung für diesen Test gemacht. Der Test befindet sich in klinischer Prüfung und wird noch nicht auf dem freien Markt angeboten.

Art des Verfahrens
- Blutentnahme bei der Schwangeren
- Im Blut der Mutter wird gezielt nach fötalen Zellen gesucht, die mit Hilfe der FISH-Diagnostik (fluorescent in situ hybridization) auf *chromosomale Normabweichungen* untersucht werden.

Zeitpunkt und Wartezeit
- kann ab der sechsten Schwangerschaftswoche durchgeführt werden
- Die Wartezeit auf den Befund beträgt noch mehrere Wochen.

Risiken und Nachteile
- Der Test ist noch nicht ausgereift; die Ergebnisse sind ungenau (siehe S. 155 ff.).

Was mit den genetischen Tests erkannt werden kann. Die häufigsten Diagnosen

■ In ihrem Wunsch nach einem gesunden Kind machen betroffene Frauen sich abhängig von einer Technologie, die nur einen kleinen Prozentsatz angeborener Fehlbildungen überhaupt erkennen kann. Schätzungen zufolge kommen rund drei Prozent aller Neugeborenen mit angeborenen Störungen oder Fehlbildungen auf die Welt, von denen nur ein kleiner Teil Chromosomenanomalien oder Neuralrohrdefekte sind. Die meisten Störungen sind auf Geburtstraumen, Frühgeburtlichkeit oder Krankheiten der Mutter in der Schwangerschaft zurückzuführen. Viele chromosomale Abweichungen führen bereits im ersten Drittel der Schwangerschaft zu spontanen Fehlgeburten. So ist auch zu erklären, daß mit der früher durchgeführten Chorionbiopsie bedeutend mehr pathologische Befunde erhoben werden als mit der Amniozentese.

Bei der *Chromosomenanalyse* werden die Zellen auf Anzahl und Intaktheit der vorhandenen Chromosomen untersucht. Im Normalfall sind in jeder menschlichen Zelle 23 Chromosomenpaare – also 46 Chromosomen vorhanden. Davon sind 44 sogenannte Autosomen, die restlichen beiden sind die Geschlechtschromosomen, ein »xy« steht für das männliche, ein »xx« für das weibliche Geschlecht. Von dieser Regel gibt es immer wieder Abweichungen, sogenannte Chromosomenanomalien. Es kann sich dabei um numerische Abweichungen handeln, so liegt beim Down-Syndrom das Chromosom 21 dreimal statt zweimal vor. Seltener als die numerischen kommen strukturelle Chromosomenaberrationen (das heißt, einzelne Chromosomen sind anders beschaffen, zum Beispiel länger oder kürzer) vor. Auch sie können durch eine Chromosomenanalyse festgestellt werden. Schwierig zu interpretieren sind sogenannte Mosaikbefunde, bei denen in einigen Zellinien chromosomale Abweichungen vorkommen und in anderen nicht.

Wissenschaftler halten die meisten Chromosomenanomalien für sporadische, zufällig auftretende Störungen, die, unabhängig vom Alter der Eltern, im Prinzip bei jeder Zeugung auftreten können. Nur selten handelt es sich um vererbbare Krankheiten. Umwelteinflüsse sind anzunehmen, aber noch nicht endgültig nachgewiesen. Dies zeigen die Spekulationen um das gehäufte Auftreten des Down-Syndroms nach der Reaktorkatastrophe von Tschernobyl. Weder Fruchtwasseruntersuchung noch Chorionbiopsie ermöglichen Aussagen über den Schweregrad und den individuellen Verlauf einer Abweichung oder Krankheit. Sie können im wesentlichen lediglich genetische Normabweichungen bestimmten Krankheitsbildern zuordnen, wobei Krankheitsbilder als genetisch determiniert festgeschrieben werden; soziale oder Umwelteinflüsse werden vielfach ignoriert. Das typischste Beispiel ist das *Down-Syndrom*. Kinder mit diesem Krankheitsbild galten vor 30 Jahren als geistig schwer geschädigt und nicht bildungsfähig. Sie erreichten in der Regel kaum das Erwachsenenalter. Heute weiß man, daß solche Kinder entwicklungsfähig sind und daß viele von ihnen mit entsprechender Förderung auch ein halbwegs autonomes Leben führen können. Aus diesem Grund will ich die im folgenden beschriebenen Krankheitsbilder nicht als Festschreibung verstanden wissen. Die wichtigsten durch eine Chromosomenanalyse feststellbaren Abweichungen (Hinweise auf Selbsthilfegruppen finden sich im Anhang) sind:

Down-Syndrom

Die am weitaus häufigsten diagnostizierte Chromosomenanomalie ist das Down-Syndrom, auch Trisomie 21 genannt. Volkstümlich werden die TrägerInnen dieses Syndroms als »mongoloid«, die Krankheit selbst als »Mongolismus« bezeichnet. Dieser Befund macht zwischen 50 und 70 Prozent aller pränatal diagnostizierten genetischen Normabweichungen aus. Bei der Trisomie 21 liegt das Chromosom 21 dreimal und nicht, wie normalerweise, zweimal vor. Es handelt sich in den meisten Fällen um eine spontane, zufällig entstandene Mutation (im Fachjargon: freie Trisomie). Das Auftre-

ten des Down-Syndroms nimmt mit mütterlichem Alter zu; die Rolle des väterlichen Alters ist bislang noch nicht eindeutig geklärt. Die statistisch errechneten Risikoziffern liegen im übrigen zum Zeitpunkt der Chorionbiopsie wesentlich höher als zum Zeitpunkt der Amniozentese und zum Zeitpunkt der Amniozentese höher als dann tatsächlich bei der Geburt. Die Differenz erklärt sich aus spontanen Fehl- und Totgeburten chromosomengeschädigter Föten (siehe Tabelle S. 152).
Das Down-Syndrom kennt unterschiedliche Ausprägungen. Im allgemeinen gelten die Kinder als intellektuell beeinträchtigt, vor allem im abstrakten Denkvermögen. Allerdings gibt es darin eine große Variationsbreite, die wesentlich davon abhängt, wie die Kinder von der Umwelt aufgenommen und gefördert werden. 90 Prozent der Kinder können sich bei entsprechender Förderung so entwickeln, daß sie auch als Erwachsene ein ausgefülltes und relativ selbständiges Leben führen können. Nur etwa zehn Prozent der Menschen mit Down-Syndrom haben zusätzliche schwere Schäden wie schwere Organfehlbildungen oder Herzfehler und sind lebenslang auf intensive Hilfe angewiesen.

Geschlechtschromosomenanomalien

Die am zweithäufigsten diagnostizierten Abweichungen sind die Geschlechtschromosomenanomalien. Es handelt sich hierbei um Chromosomenfehlverteilungen, die meist zufällig bei der Zeugung eines Kindes passieren. Die Ursachen sind nicht erforscht, das Wiederholungsrisiko in der Regel gering. Neueren Untersuchungen zufolge spielt das Alter der Eltern dabei eine unwesentlichere Rolle, als bisher angenommen. Es handelt sich vielfach um Normabweichungen, die erst durch die Möglichkeit der Chromosomenanalyse zur Krankheit deklariert worden sind. Und das, obwohl der Krankheitswert selbst unter Fachleuten umstritten ist. Viele der psychosozialen Eigenschaften, die den betroffenen Kindern zugeschrieben werden, sind als sekundäre Behinderungen zu werten, hervorgerufen durch Stigmatisierung oder Unwissenheit der Eltern.

Einige humangenetische Beratungsstellen weigern sich inzwischen, bei Vorliegen einer Geschlechtschromosomenanomalie eine Indikation für den Schwangerschaftsabbruch auszustellen. Gleichzeitig entscheiden sich immer mehr Paare, ein Kind mit einer solchen Normabweichung zu akzeptieren.

Das **Klinefelter-Syndrom** betrifft nur das männliche Geschlecht. Bei Trägern dieses Syndroms liegt ein x zuviel im Chromosomensatz vor (xxy). Von etwa 800 Jungen und Männern hat einer ein Klinefelter-Syndrom. Die Kinder entwickeln sich meist unauffällig; erst in der Pubertät oder bei der Musterung wird eine solche Abweichung überhaupt festgestellt; die Jungen sind zwar überdurchschnittlich groß, haben aber häufig kleine Hoden, und ihre Brust ist mitunter vergrößert. Trägern dieser Chromosomenkonstellation wird mitunter mangelndes Durchsetzungsvermögen und intellektuelle Schwerfälligkeit nachgesagt, wobei bei diesen Verhaltensmerkmalen generell nie klar ist, ob es sich um erworbene oder um angeborene Eigenschaften handelt. Studien zeigen, daß Jungen mit dem Klinefelter-Syndrom, die in einer entwicklungsfördernden Umgebung aufwachsen, ein weitgehend normales Leben führen können.[11]

Das **xyy-Syndrom** betrifft gleichfalls nur das männliche Geschlecht. Schätzungen zufolge ist einer von 1000 Neugeborenen von einer solchen numerischen Geschlechtschromosomenabweichung betroffen. Die Jungen sind etwas größer als der Durchschnitt und motorisch aktiver. Sie sind normal begabt, wenige haben Sprachschwierigkeiten und sind in ihrer Entwicklung verzögert.[12]

Das **Triplo-x-Syndrom** (xxx) betrifft nur Mädchen, und zwar im Schnitt eines von 1000. Die Mädchen können in der Sprachentwicklung verzögert sein. Bei entsprechender Förderung entwickeln sie sich normal.[13]

Das **Turner-Syndrom** auch Ullrich-Turner-Syndrom genannt, betrifft gleichfalls ausschließlich Mädchen.[14] Die Neugeborenen kommen mit einem Chromosom x statt mit zwei zur Welt. Das Syndrom tritt mit einer Häufigkeit von 1:2500 Mädchengeburten auf. Allerdings sind weit mehr Schwangerschaften betroffen, vermutlich jede 80; doch 95 Prozent der Föten mit Turner-Syndrom sterben bereits im ersten Schwangerschaftsdrittel ab. Die Turner-Mädchen und

-Frauen gelten als intellektuell normal entwickelt. Ihre Begabungen, heißt es, lägen eher im sprachlichen als im mathematisch-räumlichen Bereich. Sie sind von kleinerem Wuchs (Durchschnittsgröße 1,46 m) und meist unfruchtbar.[15] Etwa jedes fünfte Turner-Mädchen wird mit einem Herzfehler geboren, der allerdings operativ behoben werden kann.

Trisomie 13 und Trisomie 18

Die *Trisomie 18* (Edwards-Syndrom) ist eine schwerwiegende Chromosomenstörung, die schätzungsweise bei 3000 Geburten einmal auftritt. Die durchschnittliche Lebensdauer beträgt bei Jungen zwei bis drei, bei Mädchen etwa zehn Monate. Seltener als die Trisomie 18 tritt die *Trisomie 13* (Pätau-Syndrom) auf. Auch sie ist mit dem Leben nicht vereinbar. Die meisten Föten sterben bereits intrauterin. Die durchschnittliche Lebensdauer beträgt vier Monate.

Neuralrohrdefekte

Neuralrohrdefekte sind Verschlußstörungen des knöchernen Schädels, des Gehirns beziehungsweise der Wirbelsäule und des Rückenmarks. Sie entstehen etwa in der vierten Embryonalwoche und sind in Ausprägung und Schweregrad sehr unterschiedlich. Die Ursachen für die Entstehung dieser Fehlbildungen sind unbekannt. Vermutet werden genetische und Umweltbedingungen. Das Alter der Eltern spielt keine Rolle.
Ein schwerer Neuralrohrdefekt ist die **Anenzephalie**, bei der der knöcherne Schädel ganz oder teilweise fehlt; das Gehirn hat sich nicht entwickelt. Diese Behinderung ist mit dem Leben nicht vereinbar; die Föten sterben bereits intrauterin oder wenige Tage nach der Geburt (siehe Bericht über eine betroffene Mutter, S. 304ff.). Solche Kinder sind in den letzten Jahren in die Schlagzeilen geraten, denn Ärzte haben sie als Organbank benutzt. Auf 10000 Geburten kommt ein Kind mit Anenzephalie.[16]

Häufiger als die Anenzephalie sind Defekte des Rückenmarks oder der Wirbelsäule, **spina bifida** oder **Offener Rücken** genannt; eines von 330 lebend geborenen Kindern ist betroffen. Diese Defekte haben sehr unterschiedliche Ausprägungen, je nachdem, wie viele Rückenwirbel in Mitleidenschaft gezogen sind und ob gleichzeitig ein Wasserkopf (Hydrozephalus) vorliegt. Manche Kinder leiden trotz operativer Maßnahmen unter schweren neurologischen Behinderungen, andere können sich bei entsprechender Therapie völlig normal entwickeln.

Erbkrankheiten

Bislang gehört die *DNA-Analyse*, die gezielt nach bestimmten genetischen Krankheitsbildern sucht, bei Fruchtwasseruntersuchung oder Chorionbiopsie nicht zur Routine, doch es bieten auch immer mehr bundesdeutsche Labors eine genetische Diagnostik an. Inzwischen können mehrere hundert erblich bedingte Krankheiten oder Normabweichungen direkt auf der DNA-Ebene festgestellt werden. Zur Zeit sind die Tests noch relativ aufwendig und teuer. Schon deshalb werden sie im Moment nur gezielt in solchen Fällen durchgeführt, in denen angesichts der Familiengeschichte ein Verdacht auf ein Erbleiden besteht. Es können nur Krankheiten identifiziert werden, von denen man annimmt, daß ihre Ursache in einem bestimmten Genabschnitt zu finden ist. Solche klassischen Erbkrankheiten sind, unter anderem, die **Duchennsche Muskeldystrophie** (Zerfall der Muskulatur), die **Cystische Fibrose** (auch Mukoviszidose genannt, Erkrankung der Atemwege), die **Chorea Huntington** (geistiger und körperlicher Zerfall in höherem Alter), die Augenkrankheit **Retinitis pigmentosa** oder **Polyzystische Nierenerkrankung**. In den nächsten Jahren ist mit einer Vereinfachung und Verbilligung der Verfahren zu rechnen – durch sogenannte »Testkits« und immer neue Genorte, die gefunden und bestimmten Krankheiten zugeordnet werden.

Therapien im Mutterleib

Bislang gibt es für die meisten pränatal diagnostizierten fötalen Abweichungen keine Therapiemöglichkeit, so daß die Pränataldiagnostik faktisch den Schwangerschaftsabbruch impliziert. Das wird ärztlicherseits immer wieder als Dilemma bedauert und mit Hinweis auf die weitere Entwicklung der Fötalmedizin und Gentechnik als lösbar hingestellt. In diesem Zusammenhang erfolgen Hinweise auf die *somatische Gentherapie*. Das Prinzip dieser Therapieform: funktionsfähige Gene werden in bestimmte Organe des Kranken eingeschleust, in der Absicht, daß sie die defekten Gene ersetzen könnten. Diese Therapieform, in die derzeit sehr viel Geld investiert wird, befindet sich noch in einem experimentellen Stadium. Sie wurde bisher an einigen Todkranken vesucht. Ob die Gentherapie die Hoffnungen auf Heilung, die in sie gesetzt werden, wirklich einmal wird erfüllen können, ist noch nicht entschieden. Zu diesem Ergebnis kommt selbst eine neuere Studie, die vom Deutschen Bundestag in Auftrag gegeben wurde und vor zu großen Erwartungen warnt.[17]
Auch die *Keimbahntherapie*, bei der nicht nur ein Patient von seiner Krankheit geheilt werden soll, sondern durch Veränderung der Keimzellen auch gleich seine Nachkommen mit, wird in letzter Zeit immer öfter als therapeutische Möglichkeit erwähnt. Bislang galten Eingriffe in die Keimbahn als tabu, doch seit die Keimbahntherapie machbar geworden ist, hat auch die Ächtung innerhalb der Wissenschaftlergemeinde deutlich abgenommen.
Neben der Gentherapie macht in den letzten Jahren die *intrauterine Therapie* zunehmend Schlagzeilen: Sei es, daß Mediziner einen immunkranken 28 Wochen alten Fötus durch die Übertragung von Leber- und Thymuszellen retten, sei es, daß sie bei Rhesusunverträglichkeit oder Anämie über die Nabelschnur Bluttransfusionen durchführen. Aber auch andere fötale Fehlbildungen versucht man inzwischen zu therapieren. Mit Hilfe eines kleinen Schlauches, dem sogenannten Shunt, werden unerwünschte Flüssigkeitsansammlungen in Bauch, Lunge oder Kopf abgeleitet. In einer Hamburger Klinik wurden Zwillinge, die von nur einem Herz versorgt wurden, mit

Hilfe von Laserstrahlen im fünften Schwangerschaftsmonat getrennt. Der nicht lebensfähige Zwilling verstarb, der zweite kam einige Monate später zur Welt.
An der Grenze zu Menschenversuchen bewegt sich die *intrauterine Chirurgie*. Seit etwa einem Jahrzehnt versucht sich ein kalifornisches Team an chirurgischen Maßnahmen am Fötus, um Harnwegs- oder Zwerchfellmißbildungen zu beheben. Nur wenige Ungeborene haben solche Eingriffe überlebt, und auch die Gesundheit und das Leben der schwangeren Frau werden durch solche Experimente leichtfertig aufs Spiel gesetzt.

5. KAPITEL

Entscheidungskonflikte rund um die vorgeburtliche Diagnostik. Zwiegespräche

Der Triple-Test

■

Entscheidungen für die Fruchtwasseruntersuchung

■

Entscheidungen gegen die Fruchtwasseruntersuchung

▪ Invasive vorgeburtliche Untersuchungen wie die Fruchtwasseruntersuchung oder die Chorionbiopsie sind als neue »Produkte« auf dem Medizin-Markt geworfen worden. Die Auswirkungen dieser Untersuchungen auf die einzelnen Frauen und ihre Familien haben dabei wenig interessiert. Doch wie keine andere Routineuntersuchung greifen die invasiven Methoden vorgeburtlicher Diagnostik in das Erleben schwangerer Frauen ein, verändern ihr Gefühl für sich selbst, aber auch für das potentielle Kind. Nicht selten erleben Frauen bereits die Entscheidung für oder gegen die Fruchtwasseruntersuchung als einen Konflikt zwischen ihrem Kopf und ihrem Bauch; zwischen dem, was als vernünftiges, vorausschauendes Handeln gesellschaftlich von ihnen erwartet wird, und dem, was sie für das Kind in ihrem Leib empfinden. In den Wochen des Wartens auf den Befund bleibt diese Ambivalenz, die dann möglicherweise in der Entscheidung für oder gegen den Abbruch der Schwangerschaft gipfelt.
So unterschiedlich die Geschichten der Frauen, die ich im folgenden vorstellen werde, auch sein mögen: Fast alle diese Frauen wurden von Entscheidungskonflikten rund um die Amniozentese geplagt, und zwar unabhängig davon, ob sie sich für oder gegen diese Untersuchung aussprachen. Allein schon das medizinische Angebot verunsichert. Die widerstreitenden Gefühle bestätigen inzwischen auch einige Studien. So ergab eine schwedische Untersuchung, daß die Frauen diese Untersuchung zwar freiwillig machen lassen, daß sie aber trotzdem einen enormen Erwartungsdruck von ihrer unmittelbaren Umgebung oder der Gesellschaft empfinden. Sie finden es schwierig, das Angebot der Pränataldiagnostik abzulehnen. Und ein Großteil der Frauen hält es für problematischer, einem Kind, das an einer Behinderung leidet, die mit Hilfe der

Fruchtwasseruntersuchung hätte erkannt werden können, das Leben zu schenken, als ein Kind zu gebären, dessen Zustand man vorher nicht hätte prognostizieren können.[1]
Vorgeburtliche Diagnostik wird inzwischen vor allem von Frauen über 35 als Pflichterfüllung erlebt; als ein Tribut, den sie meinen, zahlen zu müssen, weil sie so lange mit dem Kinderkriegen gewartet haben. Für viele ist sie nicht das großzügige Angebot der modernen Medizin, als das sie von HumangenetikerInnen und in letzter Zeit vor allem von GynäkologInnen gern verkauft wird: Schwangere auf der Suche nach ihrem perfekten Kind rennen den ÄrztInnen – deren eigenen Aussagen zufolge – regelrecht die Türen ein. In einer Art vorauseilendem Gehorsam geben vor allem die FrauenärztInnen dem großen Erwartungsdruck der Frauen nach. So führen sie sozusagen prophylaktisch den Triple-Test durch, der so harmlos daherkommt, daß viele Frauen erst hinterher merken, in welche Entscheidungskonflikte sie dadurch hineingezwungen worden sind. So wie es Ute ging, der die Ärztin einfach Blut abnahm, ohne ihr mitzuteilen, zu welchem Zweck.
Selbstverständlich gibt es inzwischen eine ganze Reihe von Frauen, die alles, was moderne Medizin so bietet, gierig aufsaugen. Mir klingt noch heute die Bemerkung einer 32jährigen Volkswirtin in den Ohren: »Im Zeitalter der Raumfahrt wird man doch für gesunde Kinder sorgen können.« Die meisten dieser Frauen sind bestens über alles, was auf dem Markt ist, informiert. Sie gehen nur zu technisch hervorragend ausgerüsteten Ärzten und formulieren, unabhängig vom Alter, einen Anspruch auf alle nur möglichen Untersuchungen, die die Medizin bereitstellt. Solche Frauen kennen scheinbar keine Konflikte mit der pränatalen Diagnostik. Sie haben auch kein Verständnis für Frauen, die diese Untersuchung als Einschnitt im Erleben ihrer Schwangerschaft empfinden. Sie gehen in jeder Hinsicht vernünftig mit ihrer Schwangerschaft um und halten andere Frauen, die von Zweifeln geplagt sind, für egoistisch, ignorant oder dumm. »Die stecken wohl lieber den Kopf in den Sand, als die Wahrheit zu erfahren.«[2]
Mir sind Frauen und Männer, die so denken, in letzter Zeit öfter begegnet. Meistens entpuppte sich der nach außen hin forsch wirken-

de Umgang mit der eigenen Schwangerschaft schnell als bloße Fassade, hinter der sich eine große Angst vor den Potenzen des eigenen Körpers verbarg: Die Technik soll richten, was frau sich selbst nicht zutraut.
Wie keine andere Untersuchung im Laufe der Schwangerschaft ist die Pränataldiagnostik ein Spiegel eigener emotionaler Befindlichkeit in der Welt. Viele schwangere Frauen erleben in diesem Zusammenhang einen inneren Konflikt, den allerdings kaum eine an die große Glocke hängt; anscheinend befürchten sie, dieser Konflikt entspreche weder Vernunft noch Zeitgeist. Trotzdem beobachte ich immer mehr schwangere Frauen, die den Pferdefuß dieser Technik wahrnehmen, die sich Luft machen im Gespräch mit anderen Frauen – um sich dann (in vielen Fällen) doch für die Fruchtwasseruntersuchung zu entscheiden. Auf dem Spielplatz, bei Vorträgen oder beim Frauenarzt, im engeren und weiteren Bekanntenkreis lernte ich zahlreiche Frauen, mitunter auch Paare kennen, die sich mit der Frage, pränatale Diagnostik ja oder nein, regelrecht herumschlugen. Auch zur Beratungsstelle »CARA« kommen viele Frauen mit und ohne Partner, die Zweifel hegen. Ich habe etwa zwei Dutzend Gespräche mit Frauen und ihren Partnern geführt; einige habe ich hier aufgezeichnet.
Alle von mir interviewten Frauen waren zur Zeit ihrer Schwangerschaft 35 oder älter, fünf von ihnen erwarteten ihr erstes Kind. In solchen Fällen sprechen die MedizinerInnen warnend von »späten Erstgebärenden«, was bei der Entscheidung für eine Pränataldiagnostik sicher eine große Rolle spielt. Ab Mitte 30 erleben Frauen, daß sie vom Frauenarzt als Risikoschwangere eingestuft werden; sie erfahren, daß ihre Fruchtbarkeit abgenommen hat, hören von hohen genetischen Risiken und gehäuft auftretenden Schwangerschaftskomplikationen. Kurz gesagt: Ihnen wird suggeriert, daß sie zum Kinderkriegen zu alt sind und daß dieser »Mangel« sich nur mit Hilfe von Arzt und moderner Apparatur ausgleichen läßt. Diese Degradierung der Gebärfähigkeit von Frauen über 30 sitzt tief in den Köpfen älterer Schwangerer und drückt sich in Versagensängsten oder einer Überschätzung des genetischen Risikos aus. Viele der behaupteten Komplikationen bei Spätgebärenden konnten wis-

senschaftlich nicht nachgewiesen werden, denn das bloße Zählen von Lebensjahren übersieht die Tatsache, daß ältere Mütter bessere Ausgangsbedingungen haben: Bei Frauen über 30 hat sich das Leben in der Regel verläßlicher eingespielt, die Partnerschaft ist stabil, die Einkommenslage und die Wohnverhältnisse sind gut, oft fehlt nur noch das Kind zum »Glück«.[3]

Als ich die Interviews führte, wurde mir klar, daß die Bereitschaft, den Entscheidungskonflikt um die Fruchtwasseruntersuchung im Gespräch zu wiederholen, entscheidend vom Zeitpunkt abhängt. Deshalb sind die meisten ausführlichen Interviews erst nach der Geburt zustande gekommen: Die Anspannung der Frauen hatte sich mit der Geburt eines gesunden Kindes aufgelöst. Auch mich selbst empfand ich in den Gesprächen nach der Geburt offensiver und beharrender in meinen Fragen. Im Zusammensein mit den überwiegend hochschwangeren Frauen hatte mir ein Erfahrungsaustausch über Geburten, Stillen oder Wickeln einfach näher gelegen als eine Unterhaltung über Komplikationen oder Krankheit.

Die Geschichten der hier vorgestellten Frauen sind nicht repräsentativ, sondern problemorientiert. Mir ist es wichtig, die ganze Palette von Entscheidungskonflikten aufzuzeigen, in die Frauen durch die Pränataldiagnostik geraten können. Außerdem will ich das thematisieren, wovor viele Frauen die Augen verschließen: das Risiko des Eingriffs, einen falschen Befund, einen Abbruch im sechsten Monat der Schwangerschaft, die Geburt eines behinderten Kindes mit oder auch ohne Amniozentese. Mein Anliegen ist es nicht, neue Ängste und Horrorvisionen zu erzeugen. Vielmehr wünsche ich mir, daß der Einblick in die vielfältigen Erfahrungen, die schwangere Frauen mit dieser Technik gemacht haben, LeserInnen anregt, die einzelnen Methoden genauer zu betrachten und reflektierter mit den eigenen Sehnsüchten und Ängsten umzugehen.

Jede Entscheidung für oder wider die Pränataldiagnostik wird in einem gesellschaftlichen Raum mit Normen, Vorstellungen, Wertigkeiten getroffen. Sie wird beeinflußt von dem, was medizinisch als machbar gilt. Dem verständlichen Wunsch von Frauen, ein gesundes Kind zu gebären, steht eine Technik gegenüber, die vorgibt, dies zumindest teilweise zu gewährleisten.

Die Aussagen der interviewten Frauen werfen ein Licht auf die gesellschaftlichen Strukturen, innerhalb derer die Entscheidung für oder gegen eine Fruchtwasseruntersuchung getroffen wird. Und sie illustrieren die Lebensbedingungen, die die Gesellschaft Müttern mit gesunden, noch viel mehr aber mit kranken Kindern zumutet. Die 44jährige Gila: »Ich bin ja schon mit meinem gesunden Lieschen behindert.«

Der Triple-Test

»Dieser Test hat uns unsere Gelassenheit geraubt.«
Ute (39) und Claus (42), beide SozialarbeiterIn, Eltern des dreijährigen Florians.

Ich habe Claus bei einer Podiumsdiskussion kennengelernt.[4] Dort schilderte er eindrücklich, wie ein medizinischer Befund nicht nur die Gelassenheit in der Schwangerschaft rauben, sondern auch dazu führen kann, daß man eigene Wertvorstellungen in Frage stellt. Während der Vater auf dem Podium die Geschichte seines Sohnes erzählt, krabbelt der kleine Florian munter durch die Stuhlreihen, und seine Mutter hat damit zu tun, sein freudiges Plappern zu bremsen, damit die Veranstaltung nicht zu sehr gestört wird.
»Bis dahin dachte ich, ich hätte eine klare Haltung zu Menschen mit Behinderungen«, sagt Claus, der seit 20 Jahren in der Behindertenarbeit engagiert ist und viele behinderte Freunde hat. Claus: »Als dann die Ärztin sagte, das Kind wäre mit hoher Wahrscheinlichkeit ›mongoloid‹, mußte ich erst einmal schlucken.«
Utes Ärztin hatte bei ihr einen Triple-Test gemacht, ohne sie davon in Kenntnis zu setzen oder ihr gar zu erklären, daß dieser Test nichts weiter als eine Wahrscheinlichkeitsrechnung ist. Ein Fall von vielen, die mir in den letzten Jahren begegnet sind. Ute: »Blut wird ohnehin immer abgenommen, warum sollte ich da mißtrauisch werden?« Die Befunde können auch von den FrauenärztInnen oft nicht interpretiert werden. Der Ausweg: Eine Fruchtwasseruntersuchung wird vorgeschlagen, um das Ergebnis abzuklären, und die meisten Frauen folgen diesem Rat. Nicht so Ute. Deshalb besuchte ich sie nochmals und wollte Genaueres über die Umstände ihrer Schwangerschaft und die Hintergründe der Entscheidung erfahren.
15 Jahre war Ute bereits mit Claus zusammen, als sie sich zu einem gemeinsamen Kind entschlossen. Sie erzählt von ihrer ersten Schwangerschaft, die vor der mit Florian lag. Schon damals war sie etwas befremdet. Der erste Vorsorgetermin fiel fast mit ihrem 35. Geburtstag zusammen, und sie erfuhr von der Frauenärztin, daß sie

aufgrund ihres Alters eine Risikoschwangere sei. »Ich fühlte mich so gut, und das Schwarz auf Weiß zu sehen hat mich doch irritiert.« Dann legte ihr die Ärztin eine Fruchtwasseruntersuchung nahe. »Für die Ärztin war ein Kind mit Trisomie 21 ein schreckliches Risiko, das es auszuschließen galt. Wir sahen das anders. Wir kennen viele Menschen mit Down-Syndrom, und deshalb hatte diese Behinderung nicht diesen Schrecken.« Trotzdem waren Claus und Ute schon damals verwundert, daß ihre eigene und die Einschätzung der Medizin so weit auseinanderklafften. In der 20. Woche verlor Ute plötzlich Fruchtwasser. Sie ging in die Klinik, in der sie sich gut aufgenommen fühlte. Doch keine ärztliche Kunst konnte helfen. Das Ungeborene lag mehr und mehr im Trockenen: eine gefährliche Situation für das werdende Kind, aber auch für die Schwangere. Ute: »Ich habe mit meinem Kind im Bauch regelrecht gekämpft. Ich habe immer zu ihm gesagt: Wir können es schaffen, aber du mußt dich auch ein wenig anstrengen. Doch dann spürte ich, daß das Kind sich zurückzog, und ich merkte, daß ich mich auch innerlich von diesem Kind verabschiedete.« Nach einer Woche wurde mit Wehenmitteln künstlich eine Geburt eingeleitet, weil Utes Gesundheit inzwischen gefährdet war. Jetzt, im nachhinein, sagt sie: »Ich habe gesehen, daß es Entscheidungen gibt, die nicht in meiner Hand liegen.«

Nach einem halben Jahr wird Ute erneut schwanger. In der fünften Woche geht sie zu ihrer Frauenärztin: »Vor allem aus Neugierde.« Durch die Erfahrung der letzten Schwangerschaft ist sie aber auch noch vorsichtiger geworden. Wieder die Diskussion mit der Ärztin um die Fruchtwasseruntersuchung. Wieder eine Ablehnung ihrerseits. In der 16. Schwangerschaftswoche dann die schriftliche Aufforderung der Gynäkologin, sofort in die Praxis zu kommen: Bei einem Bluttest sei eine hohe Wahrscheinlichkeit für ein Down-Syndrom beim Kind festgestellt worden; sie solle deshalb unbedingt eine Fruchtwasseruntersuchung durchführen lassen. Im ersten Moment ist Ute geschockt. Weder wußte sie bis dahin, daß ihr Blut für einen solchen Test benutzt worden ist, noch kann sie die Aussagekraft des Triple-Tests einschätzen. Was bei ihr hängen bleibt: Wahrscheinlich werde ich ein Kind mit Down-Syndrom gebären. »Es war erstaunlich: Obwohl wir vorher so klar waren, daß wir schon wegen des hohen Fehlgeburtsrisikos keine Fruchtwasseruntersuchung machen lassen wollten, waren wir nun sehr verunsichert.«

Claus begleitet Ute zur Frauenärztin. Ute verspürt nicht die Kraft, sich mit der Ärztin auf einen Disput einzulassen.»Die Situation war sehr komisch: Während die Ärztin immer davon sprach, was für schreckliche Belastungen durch ein Down-Syndrom-Kind auf uns zukommen würden, sprach Claus immer von den Möglichkeiten, sich Unterstützung von außen zu holen. Im Prinzip hatte die Ärztin wenig Ahnung von den Möglichkeiten im Zusammenleben mit einem Kind mit Down-Syndrom. Wir hatten das Gefühl, uns ständig rechtfertigen zu müssen, warum wir die Fruchtwasseruntersuchung nicht machen lassen wollen.« Rückblickend glaubt Ute, daß die Frauenärztin einfach nicht mit der Ungewißheit des Testergebnisses umgehen konnte und *ihre* Bedenken und Ängste auf sie projizierte. Ute wurde in kurzen Abständen immer wieder in die Praxis bestellt; jedesmal machte die Ärztin einen Ultraschall, maß genau nach, Augenabstand, Beinproportionen, um so vielleicht doch noch Hinweise auf eine Behinderung des Kindes zu finden. Claus, der seine Frau öfter zur Vorsorge begleitete:»Jedesmal war ich wieder aufgeregt und bekam regelrecht feuchte Hände.« Ute dagegen, die sich ihrem werdenden Kind nicht nur körperlich, sondern auch seelisch nahe fühlte, ließ sich dadurch nicht mehr verunsichern.»Für mich war klar, das *ist* unser Kind, und so, wie es kommt, so werden wir es auch akzeptieren.«

Ute und Claus bereiteten sich innerlich auf ein Kind mit Down-Syndrom vor. Familie und Freundeskreis wurden informiert, und Claus berichtet von heftigen Reaktionen:»Eine sehr gute Freundin bekam feuchte Augen, als wir erzählten, was die Ärztin diagnostiziert hatte. Sie sagte, sie hätte uns eigentlich ein Stück Normalität gewünscht. Sie hatte damit eine Formulierung gefunden, die auch in uns war. Wenn ich nach Hause komme und stehe in einer relativ kleinen Wohnung mit einem behinderten Kind... Es war für mich ein Gewissenskonflikt.«

Auch im Geburtsvorbereitungskurs sprach Claus das Thema Behinderung vorsichtig an. Claus:»Die Teilnehmer reagierten tief betroffen. Eine Frau fing an zu weinen – aber wir haben dann gut darüber reden können. Die Geburtsvorbereiterin sagte hinterher, daß das Thema in ihrer 15jährigen Tätigkeit bis dahin noch nie angesprochen worden war.«

Dann, in den letzten Wochen vor der Geburt, nochmals Streß. Die Ärztin hatte festgestellt, daß das Köpfchen des Kindes zu groß sei; und hegte den Verdacht auf Schwangerschaftszucker, der sich jedoch nicht bestätigte. Doch das Kind wollte sich nicht drehen – jedenfalls nicht bis zur 37. Woche. Daraufhin plante man einen Kaiserschnitt, der zwei Wochen vor dem errechneten Geburtstermin durchgeführt wurde. »Vor der Entbindung haben wir dann die Hebamme eingeweiht: Wahrscheinlich hat das Kind ein Down-Syndrom; wir sind darauf vorbereitet, Sie brauchen uns nicht zu schonen.« Die Hebamme war über die Offenheit der beiden froh. Dann wurde der Kaiserschnitt gemacht, und Florian war auf der Welt. Er hat kein Down-Syndrom. Alle waren überrascht. Auch die Oma, die mit der erleichterten Bemerkung herausplatzte: »Ihr freut euch doch auch über das Kind, wenn es kein Down-Syndrom hat!«

Inzwischen stehen Ute und Claus vor der Frage, ob sie ein weiteres Kind wollen. Schließlich soll Florian nicht allein aufwachsen. Claus würde am liebsten ein Kind adoptieren, um dem ganzen Streß, vor allem für Ute, aus dem Weg zu gehen. Doch Ute kann sich eine erneute Schwangerschaft vorstellen. »Diesmal bin ich klüger, würde vieles anders machen und mich vor allem von Anfang an in die Betreuung einer Hebamme begeben.«

Entscheidungen für die Fruchtwasseruntersuchung

»Es ist doch dein Kind, auch wenn es nicht hundertprozentig der Norm entspricht!«

Lisa (36), verheiratet, drei Kinder (neun und fünf Jahre, vier Monate), Sozialpädagogin, hat beim letzten Kind eine Fruchtwasseruntersuchung machen lassen. Ihr Kind kam mit einer Speiseröhrenmißbildung auf die Welt.

Lisa, eine zierliche Frau mit lebhaften braunen Augen, empfängt mich mit Kaffee und Keksen. Ihr Jüngster, er ist zum Zeitpunkt des ersten Gesprächs vier Monate alt, wird gerade vom Vater spazierengefahren. »So, jetzt haben wir anderthalb Stunden Ruhe, um miteinander zu reden.«
Ich begegne Lisa an diesem Vormittag zum erstenmal. Den Kontakt hat mir ihre Hebamme vermittelt, und Lisa war – trotz der starken Belastung, unter der sie steht – ohne Zögern bereit, mir ihre Geschichte zu erzählen. Sie hat einem Jungen das Leben geschenkt, um dessen Überleben sie kämpfen mußte und von dem sie bis heute noch nicht weiß, ob er möglicherweise eine geistige Beeinträchtigung hat. Phillip ist mit einer Speiseröhrenmißbildung auf die Welt gekommen. Diese Erfahrung hat Lisas Haltung zum Leben, auch zu Krankheiten und Behinderung verändert. Manches zieht sie heute in Zweifel, was sie vor wenigen Monaten noch als Selbstverständlichkeit betrachtet hat. Dazu gehört auch die Fruchtwasseruntersuchung. Es ist Lisa wichtig, anderen Frauen ihre Erfahrungen mitzuteilen: »Vielleicht treffen sie dann die Entscheidung für eine Fruchtwasseruntersuchung reflektierter, denn ich kenne viele Frauen, die ähnlich blauäugig wie ich mit dieser Untersuchung und dem Drumherum umgehen und sich in Sicherheit wiegen.«
Phillip war kein geplantes Kind. Lisa und ihr Mann Hans hatten die Kinderfrage für sich bereits ad acta gelegt. »Gerade, da Tschernobyl so aktuell war, war ich froh, daß für mich das Thema Kinderkriegen abgeschlossen war.« Lisa fing gerade eine Weiterbildung

zur Suchtberaterin an, und Hans hoffte nach langer ABM-Karriere, endlich eine Festanstellung als Sozialarbeiter zu bekommen. Sie hatten ihre beiden Kinder weitgehend gemeinsam großgezogen und sich mit der Berufstätigkeit bislang immer irgendwie arrangiert.
»Es sollte kein drittes Kind geben, aber als es alle Anschläge überstanden hatte, sprich: die ›Pille danach‹, sind wir noch mal in uns gegangen und haben uns gesagt: Dieses Kind will geboren werden. Das soll eben so sein. Aber dann wollten wir uns wenigstens absichern, daß es ein normales Kind wird. Ich wollte mich einfach nicht wegen eines kranken Kindes aufopfern.« Warum sie denn befürchtet habe, kein »normales« Kind mehr zu bekommen, frage ich sie. Lisa spricht von ihrem Alter, das sie alarmiert habe, zusätzlich zur Umweltbelastung, dem Gift im Essen, Tschernobyl. Lisa war in dieser Schwangerschaft weitaus mehr mit Ängsten beschäftigt als in den beiden vorhergehenden. Vor allem ihr Alter machte ihr Sorgen. Ich frage nach der Größenordnung, in die sie das Altersrisiko eingeordnet habe. Lisa nennt eine Zahl um zehn Prozent – einen etwa zwanzigmal höheren statistischen Wert, als er tatsächlich für dieses Alter errechnet wurde. »Ich wollte einfach auf Nummer Sicher gehen; die Fruchtwasseruntersuchung schien mir da ein Weg zu sein.« Lisa, aber auch ihr Mann Hans haben im Laufe der letzten Monate schmerzhaft erfahren müssen, wie trügerisch diese »Sicherheit« ist. Die beiden hatten einen normalen Befund als Ergebnis der Fruchtwasseruntersuchung mit einer Garantiebescheinigung für ein gesundes Kind verwechselt. Sie wußten nicht, daß nur wenige Erkrankungen oder Fehlbildungen von Neugeborenen mit dieser Untersuchung erkannt werden können; sie dachten nicht darüber nach, daß die meisten Behinderungen oder Entwicklungsstörungen durch Frühgeburtlichkeit oder Probleme während der Geburt entstehen. Für Lisa gab es ohnehin nur ein Krankheitsbild, das sie bedrohte: »das Down-Syndrom«. Sie habe kein »Mongolchen« gewollt, wie sie sagt, habe aber im Grunde nur wenige Assoziationen zu diesem Krankheitsbild gehabt.
Ohne lange nachzudenken, entschied sich Lisa für die Fruchtwasseruntersuchung. Sicher auch deshalb, weil fast alle schwangeren Frauen in ihrer Umgebung diese Untersuchung machen ließen.

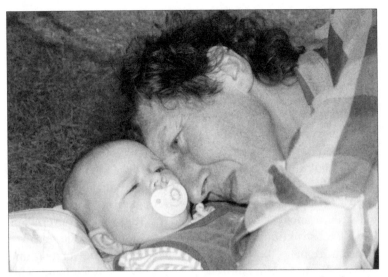

Didie Koops-Krüger: »Mit Jule haben sich für mich überraschenderweise ganz neue Gefühlsebenen eröffnet.«

»Davon ging ein bestimmter Sog aus.« Aus der zeitlichen Distanz sieht sie selbstkritisch, daß sie einfach Erwartungen entsprochen hat, die sie bei ihrer Umwelt vermutete. Zum Beispiel denen ihres Gynäkologen. Seine Aufklärung erschöpfte sich in dem Rat, diese Untersuchung in ihrem Alter unbedingt machen zu lassen. Ohne viele Worte zu verlieren, schrieb er eine Überweisung für eine Fruchtwasserentnahme in der Klinik. »Ich bin ins Krankenhaus gefahren, in dem Glauben, das Kind sei ohnehin gesund. Ich wollte mir dafür eine Bestätigung holen.« Erst unmittelbar vor der Punktion legte ihr eine Krankenschwester eine Liste von Krankheiten vor, die durch die Fruchtwasseruntersuchung erkannt werden können. Zu diesem Zeitpunkt hörte sie auch zum erstenmal, daß der Eingriff nicht ganz ungefährlich ist und sogar Fehlgeburten provozieren kann. Da liegt sie schon auf der Liege, vor sich den Ultraschall und neben sich den Arzt mit der langen Punktionsnadel. »Ich habe die Zähne zusammengebissen und gedacht: Das muß eben jetzt sein. Da mußt du durch.«

Lisa hat sich – wie die Mehrzahl der Frauen – nicht mit der Kehrseite der Amniozentese auseinandergesetzt. Sie wollte zwar kein behindertes Kind, aber über die Abtreibung eines möglicherweise kranken Fötus hatte sie nie nachgedacht. Trotzdem stellte sie ihr Verhalten – unbewußt, meint sie heute – auf den möglichen Verlust ein. Sie hängte ihre Schwangerschaft nicht an die große Glocke. »Ich wartete ab, wollte bei einem möglichen Abbruch die Sache nicht allen erklären müssen.« Trotzdem hatte Lisa ihre Schwangerschaft und das Kind in sich angenommen. »Ich hatte, schon bevor ich die Punktion machen ließ, Kindsbewegungen in mir gespürt, so ein Gefühl, als ob eine Luftblase unter der Bauchdecke entlangstreicht, ganz zart.« Lisa zeichnet die Bewegung mit der Hand nach, blüht für Momente auf, um dann erneut in Ratlosigkeit zu verfallen. Die Rekonstruktion der Gedanken und Gefühle, die sie noch vor wenigen Monaten bestimmt haben, belastet sie. Sie versteht ihre Naivität heute nicht mehr. »Die Konsequenz der Abtreibung habe ich einfach verdrängt; erst als meine Hebamme, die mich bei der ambulanten Geburt begleiten sollte, zu mir sagte: ›Weißt du, was das heißt, in der 22. Woche eine Abtreibung? Das ist eine künstlich eingeleitete Geburt‹, da bin ich furchtbar erschrocken. Ich hatte ja noch nicht einmal den Befund. Ich habe mir gedacht: Wie bin ich bloß an die ganze Sache rangegangen?«
Lisa erzählt von ihrer Schwangerschaft, in der sie sich, wie in den beiden vorangegangenen auch, »rund, ausgeglichen und toll fühlte. Bis auf die letzten Wochen, als ich einen riesigen Bauch hatte. Alles wurde mühselig, das Fruchtwasser drückte auf Rippen und Eingeweide.« Lisa spricht von den Ahnungen, die sie hatte. Als der Frauenarzt im siebten Monat ohne weiteren Kommentar »Hydramnion«, zu deutsch: »zu viel Fruchtwasser«, in den Mutterpaß schrieb, blätterte sie aufgeregt im medizinischen Wörterbuch und fand neben der Begriffserklärung auch einen Hinweis auf mögliche Fehlbildungen als Ursache von zuviel Fruchtwasser. »Das Wort Mißbildung sprang mir geradezu in die Augen.« War es Angst oder eine Vorahnung, die sie beschlich? Lisa erzählt von einem Traum, den sie mehrere Wochen vor der Geburt hatte: Sie sieht einen kleinen Jungen, an dessen Rücken eine Röhre heraussteht. Der Traum

unterschied sich von den früheren, in denen sie immer einen kleinen kräftigen Jungen krabbeln sah. Doch alle Vorahnungen, Ängste, Sorgen habe sie bis zuletzt immer wieder weggeschoben, bemerkt sie fast vorwurfsvoll. Ich verstehe diese Selbstvorwürfe nicht, frage nach, was sie anderes hätte tun sollen oder können? So sei doch wenigstens dem sich entwickelnden Kind eine harmonische Zeit in ihrer dunklen Höhle gegönnt gewesen – im Kontakt mit einer fröhlichen, ausgeglichenen Mutter. Angst oder möglicherweise eine frühzeitige Diagnose hätten diese körperlich-seelische Beziehung zu ihrem Kind sicherlich gestört, wenn nicht gar unterbunden. Lisa erzählt von einer Mutter aus der Selbsthilfegruppe, die sie über die Geburt von Phillip mit der Bemerkung hinwegtrösten wollte, daß solche Kinder bald nicht mehr geboren zu werden brauchen. Und tatsächlich arbeiten Wissenschaftler an Methoden, mit deren Hilfe schon früher in der Schwangerschaft Speiseröhrendefekte diagnostiziert werden können. Schon gibt es erste Erfolgsmeldungen: Die Fehlbildung ist mit einer Amniozentese sowie einer Plazentapunktion bereits pränatal zu diagnostizieren.[5] Die Speiseröhrenatresie oder Oesophagusatresie, wie diese Fehlbildung im Fachjargon genannt wird, entsteht am 23. Tag der Entwicklung des Fötus, wenn Luft- und Speiseröhre sich teilen. Über die Ursache ist bislang nichts Genaueres bekannt. Mütter jeden Alters können ein Kind mit dieser Fehlbildung gebären. Auf 1500 Neugeborene kommt schätzungsweise ein Säugling mit einer Speiseröhrenfehlbildung. Lisa erwartet keine Vorteile davon, daß diese Behinderung bereits in der früheren Schwangerschaft zu diagnostizieren ist. »Ja, Gott sei Dank ist diese Mißbildung bis jetzt noch nicht eindeutig feststellbar, sonst hätten wir vermutlich unseren Phillip nicht.«
Drei Wochen vor dem errechneten Geburtstermin gebar Lisa ihren Sohn, wie geplant ambulant in einem Krankenhaus, im Beisein ihres Mannes und ihrer Hebamme. »Die Geburt verlief schön und schnell. Nichts war beängstigend. Nachdem ich ihn geboren hatte, lag er auf meinem Bauch und war ganz munter, eigentlich war nichts Außergewöhnliches festzustellen.« Doch Lisa traute dem Augenschein nicht ganz; sie wollte ihn gleich an der Brust zutzeln lassen, um sich Gewißheit zu verschaffen. Vorher sollte von der Gynäkolo-

gin möglicherweise vorhandener Schleim aus dem Rachen abgesaugt werden. Plötzlich merkte Lisa, wie die ruhige Atmosphäre im Gebärzimmer umschlug. »Hektik kam auf, irgend etwas stimmte nicht. Dann kam der Babykrankenwagen, und das Kind wurde in die Kinderklinik transportiert; mein Mann fuhr mit, während ich nach Hause gebracht wurde. Das war furchtbar, wie sie ihn in den Kasten gepackt und abtransportiert haben, wo sein Kommen doch so schön harmonisch verlaufen war.« Lisa laufen Tränen über die Wangen; alle unverdauten Erinnerungen an diese ersten Tage werden wieder hochgeschwemmt. Noch einmal spürt sie die Leere nach der intensiven Erfahrung des Gebärens. Nach den Momenten tiefen Glücks fühlt sie sich in einen Abgrund gestoßen. In Begleitung der Hebamme fährt sie nach Hause. »Ich konnte es nicht glauben; zu Hause dachte ich: Die kommen gleich zurück, da war nur etwas verstopft. Erst langsam habe ich die Tragweite verstanden, Häppchen für Häppchen, jeden Tag ein wenig mehr. Ich glaube, sonst wäre ich abgestürzt. Wiedergesehen habe ich ihn am nächsten Tag auf der Intensivstation. Das war schrecklich, diese Glaskästen, in denen jeweils ein Kind lag; er war angeschlossen an tausend Schläuche, und dazu dieses Geticker der Monitore und Apparate. Er stand unter starken Medikamenten, da er ganz ruhiggestellt werden mußte.« Phillip ist bald nach der Geburt operiert worden. Die beiden Enden der Speiseröhre, die mit Haut verschlossen sind, wurden aufgeschnitten und aneinandergenäht. Neun Tage lag er auf der Intensivstation, und es war unklar, ob er es schaffen würde zu leben. Bis heute können Hirnschädigungen durch zuviel Wasser im Kopf oder die Gefahr, daß sich die Nahtstelle wieder verengt, nicht ausgeschlossen werden. Wie wird Lisa mit dieser Unsicherheit fertig? »Wir müssen damit jetzt erst mal leben. Hauptsache, er ist durchgekommen. Das war ja die ersten Wochen auch nicht klar. Wir haben versucht, von einem Tag zum nächsten zu leben; wir haben gesagt: Gut, er hat es heute geschafft, morgen wird er es auch schaffen! Er war als Person schon ganz deutlich in der Familie drin, der Phillip, und wir haben ganz fest daran geglaubt, daß er zu uns kommen wird.«
Zärtlich erzählt Lisa von dem kleinen Phillip. Davon, wie sie ihm die Hand auf den Bauch gelegt hat, damit er die Wärme seiner Mut-

ter zumindest ein wenig spürt; wie sie die Milch abgepumpt und mit dem Krankenhauspersonal ums Stillen nach Bedarf gerangelt hat; wie sie und ihr Mann den Kleinen samt Tropf auf den Flur geschoben haben, damit die größeren Kinder ihn auch besuchen konnten. Sie erzählt, daß er sich inzwischen zu Hause gut eingelebt hat, daß er ohne Probleme die Brust nimmt, den ganzen Tag fröhlich lächelt. Aber sie berichtet auch vom Streß in der Institution Krankenhaus, die unbedingte Anpassung an wenig einsehbare Regeln forderte, und von der Verzweiflung, die die Familie mitunter erfaßte. Wie viele andere Mütter behinderter Kinder hat sie sich gefragt, wie es zu dieser Fehlbildung hatte kommen können: War es die »Pille danach«, die Umweltbelastung oder gar Tschernobyl?

Die Erfahrungen mit der Behinderung ihres Kindes haben Lisa und Hans zum Nachdenken gebracht. Nachdem der erste Schock überwunden, das verzweifelte Ringen um das Überleben des Kindes nicht mehr notwendig waren, begannen sie über das, was menschliches Leben ausmacht, zu reflektieren. Sie fingen an, das Festhalten an einer scheinbaren Normalität zu hinterfragen, gerade nachdem sie durch Phillips Klinikaufenthalt viele Eltern kennengelernt hatten, deren Kinder nicht der Norm entsprachen. Viele ihrer Überlegungen sind noch nicht abgeschlossen, dafür ist die Erfahrung zu frisch, aber sie akzeptieren, daß das Leben verschiedene Variationen kennt. So komme ein Kind mit einer verwachsenen Speiseröhre auf die Welt, ein anderes wird mit Wasserkopf und ein drittes mit Schlitzaugen und Problemen mit dem logischen Denken geboren. »Mongolismus, das war immer der Fixpunkt für mich, ich wollte kein Kind haben, das immer auf dieser kindlichen Stufe bleibt«, sagt Lisa. Inzwischen hat sie zwei junge Mütter mit Down-Syndrom-Kindern kennengelernt. Beide sind noch keine 30 – und deshalb gar nicht in den Konflikt um die Fruchtwasseruntersuchung geraten. Sie sind von dieser Behinderung überrumpelt worden und haben sich mit der Situation arrangiert, ohne ihre optimistische Lebenseinstellung zu verlieren. Lisa hat durch den Kontakt mit diesen beiden Müttern auch die Kinder mit Down-Syndrom besser kennengelernt und dank der konkreten Erfahrung den Horror vor dieser Behinderung verloren.

Es fällt ihr schwer, die Frauen zu verstehen, die nach der Geburt eines behinderten Kindes alle von der Medizin angebotenen Register ziehen, damit das nächste Kind auf jeden Fall gesund geboren wird. Sie würde die Fruchtwasseruntersuchung heute nicht mehr machen lassen. »Du kriegst ein Kind, und dann ist es *dein* Kind; egal, wie es sich entwickelt, es bleibt *dein* Kind. Ich spüre jetzt ja auch, was für Gefühle ich für ein Kind entwickeln kann, das nicht hundertprozentig den Qualitätsnormen entspricht. Er ist der Phillip, und er gehört zu unserer Familie, egal, ob er nun eine geistige Behinderung entwickelt oder nicht. Und ich sage mir: Wenn du bewußt damit umgehst, dann wirst du auch die Probleme bewältigen. Ich werde versuchen, einen Weg zu finden, daß ich mich dabei nicht total aufgeben muß, das Kind aber auch nicht einfach abgeschoben wird; es wird einen Weg geben, dazwischen.«

Nachtrag: Gut ein Jahr später nehme ich noch einmal Kontakt mit Lisa auf, frage nach, wie es ihnen weiter ergangen ist. Die ganze Familie ist noch mal in eine Krise geraten, weil Phillip keine feste Nahrung zu sich nehmen konnte. »Das war ein Streß bei Tisch ... Ich war so angespannt; immer die Frage: Schafft er es, oder bekommt er das Würgen und Spucken?« Die älteren Kinder hatten in dieser Zeit wenig Raum für sich. Nach einer erneuten Operation und regelmäßigem Weiten der Speiseröhre kann Phillip inzwischen fast alles essen. Der Erfahrungsaustausch mit Mitgliedern der Selbsthilfegruppe »Keks« (siehe Adressen) hat ihnen immer wieder geholfen, mit unvorhergesehenen Problemen fertig zu werden. »Man tut dem kleinen Kerl schon ziemlich viel Gewalt an, und ich wundere mich, daß er trotzdem so ein fröhliches Kind ist.« Die Familienatmosphäre hat sich inzwischen wieder entspannt. Phillip wird, gemeinsam mit einem anderen gleichaltrigen Kind, zeitweise von einer Tagesmutter betreut. Hans hat eine feste Stelle angenommen, Lisa arbeitet neun Stunden in der Woche mit Aussiedlerkindern. »Die Tage, an denen ich nicht *nur* Mutter bin, werden wieder häufiger, und das tut mir sehr gut.« Lisa spürt auch, daß sie mit anderen Eltern behinderter Kinder Schock und Trauer, die mit der Geburt des behinderten Phillip zusammenhängen, noch weiter bearbeiten will. »Dafür war bislang weder Ruhe noch Zeit«, sagt sie. Und weiter:

»Die letzten zwei Jahre waren hart, und trotzdem muß ich im nachhinein sagen, daß meine Ängste vielfach schlimmer waren als dann die Wirklichkeit.«

»Immer wieder tauchten Schuldgefühle auf wegen dem, was ich meinem Ungeborenen angetan habe.«

Karin (37), Krankenschwester, Erzieherin, zur Zeit im Erziehungsurlaub, lebt mit ihrem Freund zusammen (12jährige Tochter aus erster Ehe, zehn Monate alte Tochter), hat eine Fruchtwasseruntersuchung machen lassen.

Karin gehört zu jenen Frauen, die in keiner medizinischen Statistik über die Risiken der Fruchtwasseruntersuchung auftauchen. Dort werden nur Fehlgeburten registriert, und zwar ausschließlich solche, von denen Mediziner annehmen, daß sie durch die Fruchwasserentnahme ausgelöst worden sind. Und selbst diese Statistiken sind sehr bruchstückhaft. Karin hatte keine Fehlgeburt, sondern *nur* Komplikationen. Doch diese Probleme haben ihre letzte Schwangerschaft weitgehend geprägt.

Vieles, was im Vorfeld der Entscheidung für die Fruchtwasseruntersuchung ablief, beschreibt Karin ähnlich wie andere Frauen, die hier zu Wort kamen. Sie spricht von der »magischen Grenze 35«, die sie plötzlich mit dem Gedanken an ein möglicherweise behindertes Kind konfrontierte. »Spina bifida, Offener Rücken – das war die Behinderung, die ich meinem Kind und mir ersparen wollte.« Im Hin und Her der Entscheidungsfindung durchlebte sie einen Wust von Gefühlen, die ihre Aufmerksamkeit auf ihre eigene Vergangenheit lenkten: Da tauchte der erhobene Zeigefinger der pessimistischen Großmutter wieder auf, der ihre Mutter davor gewarnt hatte, mit 38 noch ein Kind zu bekommen; dann die Beziehung zu ihrem früheren Mann, die in die Brüche gegangen war; die Probleme und Krisen, die sie als Alleinerziehende hatte bewältigen müssen, und letztendlich die Angst, all dies könnte sich in der Beziehung zu Frieder wiederholen.

Frieder, der in einer Behindertenwohngemeinschaft arbeitet, fand die Untersuchung überflüssig, wollte die Entscheidung jedoch ihr überlassen, weil sie es war, die in der Schwangerschaft Ruhe finden mußte. Obwohl sie das Gefühl hatte, daß Frieder zu ihr steht, fühlte sich Karin bei der Entscheidungsfindung allein gelassen und letztlich auf sich geworfen. Auch ihr Frauenarzt, von dem sie viel hält, hat ihr weder ab- noch zugeraten. Den Termin bei der humangenetischen Beratungsstelle, zu der er sie geschickt hatte, weil sie dort Entscheidungshilfe bekommen könnte, hat sie kurzfristig abgeblasen. Sie hatte von anderen Frauen gehört, daß dort jede Frau, unabhängig vom Alter, zur Fruchtwasseruntersuchung geschickt wird. »Da habe ich mich mit meinen Unsicherheiten nicht aufgehoben gefühlt.«

Ich bitte Karin, den Konflikt, den diese Untersuchung in ihr provoziert hat, genauer zu umreißen. Deutlicher, als sie es in der Schwangerschaft konnte, faßt sie die Situation heute so zusammen: »Ich hatte Angst, ich könnte mich auf das Kind nicht voll einlassen, wenn ich die Fruchtwasseruntersuchung nicht machen ließe, weil ich immer das Gefühl haben würde, ich hätte etwas versäumt und es könnte möglicherweise doch schwerstbehindert sein – andererseits hatte ich furchtbare Angst, ich könnte das Kind durch die Untersuchung verlieren.«

Beinahe hätte sich diese letzte Befürchtung bewahrheitet. Karin ging in eine Klinik mit gutem Ruf. Der Chefarzt persönlich führte die Punktion durch. Als er bereits die Nadel ansetzte, sagte er beiläufig, er müsse sich den Weg zum Fruchtwasser durch die Plazenta bahnen. Erschrocken hielt Karin im letzten Moment seine Hand fest und fragte nach möglichen Komplikationen. Er erklärte, die Fruchtwasserentnahme könne eventuell zu – meist ungefährlichen – Blutungen führen, und stellte ihr frei, alles noch mal zu überdenken. »Dann lief bei mir in Sekunden ein Film ab: Jetzt hast du gerade frei; sonst mußt du wiederkommen, die Fahrt in die Stadt organisieren und so weiter. Besser, ich beiße jetzt die Zähne zusammen, dann habe ich es hinter mir.«

Karin gönnte sich während der ersten Tage nach dem Eingriff viel Ruhe. Am dritten Tag bemerkte sie in der Frühe leichte Blutungen. Trotzdem ging sie zur Arbeit; sie war damals in einer ländlichen Sozialstation als Krankenschwester beschäftigt.»Die Arbeit war körperlich schwer. Vielleicht bekam ich deshalb plötzlich ein heftiges Ziehen im Bauch.« Sofort ging sie zum Frauenarzt, der eine drohende Fehlgeburt diagnostizierte. Auf dem Ultraschall sah er, daß sich ein größeres Stück der Plazenta abgelöst hatte. Der Frauenarzt verordnete ihr strenges Liegen, nur um zur Toilette zu gehen, sollte sie aufstehen. Fünf Wochen lang war sie so ans Bett gefesselt, und auch den Rest der Schwangerschaft über hielt sie keine körperliche Belastung aus. Doch nachträglich bewertet sie das wochenlange Ringen um das Leben des Ungeborenen, von dem sie nicht wußte, ob sie es überhaupt würde behalten wollen, als die schlimmste Erfahrung. In der 18. Woche – wie sie denkt, relativ spät für eine Zweitgebärende – spürte sie die ersten Kindsbewegungen und erlebte sie als einen Einschnitt, aber nicht als einen, über den sie sich freuen konnte. Ganz im Gegenteil:»Immer, wenn ich spürte, wie es strampelte, hatte ich auch ein Schaudern, das mich daran erinnerte, was nun wäre, wenn das Kind nicht gesund ist.« Trotzdem überwog die Angst vor einer Fehlgeburt. Karin:»Ich hatte schreckliche Angst, das Kind zu verlieren; daß es nicht gesund sein könnte, ist eher in den Hintergrund getreten.« Karin fing an, sich Vorwürfe zu machen.»Immer wieder tauchten heftige Schuldgefühle auf wegen dem, was ich meinem Ungeborenen angetan habe.« Sie suchte eine Ärztin auf, die homöopathisch arbeitet und von der sie ein Mittel zur Stärkung der Plazenta verordnet haben wollte. Die Ärztin empfing sie mit dem Kommentar:»Ja, an dieser Untersuchung sind schon viele ungeborene Kinder gestorben.« Karin war völlig verzweifelt und fragte sich, welche körperlichen, aber auch möglicherweise psychischen Schädigungen sich das Kind durch die Untersuchung geholt haben könnte.

Nach dieser bis zum Schluß schwierigen Schwangerschaft brachte Karin ein gesundes Mädchen zur Welt. Sie hat die erste Zeit nach der Geburt als schwierig in Erinnerung; die kleine Karla war unruhig und hat viel geschrien. Inwieweit dies mit den Problemen der Schwangerschaft zusammenhängt, ist und bleibt unklar. Karin mutmaßt, daß die emotionalen Konflikte, in die sie durch diese Untersuchung und die damit zusammenhängenden Komplikationen ge-

raten ist, auch das Kind in ihrem Bauch nicht verschont haben. Trotzdem sagt Karin jetzt, da alles überstanden ist: »Ich mußte dieses medizinische Angebot einfach wahrnehmen. Ich mußte da durch, ich mußte das alles am eigenen Leib erleben. Bei der nächsten Schwangerschaft würde ich die Untersuchung wahrscheinlich nicht mehr machen. Oder vielleicht doch. Wer weiß?«
Nachtrag: Inzwischen ist bei der knapp zweijährigen Karla ein Gehirntumor festgestellt worden. Karin und Frieder bangen um das Leben ihrer kleinen Tochter.

»Inzwischen denke ich nicht mehr an die furchterregende Diagnose.«

Christiane (37), Krankenschwester, verheiratet (neunjährige Tochter), bekommt ihr Kind, obwohl der Befund nach der Fruchtwasseruntersuchung auf eine Chromosomenanomalie hinwies. Das Kind ist gesund.

Nora sitzt auf dem Schoß ihrer Mutter und beobachtet aufmerksam, wie ihre große Schwester mit einem Freund »Mensch ärgere dich nicht« spielt. Nur mit Not kann sie davon abgehalten werden, den Großen die Steine zu klauen. Nora ist ein Jahr alt. Wäre es nach den ihre Mutter betreuenden Frauenärzten gegangen, dann wäre sie jetzt nicht auf der Welt, denn die Chromosomenanalyse hatte der kleinen Nora eine schwere genetische Normabweichung prognostiziert. Doch Nora krabbelt und plappert, wie Einjährige eben so krabbeln und plappern. Von Behinderung keine Spur. Auch ihre Mutter, Christiane, denkt immer seltener an diese belastete Schwangerschaft mit der furchterregenden medizinischen Diagnose. »Obwohl ich mich in den ersten Monaten nach der Geburt immer wieder dabei ertappt habe, wie ich Nora genau beobachtete, ob sie nicht doch krank ist. Richtig erleichtert war ich erst, als sie anfing zu greifen.« Christiane und ihr Mann haben sich – gegen den Rat des betreuenden Frauenarztes – ganz bewußt für dieses Kind entschieden.
Dabei begann die Schwangerschaft so freudig, Christiane ging es

von Anfang an gut. Sie wollte wie beim ersten Kind eine Hausgeburt. Abwechselnd ging sie zu einem Gynäkologen und zu einer Hebamme zur Schwangerenvorsorge. Ohne allzuviel nachzudenken, ließ sie eine Fruchtwasseruntersuchung machen. »Schließlich bin ich schon 36 und habe eine behinderte Schwester. Sauerstoffmangel bei der Geburt.« Christiane wollte sich bestätigen lassen, daß es ein gesundes Kind wird. Doch statt diese Bestätigung zu erhalten, geriet sie in Schr[...] [Ver]zweiflung. Der Punkteur, ein niedergelassener auf pr[...] [Diagno]stik spezialisierter Frauenarzt, fand in einigen der [... Fruchtw]asser angelegten Kulturen das 13. Chromosom drei[...] [a]ndere Kulturen waren normal. Die Diagnose: Tris[omie 13 (vgl.] S. 184); Auswirkungen auf das Kind: wahrscheinli[ch schwer behin]dert und nicht lebensfähig. Christiane, in der 19. Wo[che,] [w]ar von diesem Befund wie vom Blitz getroffen. »Da[s Kind i]m Bauch strampelte bereits wie verrückt.« Der Pu[nkteur riet zum] Abbruch der Schwangerschaft, genauso der betr[euende A]rzt.

Christiane und Frank k[onnten der D]iagnose nicht glauben. Sie gingen zur humangene[tischen Beratun]gsstelle am Ort. Von dem Professor dort fühlten si[e sich gut inform]iert: Sie erfuhren, daß das Kind ein Mädchen sei u[nd daß das Kind i]m Fruchtwasser deshalb auch von der Mutter sta[mmen könne.]»Zum erstenmal verstand ich überhaupt die med[izinischen Zusa]mmenhänge und den Befund.« Der Berater rela[tivierte das Erge]bnis und sagte, daß es sich bestimmt nicht um die [Mutterzellen –]somie 13 handelte – denn sonst wären diese Zell[en in allen Kult]uren nachzuweisen gewesen –, sondern um einen [Zellmosaik]. Zur weiteren Aufkärung wurde im Krankenhau[s eine ausführl]iche Ultraschalluntersuchung durchgeführt: un[auffälliger Befun]d. Dann wurde nochmals eine Fruchtwasserpunkt[ion vorgenomm]en und eine Kultur angelegt. Wieder wochenlan[ges Warten auf]das Ergebnis. Inzwischen riet man Christiane zu e[iner Nabelschnur]punktion; die werde noch mehr Sicherheit bringen[, sei aber als]Eingriff mit einem hohen Fehlgeburtsrisiko verbu[nden. Hier entsch]ieden sich Christiane und Frank gegen die Nabels[chnurpunktion.]»Wir wollten die Schwangerschaft einfach nicht s[...]

Mittlerweile war Christiane in der 21. Woche, die Zeit rannte buchstäblich davon. »Wir waren immer noch gelähmt und geschockt.« Frank war verzweifelt: »Einerseits freute ich mich auf unser Kind, andererseits ging ich auf Distanz zu ihm, aus Angst vor dem drohenden Schmerz bei einem Abschied.« Christiane dagegen spürte dieses Kind in ihrem Leib heftiger als zuvor. »Es war, als wollte es mir zu verstehen geben: Hallo, ich bin schon da, und ich will leben!« Je weiter die Schwangerschaft fortschritt, desto unerträglicher wurde das Warten auf das Ergebnis. Nach und nach begriffen Christiane und ihr Mann, daß das Für und Wider eines Schwangerschaftsabbruchs nicht in erster Linie mit medizinischen Argumenten zu entscheiden ist. Zu dieser Erkenntnis verhalf ihnen vor allem ein Gespräch mit einer Beraterin von »CARA«.
Durch ihre Hebamme hatte Christiane von dieser unabhängigen und von Frauen geleiteten Beratungsstelle gehört. Sie fuhr mit ihrem Mann die 150 Kilometer nach Bremen. »Dort haben wir wichtige Denkanstöße bekommen.« »Welche?« frage ich nach. Christiane erzählt, sie hätten bei »CARA« zum erstenmal in diesen schwierigen Wochen Raum gefunden, um über Phantasien zu sprechen. »Phantasien, fernab von medizinischen Diagnosen, Risikozahlen und so weiter, Phantasien, orientiert an diesem Kind im Bauch und an unserer eigenen Geschichte.« Christiane und ihrem Mann ermöglichte das, wieder miteinander ins Gespräch zu kommen. Letzten Endes hat sich alles auf die zentralen Punkte konzentriert: »Was heißt es für mich, einen Schwangerschaftsabbruch zu machen? Was bedeutet es für mich, was für unsere Beziehung und unser Zusammenleben, ein behindertes Kind zu haben?« Im Gespräch mit der »CARA«-Beraterin wurde Christiane und ihrem Mann allmählich klar, daß es keine medizinische Sicherheit gibt. »In puncto Geburt und Schwangerschaft ist das sowieso eine Illusion«, sagt Christiane heute. Bald nach dem Beratungstermin stand für Christiane und ihren Mann fest: »Wir nehmen das Kind so an, wie es kommt, und verzichten auf weitere diagnostische Untersuchungen.«
Christiane gebar Nora in intimer Atmosphäre zu Hause, begleitet von ihrer Hebamme. Dem Humangenetiker, der nach der Geburt unbedingt die Plazenta für weitere Untersuchungen haben wollte,

erteilte sie eine Absage. Auch Nora wird dem sezierenden Blick der Forscher nicht ausgesetzt. »Ich habe den Frauenärzten und dem Humangenetiker auf einem Kärtchen mitgeteilt, daß Nora wohlauf ist, und das soll reichen.«

»Meine Gebärmutter hat sich angefühlt wie ein Sarg.«

Margret (39), Postbeamtin, alleinstehend, vor drei Jahren Totgeburt nach einer Fruchtwasserentnahme.

Ein kurzes Abenteuer. Margret war schwanger. Zehn Jahre lang hatte sie sich sehnlichst ein Kind gewünscht, jetzt fand sie sich »fast hysterisch hin- und hergerissen zwischen Freude, Geschäftigkeit und Ablehnung«. Trotzdem stand für sie fest: Dieses Kind will sie gebären.

Wie funktioniert das, schwanger zu sein? Margret ging zum Frauenarzt, auf der Suche auch nach emotionaler Unterstützung. Der Arzt untersuchte, fragte nach ihrer Krankengeschichte und drückte ohne großen Kommentar einen Stempel in den neuerworbenen Mutterpaß: »Risikoschwangere«. Margret war zutiefst beunruhigt von dieser Klassifizierung, wußte nicht, daß diese zweifelhafte Auszeichnung inzwischen mindestens der Hälfte aller Schwangeren zuerkannt wird. Mit allen Konsequenzen für das Erleben der Schwangerschaft. Margret verließ die Praxis in großer Sorge. »Meine Güte, bin ich denn nicht normal schwanger?« Sie wechselte den Arzt, ging zu einem, der für seinen frauenfreundlicheren Umgang mit Schwangerschaft und Geburt bekannt ist. Dieser »Hausgynäkologe«, wie ich ihn hier fortan bezeichnen will, machte ihr Mut: »Mein Gott, Sie sind schwanger und nicht krank!« Dies war einer der markanten Sätze, an die sich Margret heute noch erinnert.

Trotzdem, Margret fühlte sich körperlich und seelisch gebeutelt. In dieser Stimmung traf sie die Nachricht von der Reaktorkatastrophe in Tschernobyl noch zusätzlich: Ungewißheit über die Auswirkungen der Strahlenbelastung auf Ungeborene; Warnungen, Kinder nicht im Sand spielen zu lassen; in der Zeitung ausgesprochene Empfehlungen, humangenetische Beratungsstellen aufzusuchen,

um geschädigten Kindern »vorzubeugen«. Margret hatte Angst. Vor den Folgen von Tschernobyl, vor den keimschädigenden Auswirkungen einer erst wenige Monate zurückliegenden Unterleibsoperation und vor der Aussicht, dieses Kind allein großziehen zu müssen. Sie geriet in Panik: »Bloß kein behindertes Kind!«
In einem solchen Fall rät der Arzt zur Fruchtwasseruntersuchung, schließlich glaubt man inzwischen an den beruhigenden Effekt dieser Untersuchung. Außerdem sei sie mit 36 auch schon eine Kandidatin für die Altersindikation, sagte ihr Arzt. Allerdings, so nimmt Margret ihren Hausgynäkologen in Schutz, habe sie sich nicht von ihm zur Amniozentese gedrängt gefühlt. »Es schien mir einfach in meiner Situation vernünftig, diese Untersuchung zu machen. Du kannst mit dem Kopf stundenlang in die eine Richtung denken, und mit dem Bauch läuft es in eine ganz andere.« – »Was wollte denn der Bauch?« frage ich. »Nach viel Nachdenken und Trauern kann ich heute darauf antworten«, sagt Margret. »Vom Bauch her wollte ich einfach nur potzglücklich sein, mit dickem Bauch dasitzen, das Kind in mir wachsen fühlen und mich freuen – doch der Kopf warnte immer: Aber wenn das ist und jenes... und verhinderte damit auch die Kontaktaufnahme mit dem Kind im Bauch.« Das Spüren und Schwangersein verschob Margret kurzerhand auf die Zeit nach der Untersuchung. »Ich wollte durch die Amniozentese einen Gütestempel, einen Freifahrtstempel, der mir sagt: Mit dem Kind ist alles wunderschön in Ordnung; jetzt hören Sie mal auf, Angst zu haben, und fangen Sie an, Babysöckchen zu häkeln.«
Margret weiß inzwischen, was selektives Wahrnehmen heißt: Einen Schwangerschaftsabbruch als mögliche Konsequenz einer Amniozentese registrierte sie genausowenig bewußt wie das mit dem Eingriff verbundene Risiko. »Ich habe das Risiko einfach nicht ernst genommen; wie damals, als ich die Unterleibsoperation hatte. Da kam auch der Arzt und sprach von diesem und jenem Risiko – das habe ich mir angehört und gleich wieder weggeschoben, mit dem Gedanken: Warum sollte es ausgerechnet dich treffen?« Nur: Die Operation war unausweichlich, die Fruchtwasseruntersuchung ein medizinisches Angebot, das sie nicht gerade wild entschlossen, aber angstentschlossen bereitwillig angenommen hatte.

Margret wollte zur Fruchtwasseruntersuchung nicht ins Krankenhaus gehen. Deshalb überwies ihr Hausgynäkologe sie zu dem niedergelassenen Frauenarzt Dr. W., der in seiner Praxis auch Amniozentesen durchführte. Vor dem Eingriff wurde sie noch einmal über Methode und Risiko aufgeklärt, dann folgte eine Untersuchung per Ultraschall. Alles schien Routine zu sein. Dann die Fruchtwasserentnahme selbst: Beim ersten Versuch (ohne Ultraschall) schrie Margret, als er die Nadel durch die Bauchdecke stieß. »Es war unheimlich schmerzhaft.« Dr. W. zog die Nadel schnell zurück, schaltete den Ultraschall ein und startete den zweiten Versuch. Margret verkrampfte sich vor Angst, aber es gelang ihm trotzdem, Fruchtwasser zu gewinnen. »›Alles in Ordnung‹, sagte er und schickte mich in einen anderen Raum zum Ausruhen und nochmaligen Untersuchen.« Eine kurze Weile später stellte Dr. W. fest, daß die Herztöne des Kindes schwächer wurden. »Ich wurde an einen Herzton-Wehenschreiber und einen Tropf angeschlossen, woraufhin mein Herz anfing, unheimlich zu jagen, während die Herzschläge des Kindes immer schwächer wurden. Mir schnürte es den Hals zu, ich bekam eine wahnsinnige Panik, weil ich spürte, daß etwas schiefging.« Kurze Zeit später teilte Dr. W. ihr mit, daß er nichts mehr tun könne. »Es tut mir leid, das Kind ist tot.« Er überwies Margret in ein Krankenhaus.

Als Margret die Praxis von Dr. W. verließ, schaute sie auf die Uhr. Nur zwei Stunden waren vergangen, und sie konnte nicht fassen, was passiert war. Ihr Bewußtsein weigerte sich, den Tod in ihrem Leib wahrzunehmen. Sie fuhr in ein Krankenhaus und bat um Behandlung: »Ich glaube, meinem Kind geht es nicht gut.« Das Ritual der Aufnahme schien ihr ewig zu dauern. »Als mich dann noch eine Schwester fragte, was ich am nächsten Tag zum Frühstück will, ob ein hart- oder weichgekochtes Ei, Marmelade oder Honig, fing ich an zu brüllen: Ich fände das fürchterlich, daß sie mich nach Eiern fragen, während ich hier bin, weil mein Kind stirbt. Daraufhin kamen ÄrztInnen angerannt und fragten nach, was los sei. Ich sagte, mit meinem Kind sei etwas nicht in Ordnung. Sie machten gleich einen Ultraschall. Ja – da ist nichts mehr zu machen, das Kind ist tot.« Margret steht auf, zieht sich an und verläßt das Krankenhaus. Bis in den Abend hinein treibt es sie durch die engen Straßen dieses Stadtteils. »Mein Kind ist tot, tot, tot.« Immer wieder sagt sie den Satz laut vor sich hin, um zu begreifen, was geschehen ist. Sie versucht Abschied zu nehmen, und scheitert daran. Sie kann nicht loslassen, was in ihrem Leib noch existiert. Ein kurz zuvor verstorbener Freund fällt ihr ein. Vielleicht kann er sich um diese junge Seele kümmern?

Margret kehrte in die Klinik zurück. Dort erklärte ihr die diensthabende Ärztin, sie müsse den toten Fötus gebären. »Davor hatte ich einen Horror, jetzt auch noch dieses tote Kind zu gebären. Aber es blieb mir nichts anderes übrig. Das tote Kind mußte aus meinem Bauch raus.« Noch in derselben Nacht wurde die Geburt mit Hilfe eines Wehentropfes eingeleitet. Margret weigerte sich, in den Kreißsaal zu gehen, und wurde in einen Abstellraum geschoben. Bis zum nächsten Nachmittag lag sie in Wehen. Während dieser Stunden des Schmerzes kreisten Margrets Phantasien um das Wesen, das da aus ihrem Bauch herauskommen sollte. »Will ich das Kind sehen oder doch lieber nicht? Einerseits wollte ich, um ein reales Bild zu haben, andererseits graute mir davor, dieses unfertige Kind voll Schleim und Blut zu sehen. Schließlich ist es kein Baby aus dem Bilderbuch.«

Margret hat den Fötus nicht gesehen. »In dem Moment, als das Kind rauskam, fing ich an, laut zu heulen. Die Ärztin stand vor mir und hielt das Kind in einer Mullbinde. Als sie sah, daß ich guckte, hat sie das Bündel ganz schnell hinter dem Rücken versteckt, als wollte sie deutlich machen – das ist bäh bäh bäh. Sie guckte mich streng an und sagte: ›Warum weinen Sie denn jetzt – es ist doch alles vorbei.‹«

Margret fühlte sich zu kraftlos, um mit der Ärztin um ihr Totgeborenes zu kämpfen. Die Ärztin verschwand mit dem Fötus, während Margret, in Tränen aufgelöst, in ihrem Bett lag. Am nächsten Tag verließ sie das Krankenhaus, ohne sich noch einmal nach ihrem toten Kind zu erkundigen. Zu Hause holten sie die Phantasien um ihr totgeborenes Kind schnell ein. »Ich wußte nicht einmal, ob es ein Junge oder ein Mädchen war, ob es krank oder gesund war, ich wußte nicht einmal, warum es gestorben ist.« Margret fing an, im

Krankenhaus anzurufen, mehrere Tage lang immer wieder, bis sie endlich einen Arzt an der Strippe hatte, der bereit war, Auskunft zu geben: »Er sagte: ›Es war ein gesunder Junge, der eine Stichverletzung im Bauch hatte, die vielleicht die Todesursache sein könnte.‹ Ich habe dann gefragt, wo das Kind jetzt sei, und es hieß, das könnten sie mir jetzt auch nicht mehr sagen.«
Margret hatte Alpträume. Drei Monate lang war sie unfähig zu arbeiten. Sie igelte sich ein, hatte Angst, unter Leute zu gehen. Sie saß gefangen in einem dunklen Loch von Depressionen, Schuldgefühlen und Selbstvorwürfen. »Was bist du für eine Mutter? Du kümmerst dich überhaupt nicht um dein Kind; du läßt es zu, daß die es irgendwo verbrennen oder auf die Müllhalde schmeißen. Ist doch normal, daß du einen Menschen, den du liebhast, bestatten willst. Du mußt ihn doch irgendwo hindenken können.« Hat Margret dieses Wesen denn schon geliebt? »Ich denke, daß schon eine Bindung da war, die ich aber vorher mit meiner blödsinnigen Angst heruntergedrückt hatte. Ich hatte überhaupt das Gefühl, zu nichts fähig zu sein im Leben, nicht einmal dazu, ein Kind auszutragen, und ich machte mir bittere Vorwürfe, diese Amniozentese gemacht zu haben und mich und meine Angst wichtiger genommen zu haben als dieses Kind, das in mir wachsen wollte.«
Margret beschreibt, daß sie ihren Schmerz und ihre Trauer als irreal erlebte, daß sie mitunter dachte, sie habe sich die Schwangerschaft nur eingebildet, das tote Kind sei ein Phantom. Mitunter spielte sie mit dem Gedanken an den eigenen Tod, in der Vorstellung, so ihrem toten Kind ganz nahe sein zu können. Gleichzeitig spürte sie den Tod hautnah im eigenen Körper. »Meine Gebärmutter hat sich angefühlt wie ein Sarg. Ich habe dieses tote Kind in mir getragen, und danach war mir, als hätte ich den Tod geboren.« Dieses Gefühl des Todes verharrte noch viele Monate in ihrem Körper. Ihr Unterleib war wie abgestorben, aber auch zu Tode gekränkt und verletzt. Bei der geringsten körperlichen Berührung brach sie in Tränen aus.
In den Gesprächen mit Margret erstaunt mich, daß sie so wenig über ihre Wut spricht, dafür aber um so mehr über ihre Schuld. Hat sie denn keinen Zorn auf Arzt oder Technik verspürt? »Anfangs

kaum, schließlich war es doch meine Entscheidung, die Amniozentese zu machen.« Erst Wochen später, als Dr. W. eine, wie er es am Telefon formulierte, gute Nachricht für sie hatte, geriet sie in Zorn. »Das war ein Wendepunkt in meiner Verarbeitung.« Die gute Nachricht des Dr. W.: Dem Fruchtwasserbefund zufolge sei das Kind ohnehin so schwer geschädigt gewesen, daß es wahrscheinlich nicht lebensfähig gewesen wäre; möglicherweise wäre es ohnehin nicht lebend auf die Welt gekommen, deshalb sei die Totgeburt auch nicht so schlimm.

Margret ist fassungslos. Mit den widersprüchlichen Aussagen der Mediziner rennt sie zu ihrem netten Hausgynäkologen; der läßt sie ebenso wie Dr. W. im Regen stehen. Margret kämpft um die schriftlichen Befunde, vielleicht auch, um wenigstens einen sichtbaren Beweis ihrer Schwangerschaft in Händen zu haben. Der Arzt findet tausend Ausreden, um ihr die einander widersprechenden Schreiben von Krankenhaus und humangenetischem Labor nicht aushändigen zu müssen. Dabei geht es Margret nicht um das Sammeln von Fakten für eine Schuldzuweisung oder gar für einen Prozeß; sie will nur wissen, was mit ihrem Kind los war, um psychisch besser mit der Fehlgeburt zurechtzukommen.

Bis heute kennt Margret weder die Todesursache, noch weiß sie, welchem Befund sie glauben soll. Sie holt eine grüne Aktenmappe aus dem Regal, in der sie zwischen Artikeln über Mißgeburten nach Tschernobyl und Trauerarbeit nach Totgeburten zwei Arztbriefe eingeordnet hat; einer stammt von dem Krankenhaus, wo sie geboren hat, der andere vom Institut für Anthropologie in Mainz, wo Chromosomenanalyse und AFP-Wert-Bestimmung des Fruchtwassers durchgeführt worden sind. Neugierig lese ich in dem Befund, der ungewöhnlich lange fünf Wochen auf sich hatte warten lassen. Offensichtlich waren die Verfasser bereits über die Fehlgeburt informiert worden. In dem Schreiben heißt es unter anderem: »Demnach wäre das Kind mit einem Down-Syndrom behaftet gewesen, bei welchem verschiedene körperliche Mißbildungen kombiniert sind mit einer beträchtlichen geistigen Behinderung.« Außerdem bestehe ein Verdacht auf Offenen Rücken, was eine »Verschlechterung der Prognose bedeutet«. Eine Diagnose, die der

Krankenhausbericht so nicht bestätigt. Dort heißt es unter anderem: »Kein pathologischer Befund, außer einer Verletzung im linken Unterbauch.« Handelte es sich um eine Verwechslung von Fruchtwasserproben, oder sollte so ein Kunstfehler des Frauenarztes Dr. W. gedeckt werden? Wie kommt das Mainzer Institut dazu, bei einer Trisomie 21 wie selbstverständlich eine körperliche Mißbildung sowie eine beträchtliche geistige Behinderung zu bescheinigen, wo doch bekannt ist, daß eine Chromosomenanalyse keine Aussagen über den Schweregrad der Behinderung zuläßt? Fragen und keine Antworten, auch noch drei Jahre danach. Obwohl Margret ihren inneren Frieden inzwischen wiedergefunden hat, ist sie nach wie vor an einer zufriedenstellenden Antwort interessiert.
Margret weiß heute, daß sie ihr Schicksal mit anderen Frauen teilt. In ihrer Verzweiflung schloß sie sich einige Wochen nach der Totgeburt einer Gruppe für verwaiste Eltern an. Neben Margret nahmen zwei weitere einzelne Frauen und zwei Paare an der Gruppe teil. Bei drei der fünf Totgeburten lag die Ursache eindeutig bei der Fruchtwasseruntersuchung. Die Föten waren alle unmittelbar oder kurze Zeit nach der Fruchtwasserentnahme gestorben. Bei einer Frau ist der Zusammenhang nicht eindeutig, aber sie vermutet ihn, denn sie verlor nach dem Eingriff ständig Fruchtwasser. Dies führte zu einer Frühgeburt, die das Kind nur um wenige Stunden überlebte. Bei keiner/keinem der TeilnehmerInnen der Gruppe lag die Totgeburt länger als ein Jahr zurück; ähnlich wie bei Margret waren Todesursache und genetischer Befund meist zweideutig. Heute bezweifelt Margret die Statistiken, die die Fruchtwasseruntersuchung zu einer ungefährlichen Routineangelegenheit erklären. Dafür hat sie im Laufe der letzten Jahre zu viele ähnliche Schicksale kennengelernt.
»Zu wissen, daß ich kein Einzelfall bin, war für mich wichtig, um mit meinen Schuldgefühlen fertig zu werden und einen Weg aus der Isolation zu finden«, sagt Margret über die Gruppe für verwaiste Eltern, die von einer Psychologin geleitet wurde. FreundInnen, Bekannte und KollegInnen konnten ihr in dieser Situation kaum Hilfe gewähren. »Nun wein doch nicht, rauch lieber eine«, lautete einer der typischen hilflosen Versuche ihrer Umwelt, mit ihrer Verzweif-

lung umzugehen. Nur eine Freundin reagierte zugewandter. Sie mußte Margrets zwischen Himmel und Hölle angesiedelten Phantasien nicht erschreckt abwehren, sondern konnte zuhören und zulassen. Die Trauer um ein totgeborenes Kind ist für die Umwelt kaum nachvollziehbar. Es ist die Trauer um ein Phantom: »Ich war der einzige Mensch, der um dieses verstorbene Kind trauerte. Es war ja noch kein realer Mensch vorhanden. Wenn sonst ein Mensch stirbt, dann kann man Erinnerungen über ihn austauschen, über ihn sprechen.« In der Gruppe für verwaiste Eltern lernte Margret, über ihren Schmerz zu sprechen. Sie fing an, sich die Trauer zuzugestehen, und ging nach und nach auch offener und offensiver damit um. »Es war wie ein Signal: Als ich persönlich damit besser klarkam, fand ich auch zunehmend Unterstützung bei FreundInnen.«

Inzwischen liegt die Totgeburt drei Jahre zurück. Nach und nach konnte Margret sich von ihrem Kind verabschieden, aber auch von den Phantasien und Sehnsüchten, die sie mit dem Gedanken an ein eigenes Kind jahrelang verbunden hatte. »Durch Schwangerschaft und Totgeburt hat sich für mich letztendlich viel geklärt: was es für

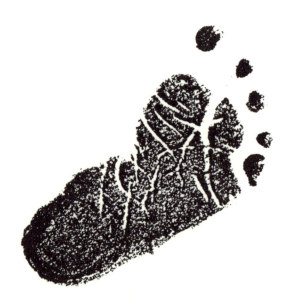

mich heißt, Kinder zu haben, und noch mehr, was es heißt, Frau zu sein. Es war eine beglückende Erfahrung, daß ich schwanger sein kann. Das ist einfach ein Wahnsinnsding, daß da in mir ein Mensch wachsen kann. Ich finde es schön, daß ich das erfahren habe, wenn es auch in einer Totgeburt geendet hat und nicht in einem lebenden Kind.«

Vor einem Jahr hat Margret einen Schlußstrich unter das Kapitel Kinderkriegen gezogen. Sie hat sich sterilisieren lassen. »Die Trauer um meine nicht gehabten Kinder ist bei mir, aber sie ist nicht so, als müßte ich sie durch ein neues Kind wegmachen.« Margret erzählt ein wenig von ihrem heutigen Leben; von der Lust, im Augenblick da zu sein, von der Beziehung zu ihrem Freund; von dem großen Garten, den sie gepachtet hat; von dem Spaß, in der Erde zu buddeln; von ihrer gewerkschaftlichen Arbeit; von Vorträgen, die sie in diesem Rahmen über die Folgen von In-vitro-Fertilisation und Pränataldiagnostik hält.

Margret sieht heute, daß die Pränataldiagnostik für sie ein Strohhalm in einer Phase tiefer Verunsicherung war. »Ich hätte mir in dieser Zeit eine Mutter gewünscht, die mich an die Hand genommen und gesagt hätte: Ich bin auch mal schwanger gewesen; ich weiß, wie das ist. Ich unterstütze dich. Das habe ich in der Technik gesucht und nicht gefunden – eine große Mama.«

»Meine mütterlich-schützenden Teile bäumten sich auf gegen die aggressiv-tötenden Anteile in mir.«

Hannah (44), Autorin, Geburtsvorbereiterin, Psychotherapeutin, 22 Jahre verheiratet, Sohn (15) und Tochter (18), vor fünf Jahren Schwangerschaftsabbruch nach einer durch die Fruchtwasseruntersuchung festgestellten Chromosomenanomalie.

Margret beschrieb ihre Gefühle von Schmerz und Schuld als Reaktion auf eine Totgeburt, die durch eine Fruchtwasserentnahme verursacht wurde. Auch in dieser Geschichte geht es um den Tod von Föten, doch diesmal nicht als zufällige Folge eines ärztlichen Versehens oder eines Versagens der Technik. Im folgenden wird vom eingeleiteten und individuell zu verantwortenden Tod berichtet. Hannah hat nach einer Fruchtwasseruntersuchung einen Schwangerschaftsabbruch machen lassen. Sie sagt: »Ich erlebte die Trauer um den Verlust des Kindes, und gleichzeitig muß ich eine Menschenseele verantworten. Steht es mir da überhaupt zu zu trauern?« Vorgeburtliche Diagnostik zielt nicht auf die Therapie eines kranken Fötus, sondern auf seine Abtreibung. Nur so macht die Prozedur Sinn, das ist der moderne Weg zu einem genetisch gesunden Kind: trial and error! Diese Kehrseite vorgeburtlicher Diagnostik ist umgeben von einer düsteren Mauer des Schweigens. Die Leidtragenden sind Frauen, die sich dieser »Routineuntersuchung« unterzogen haben, meist ohne die Konsequenzen zu Ende zu denken. Häufig stecken sie noch Jahre nach dem Schwangerschaftsabbruch in einem Loch von Schmerz, Schuld und Depression.

Bei meinen Recherchen begegneten mir kollektive Verdrängung und gleichzeitige individuelle Erschütterung in einem Ausmaß, das mir mitunter den Hals zuschnürte. Oft endeten die Kontakte zu betroffenen Frauen in Tränen oder eisigem Schweigen: »Ich will das nicht noch einmal alles aufrollen und dann allein dastehen, so wie damals, als ich aus dem Krankenhaus entlassen wurde und alle meinten, jetzt sei doch alles gut«, sagte mir am Telefon eine 36jährige Frau, die vor zwei Jahren nach einem Trisomie-21-Befund eine Abtreibung vornehmen ließ. »Nichts war gut«, fügte sie hinzu. »Und heute?« fragte ich aufdringlich weiter. »Es hat sich nichts geändert, nur daß mein Mann und ich getrennt sind.« Mit dieser Bemerkung war unser kurzer Kontakt abgerissen, die Frau legte den Hörer auf.

Nur eine Frau, Hannah, öffnete sich in langen Gesprächen, fand sich bereit, mit mir gemeinsam noch einmal die Stationen ihrer Verzweiflung, ihrer Wut, ihres Schmerzes durchzugehen. Vermutlich ist Hannahs aktiver Umgang mit ihrer Trauer um das verlorene Kind eher die Ausnahme. Gleichzeitig ermöglichte ihr erst die Verarbeitung ihrer Erlebnisse diese ungeschützte Offenheit. Hannahs Geschichte führte mir vor Augen, was es bedeutet, von einem medizinischen Befund überrascht zu werden, dessen Auswirkung auf das Kind wie auf das eigene Leben die Vorstellungskraft übersteigt.

»Am 16. Oktober ist es nun fünf Jahre her«, sagt Hannah, »daß unsere Cara geboren und gestorben ist.« Hannah erinnert sich an die Stimmung dieser Zeit, an die warmen Herbsttage, die tanzenden Blätter, an Weinfeste, ein gemütliches Kaffeetrinken in der Sonne mit den Kindern und der Uroma. Die Fröhlichkeit der Tage paßte nicht zu ihrer inneren Not. Hannah beschreibt die Orte ihres Zwiespalts: Spazierengehen am Rhein mit ihrem Mann Rob, der sich auf ein Kind freute, aber mit Angst und Panik auf den Gedanken an ein behindertes Kind reagierte und dringend zur Fruchtwasseruntersuchung riet; warten auf einer Bank vor dem Krankenhaus, warten auf die Fruchtwasserentnahme, während das kleine Wesen in ihr hüpfte und Hannah ihre Hand auf den Bauch legte, um es zu beruhigen: »Ach ja, es ist schon alles gut.« Im nächsten Moment zur Ehrlichkeit zurückfinden: »Gar nichts ist gut, wenn du nicht stimmst, dann, ja – radikal ausgedrückt –, dann töte ich dich.« Knien in einer Kapelle und Flehen, das Kind in ihrem Bauch möge ihr ein Zeichen geben, ob sie sich für einen Schwangerschaftsabbruch entscheiden solle oder nicht. Zuletzt eine rote Rose auf dem Tisch, als Erinnerung an ihr drittes Kind, die totgeborene Cara.

Heute sagt Hannah: »Cara war mein Wunschkind, zu dem mir damals der Mut fehlte.« Die Schwangerschaft hatte Hannah in einer schwierigen Lebensphase überrascht; sie, die immer an ihre unerschöpfliche Stärke und Kraft geglaubt hatte, war mit eigenen Grenzen konfrontiert. Zudem war ihr Mann arbeitslos, und sie lebten seit Monaten auf einer Baustelle. Hannah erzählt, sie habe ihren schwangeren Leib von Anfang an als einen »Tempel« wahrgenommen und sei gleichzeitig von der Sorge bestimmt gewesen, ob sie diesem Kind in ihrer momentanen Lebenssituation auch gerecht werden könne. »Nach einigen Wochen des Zweifelns wurde das Ja in mir glasklar, und wir freuten uns alle auf unseren Nachzügler.« Sie schmiedeten Pläne, stritten sich, in welchem Zimmer das Baby schlafen und an wessen Seite es am Tisch sitzen dürfe.

Der Gang zur Fruchtwasseruntersuchung war für sie mehr oder weniger eine Routineangelegenheit, zu der ihr der Frauenarzt wegen ihres fortgeschrittenen Alters geraten hatte. Hannah hatte keinerlei Bedenken, daß das Kind in ihrem Bauch nicht in Ordnung sein

könnte. Sie spürte es seit der 13. Woche strampeln und zappeln und fühlte sich rund und gut. Warum sie dann die Untersuchung habe machen lassen? frage ich sie. »Weil es mir im Ohr klang, daß man ab 35 solch eine Untersuchung machen sollte. Ich hatte mich vorher gar nicht damit auseinandergesetzt.« Behinderung war in ihrem Alltag bis dahin nicht vorgekommen, so daß sie auch keine Vorstellung davon hatte. Andererseits erinnert sie sich auch an Gefühle wie: Ihr könne die Kraft zuwachsen, wenn das Kind behindert auf die Welt käme, aber nur, wenn ihr Mann sie dabei unterstütze. Und der sah sich zu diesem Zeitpunkt außerstande, ein krankes Kind zu verkraften. Seit ihrer Erfahrung mit dem Schwangerschaftsabbruch geht sie Behinderten nicht mehr aus dem Weg. »Ich schau' genau hin und frage mich inzwischen, wie man eine Pränataldiagnostik machen kann, wenn man so wenig weiß über Krankheitsbilder, Belastungen oder überhaupt Alltägliches mit behinderten Kindern.«
Angst vor Behinderung, die Bedeutung eines fehlgebildeten Kindes für das eigene Leben, die unterschiedliche Wahrnehmung der Partner, das Managen des Alltags – all das war nicht selbstverständliches Thema der genetischen Beratung. Erst auf genaueres Nachfragen kamen die Antworten des Arztes, der ansonsten zu beruhigen versuchte: »In 98,5 Prozent der Fälle können wir ein normales Ergebnis mitteilen.« Hannah erinnert sich, daß ihr bei diesen Worten die Tränen in die Augen schossen. Sie fragte nach: »Was ist, wenn der Befund nicht normal ist?« – »Dann leiten wir künstlich eine Geburt ein, aber Sie merken nicht so viel davon, weil Sie eine Rückenmarksanästhesie bekommen.«
Beim ersten Versuch zur Fruchtwasserentnahme war nur der Einstich durch die Plazenta möglich, so daß Hannah den Eingriff auf später verschob. Sie wollte die Schwangerschaft auf keinen Fall gefährden. Das Krankenhauspersonal, das sie im übrigen als wohlwollend und freundlich empfand, akzeptierte diese Entscheidung. Stunden später drehte sich das Kind, und der Arzt entnahm Fruchtwasser. Der Eingriff tat nicht weh, wühlte aber Hannahs Emotionen auf. Sie fuhr nach Hause und sah dem weiteren Verlauf der Schwangerschaft fröhlich entgegen. Sie erzählte Freunden und Nachbarn von dem freudigen Ereignis und empfand eine starke Bindung zu

dem Kind in ihrem Bauch. »Ich habe auch in der Wartezeit die Beziehung nicht auf Eis gelegt. Das ist gar nicht meine Art, mit Beziehungen umzugehen, auch nicht aus Angst vor Verlusten.«
Der Befund ließ auf sich warten. Hannah wurde mehr und mehr von Angst ergriffen. Als ihr Frauenarzt dann zu ihr nach Hause kam, ahnte sie Unheil. Gesprächsfetzen, an die Hannah sich heute noch erinnert: »Er sagte ›Es ist nicht Mongolismus. Es ist ein Mädchen, das das Turner-Syndrom (siehe S. 183f.) hat. Es ist eigentlich meistens gar nicht so schlimm.‹ – ›Turner-Syndrom, noch nie gehört. Was ist denn das?‹ frage ich. Er hat mir das dann so geschildert: ›Sie ist zwergwüchsig, hat einen Flügelhals, der vom Kopfansatz zu den Schultern verläuft, und sie hat keine weiblichen Organe, so daß sie sich in der Pubertät nicht wie andere Mädchen entwickelt.‹« Im Schock der ersten Minuten beruhigte Hannah sich selbst: »Dann kriegt sie halt keine Kinder und geht einen anderen Lebensweg.« Der Arzt war noch nicht einmal bei der Tür, da suchte Hannah das klinische Wörterbuch und erschrak, als ihr die Abbildung eines Turner-Mädchens buchstäblich ins Auge fiel. Dieses Foto sollte sie wochenlang Tag und Nacht verfolgen. »Was war so schlimm an dem Bild?« frage ich Hannah. Sie zieht aus ihrem Bücherregal einen grünen Band, den Pschyrembel, Seite 1232, zeigt mir das Foto.[6] Ein nacktes 16jähriges Mädchen, abgebildet in einer starren soldatischen Haltung mit zusammengeklemmten Beinen und Armen. Auch ich bin erschrocken, aber nicht beim Anblick dieses pubertierenden Kindes, das mir bis auf den dickeren Hals im Aussehen normal erscheint, sondern über den diskriminierenden Blick dieser Fotografie. So abgebildet, würden die meisten von uns sogenannten Normalen mit ihren dicken Bäuchen, hängenden Schultern oder zu kurzen Beinen lächerlich und verklemmt erscheinen. Mich packt die Wut. In meiner Phantasie setze ich diejenigen dem Urteil meiner Kamera aus, die mich in den letzten Jahren so häufig über das Normale und die Abweichung belehrt haben: Genetiker, Doktoren, Professoren – welch nackter Anblick! Das Gänseblümchengedicht fällt mir ein, geschrieben von einer Frau mit Turner-Syndrom:

> Ein ganz kleines Blümchen,
> ein schlichtes Gänseblümchen,
> versteckt im Gras am Wege, von niemandem beachtet, von
> Vorübergehenden unter den Füßen zerdrückt.
> Eine alltägliche Blume,
> ohne Duft,
> zu klein,
> um daraus einen Strauß zu binden.
> Hätte es die Schönheit der Rose,
> hätte es den Duft der Rose,
> hätte es auch deren Dornen.
> Die Rose ist nichts als eine Schöne des Morgens,
> die bezaubert und dann verletzt.
> Ein Kind pflückt das Gänseblümchen,
> nicht die Rose.
> Das Gänseblümchen ist die Blume der Kinder.
> Man sollte ein Gänseblümchen
> nicht neben eine Rose stellen.
> Und trotzdem ist es dieselbe Sonne,
> die beide öffnet.
> Und alle Blumen sind schön.[7]

Ich höre Hannah sagen: »Als ich dieses Foto sah, dachte ich, ich schaff' es doch nicht, so ein Kind zu haben.« Hannah machte sich die Entscheidung nicht leicht, sie lief von Pontius zu Pilatus, nahm Kontakt mit Eltern behinderter Kinder auf, versuchte, selbst zu einer Einschätzung des Krankheitsbildes zu kommen. Niemand konnte ihr genau sagen, welche Auswirkungen das Fehlen eines Chromosoms auf »ihr Kind im Bauch« haben würde, ob es leicht, schwer oder so gut wie überhaupt nicht behindert sein würde. Der Befund blieb in seinen Konsequenzen vor allem für Hannahs eigenen Alltag nicht faßbar.

Dieser Mitteilung folgte die schwerste Zeit, die Hannah je in ihrem Leben durchgemacht hat. Mit einem tiefen Seufzer sagt sie noch fünf Jahre danach: »Ich wünsche keinem Menschen, jemals in seinem Leben vor so einer Entscheidung zu stehen.« Hannah und ihrem Mann wurde eine Entscheidung abverlangt, die nicht in ihrer Machtbefugnis stand. »Ich hatte vorher keine Ahnung, wie es einem geht, wenn man Gott spielen soll.« Sie fühlte sich in einer Zwickmühle, denn »egal, wie man sich in einer solchen Situation entscheidet, das Leben wird nie mehr so, wie es vorher gewesen ist«. Niemand drängte Hannah zu einem Abbruch der Schwangerschaft. Es gab nur diesen normabweichenden Befund, die entsprechende Abbildung dazu und ihre Angst, dieses Kind könnte ihre Kräfte übersteigen. Es blieb ihr nur noch wenig Zeit, wollte sie den Abbruch innerhalb der gesetzlich vorgeschriebenen Frist durchführen lassen. Sie ließ die Untersuchung wiederholen, hoffte auf ein Versehen des Labors. Nach einer Woche das gleiche Ergebnis: ein fehlendes x auf den Geschlechtschromosomen. Ein Befund, der im übrigen erst seit dem möglich gewordenen chromosomalen Checkup zum Krankheitsbild wurde und dank der vorgeburtlichen Diagnostik zu einer Indikation für einen Schwangerschaftsabbruch. Wird die Abweichung von der genetischen Norm bei Hannahs Kind schon im Neugeborenenstadium manifest sein oder erst in der Pubertät wahrnehmbar, oder möglicherweise erst, wenn Hannahs Tochter selbst Kinder haben will? Die Ungewißheit spaltete die Familie in zwei Lager. Rob hatte Panik vor einem behinderten Kind; der neunjährige Kerry, der gerade erlebte, wie er als zugezogenes Stadtkind von anderen Kindern im Dorf gehänselt wurde, fürchtete, daß der Spott der anderen seine behinderte Schwester noch härter treffen könnte; die zwölfjährige Anja dagegen ermutigte die Mutter, sagte, sie habe das Gefühl, daß die Behinderung nicht so schlimm sei. »Mutti, laß es uns kriegen, und wenn es Schwierigkeiten hat, sich selbst zu mögen, dann müssen wie ihr eben alle helfen.« Hannah und ich sitzen nebeneinander auf einem Sitzkissen am Boden. Der Wecker tickt, mitunter dringen von draußen Hundegebell und Wortfetzen von Nachbarn in das Schweigen. Ich spüre, wie Hannah sich innerlich dagegen wehrt weiterzuerzählen. Sie sagt: »Ich mußte mit allem rechnen und war in völliger Ungewißheit, wie stark behindert dieses Kind sein wird.« Hannah weint, sucht nach Worten: »Unter dem Schock einer solchen Diagnose, wo mir selbst die Entscheidung, was ich kochen soll, schon schwerfiel, sollte ich über dieses Kind richten. Ich war wie gelähmt, fühlte mich elend, abgestorben, unfähig, einen klaren Gedanken zu fassen. Es war ein fürchterlicher Zwiespalt! Meine mütterlich-schützenden Teile bäumten sich auf gegen die aggressiven Anteile in mir, die in Erwägung zogen zu töten. Ich dachte, ich werde verrückt dabei. Ich wartete auf – eine höhere Entscheidung. Ich habe gefleht, eine Antwort zu bekommen, und ich bekam keine. Ich konnte auch keinen Kontakt mehr zu meinem Kind im Bauch aufnehmen. Es war Funkstille.«

Trotz ihrer Lähmung, ihrer inneren Zerrissenheit, drängte sie die gesetzliche Frist zu einer Entscheidung. Sie fuhr mit einem Koffer mit dem Notwendigsten ins Krankenhaus, ohne eine endgültige Entscheidung für den Abbruch getroffen zu haben. Ihr Mann begleitete sie. Zusammen gingen sie in die Krankenhauskapelle, einen schlichten Raum, in dem gerade junge Frauen auf verschiedenen Flöten musizierten. »Es waren fast himmlische Klänge für mich. Es war, als sprengte diese Musik den Panzer, der mir in den letzten Wochen den Zugang nach außen, aber auch nach innen versperrt hatte.« Hannah weinte, und die Tränen klärten ihre Seele auf. Sie fand wieder einen Kontakt zu dem Kind in ihrem Leib. »Sie hat zu mir gesprochen. Es war die Antwort auf mein vorheriges verzweifeltes Flehen. Sie flüsterte mir zu: ›Gut, ich gehe wieder, doch hör gut auf das, was ich dir mit meinem Kommen sagen wollte.‹ Dieser Satz des ungeborenen Kindes wurde wichtig für meinen ganzen weiteren Lebensweg – bis heute«, seufzt Hannah. Sie schaut mich an, fragend, ob ich verstehen kann, was sie erfahren hat, und fügt hinzu: »Es hat mich so angerührt, daß kein Vorwurf da war, daß mich dieses Kind aus jeglicher Schuld entlassen hat. Durch diese real erlebte Begegnung ist das Kind ein Stück von mir weggerückt, ist mir als eigenständiges Wesen entgegengetreten.« Wie das so ist, wenn Entscheidungen gefallen sind, verspürte Hannah nach dieser Erfahrung große Ruhe und inneren Frieden, Gefühle, die sie in den kommenden Tagen bei dem Zu-Tode-Gebären des Kindes begleiten sollten.

Hannah hat im Krankenhaus viel Anteilnahme erfahren. Nach der Begegnung mit dem Wesen des Kindes konnte sie die anfänglich ei-

sige Zurückhaltung des Personals auftauen.»Ich sprach alle an, und das war wie ein Signal, auf das die anderen nur gewartet hatten, um selbst ihre Spannung loszulassen.« Ärzte und Schwestern sprachen jeden medizinisch eingeleiteten Schritt der Geburt mit ihr ab. Hannah, die heute Frauen oder Paare bei Totgeburten begleitet, weiß inzwischen, wie prägend die Umstände im Krankenhaus für die spätere Trauerarbeit sind.
»Mein Kind sollte in Würde sterben.« Ich muß Hannah nach dieser Äußerung wohl befremdet angeschaut haben, denn sie holt weit aus und erzählt eine Geschichte vom Schlachten der Tiere, die sie selbst und ihre Kinder bei nordamerikanischen Indianern erlebt hatten. Die Indianer verbinden das Töten jedes Tieres und das Pflücken jeder Pflanze mit einem dankenden Gebet, mit Ehrfurcht vor der Schöpfung. »Auf meine Situation übersetzt, hieß das: Ich bin bei dir, Kind, bis zur allerletzten Minute, solange du lebst, solange es diese Beziehung zwischen uns beiden gibt. Ich denke, das war ein Strohhalm, an den ich mich geklammert habe, weil es das einzige war, was mir in dieser schizophrenen Situation noch helfen konnte, nicht verrückt zu werden.«
Ein Schwangerschaftsabbruch im sechsten Monat ist ein Gewaltakt – für den Fötus *und* für die Frau. Der schwangere Körper ist auf Wachsenlassen eingestellt und muß mit Medikamenten, manchmal sogar mit dem OP-Messer gezwungen werden, den Fötus loszulassen. Das ist für eine Frau nicht nur mit psychischen, sondern auch mit körperlichen Risiken verbunden. Hannah erzählt von der mehre Tage dauernden Geburt: Ihr Mann hatte sie begleitet. Wie bei der Geburt ihrer anderen Kinder wollte sie ganz bei Sinnen sein und lehnte jedes narkotisch wirkende Medikament strikt ab. Fast durchgehend lag sie in diesen Tagen am Wehentropf, der durch den Muttermund in die Gebärmutter gelegt wird. Aus diesem Grunde war vorher die Fruchtblase gesprengt worden. Ansonsten erinnert Hannah sich wenig an medizinische Einzelheiten. Was ihr noch heute präsent ist, sind starke Wehenschmerzen; schier unstillbares Bluten, als eine Vene versehentlich angestochen wurde; ein Muttermund, der sich nicht öffnen wollte; Ärzte, die dies und das an ihr probierten. Mehrmals war die Rede von einem Kaiserschnitt, weil

die Geburt nicht vorwärtsging und zunehmend Infektionsgefahr bestand. »Ich wollte das Kind auch nicht so schnell hergeben, ich brauchte Zeit, um mich zu lösen.« Sie beschreibt sich selbst in diesen Tagen der Geburt als ruhig und versunken. »Der starke Wehenschmerz hatte so etwas wie eine schützende Wirkung, ich war wie auf einem anderen Stern.« Während der Geburtsarbeit fiel ihr auch ein Name für das Kind ein, Cara, zu deutsch: die Teure, die Liebe.

Nach drei schmerzensreichen Tagen ist der Muttermund erst zwei Zentimeter weit geöffnet. Die ÄrztInnen fangen an, nervös zu werden. Hannah wehrt sich vehement gegen einen Kaiserschnitt. Als letzten Versuch führt ein Arzt einen Ballon ein, der anschließend mit Wasser gefüllt wird, um von innen her Druck auf den Gebärmutterhals auszuüben. »Keine angenehme Prozedur, und ich keifte sie alle an, sie sollten jetzt verschwinden.« Wieder allein mit Rob, spürte Hannah, daß es bald soweit sein würde. »Ich sagte Rob: ›Ich glaube, sie kommt.‹ – ›Ja‹, sagte er, ›ich kann sie sehen.‹« Kurz verspürt Hannah den Impuls, eine Hebamme zu rufen, doch ihre innere Stimme rät ihr ab. In diesem Moment sieht sie Bilder eines Traumes, in dem sie das Kind eigenhändig aus ihrem Leib gezogen hat. »Durch diesen Traum war es mir ganz selbstverständlich, sie selbst aus mir herauszuziehen, sie in Empfang zu nehmen und in Händen zu halten. Ich habe überhaupt nicht geguckt, ob etwas nicht in Ordnung ist, ich habe nur ihr Gesicht gesehen und daß sie das gleiche Kinn hat wie Rob. Sie kam mir schon ziemlich fertig vor, die winzigen Fingerchen und Fingernägel.« Hannah beschreibt, daß in diesen Augenblicken die Zeit stehengeblieben sei, daß sie ein Gefühl von Ewigkeit bekommen habe. »Es gab keine Zeit, keinen Raum, keinen Tod, und deswegen war es auch nicht so schlimm – sie konnte nicht tot sein, weil es keinen Tod gab. Leben und Tod – das war alles eins. Ich habe ihr unter Tränen ganz viel erzählt, aber ich empfand es überhaupt nicht als schlimm, weil der Tod zwischen uns nicht existierte.« Hannah hält eine kleine Weile in ihrer ruhigen Erzählung inne und fügt dann mit Tränen in den Augen hinzu: »Ach ja, und ich habe Cara gesagt, ich hoffte, daß sie zu einem anderen Zeitpunkt zu mir zurückkäme.« Hannah berichtet, daß ihr Mann in diesem Moment schluchzend und gleichermaßen fassungslos neben ihr saß und ständig wiederholte: »Oh, das ist ja genauso wie bei der Geburt von Anja und Kerry. Ich wünschte so sehr, sie würde atmen.«

Später wurde Hannah unter Vollnarkose ausgeschabt. Als sie aufwachte, hatte sie das Kind aus den Augen verloren. Sie bereut noch heute, einer Autopsie zugestimmt zu haben, bei der im übrigen eine anatomisch vollkommen normale Entwicklung des Fötus festgestellt wurde. »Ich wollte sie beerdigen, aber sie war plötzlich weg, und niemand wollte oder konnte mir mehr sagen, wo sie abgeblieben ist.« Warum hat Hannah ihre Vorstellung von einem Begräbnis nicht durchgesetzt? »Ich habe mich nicht getraut, weil in mir auch der Gedanke war, die anderen könnten denken, die Alte spinnt. Und ich fragte mich: Ist das nicht pervers, auf der einen Seite tötest du sie, und auf der anderen Seite willst du sie beerdigen?« Lange noch fühlte Hannah sich schuldig, weil sie sich nicht mehr für die Beerdigung eingesetzt hatte. Das Fehlen eines Ortes erschwerte ihr, ähnlich wie auch Margret, den Trauerprozeß. Sie stellte eine rote Rose auf den Familientisch, als sichtbares Zeichen der einmaligen Existenz von Cara.

Hannah beschreibt die Monate nach dem Abbruch als grau und düster für alle Familienmitglieder. Sie selbst verlor nicht an Gewicht, was sie als ein Zeichen dafür wertete, daß sie sich nicht von dieser Schwangerschaft verabschieden wollte. Sie empfand es als schizophren, um den Tod zu trauern, den sie gleichzeitig verantworten mußte. Sie fühlte sich tot und in sich eingesperrt. Mit niemandem konnte sie den Schmerz teilen, weil kaum jemand etwas mit Cara verband. Sie war selbst erschrocken über den Zorn, den sie plötzlich gegen ihren Mann empfand: Hätte Rob sie nur unterstützt, hätte sie Cara vielleicht akzeptieren können. Heute weiß sie, daß auch Wut zum Trauerprozeß gehört. Mann und Kinder waren ebenso lange Zeit bedrückt; Kerry bekam schlechte Zensuren in der Schule. Mehr noch als Hannah, die ihre Gefühle nach außen hin leben konnte, erfuhren sie die Unfähigkeit der Umwelt, mit ihrer Trauer umzugehen. Hannah fand Hilfe bei Therapeuten, spirituellen Lehrern und guten Freundinnen, die sie einfach in den Arm nahmen.

Sie konfrontierte sich mit Tod und Trauer, theoretisch und praktisch. Rob verfaßte einen Aufsatz über die Betroffenheit von Männern angesichts eines Schwangerschaftsabbruchs. Kein Verlag interessierte sich dafür. Das Thema war nicht en vogue.
Fünf Jahre sind vergangen. Die Gedanken an Cara sind seltener geworden. Trotzdem ereilen Hannah immer wieder Momente des Bedauerns: »Heute würde ich sie auch mit der Behinderung verkraften können, weil ich mich wieder stark und auf dem Boden fühle. Aber ich weiß, ich hätte es nicht geschafft, damals. Und wenn du mich so fragst, wie ich mich entscheiden würde, wenn ich heute schwanger wäre, dann kann ich das so abstrakt nicht sagen. Sicherlich würde ich mich mehr als damals auf meine innere Stimme verlassen, denn ich denke inzwischen, daß Kinder geschickt werden; die einen, um uns im Leben etwas zu bringen, und die anderen, die uns durch ihren Tod etwas lernen lassen.«
Kinder kommen zu uns, um uns zu helfen, das ist Hannahs Überzeugung. Was hat sie durch Cara gelernt? Hannah zögert, wie schon die anderen Male, da sie über Begegnungen berichtete, die unserer Rationalität widersprechen. Spirituelle Erfahrungen sperren sich den öffentlichen Darstellungen, klingen als bloße Verlautbarungen oftmals banal oder kitschig. Darüber sind wir uns einig. Und kitschig, das ist Hannahs Sorge, will sie nicht sein. Trotzdem versucht sie zu sagen, was möglicherweise nicht gesagt, sondern nur erfahren werden kann: »Cara hat mir gezeigt, was bedingungslose Liebe heißt. Sie hat mich gehen lassen, ohne mir Schuldgefühle zu machen. Dieses bedingungslose Vergeben hat meinen weiteren Lebensweg geprägt. Immer wieder, wenn ich von dem Weg der Liebe in mir abweiche, hilft mir der Gedanke an Cara, dahin zurückzufinden, damit ihr Leben nicht umsonst war.«
Nachtrag: Sechs Jahre nach diesem Interview habe ich Hannah auf einem Hebammenkongreß getroffen. Sie leitete dort einen Workshop zum Thema »Totgeburten«. Hannah erzählt, daß sie trotz der Jahre, die inzwischen ins Land gezogen sind, immer wieder von Wellen der Traurigkeit erfaßt wird, wenn sie an Cara denkt. Manchmal ereilen sie auch Zweifel, ob dieser genetische Befund überhaupt richtig war. Hannah sagt, sie habe in den letzten Jahren ver-

standen, daß es für die Verarbeitung einer solchen Erfahrung wichtig sei, ihr noch nachträglich einen Sinn zu geben. Für sie ist dieser Sinn, die Schleier der Verschwiegenheit um Totgeburten und späte Schwangerschaftsabbrüche zu lüften. Hannah unterstützt »verwaiste Eltern« und bietet Seminare für Krankenhauspersonal an. Ihre Erfahrungen hat sie in dem Buch »Gute Hoffnung – jähes Ende. Ein Begleitbuch für Eltern, die ihr Baby verlieren, und alle, die sie unterstützen wollen« aufgeschrieben. Das Buch beginnt mit folgenden Zeilen: »Für Cara, die ihre Spuren in unserem Herzen und auf dieser Erde hinterlassen hat, obwohl ›man‹ sagt, sie habe ja noch noch nicht gelebt.«[8]

Entscheidungen gegen die Fruchtwasseruntersuchung

■ Wie viele der Frauen, die im »kritischen« Alter schwanger werden, sich *bewußt* gegen die Fruchtwasseruntersuchung entscheiden, ist unbekannt. Frauenärzte sprechen von einer Minderzahl; die humangenetische Beratungsstelle in Heidelberg, die sich um Aufklärung bemüht, nennt eine Zahl zwischen 15 und 20 Prozent. Diese Zahl bezieht sich auf die Frauen, die dort die Beratung in Anspruch nehmen und sich nach der Beratung gegen den Eingriff entscheiden. Wie viele Frauen erst gar nicht zur Beratung gehen, ist statistisch schwer zu rekonstruieren. Und nach einem Gespräch bei »CARA« entscheiden sich zwei Drittel der Frauen gegen die Diagnostik. Doch viele Frauen, die zu »CARA« finden, sind schon vorher von Zweifeln geplagt und suchen bei »CARA« die Ermutigung, zweifeln zu dürfen. Vielleicht ist der statistische Überblick an dieser Stelle auch unbedeutend, interessieren doch eher Gefühle, Argumente, Haltungen, die eine solche Entscheidung beeinflussen.

Frauen, die die vorgeburtlichen genetischen Tests befürworten oder zumindest über sich haben ergehen lassen, fassen ihre Begründung meist in dem Satz zusammen: »Ich will kein behindertes Kind.« Diesen Satz umzudrehen und zu vermuten, daß Frauen, die diese Untersuchung nicht machen lassen, ein behindertes Kind wollen, wäre absurd. Auch sie haben Angst davor, ein behindertes Kind zu bekommen, und fürchten die damit verbundenen Belastungen. Doch sie zeigen eher Mut zum Risiko, wollen Krankheit, Behinderung, Tod als Teile des Lebens akzeptieren lernen. Es ist ein Jasagen zur Unberechenbarkeit und damit zur Vielfalt des Lebens.[9] Bei aller Verschiedenartigkeit von Entscheidungsmustern sind viele Frauen, die die Fruchtwasseruntersuchung ablehnen, einander in dieser Haltung ähnlich. Und noch eine Gemeinsamkeit hat sich bei Frauen, die sich bewußt gegen diese Tests entschieden haben, her-

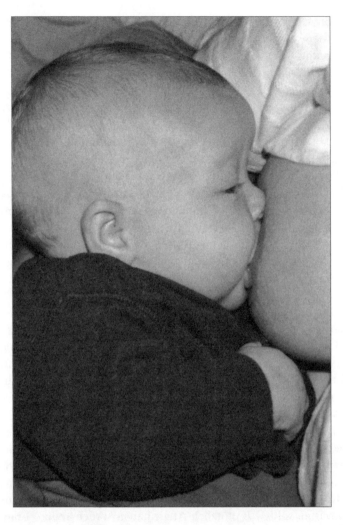

auskristallisiert: Alle, mit denen ich gesprochen habe, waren persönlich mit Krankheit oder Tod konfrontiert, sei es durch Fehlgeburten, eigene schwere Krankheit oder Tod eines vertrauten Mitmenschen. Diese Erfahrungen prägen ihre Haltung zum Leben. Ich habe in dieser Gruppe von Frauen vielfach eine Religiosität vorgefunden, die sich weder in Konfessionszugehörigkeit noch in

sonntäglichem Kirchgang ausdrückt. Sie rankt sich um die Frage nach dem Machbaren und nach der eigenen Einordnung in die Schöpfung. »Bei der Frage, das Machbare zu tun oder dem Leben, wie es sich natürlicherweise gestalten will, Raum zu lassen, würde ich mich für letzteres entscheiden. Die Schöpfung folgt Gesetzen, die wir Menschen meinen beeinflussen zu können, die sich letzten Endes aber – mit und ohne menschliches Zutun – vollziehen.«[10]
Eine solche spirituelle Bindung bedeutet nicht, daß die Entscheidungsprozesse im Zusammenhang mit der Pränataldiagnostik immer einfach und eindeutig verlaufen. Auch hier erleben Frauen vielfach Krisen und Verunsicherungen in ihrer Schwangerschaft, nicht selten verstärkt durch einen zunehmenden Rechtfertigungsdruck gegenüber dem Arzt und ihrer Umwelt.

Ich habe aber auch Frauen getroffen, die ihre Entscheidung gegen die Fruchtwasseruntersuchung pragmatischer treffen. Sie jonglieren in erster Linie mit statistischen Werten, wägen die Risiken ab. Vor allem bei Paaren, die lange Zeit an dem Kind »gebastelt« haben, ist mir eine solche Herangehensweise begegnet. Elke, eine 36jährige Erzieherin: »Für das wenige, das man letztendlich durch die Untersuchung feststellen kann, bin ich nicht bereit, das Fehlgeburtsrisiko auf mich zu nehmen.« Und eine 35jährige Juristin: »Wenn ich das statistisch mit dem geringen Risiko für eine Behinderung hochrechne, ist mir der Eingriff zu riskant.«

Ich kann mich erinnern, daß auch ich mich in meiner Schwangerschaft mitunter mit Hochrechnungen beruhigt habe, die in etwa so abliefen: In der ersten Schwangerschaft war ich 33 und kam nur sehr beiläufig auf die Idee, daß mit meinem Kind irgend etwas nicht in Ordnung sein könnte. In der zweiten Schwangerschaft mit knapp 36 ist das statistische Risiko kaum, das heißt um 0,2 Prozent erhöht, also warum sollte ich plötzlich Angst haben? Auch andere Frauen haben mir von solchen absurden Rechenkünsten erzählt. Im Grunde reproduzieren diese Berechnungen lediglich das statistische Risikosystem der Medizin und akzeptieren damit die willkürlich gesetzte Altersgrenze von 35 Jahren.

»Mir tut's nicht gut, wenn ich
mit der Liebe jetzt zehn Wochen aussetzen muß.«

Gerda (36), Psychologin, arbeitet an ihrer Dissertation, alleinstehend, ist schwanger.

Wichtige Argumente *gegen* vorgeburtliche Diagnostik sind für viele Frauen, mit denen ich Kontakt hatte, die medizinische Ingriffnahme der Schwangerschaft und die Auswirkungen auf die Beziehung zum Ungeborenen. Als Beispiel möchte ich hier die Erfahrung von Gerda beschreiben.

Gerda rief mich verzweifelt an, sie hatte über Dritte gehört, daß ich mich mit dem Thema auseinandersetze. Sie war 35, und ihr Arzt, den sie bis dahin sehr schätzte, hatte ihr unvermittelt einen Überweisungsschein in die Klinik zur Fruchtwasserentnahme in die Hand gedrückt. Gerda: »Es war, als sage er mir, ich solle mich selbst abtreiben.« Im ersten Moment verstand ich Gerda nicht, doch ihre Vorgeschichte erläuterte mir ihre Gefühlsaufwallung: Gerda hatte in den Wochen vor dem Arztbesuch um dieses Kind gerungen. Der Vater hatte sich nach der Mitzeugung verabschiedet, und sie fürchtete sich vor der Perspektive, eine alleinerziehende Mutter zu sein. Endlich, in der zehnten Woche hatte sie sich für diese Mutterschaft entschieden. Freudig ging sie zu ihrem Frauenarzt, der nichts Besseres zu tun hatte, als ihr sogleich die Fruchtwasseruntersuchung unterzujubeln. »Ich hatte meine psychischen Probleme bewältigt, jetzt begann der medizintechnische Hindernislauf. Noch einmal stand mein Kind zur Disposition.« Gerda reagierte darauf mit starken Bauchschmerzen und tagelanger Übelkeit, wie sie es aus ihrer Frühschwangerschaft kannte. »Ich habe erst mal alles abgeblasen, den Termin mit der Hebamme, das Kinderbettchen habe ich auch nicht abgeholt.« Gerda fühlte sich plötzlich in ihrem Empfinden für das Kind »unwahrscheinlich zurückgeworfen«. Sie fühlte sich in dieser Situation auch von sich selbst entfremdet, hin- und hergerissen zwischen dem, was man ihr als vernünftig anpries, und den eigenen Gefühlen, die dieses Kind, wie immer es auch werden mochte, angenommen hatten.

In dieser Situation suchte Gerda das Gespräch mit mir, um überhaupt entscheidungsfähig zu werden. Mit wem sollte sie darüber auch sprechen? Von der humangenetischen Beratungsstelle bekam sie zwar telefonisch einige Informationen über das Fehlgeburtsrisiko und so weiter, in ihrer ambivalenten Gefühlslage aber fühlte sie sich nicht verstanden. Der Arzt nahm sich für ein ausführliches Gespräch keine Zeit. Im Unterschied zu ihr hatten alle *ihre* entschiedene Haltung zur Fruchtwasseruntersuchung. Gerda mußte sich die ihre erst mit Kopf *und* Bauch erarbeiten, mußte *ihren* Weg finden, einen Weg, der mit allen Konsequenzen für sie gangbar sein würde. Dabei erhoffte sie sich von mir Hilfe.

Gerda war es wichtig, etwas über meine Erfahrungen zu hören. Sie wollte wissen, warum ich die Fruchtwasseruntersuchung für mich abgelehnt hatte. Ich habe ihr von vielen Gründen erzählt, unter anderem davon, daß ich den Kontakt zu dem Kind in mir weder durch die Punktionsnadel noch durch wochenlanges Warten auf den Befund stören lassen wollte. Auch hatte ich mich vor den körperlichen und seelischen Strapazen einer Abtreibung im fünften oder sechsten Schwangerschaftsmonat gefürchtet. Für Gerda war es entscheidend zu hören, daß ich auch ohne Fruchtwasseruntersuchung (vielleicht gerade deshalb!) eine unbeschwerte Schwangerschaft hatte leben können. Wir waren uns darüber einig, daß sich die Ängste in der Schwangerschaft nicht organisatorisch lösen lassen. Alles andere grenzt an Selbstbetrug, denn trotz dieser Untersuchung werden Ungewißheiten über das Leben, das seine neun ruhigen Monate zur Entwicklung braucht, bleiben. Gerda war der Preis für dieses bißchen Sicherheit zu hoch. Sie hat sich gegen den Eingriff entschieden mit einer Bemerkung, die mir noch heute im Ohr klingt: »Mir tut's nicht gut, wenn ich mit der Liebe jetzt zehn Wochen aussetzen muß.«

Nachtrag: Gegen Ende ihrer Schwangerschaft hatten Gerda und ich wieder Kontakt. Gerda hat es strikt abgelehnt, das Thema Fruchtwasseruntersuchung nochmals aufzurollen: »Erinnere mich bloß nicht daran, diese schlimme Zeit ist für mich gegessen.« Wenige Wochen später hat sie einen gesunden Jungen geboren.

»Mit einem mongoloiden Kind wird die Euthanasie im eigenen Leben plötzlich ganz konkret.«

Ulla (38), Lehrerin an einer Erzieherfachschule, Arbeit mit behinderten Kindern, inzwischen freiberufliche Supervisorin, Yogalehrerin, keine Fruchtwasseruntersuchung. Heinz (39), Lehrer, unter anderem für Politik an einer Schule für verhaltensauffällige Kinder, fünf Monate alte Tochter mit Trisomie 21.

Die Nachricht hat sich in Windeseile in der Stadt ausgebreitet: Eine Frau in den Jahren, da es sich gehört, eine pränatale Diagnostik durchführen zu lassen, hat dies für sich abgelehnt und nun ein mongoloides Kind geboren. »Das hat sie nun davon«, sagte einer, fast schadenfroh; andere fanden es unvernünftig von ihr, diese Untersuchung verweigert zu haben; wieder andere empfanden Mitleid, aber auch Respekt vor dieser Entscheidung. Ich war im ersten Moment erschrocken, fragte mich, wie ich die Geburt eines behinderten Kindes verarbeitet hätte; ob ich es bereut hätte, die Fruchtwasseruntersuchung nicht gemacht zu haben. Das war auch eine meiner drängenden Fragen an Ulla.

Ich hatte Scheu, Kontakt mit ihr aufzunehmen. Gedanken wie: Tut man so etwas oder besser nicht, dringt man damit zu neugierig in das Leben anderer ein, was ist, wenn ich mit meinen Fragen Schmerz oder gar Kränkung mobilisiere, ließen mich wochenlang zögern. Der Zufall kam mir schließlich zu Hilfe. Ich lernte den Vater der kleinen Klara auf einer Veranstaltung über behinderte Kinder kennen und trug ihm mein Anliegen vor. Die spontane Freude in seinem Gesicht, darüber, daß da jemand war, der sich für sie interessierte, führte mir vor Augen, wie stark meine Befürchtungen und Bedenken von eigenen Vorurteilen bestimmt waren.

»Wir haben dieses Kind ganz bewußt gezeugt«, sagt Ulla, »und hinterher wußte ich gleich, jetzt bin ich schwanger. Das war eine Freude.« Die fünf Monate alte Klara ist ein Wunschkind, und doch hat sie die Wünsche und Hoffnungen der Eltern zunächst einmal nicht erfüllt. Klara ist mit einem dreifachen und nicht mit einem zweifachen Chromosom 21 auf die Welt gekommen (daher der Name dieser Normabweichung im genetischen Muster: Trisomie 21). Eine spontane Mutation, eine Laune der Natur, wahrscheinlich entstanden bei der Verschmelzung von Ei und Samenzelle. Ulla gehört zu den 0,4 Prozent, die im Alter von 37 Jahren ein Kind mit diesem Syndrom zur Welt bringen. Das Down-Syndrom zählt in der Regel zu den leichteren Behinderungen. Zwar gelten die Kinder als minder begabt, doch sind sie meist lern- und entwicklungsfähig, vorausgesetzt, sie werden emotional angenommen und gefördert. Ulla, die jahrelang behinderte Kinder unterrichtete, sagt: »Die mongoloiden Kinder waren immer die Sonnenscheinchen in der Klasse.« Und liebevoll über ihre kleine Tochter: »Unsere Klara wird viel Freude in ihrem Leben haben.«

Ulla steht nach wie vor zu ihrer Entscheidung, sich der Fruchtwasseruntersuchung nicht unterzogen zu haben. Vorwürfe habe sie sich nach der Geburt von Klara nicht gemacht, wieso auch? Sie hatte es sich vorher gut überlegt. »Ein Kind, das wir uns so gewünscht haben, kann ich doch nicht abtreiben, egal, wie es nun ist.« Tiefere Konflikte, ein wochenlanges Ob oder Ob nicht, waren mit der Entscheidung nicht verbunden. Auch nicht, als der Frauenarzt versuchte, sie zu dieser Untersuchung zu überreden, unter anderem mit der Bemerkung: *Er* könne mit einem behinderten Kind nicht leben! Ulla antwortete trotzig: »Ich schon!«

Ulla beschreibt ihre Schwangerschaft als schwierig und erschöpfend. Sie litt häufig unter Übelkeit, fühlte sich ungewohnt kraftlos und in sich gekehrt. Ich frage nach Phantasien, Ängsten, Ahnungen, die sie auf die behinderte Klara vorbereiteten? »Ich hatte die ersten Monate gar keine Angst, weil ich immer dachte, wer sich ein Kind so wünscht, der bekommt kein behindertes Kind. Und immer, wenn ich mit dem Kind Kontakt aufgenommen habe, war es in meiner Phantasie ein gesundes Kind.« Dies veränderte sich im Verlauf der Schwangerschaft. Ulla begann zumindest an die Möglichkeit einer Behinderung zu denken. Sie achtete mehr als sonst auf behinderte Kinder im Straßenbild. »Ich habe schreckliche Fehlbildungen gesehen, zum Beispiel ein Kind mit einem Wasserkopf, das Lippen hatte bis zur Nase; es konnte kaum sprechen und sehen. Und ich hatte das Gefühl, das Kind habe nichts vom Leben. Es ging mit seinem Bruder durch die Stadt, und ich habe nur an Vegetieren gedacht.

Wenn ich so was sah, dann habe ich immer gedacht: Wenn ein behindertes Kind, dann bitte ein mongoloides. Mit dieser Behinderung kann ich leben.« Wie andere Schwangere auch berichtet Ulla von schweißgebadetem Aufwachen nach Angstträumen, in denen ihr Hund das Baby gebissen hatte oder das Kind die Treppe heruntergefallen war. Sie unterscheidet diese Träume, die sie selbst als normal empfindet, von Phantasien, die etwa vier Wochen vor der Geburt auftauchten und sie beunruhigten. Es waren Bilder, die ihr tagsüber im kurzen Übergang zwischen Wachheit und Einschlafen in den Sinn kamen: »Ich sehe mich hier in der kleinen Straße und gehe mit einem mongoloiden Kind spazieren, das Kind sitzt im Sportwagen und lacht mich an. Ich weiß, wie es angezogen ist, empfinde es als ganz konkret.« Ulla empfindet in der Phantasie dieses Kind weder als schrecklich, noch fühlt sie sich traurig. Erst im Nachdenken über diese Bilder empfindet sie Schrecken und Angst. »Ich saß da mit meinem dicken Bauch, schon reichlich unbeholfen, und fragte mich beunruhigt, was da wohl rauskommen wird.«

Ulla hat in einer Belegklinik entbunden, begleitet von einer ihr bekannten Hebamme. Die Geburt verlief ohne jegliche Komplikation. Ulla beschreibt sie als eine Grenzerfahrung, die ihr vom schmerzhaften Erleben, aber auch von der Intensität der Empfindung her mit nichts vergleichbar erscheint. Es ist eine Erfahrung, die sie als lebensspendende Frau betrifft und die sie im gemeinsamen Erleben der Geburt mit ihrem Mann teilt. »Das Abenteuer der Geburt hat mir noch mal neue Dimensionen des Lebens eröffnet. Die Befürchtung, das Kind könnte nicht normal sein, war während der Geburt wie verflogen.« Doch als Ulla das Kind aus ihrem Leib gepreßt hatte und die Hebamme es auf ihren Bauch legte, sah sie gleich, daß es mongoloid war. »Dann habe ich gedacht: Mein Gott, das ist ja wirklich dieses mongoloide Kind aus meinen Phantasien. Das zweite Gefühl war: Wahrscheinlich sehen alle Säuglinge so schrumpelig aus, wenn sie auf die Welt kommen. Aber im Grunde wußte ich es, und ich habe es dann so umfaßt und an mich gedrückt.« Heinz hatte ähnliche Vermutungen. Sie schwiegen, die nackte Klara auf Ullas Bauch.

Als nach einer Weile Arzt und Hebamme zurückkamen, fragte

Ulla: »Ist das Kind gesund?« Der Arzt nahm es hoch, musterte es kurz und meinte dann: »Nein, es ist ein mongoloides Kind.« Sein Trost: Gleich ein neues Kind machen. Sein Tip: Bloß nicht zum Stillen anlegen, da mongoloide Kinder das Brusttrinken wegen einer Zungenschwäche ohnehin nicht lernen würden. Ulla war tief betroffen von diesen Bemerkungen: »Mein Dammriß war noch nicht einmal genäht, das Kind eben gerade abgenabelt, ich fand das pietätlos, auch wenn er vermutlich damit nur seine Betroffenheit kaschierte.« Der Arzt erzählte ihr später, daß er auch Vater eines mongoloiden Kindes sei. Ulla wunderte sich trotzdem noch heute darüber, wie gelassen sie die Stunden und die ersten Tage nach der Geburt auf Klara reagierte; zwar war sie nicht von Sinnen vor Freude, wie sie sich das vorher ausgemalt hatte, aber sie konnte das Neugeborene annehmen: »Die Hebamme hat sie in mein Bett gelegt, und die Kleine zutzelte an der Brust. Meine Milch fing an zu fließen, das mit dem Stillen klappte auch ganz gut. Ich drückte sie an mich und dachte: Das ist jetzt mein Kind, ein behindertes Kind.« Heinz tat sich schwer, dieses Kind anzunehmen. »Ich wollte es nicht haben.« Er stand nach der Geburt wie unter Schock. Er spricht von den verzweifeltsten Stunden seines Lebens. »Es brach alles zusammen: Die ganze Unbeschwertheit meines Lebens, die ganze Geradlinigkeit meiner Biographie wurde ausgerechnet von einem Kind durchbrochen, das wir ganz bewußt gezeugt und uns im Prinzip schon jahrelang gewünscht hatten.« Was löste die Verzweiflung aus? In den einsamen Stunden danach konnte Heinz seine Emotionen selbst nicht genau fassen. Sie überrollten ihn. Inzwischen spricht er von einer Irritation seiner Männlichkeitsvorstellung, von der Kränkung seiner Sexualität: »Du bist zwar fruchtbar, aber du bist nicht imstande, was Normales, Gutes, Vollkommenes zu zeugen. Du bringst es nicht als Mann: Deine Potenz ist getrübt.« Heinz verband, wie vermutlich alle Eltern, Erwartungen mit seinem Kind: »Es sollte ein schön anzuschauendes Mädchen sein, es sollte gesund sein, normal einfach... Nein, ein solches Kind, das wollte ich nicht. Es war mir nicht möglich zu sehen, welche Entwicklungsmöglichkeiten ein solches Kind, das als geistig behindert gilt, auch haben kann.«

Ulla spürte die väterliche Ablehnung gegenüber ihrem Kind. Einerseits war sie froh, daß Heinz sich nicht verstellte, und andererseits wünschte sie sich sehnlichst, ihr Mann könnte dieses Kind annehmen, gern haben, wie sie sagt. Sie und ihre Schwester machten ihm die kleine Klara buchstäblich schmackhaft, erzählten ihm, welche Entwicklungsmöglichkeiten in solchen Kindern stecken, schmiedeten Zukunftspläne. Heinz gab sich Mühe. Am zweiten Tag nach der Geburt mußte er allein mit Klara in die Kinderklinik, weil sie noch auf mögliche Herzfehler und sonstige Krankheiten untersucht werden sollte. In dieser Krankenhausmaschinerie, in der er zehn Stunden lang mit dem Neugeborenen auf dem Arm hauptsächlich saß und wartete, fing er an, so etwas wie Beschützerinstinkte zu mobilisieren. Langsam näherte er sich seiner Tochter. Wieder zu Hause, suchte er den Kontakt zu Klara, unabhängig von

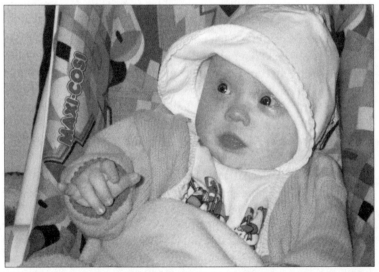

Monika Wilkens, Sophias Mutter: »Sophia hat für mich so viele unterschiedliche Gesichter, die ich alle sehr liebe. Sie ist lustig, fröhlich, nachdenklich, interessiert und manchmal auch traurig oder zornig. Sophia ist für mich ein hübsches Baby, ich muß sie immer wieder anschauen. Und wenn ich Fotos von ihr bekomme, bin ich oft enttäuscht, weil ich dann nur das Kind mit Down-Sydrom sehe.«

der Mutter. Stolz erzählt er, wie er sie inzwischen beruhigen kann, wenn er mit ihr spazierengeht und sie anfängt, nach der Brust der Mutter zu schreien, oder wie gern sie sich von ihm ins Bett bringen läßt. »Ich merke auch jetzt erst, wie schön unsere kleine Klara ist, das konnte ich vorher nicht, weil ich sie nicht wertfrei anschauen konnte.«
Heinz packt die Urlaubsbilder vom ersten gemeinsamen Urlaub aus. Klein Klara auf dem Arm, klein Klara auf dem Bauch, das Köpfchen hochgehoben, klein Klara lachend im Kinderwagen, mit einer Rassel spielend. Klara: ein fröhliches fünf Monate altes Mädchen, dem ich auf dem Foto nicht anmerke, daß es anders ist als andere Babys in dem Alter. Kinderfotos, wie sie die meisten Eltern stolz von ihren Sprößlingen machen. Nicht vergleichbar mit den uniformen Anstaltsgesichtern, die das öffentliche Bild von Menschen mit Trisomie 21 weitgehend prägen und sich in den Ängsten der Frauen vielfach als Schreckensbilder festsetzen. Heinz erzählt, daß er in der Stadt herumgefahren ist und mongoloide Kinder im Straßenbild gesucht hat. »Ich habe keine gefunden, sie werden von den Eltern versteckt oder gleich in ein Heim gegeben.« Wir blättern in einem Ratgeberbuch[11], in dem mongoloide Kinder abgebildet sind: Beim Bilderbuchanschauen, beim Laufen über ein freischwebendes Brett, beim Verkleiden und gemeinsamen Spielen. Jedes Kind für sich ist eine kleine Persönlichkeit. Ulla erzählt, daß sie erstaunt ist, was klein Klara schon alles vom Leben mitkriegt. »Keine Spur von Vegetieren«, sagt sie und freut sich.
Ulla war während der letzten Monate nicht immer so optimistisch, wenn sie an das gemeinsame Leben mit Klara dachte. Sie erinnert sich an nächtliche Stunden voller Verzweiflung und Tränen. »Warum denn wir, ich pack' es nicht, und immer wieder: warum, warum...« Sie berichtet von Begegnungen mit ihrer Umwelt, die sie schmerzten und traurig machten. Zum Beispiel die Vorhaltungen ihrer Schwiegermutter, mit der sie sich sonst gut verstanden hatte. »Da kam keine Gratulation, kein Nachfragen, wie geht es dir denn, nein – es kamen Vorwürfe, weil ich mich geweigert hatte, diese Fruchtwasseruntersuchung machen zu lassen. Schließlich hätte ich durch dieses leichtfertige Verhalten ihren Mann und die ganze Fa-

milie ins Unglück gestürzt.« Ulla findet diese Anschuldigung völlig verfehlt: »Wir haben doch jetzt genug daran zu knapsen, wo das Kind da ist, wir können das Kind doch jetzt nicht mehr wegmachen.«

Ulla und Heinz berichten, daß die Konfrontation mit der Umwelt viel größere Anforderungen an sie stellt als das relativ unproblematische Zusammensein mit dem Kind. »Jeder Schritt vor die Tür wird bleischwer«, sagt Heinz. Immer wieder müssen sie sich zu Bemerkungen ihrer Mitmenschen verhalten wie: »Warum tust du mir das an zu erzählen, daß du ein behindertes Kind hast«, oder: »Ich möchte nicht mit eurem Leiden konfrontiert werden.« – »Und das«, bemerkt Ulla, »obwohl wir überhaupt nicht leiden.« Diese Hilflosigkeit im Umgang mit Andersartigkeit, die man noch nicht mal wahrnimmt, sondern nur vermutet, macht es immer wieder zu einem mühseligen Akt, nach außen zu gehen. Ulla und Heinz wissen um den Stempel, den ihnen die Umwelt aufgedrückt hat. Sie sind Eltern eines geistig behinderten Kindes, und damit werden sie, zumindest tendenziell, von ihrer Umwelt gemieden oder bedauert. »Manchmal wird es mir ganz schwer ums Herz«, sagt Heinz, »wenn diese alltägliche Eugenik für uns so fühlbar wird.« Und weiter: »Als Politiklehrer habe ich mich theoretisch mit den Euthanasieprogrammen der Nazis beschäftigt. Mit einem mongoloiden Kind werden diese Vorstellungen der Leute plötzlich im eigenen Leben ganz konkret. Im Grunde habe ich mitunter den Eindruck, daß uns vorgeworfen wird, andere durch die Existenz von Klara unnötig zu belasten, da wir nicht rechtzeitig dafür gesorgt haben, dieses Problem gar nicht erst auf die Welt kommen zu lassen.«

Eine Erfahrung, die Heinz und Ulla mit anderen Eltern teilen, seit sich die »Vermeidbarkeit« von bestimmten Behinderungen herumgesprochen hat. Aus einem Rundfunkinterview mit der Mutter eines Mädchens mit Trisomie 21: »Mir ist es passiert, daß mich jemand angesprochen und gesagt hat: Was – ein mongoloides Kind, da kann man doch was gegen tun, das braucht man heute doch nicht mehr behalten.« Dieselbe Mutter zu ihren Zukunftsvisionen: »Ich bekomme Beklemmungen, wenn das schon jemand auf der Straße sagt und das Kreise zieht, möglicherweise bis zur Krankenkasse, die

dann vielleicht bald sagt: Jede Schwangere muß die Amniozentese machen, und wenn sie ein Kind mit Down-Syndrom austragen will, dann zahlen wir einfach nicht mehr. Wenn ich mir das ausmale, bekomme ich Zukunftsangst.«[12]
Zukunftsvisionen, wie sie auch Ulla und Heinz mitunter bedrohen mögen. Doch allein Düsteres von ihrer Umwelt zu berichten gäbe ein verzerrtes Bild. Sie erleben auch Ermutigung und Entgegenkommen. Sie erzählen von der einfühlsamen Gratulation des Lehrerkollegiums, von der wärmenden Anteilnahme von Freunden und unmittelbaren Nachbarn und von dem kleinen Mädchen aus der Straße, das Klara immer ganz vorsichtig und zart auf den Arm nimmt. Klara läßt sich diese Freundlichkeit gern gefallen. »Irgendwann wird die Klara hier draußen auf der Straße mit anderen Kindern spielen, und um ihr das zu ermöglichen, müssen wir jetzt anfangen, so normal wie möglich mit ihrem medizinisch definierten Anderssein umzugehen.«
Wie Ulla so von ihrer Vorstellung eines normalen Lebens für Klara spricht, fällt mir eine Geschichte ein, die mir ein Kinderarzt erzählt hat. Es ist ein Beispiel dafür, wie sehr medizinische Diagnosen die Entwicklung eines Kindes beeinflussen können. Ein zwölfjähriges sizilianisches Mädchen wurde wegen Sprechschwierigkeiten zu ihm in die Klinik geschickt. Sie war mit ihren Geschwistern aufgewachsen, besuchte eine Regelschule, war keine gute Schülerin, galt aber als freundlich und gutmütig. Als das Kind dem Kinderarzt vorgestellt wurde, sah er sofort, daß es sich um ein Kind mit Down-Syndrom handelte. Die Familie hatte bis dahin nichts von dieser Diagnose gewußt. Die sprachliche und intellektuelle Schwerfälligkeit ebenso wie die heitere Wesensart des Mädchens wurden als Ausdruck ihrer Persönlichkeit und nicht als Anomalie ihrer Chromosomen wahrgenommen. Dies hatte dem Kind eine weitgehend normale Entwicklung ermöglicht.
Kinder bringen immer Veränderungen in die Familie, vor allem die Erstgeborenen. Ulla meint, Klara habe radikaler in ihr Leben eingegriffen, als das ein gesundes Kind getan hätte. Sie erzählt von der notwendig gewordenen Regelmäßigkeit, von täglicher Krankengymnastik und Massage, von dem Weinen, wenn es Klara rundher-

um zu unruhig wird oder wenn bestimmte Leute zu Besuch sind. Ich erzähle Ulla, daß vieles von dem, was sie an Umstellung beschreibt, mir auch von meinen gesunden Kindern abverlangt wurde. Vor allem nach der Geburt meines ersten Kindes war ich in den ersten Monaten weitgehend mit Wickeln, Stillen, Spazierenfahren, Stillen, Wickeln beschäftigt. Ich lernte nach und nach die Notwendigkeit und später auch die Vorzüge eines geordneteren Tagesablaufs kennen, wußte um den weinenden Protest, wenn es um ihn herum zu unruhig wurde und zu viele Reize auf seine kleine Persönlichkeit einströmten.

Sicherlich, der Pflegeaufwand, den Klara braucht, mag nicht sehr viel höher sein als der für gesunde Kinder. Doch mit Sicherheit werden an die Eltern eines behinderten Kindes andere psychische Anforderungen gestellt, und mit Sicherheit muß man erst lernen, mit gesellschaftlichen Vorurteilen und Urteilen fertig zu werden. Die Gefahr, die Probleme, die Mitmenschen mit Krankheit und Behinderung haben, zu seinen eigenen zu machen, ist groß. Das Kind wird stärker behütet, das eigene Verhalten ständig reflektiert. Für Heinz hat das Leben dadurch eine nicht gekannte Schwermütigkeit bekommen: »Wenn ich manchmal in der Frühe aufwache, dann fällt mir ein, daß Klara auch größer werden wird und die Behinderung damit deutlicher sichtbar. Bei diesem Gedanken wird mir ganz mulmig ums Herz.« Trotzdem spricht Heinz auch über die größere Tiefe und Intensität, die sein Leben durch Klara bekommen habe. Und Ulla, die sich schon seit Jahren im Rahmen ihrer therapeutischen Arbeit mit Tod, Krankheit und Leiden beschäftigt, sagt von sich, sie sei ruhiger und gelassener geworden; ihre Karriere sei ihr weniger wichtig, sie setze andere Schwerpunkte in ihrem Leben und fühle sich gut dabei.

Ulla und Heinz wissen inzwischen, daß sie sich auch in Krisen aufeinander verlassen können. »Obwohl es anfangs sehr schwierig war«, sagt Ulla. »Überall las ich, daß Beziehungen nach der Geburt eines behinderten Kindes auseinandergingen, und das war für mich eine schreckliche Vision.« Phasenweise fürchtete sie, daß sie es mit dem Kind nicht gemeinsam schaffen könnten, weil sie Heinz' Ablehnung gegenüber Klara spürte: »Für mich war klar, die Klara ist mein Kind, ein kleines bedürftiges Wesen, das uns braucht; und wenn der Mann dazu nicht stehen kann, dann schwindet auch die Basis in der Beziehung. Klara und ich sind nicht auseinanderzudividieren.« Heinz findet es im nachhinein noch erleichternd, daß er Ulla keine Stärke vorspielen mußte und daß sie ihn tröstete. »Obwohl wir uns schon zehn Jahre kennen, hat unsere Beziehung letztendlich an Intensität und Nähe gewonnen.« Offenheit und Lebensfreude – das sind ihre Wünsche an ein gemeinsames Leben, in dem auch Klara einen Platz finden kann.

Seit unserem Gespräch sind einige Monate vergangen. Klara robbt inzwischen. Ulla hat angefangen, wieder stundenweise zu arbeiten, und genießt es. Das gemeinsame Leben ist selbstverständlicher geworden. Damit ist auch bei Ulla und Heinz der Wunsch nach einem weiteren Kind wachgeworden. Und gleichzeitig taucht die drängende Frage auf: Sollen wir diesmal eine Fruchtwasseruntersuchung machen lassen?

Zu dieser letzten Frage klingen mir noch die Sätze einer anderen Mutter im Ohr, deren erstes Kind, Imke, auch mit Down-Syndrom auf die Welt kam: »Als ich mit dem zweiten Kind schwanger war, fing wieder das ganze Theater um die Fruchtwasseruntersuchung an. Ich habe gesagt, ich möchte keine Amniozentese. Ich habe gesagt, daß das für mich gleichkommt mit einem Nein zu Imke und zu allen anderen Kindern mit Down-Syndrom, die ich mittlerweile kennengelernt habe und die ich alle gern habe.«

»Wenn wir ein behindertes Kind bekommen, dann müssen wir die höchste Stufe der Demut auch noch lernen.«

Sabine (39), Ärztin, gibt zur Zeit Kurse in der Volkshochschule zu Körperarbeit und autogenem Training, verheiratet, fünfjährige Tochter, im achten Monat schwanger, hat keine Fruchtwasseruntersuchung machen lassen.

Rund und ruhig sitzt Sabine mir gegenüber. Sie vermittelt Zurückgezogenheit und inneres Getragensein, Eigenschaften, die hochschwangeren Frauen nachgesagt werden. Sabine hat sich bereits zweimal gegen die Fruchtwasseruntersuchung entschieden. Nicht ohne Nachdenken, ohne Zweifel. Jedesmal mit dem Gefühl, ganz auf sich selbst geworfen zu sein. Sabine sagt das für sich, aber auch für ihren Mann, der in die Entscheidungsfindung ebenso eingebunden ist und war.

Was verbindet sie so existentiell mit dieser Entscheidung gegen Pränataldiagnostik? Sabine ringt um Worte, redet von Vertrauen in den eigenen Körper, Vertrauen in die Eingebundenheit in das Leben. Ich glaube, ich verstehe sie, ähnliche Gefühle wurden durch diese Entscheidung auch in mir während meiner Schwangerschaften mobilisiert. Trotzdem will ich es genauer wissen, versuche, mit ihr gemeinsam Worte zu finden, auch in dem Bewußtsein, daß dies alles eher erfahren als gesagt werden kann.

Sabine versucht es biografisch. Sie erzählt von ihren früheren hartnäckigen rheumatischen Gelenkbeschwerden und von der Psychotheraphie, die ihren Gesundheitszustand verbessern half. Jahrelang ist sie durch tiefe Krisen gegangen, hat viele Ängste durchlebt. »Ich denke, daß ich privilegiert bin durch all das Schlimme, was ich durchgemacht habe, so daß ich vieles Äußerliche abgestreift habe und mir heute das Vertrauen in mich selbst bleibt.« Und trotzdem, immer wieder wird dieses Vertrauen auf die Probe gestellt. So zum Beispiel durch eine medizinische Technik wie die Fruchtwasseruntersuchung. Sie legt schwangeren Frauen geradezu nahe, sich selbst nicht zu vertrauen.

Ihr erstes Kind hat Sabine mit 35 geboren, und schon damals spür-

ten sie und ihr Mann Ängste wegen ihres fortgeschrittenen Alters. Ihr Mann, Rainer, ist ein Jahr älter als sie. Zudem ist er als Säugling an den Hoden bestrahlt, Sabine ist als jüngere Frau an den Eierstöcken operiert worden. Sie und ihr Mann, beide selbst MedizinerIn, waren von vornherein skeptisch gegenüber der Methode, hatten aber doch Bedenken, möglicherweise etwas zu versäumen. Dabei, diesen Konflikt zu lösen, half Sabine ein japanischer Lehrer, bei dem sie die Shiatsu-Therapie lernte, eine bestimmte Form von energetischer Massage. Er hat ihr Ängste genommen, indem er ihr ruhig und bestimmt Vertrauen in eine höhere Ordnung nahelegte. »›Habe Vertrauen!‹ Diesen Satz nahm mein Körper immer mehr in sich auf und integrierte ihn, so daß ich allmählich auch das Vertrauen bekam, daß alles seinen Sinn hat.« Nach dieser Erfahrung wäre es Sabine unsinnig vorgekommen, sich noch formal durch eine Technik absichern zu wollen. Sie verzichtete auf eine Amniozentese.
Doch diese Erfahrung schützte sie nicht davor, vier Jahre später noch einmal denselben Konflikt durchleben zu müssen. Inzwischen war die Amniozentese zur Routineuntersuchung geworden, und sie kannte kaum eine Frau, die sie nicht durchführen ließ. Diesmal war es ein persönliches Gespräch mit dem betreuenden Frauenarzt, das ihr half, Zweifel zu beseitigen. Er sprach mit ihr über die Risiken der Technik und über die seelischen und körperlichen Strapazen eines späten Schwangerschaftsabbruchs. Und was letztendlich für sie entscheidend war: Sie unterhielten sich über den Sinn oder Unsinn von Schicksal und die Möglichkeit, dies im Kontext des eigenen Lebens zu beeinflussen. »Dieses Gespräch mit dem Frauenarzt faßte mich an, setzte wieder viel in mir in Bewegung.« Sabine und Rainer fragten sich, ob nicht auch ein behindertes Kind einen Sinn für die Familie oder auch das individuelle Wachstum haben könne. »Wir haben gesagt: Wir nehmen an, was kommt. Ich denke, wenn ich nicht annehme, was kommt, dann müßte ich vielleicht an etwas anderem wachsen, dann bekäme ich vielleicht Krebs oder so etwas.«
Sabine fragt immer wieder nach, ob ich ihre Gedanken nachvollziehen kann. Sie fürchtet, von mir mißverstanden zu werden. Sie weiß, daß ihre Reflexionen religiöse Dimensionen berühren, die einer

faktischen Logik widersprechen. Sie betont, keiner Kirche anzugehören. Trotzdem hat die Eingebundenheit in das Universum für ihr Leben eine hohe Bedeutung. »Rainer hat gesagt, wenn wir ein behindertes Kind bekommen, dann müssen wir die höchste Stufe der Demut auch noch lernen, das ist dann unser Lehrstück.« Ich frage nach. Was meint sie mit Demut? »Ein behindertes Kind ist im Grunde eine nach außen verlagerte Behinderung von uns selbst, die wir zu akzeptieren lernen müssen«, sagt sie und will das nicht nur in individuellen Kategorien verstanden wissen. Sie spricht von Raubbau an der Natur, der ökologischen Vergiftung, die ihre Opfer fordert: »Durch die Umweltzerstörung werden mehr und mehr behinderte Kinder geboren werden, und einzelne Frauen oder Familien trifft es eben, diese allgemeine Schuld abzutragen.«

Sabine und Rainer glauben nicht an die Botschaft, die die Pränataldiagnostik impliziert: Frauen und Männer könnten ihr Schicksal bestimmen, vielleicht sogar manipulieren; könnten möglichem Leiden aus dem Weg gehen, vielleicht mit dem Hintergedanken, so zu einer angeblich leidensfreien Gesellschaft beizutragen.

Ich frage nach Sabines persönlicher Angst, einem behinderten Kind das Leben zu schenken. »Ich denke mir manchmal, daß ich eigentlich Angst haben müßte, und hole mir den Gedanken immer wieder ran, daß da vielleicht was Komisches aus meinem Bauch herauskommt. Aber das ist mehr von meinem Kopf gelenkt, von meinem Gefühl her merke ich, daß da alles absolut in Ordnung ist. Es bewegt sich, und es ist gut.« Und was ist, wenn nicht? Es ist mir unangenehm, so auf dieser Frage zu beharren. Ich denke an die Sprüche alter Hebammen, alles Negative von einer Schwangeren fernzuhalten. Mir fallen spätmittelalterliche Überlieferungen ein, in denen Schwangeren geraten wurde, mißgebildete Menschen nicht anzuschauen, weil das Unheil für das werdende Leben und die Mutter bringe. Doch Sabine reagiert gelassen und gibt mir zu verstehen, daß ihr bislang immer etwas eingefallen sei, um sich organisatorisch Entlastung zu schaffen. Die psychische Belastung mit einem behinderten Kind setzt sie in Relation zu der Belastung mit einem gesunden Kind: »Du stehst immer über einem behinderten Kind, und es wird dich nie erreichen, während ein gesundes und vitales Kind dich sehr schnell überwachsen wird. Du hast also über behinderte Kinder viel stärkere Kontrolle.«

Auch Sabine hat manchmal Angst vor dem Nachwuchs, aber ihre Bedenken sind nicht in die Kategorien von krank oder gesund zu zwingen. Sie erzählt von ihrer lebhaften fünfjährigen Tochter, die viel von ihr fordert. »Kinder sind gefühlsmäßig viel stärker als wir, und ich denke, mein Gott noch mal, so ein sprudelndes Leben um mich, ob ich dem überhaupt gewachsen bin oder ob es mir zu anstrengend wird und ich mich dadurch selbst erschöpfe?«

Sabine lacht, die Hände auf ihrem riesigen Kugelbauch. Sie erzählt, daß sie jeden Tag mit Freude Bauchtanz macht und aus dieser tänzerischen Bewegung viel Kraft schöpft. Sie spekuliert, daß es ein Junge werden könnte, weil sie ständig von Jungen träumt und das von ihrer Persönlichkeitsdynamik her auch angesagt sei. Sie berichtet, daß ihre Tochter schon ganz ungeduldig fragt, wann es denn endlich herauskommen werde. Wie wir so miteinander reden über den Alltag einer schwangeren Frau, ihre Erwartungen und ihre Kümmernisse, ziehen Bilder von meinen zahlreichen Gesprächen in Räumen humangenetischer Institute durch meinen Kopf. Mir fällt der Humangenetiker ein, seine spröde Sprache, sein eingeschränkter Blickwinkel, die Reduktion von Lebendigkeit auf Chromosomen und ein paar Genabschnitte, deren Zusammenspiel noch nicht einmal erforscht ist. Sabine erzählt, daß sie beim Treppensteigen oft atemlos ist. Ich denke: Mein Gott, eine ganze Wissenschaft hetzt hinter genetischen Normabweichungen her, ohne genau zu wissen, was die Norm ist. Kann man das überhaupt jemals wissen; und wenn, was dann? Sie sagt, sie sei gespannt, ob sie auch diese Geburt so reich und kraftvoll erleben werde, und ich frage mich zum wiederholten Mal, wieso dieser medizinische Blick in die Zellen des Fötus, zumindest im Leben schwangerer Frauen, ein solches Gewicht bekommen konnte. Immer wieder Mutmaßungen über Motive. Sabine erzählt von ihren Erfahrungen mit Gruppen, die sie leitet. Sie weiß, wie wenige Frauen auf Mutterschaft – das heißt für sie: akzeptieren seiner selbst und anderer – vorbereitet sind. »Deshalb fallen Frauen auch auf die Technik herein, immer auf der Suche nach einem äußeren Halt.« War es vor ein paar Jahren der

Gynäkologe, der das leisten sollte, so übernehmen heute zunehmend Apparate diese Funktion.
Zum Abschied wünsche ich Sabine alles Gute und viel Kraft. Nachdenklich sagt sie: »Ich kann mir nicht vorstellen, daß in meinem zukünftigen Leben Aufopferung durch ein behindertes Kind angesagt sein soll. Es ist etwas anderes notwendig zu leben: Lebenslust und Lebensfreude.« Die Haustür ist noch nicht ins Schloß gefallen, da dringt schon arabische Musik an mein Ohr: Bauchtanzzeit.
Sabine hat wenige Tage später ein gesundes Mädchen geboren.

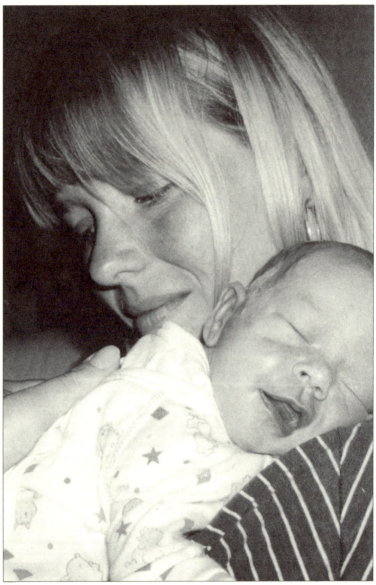

Amelie Koops-Krüger: »Ein inniger Moment, in dem ich die Nähe mit Jule sehr genossen habe.«

6. KAPITEL

Wie die vorgeburtliche Diagnostik das Erleben der Schwangerschaft verändert

Zerrissen zwischen Kopf, Bauch und Klischee

Um einen Teil der Schwangerschaft betrogen

Was, wenn der Befund nicht der Norm entspricht?

Resümee: Selbstbestimmung oder Beschwörung?

■ Es erscheint paradox. Während die überwiegende Mehrheit der befragten Schwangeren Aussagen zustimmte wie: »Durch die Möglichkeit der vorgeburtlichen Untersuchung können heute mehr Frauen ihre Schwangerschaft in Ruhe genießen« (87,5 Prozent),[1] sprechen in derselben Untersuchung rund 70 Prozent der Frauen vom Streß der Entscheidung, von der Angst vor dem Eingriff und vom Bangen während des Wartens auf den Befund.[2]
Wie erklärt sich ein solches Auseinanderklaffen der Einschätzungen bei ein und derselben Frau? Der Versuch einer Erklärung: Die allgemeinen Sätze – wohlbekannt aus dem Munde von MedizinerInnen – sprechen das an, was mit diesen Untersuchungen an Hoffnungen verbunden wird; das, was im kulturellen Einverständnis als vernünftig gilt, weil fast alle es behaupten und weil es immer mehr erwartet wird – persönlich erleben Frauen die Untersuchungen dagegen anders. Trotzdem widersprechen sie den allgemeinen Floskeln nicht. Warum? Halten sie ihre eigenen Erfahrungen für so unwichtig, oder mißtrauen sie ihnen sogar? Halten sie ihre Konflikte und widersprüchlichen Gefühle deshalb zurück, weil die Untersuchungen als freiwilliges Angebot mit dem Versprechen von größerer weiblicher Selbstbestimmung verkauft werden? Oder ist die gefühlsmäßige Zerrissenheit der Preis, den Schwangere glauben bezahlen zu müssen, weil sie vielleicht schon »älter« sind? Und warum machen dann zunehmend Jüngere von der vorgeburtlichen Diagnostik Gebrauch? Wollen auch sie teilhaben an dieser Form technischer Beschwörungen, die die Illusion stützen, gesunder Nachwuchs ließe sich einfach so herstellen? Ist das die rituell initiierte Schmerzerfahrung, die in unserer Kultur übliche Art, den Übergang zu begleiten und Frauen auf ihre neue Lebensphase als Mutter vorzubereiten?

Zerrissen zwischen Kopf, Bauch und Klischee

Schwangerschaft ist eine Zeit der Hoffnungen, und Hoffnungen bergen immer auch die Enttäuschung in sich. Im ausgehenden 20. Jahrhundert wollen immer weniger Frauen in »guter Hoffnung« leben. Sie wollen das Wesen, das sich in ihrem Bauch breitmacht, vielmehr kontrollieren. Vor einigen Jahren bezog sich dieser Wunsch auf die Planbarkeit von Schwangerschaften. Mit den Möglichkeiten genetischer Untersuchungen dehnt sich der Wunsch nach Planbarkeit des Nachwuchses wie selbstverständlich auch auf dessen Qualität aus. Schwangere Frauen versuchen, eine Technik für sich zu nutzen, von der sie sich Unterstützung in ihrem Streben nach Sicherheit und Kontrolle erhoffen. Sie geraten dabei selbst unter die Fittiche der Kontrolle und werden zum Objekt von Daten, Zahlen, Interpretationen, denn die schwangere Frau ist doppelt mit dieser invasiven Technik verbunden: als Nutzerin und Benutzte gleichermaßen. Schließlich bürgt sie mit ihrem Körper für das sich entwickelnde Kind, das sie zugleich auf den genetischen Standard hin abchecken lassen will. Dies zwingt sie in einen tiefen inneren Zwiespalt; sie ist hin- und hergerissen zwischen Kopf und Bauch. Um die Zerrissenheit soll es in diesem Kapitel gehen.
Pränatale Untersuchungen verändern den Schwangerschaftsprozeß: Sie inszenieren eine Schwangerschaft auf Probe, machen das Fortbestehen der Schwangerschaft von dem »guten« Testergebnis abhängig. Den Schwangerschaftsabbruch, meist in der zweiten Hälfte der Schwangerschaft, sehen viele als unausgesprochene, aber logische Konsequenz, wenn der Befund von der Norm abweicht. Werdende Eltern hoffen, damit ein Problem zu lösen, und übersehen dabei die Tortur der möglichen gewaltsamen Trennung, die in der Seele und im Körper der Frau tiefe Kerben hinterläßt. Ebenso ist eine durch die Amniozentese oder Chorionbiopsie pro-

vozierte Fehlgeburt nur schwer zu verarbeiten. Auch die werdenden Väter sind in diesen Abschiedsprozeß involviert.

Gespräche und Untersuchungen zeigen, daß viele schwangere Frauen die vorgeburtliche Diagnostik nicht als Mittel der Auslese, sondern vor allem als Beruhigung in Zeiten der Beunruhigung sehen. Oft steht diese Untersuchung für ganz andere Probleme oder Konflikte in der Schwangerschaft. Die Motive der einzelnen Frauen sind vielfältig und komplex, biographisch *und* gesellschaftlich gleichermaßen geprägt: Für die einen ist es das Bedürfnis nach Anlehnung und Struktur in einer Lebensphase, in der Gefühlsaufwallung, Ambivalenz und Freude einander abwechseln. Für andere ist es der Wunsch nach Kontrolle, nach einer »Glücks-Versicherung«, hinter der vielfach die Sorge steht, ein behindertes Kind könnte das eigene Lebenskonzept in Frage stellen, das lebenslange Ringen um Entfaltung in Mutterschaft *und* Berufstätigkeit mit einem Schlag zunichte machen. Es gibt Frauen, die halten es geradezu für masochistisch, diese Untersuchungen nicht machen zu lassen; andere finden es verantwortungslos, möglicherweise an der Entstehung von Leid beteiligt zu sein, das sie durch eine Fruchtwasseruntersuchung hätten verhindern können. Wiederum andere Schwangere haben Angst, sich auf ihre Intuition zu verlassen. Vielen fehlt der Mut, Informationen, die die moderne Medizin anbietet, zu ignorieren und sich damit nicht nur Schuld, sondern womöglich auch ein schweres Schicksal aufzubürden. Sie befürchten, gegen den Strom zu schwimmen, die ganze Schwangerschaft hindurch von dem Gefühl geplagt zu sein, sie hätten etwas Wichtiges versäumt, und sich dann, wenn das Kind krank geboren wird, Vorwürfe zu machen.

Unverständnis seitens der Umwelt

Obwohl keine Frau zu pränatalen Untersuchungen gezwungen werden kann und die Freiheit bei der Entscheidung auch staatlicherseits immer wieder betont wird, geraten Schwangere doch zunehmend unter Druck, wenn sie die Tests nicht durchführen lassen. Sie fürchten sich vor Schuldzuweisungen. Sie haben Sorge, die Umwelt könnte mit Fingern auf sie zeigen, wenn sie ein behindertes Kind gebären, das durch vorgeburtliche Diagnostik eigentlich »zu verhindern« gewesen wäre. Auffallend ist, daß Schwangere sich vor allem von anderen Frauen, seien es Freundinnen, Nachbarinnen oder Kolleginnen, unter Druck gesetzt fühlen. Karin: »Als würden sie mir meine ruhige Schwangerschaft nicht gönnen.« Und weiter: »Ich habe ein gutes Gefühl zu meiner Schwangerschaft, aber ich finde den Gedanken beunruhigend, daß mich meine Kolleginnen krumm anschauen, weil ich den Test nicht machen lassen will. Eine sagte sogar: Sei nicht so egoistisch und schau nur auf deinen Bauch. Du mußt doch schließlich an das Kind denken.«

Ilse: »Dieses Unverständnis kränkt mich«

»In dieser Schwangerschaft begegneten mir viel mehr Frauen, die die Fruchtwasseruntersuchung machen ließen oder bereits hatten machen lassen, als das vor sechs Jahren, in der Schwangerschaft mit meiner Tochter Mascha, der Fall war. Die Frauen gehen mittlerweile viel selbstverständlicher mit dieser Untersuchung um und empfinden sie ab Anfang 30 als gut und richtig. Dementsprechend häufig wurde mir in dieser Schwangerschaft die Frage nach der Fruchtwasseruntersuchung gestellt, meistens so, als ginge die jeweilige Frau davon aus, daß ich die Untersuchung habe machen lassen. Zum Beispiel fragte mich eine Bekannte: ›Na, weißt du denn schon, was es wird?‹ Ich sagte ihr: ›Nein, aber ich freue mich auf die Überraschung bei der Geburt.‹ Daraufhin die Bekannte, verdutzt: ›Ja, aber hast du denn keine Fruchtwasseruntersuchung machen lassen, du bist doch auch schon älter?‹ Ich antwortete ihr, daß ich zwar 35 sei, aber trotzdem keinen Anlaß sähe. Daraufhin sagte sie: ›Nun ja, ich wollte bei meinen Kindern sichergehen, daß sie gesund sind, und habe die Fruchtwasseruntersuchung machen lassen. Ich fand den Eingriff auch überhaupt nicht schlimm.‹ Dann herrschte Schweigen. Nach solchen Gesprächen bleibt ein flauer Nachgeschmack hängen. Nicht nur, daß mich dieses völlige Unverständnis von manchen Frauen kränkt, sondern ich spüre auch die indirekte Schuldzuweisung. So nach dem Motto: Wenn du ein behindertes Kind bekommst, hast du selbst schuld. Was für furchtbare Gedanken, die ich als sehr belastend erlebe. Wie schnell es doch geht, daß eine neue Technik sich in die Schwangerenvorsorge einschleicht und viele Frauen sich dadurch in falscher Sicherheit wiegen, ein gesundes Kind zu bekommen.«

An »CARA« wenden sich häufig Frauen, die zweifeln und sich darin bestärken lassen wollen, daß sie zweifeln dürfen. Eine von ihnen war die 34jährige Clara, die einen behinderten Bruder hat und sich wochenlang mit dem Für und Wider einer Fruchtwasseruntersuchung herumschlug. Nachdem sie sich gegen die Untersuchung entschieden hatte, hörte sie von ihrer Freundin den lapidaren Satz: Hoffentlich bereust du das nicht noch mal. Clara: »Von meiner besten Freundin hatte ich mehr Verständnis und Mitgefühl erwartet.«

Der Partner

Die Rolle des Partners in der Entscheidungsfindung ist bislang noch wenig erforscht. Eine schwedische Untersuchung zeigt, daß viele Männer, deren Frauen eine Fruchtwasseruntersuchung oder Chorionbiopsie haben machen lassen, wenig in die Entscheidungsfindung einbezogen waren und daß sie zu diesem Zeitpunkt noch

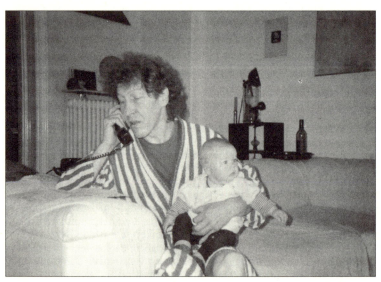

Didie Koops-Krüger: »Mit der Geburt von Jule wurde mein Alltag anstrengender. Neue Prioritäten waren plötzlich gefordert.«

kaum Bindungen an das Ungeborene empfanden.³ Diese Ergebnisse decken sich mit meinen Erfahrungen und denen von »CARA«. Die Schwangeren erleben das heranwachsende Kind in ihrem Leib unmittelbar. Und an ihnen wird auch der Eingriff vorgenommen. Für die werdenden Väter dagegen ist diese Frage eher eine theoretische, abstrakte. Sie sind zwar an der Zeugung des Kindes körperlich beteiligt, nicht aber am Schwangerschaftsprozeß. Den dicker werdenden Bauch der Partnerin betrachten sie mitunter ängstlich oder mißtrauisch. Manche, so Birgit Herdt von »CARA«, hoffen, daß der Frauenarzt die Kontrolle über diesen dicker werdenden Bauch ausüben möge, die ihnen selbst verwehrt ist. Genauer betrachtet, entpuppt sich ein solches Reaktionsmuster nicht selten als Angst vor der weiblichen »Unberechenbarkeit«, als eine nicht eingestandene Scheu vor dem weiblichen Körper, der in seiner Ausdehnung dem Mann fremd, wenn nicht gar bedrohlich wird.

> »Ich fühle mich so richtig unter Druck, weil ich das Kind mit meinem Mann gemeinsam bekommen und großziehen will. Also will ich auch Rücksicht auf seine Ängste nehmen und nicht gegen ihn entscheiden, aber wir kommen einfach nicht auf einen Nenner. Wenn er dann sagt, daß er das mit einem behinderten Kind nicht mitträgt, dann fühle ich mich gelähmt vor Angst, weil ich ihn nicht verlieren will. Aber gegen mein inneres Gefühl zu entscheiden, das ist doch auch keine Lösung.«**

Gerade die Beraterinnen von »CARA« erleben in ihrer täglichen Arbeit, welches Konfliktfeld die invasiven Methoden pränataler Diagnostik innerhalb einer Partnerschaft darstellen können. In vielen Paargesprächen sind es vor allem die Männer, die die Diagnostik für vernünftig, teilweise sogar für selbstverständlich halten. Manche (Ehe-)Männer überlassen zwar die Entscheidung der (Ehe-)Frau, signalisieren aber gleichzeitig, daß sie zu keinen Abstrichen bereit sind, wenn das Kind tatsächlich behindert auf die Welt kommt.

> ›Ich hatte in der 13. Woche einen Traum: Wer sich gegen das Meer versündigt, den verschlingt es. Da fiel mir als erstes die Amniozentese ein, weil ich die als Versündigung empfand. Ich traute mich aber nicht, mich gegen meinen Mann zu stellen, aus Angst, er würde das Kind hassen, und ließ diese Untersuchung trotzdem machen.‹ Julia hatte in der 19. Woche eine Fehlgeburt.«[4]

Ein Schwangerschaftsabbruch im Falle einer diagnostizierten Abweichung von der Norm wird von vielen Männern zwar als schmerzlich, aber auch als konsequent betrachtet. Sie äußern zwar Verständnis für die Gefühle der Partnerin, üben aber gleichzeitig subtilen Druck aus, indem sie von ihr erwarten, daß sie mit ihren widersprüchlichen Gefühlen klarkommt. Ortrud Gartelmann von »CARA«: »Für viele Männer ist eben nur eine Entscheidung für die Tests vernünftig, nicht aber der überlegte Verzicht darauf.« Allerdings gibt es auch Männer, die ihre Frauen ermutigen, auf ihre Gefühle zu vertrauen. Sie öffnen sich den emotionalen Aspekten der Schwangerschaft, und zwar als an diesem Prozeß Beteiligte, eben

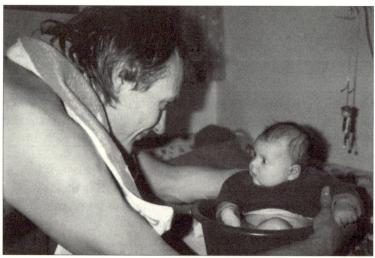

Bernd: »Bei aller Freude mit dem Kleinen fiel es mir doch oft auch schwer, mich auf seine Bedürfnisse einzustellen.«

als werdende Väter. Dies alles zeigt: Auch wenn der Partner die Entscheidung letztendlich der Frau überläßt, spielt das Verhältnis der werdenden Eltern zueinander doch eine wesentliche Rolle bei der Entscheidungsfindung. Zu wissen, daß sie sich auf ihren Partner verlassen kann, auf seine Haltung zum Leben und zu Kindern, auch zu möglicherweise behinderten, darauf, daß er die Vaterschaft und die Rollenaufteilung innerhalb der Familie akzeptiert, ist von großer Bedeutung für die Einstellung einer Frau zur vorgeburtlichen Diagnostik. Aus diesem Grund versucht »CARA«, auch die werdenden Väter mit einem Beratungsangebot anzusprechen (siehe S. 378f.).

Pränataldiagnostik – ein Beruhigungsmittel?

Humangenetik und Medizin haben den Ängsten, Phantasien und Ambivalenzen schwangerer Frauen bestimmte Namen gegeben. Sie kanalisieren sie in die Angst vor einem behinderten Kind. Gleichzeitig versprechen sie den Frauen, sie könnten diese Angst mit Hilfe des Schwangeren-Check-ups überwinden. Die vorgeburtliche Diagnostik dient in diesem Kontext als eine Strategie, die Ängste scheinbar zu rationalisieren und dadurch in den Griff zu bekommen. Selbst Psychosomatiker wie der Münchner Gynäkologe Manfred Stauber empfehlen die Untersuchungen als ein gutes Mittel, um die »Realangst« abzubauen: »Es erscheint sinnvoll, wenn man die Ängste einer älteren Schwangeren vor einem chromosomal behinderten Kind durch eine Amniozentese, Chorionbiopsie oder zusätzliche ultraschalldiagnostische Untersuchungen zu beseitigen versucht. Allgemein sollten positive Auskünfte bei Schwangeren überwiegen, da die Frau in dieser Zeit besonders sensibel ist.«[5]

> »Ich bin ein sehr kontrollierter Mensch, so bin ich erzogen. Darum macht das alles Angst, weil Schwangerschaft ja irgendwie nicht kontrollierbar ist. So ein paar Tests können mich dann schon beruhigen.«[**]

Eine solche Strategie paßt in eine Gesellschaft, in der medizinisch-technisch orientierte Bewältigungsstrategien höher bewertet werden als soziale – und in der eine weitverbreitete »Medizingläubigkeit« existiert. Sie wird produziert durch medizinische Rituale, die Beschwörungen gleichen, aber oft wenig mit wissenschaftlich überprüfbarer Rationalität zu tun haben. Alles, was von der Medizin kommt, wird an sich schon als venünftig eingestuft, egal, wie »unvernünftig« die jeweilige Technologie hinsichtlich ihres direkten medizinischen Nutzens letztendlich auch sein mag.

> »Gefühlsmäßig ist das bei mir ganz klar; ich will diese Fruchtwasseruntersuchung nicht machen lassen. Ich habe absolute Widerstände gegen alles, was damit verbunden ist: erst das Stechen in meinen Bauch, dann das ewige Gewarte und dann womöglich eine Entscheidung für den Tod meines Kindes: Nein! Aber dann ist da auch noch mein Kopf, und der sagt immer, daß ich es schaffen muß, mich daür zu entscheiden; daß das andere einfach sentimental ist und daß darum anders entschieden werden muß. Aus diesem Widerspruch komme ich gar nicht raus, das ist schrecklich.«**

Schließlich hat das Angebot des genetischen Check-ups bei vielen Schwangeren erst ihre Ängste verstärkt, die sie durch ihr »Anti-Angst-Programm« abzubauen verspricht. Sie behauptet, das Wissen um die (genetische) Normalität des Ungeborenen vertreibe die Ängste. Und tatsächlich lassen Frauen die Untersuchungen machen, weil sie beruhigt, bestätigt und nicht verunsichert sein wollen.[6] Doch oft provozieren die Instrumente, die der Beruhigung dienen sollen, Beunruhigung. Vor allem solche diagnostischen Angebote wie der Ultraschall oder der Triple-Test, die viele falsch-positive Befunde produzieren, bringen häufig Unruhe in die Schwangerschaft. Auch bei der Fruchtwasseruntersuchung oder der Chorionzottenbiopsie steigt der Angstpegel erst einmal ganz gewaltig – und hält sich auf diesem Niveau, bis das Labor einen normalen Befund mitteilt.[7] Und letzten Endes sind dann auch nur diejenigen beruhigt, die nach der Fruchtwasseruntersuchung oder Chorionbiopsie keine Komplikationen entwickelten und vom genetischen Labor ein »Okay« bekommen haben. Auf jene schwangeren

Frauen, die wenig sozialen Rückhalt verspürten, trifft allerdings nicht einmal das zu. Sie konnten oft auch durch eine Bestätigung der Normalität des Kindes nicht beruhigt werden.[8]
Abgesehen von einem fragwürdigen medizinischen Nutzen, hat diese »Beruhigungsstrategie« auch negative Auswirkungen auf unser gesellschaftliches Zusammenleben. Das medizinische »Anti-Angst-Programm« verfestigt Klischees von Behinderung und deutet sie für werdende Eltern zu »Gefahren« um. Daß damit zugleich alle Eltern von Kindern mit Behinderung, beispielsweise mit Down-Syndrom, diskriminiert werden, liegt auf der Hand. Die Mutter eines Kindes mit Trisomie 21 zur »Gefahr des Mongolismus«: »Ich find' es eine Diskriminierung der Mongoloiden, daß man sie so unter den Tisch wischt und daß es bald noch quasi eine Schutzimpfung, die pränatale Diagnose, dagegen gibt, wo sie sich wirklich nicht so von gesunden Kindern unterscheiden. Ein falsches Bild wird vermittelt (...) jetzt habe ich sogar in einer Frauenzeitschrift gelesen (...) welche Methoden es gibt, um die ›Gefahr des Mongolismus‹ auszuschließen. Mein Kind praktisch eine Gefahr? Ich seh' das jetzt mit ganz anderen Augen. Das ist doch Betrug.«[9]
Diese Mutter nennt es Betrug. Fest steht, daß die »Gefahr des Mongolismus« HumangenetikerInnen als »Kämpfern gegen diese Gefahr« zu einem glanzvollen Comeback verholfen hat. Die »Gefahr« hat die invasiven Methoden vorgeburtlicher Diagnostik hoffähig gemacht und so die Schwangeren dazu gebracht, ihre schützende Höhle der eindringenden Nadel des Mediziners zur Verfügung zu stellen. Die Pränataldiagnostik erweckt Hoffnungen auf ein einwandfreies Kind, und sie setzt »Qualitätsstandards«, die sich eindeutig an der Aussagekraft der derzeit praktizierten Untersuchungsmethoden orientieren. Im Klartext: »Mongoloide Kinder brauchen heute nicht mehr geboren zu werden«; morgen stehen vielleicht Kinder, die allergieanfällig oder kleinwüchsig sind, zur Disposition. Gleichzeitig schürt dieses Angebot aber auch die diffuse Angst, das Kind könnte diesen Standards nicht entsprechen, und fördert damit die Bereitschaft immer größerer Kreise von schwangeren Frauen, das »Recht« auf Pränataldiagnostik beziehungsweise auf ein gesundes Kind auch für sich geltend zu machen.

> »Ich habe das Gefühl, daß ich nicht nur dieses Baby in Frage stellen würde, sondern im nachhinein auch unseren Hendrik, der ja behindert ist, den ich aber sehr liebhabe. Nein, das würde ich nicht wollen.«**

Die phantasierte Behinderung

Ängste und Sorgen, der Nachwuchs könnte nicht gesund sein, sind etwas völlig Normales. Sie können als innerer Ansporn gewertet werden, das künftige Kind in all seinen Ausprägungen anzunehmen. Trotz moderner Technik bleibt die Beziehung zum Ungeborenen eine geheimnisvolle, in die alle möglichen Phantasien der werdenden Eltern hineinprojiziert werden können: So kann sich die Angst vor einem behinderten Kind mit archaischen Phantasien vermischen, oder perfektionistische Vorstellungen und Sehnsüchte brechen sich mit Zerrbildern von Behinderung. Diese inneren Abbildungen erreichen einen hohen Grad an Absolutheit, weil sie in den neun Monaten der Schwangerschaft nicht auf ihre Stimmigkeit überprüft werden können. Auch nicht durch die Pränataldiagnostik, die nur Genabschnitte checkt oder Chromosomen zählt. Sie gibt Auskunft über Krankheitsmerkmale, aber nicht über die Individualität des zukünftigen Kindes.

> »Es ist eben was anderes, ob das Kind eine Behinderung hat, die ich jetzt ausschalten kann, oder aus anderen Gründen behindert ist – weil das eine meine Schuld ist und das andere Schicksal.«**

»Ich habe Angst, ein behindertes Kind zu gebären und damit in ein tiefes dunkles Loch zu fallen, aus dem ich nicht mehr herauskomme.« So charakterisiert eine schwangere Frau ihre Motivation für eine Fruchtwasseruntersuchung. Diese Aussage zeigt, wie vielfältig und unspezifisch die Ängste Schwangerer vor einem »irgendwie« defekten Kind sind. Die Erfahrung aus vielen Beratungsgesprächen, so Ortrud Gartelmann von »CARA«, zeige, wie befreiend es für die Ratsuchenden sein kann, wenn man sie nach ihren Phantasien zu dem Leben mit einem behinderten Kind befragt.»In den meisten Köpfen geistern Horrorbilder von schwersten körperlichen und psychischen Deformationen herum, also Phantasien von Behinderungen, die durch die Fruchtwasseruntersuchung ohnehin so gut wie nie aufgespürt werden können.« Das Sprechen über die negativen und angstmachenden Phantasien nimmt ihnen etwas von ihrer Bedrohlichkeit. In vielen Fällen relativieren sich die Befürchtungen auch und machen der Gelassenheit und dem Vertrauen Platz. Ortrud Gartelmann:»Ein solches Vertrauen kann meiner Erfahrung nach aber nur dort entstehen, wo auch das ›Dunkle‹ sich seinen Weg nach außen bahnen kann und nicht in den Frauen und Männern nagt.«

Anders in der Arztpraxis. Dort ist für das Sprechen über solche Ängste selten Zeit. Statt dessen wird die vorgeburtliche Diagnostik angeboten, die Frauen vor diffusen Ängsten schützen soll und sie der Aufgabe enthebt, sich weitergehend und genauer mit Fehlbildung und Behinderung auseinanderzusetzen. Wenn dann allerdings wider Erwarten nicht »alles in Ordnung ist«, bleiben der Frau meist nur noch Stunden, manchmal auch Tage, um sich für oder gegen den Abbruch der Schwangerschaft zu entscheiden. Da direkte Erfahrungen fehlen, bilden sozial vermittelte negative Klischees und Erfahrungen aus zweiter Hand oft die einzige Grundlage für die Entscheidung.

Die meisten dieser Klischees spiegeln die gesellschaftliche Stigmatisierung und Ausgrenzung von Behinderten wider, die, wie Anne Waldschmidt schreibt, doppelt wirksam ist: Sie hält Behinderte in ihrem Alltag verborgen und macht sie dadurch erst auffällig. So verwundert es nicht, daß wir bislang kaum realistische Vorstellungen von den Möglichkeiten eines Zusammenlebens mit Behinderten entwickelt haben. Auch ich habe erst durch die Beschäftigung mit Behinderten- und Krüppelgruppen Erfahrungen sammeln können und viel über meine eigenen Vorurteile erfahren. Ich habe begriffen, daß unsere Bilder von Behinderung nicht durch alltägliche Begegnungen geprägt sind, sondern durch Gaffsituationen, in denen uns der Schrecken des »mißgestalteten Menschlichen«, des »Ausgebrannten« und »furchterregend Verrückten« vor Augen geführt wird. In solch einem Kontext finden wir keine Möglichkeit, das, was liebenswert, normal und interessant ist, kennenzulernen und anzunehmen.

»Es ist schwierig, zu einem behinderten Kind ja zu sagen, wenn man so wenig von Behinderung kennt und weiß und dafür um so Schlimmeres phantasiert«, sagt Gila.[10] Und Hannah: »Ich war dumm, dumm, dumm, hatte keinerlei Vorstellung von Behinderten oder behinderten Kindern. Das war in meinem Leben bis dahin einfach nicht vorgekommen, und ich sollte jetzt eine Entscheidung treffen, ob ich mir zutraue, ein behindertes Kind großzuziehen.« Auf der Basis von Erfahrungsmangel und Furcht vor Unbekanntem, die sich vermischen mit gesellschaftlichen Vorurteilen, werden die Entscheidungen für eine Pränataldiagnostik und – bei diagnostizierten Normabweichungen – für einen Schwangerschaftsabbruch getroffen. Staatliche Instanzen fördern diesen Prozeß. Statt Eltern behinderter Kinder zu unterstützen, finanzieren sie mit Milliardenbeträgen eine Schwangerenvorsorge, bei der die Auslese zu einem selbstverständlichen Bestandteil geworden ist.

> »Also ich kann doch die Gesellschaft nicht mit einem behinderten Kind belasten, mal abgesehen von der eigenen Familie.«**

Auf diese Weise werden alte Klischees nicht nur weiter verfestigt, sondern auch neu produziert; nicht über die gewohnte gesellschaftliche Stigmatisierung und Ausgrenzung von Behinderten, sondern individualisierter, versteckter und zugleich alltäglicher. Der Selektionsprozeß findet, gut verborgen, im und durch den Leib der Frau statt; er zwingt werdende Eltern in Entscheidungskonflikte, die sie überfordern müssen und die sich ihrem Urteilsvermögen letztendlich entziehen. Hannah, die sich nach der Fruchtwasseruntersuchung mit einem normabweichenden Befund konfrontiert sah: »Ich wünsche keinem Menschen, jemals in seinem Leben vor so einer Entscheidung zu stehen, denn egal, wie man sich in einer solchen Situation entscheidet, das Leben wird nie mehr so sein, wie es vorher gewesen ist.« Die Verantwortung für diesen Schritt wird von der einzelnen Frau und ihrem Partner meist mit Schmerzgefühlen verarbeitet, während Humangenetiker und Mediziner sich als die Helfer und Retter aufspielen, als diejenigen, die individuelles Leid verhindern helfen.

Mitleidsethik

»Leid verhindern helfen«, das war immer schon ein Argument, das neue medizinische Technologien durchsetzen half. In bezug auf die Pränataldiagnostik stimmt mich dieses »Argument« nachdenklich, erinnert mich an die deutsche Vergangenheit. »Wir alle träumen den Traum vom Fortschritt, den Traum von der guten Gesellschaft, die auch eine gesunde Gesellschaft ist, ohne Leiden, Schmerz und Not. Unsere Väter der NS-Zeit haben diesen Traum am radikalsten geträumt. Sie haben versucht, mittels medizinischer Maßnahmen Leiden, Schmerz und Not auszurotten.« So sieht es der Psychiater Klaus Dörner.[11] Was mich aufhorchen läßt, ist nicht die Parallele, die Dörner zwischen unserer Gesellschaft und einem staatlichen Zwangsapparat zieht, sondern die Art, wie die Utopie einer leidensfreien Gesellschaft das Töten als »therapeutische« Maßnahme zu rechtfertigen scheint und wie Menschen so lange zurechtgestutzt werden, bis sie in die Utopie passen. Heute brauchen wir dazu keine gesetzliche Verpflichtung mehr. Viel zu sehr haben wir »unseren« Traum von der leidensfreien Gesellschaft verinnerlicht und glauben an seine Machbarkeit, also greifen wir bereitwillig nach jedem Strohhalm, der uns solches verspricht.[12]

> »Das Kind soll ein lebenswertes Leben haben, es soll nicht dahinvegetieren. Wer übernimmt die Verantwortung, wenn es zwanzig Jahre alt ist?« (Verwaltungsangestellte, 37 Jahre)*

Schnell und leichtfertig wird unsere eigene Angst zum »Leid« der anderen umgedeutet. Der Gedanke an ein behindertes Kind erinnert an die eigene Verletzbarkeit; an den Teil unserer Existenz, den wir individuell mit mehr oder weniger Erfolg zu verdrängen suchen.

Vielleicht rührt daher das tiefe Erschrecken, das wir empfinden, wenn wir einem Leidenden oder Mißgestalteten begegnen? Unsere persönliche Verdrängung findet ihre Entsprechung in einer Gesellschaft, die Behinderung als etwas Fremdes und Bedrohliches ausgrenzt. In einer Zeit, in der der Begriff »ganzheitlich« in vieler Munde ist, wird allzu leicht übersehen, daß Ganzheit beides umschließt: Krankheit *und* Gesundheit, hell *und* dunkel. Glück und Unglück lassen sich nicht gegeneinander abwägen: »In meinem Leben haben die Momente tiefer Glücksempfindungen die Tage und Monate von Leiden längst aufgehoben«, sagte ein etwa 40jähriger Mann, der wegen seiner angeborenen schweren Knochenkrankheit schon Jahre in Krankenhäusern und Sanatorien verbracht hat, in einer Fernsehdiskussion. Im Gegensatz dazu rechtfertigte Renate, eine 42jährige Frauenärztin, ihren Schwangerschaftsabbruch nach einer Trisomie-21-Diagnose so: »Es geht hier nicht darum, seine Muttergefühle durchzusetzen, sondern darum, diesen Kindern so ein Leben zu ersparen; und der Gesellschaft, solche Kinder zu haben. Dafür ist die Untersuchung da.«[13] Eine Aussage, die zeigt, in welchem Maße weibliche Verantwortlichkeiten neu – das heißt, dem Standard der Technologie angepaßt – definiert werden: Eine schwangere Frau sieht sich aufgefordert, der Gesellschaft mit Hilfe vorgeburtlicher Diagnostik Leid, das heißt die Geburt von Behinderten zu ersparen, und sie kommt dieser Forderung bereitwillig nach, denn schließlich ist es auch in ihrem Interesse, ein Kind verantwortungsbewußt von »leidvollem Leben« zu verschonen. Solche Argumentationen habe ich im übrigen sowohl von Fachleuten als auch von betroffenen Frauen häufig als Legitimation gehört. Ich halte sie für eine pragmatische Verdrehung der Tatsachen, die wohl eher das potentielle Leid der Eltern (vielleicht auch der Umwelt) als das der Kinder im Blick hat. Sicherlich gibt es schwere Krankheiten, an denen Kinder leiden und die Eltern ein aufopferndes Leben abverlangen. Doch sind dies in der Mehrzahl nicht die Krankheiten, die mit der heute üblichen Chromosomenanalyse zu erkennen sind.
Wissen wir denn überhaupt, ob zum Beispiel Kinder mit einem Down-Syndrom unter ihrer Behinderung leiden? Eltern oder auch Betreuer solcher Kinder oder Jugendlicher erzählen immer wieder,

daß diese Menschen glücklich und liebenswert sind. Inzwischen gelten Down-Kinder allgemein als entwicklungsfähig. Allerdings ist das noch nicht lange so. Bis in die sechziger Jahre hinein wurden »mongoloide« Kinder den Familien gleich nach der Geburt weggenommen und in Heime gesteckt, wo sie dahinvegetierten und meist schon im Jugendalter verstarben. Mitunter wurden die Neugeborenen der Mutter gar nicht gezeigt, um keine emotionale Bindung entstehen zu lassen. Erst engagierte Eltern, die sich gegen diese Praxis wehrten und ihre Trisomie-21-Kinder mit nach Hause nahmen, konnten nachweisen, daß die extreme geistige Retardierung nicht die Folge der genetischen Abweichung war, sondern die pathologische Auswirkung des Heimaufenthaltes. Die Veränderungen im Krankheitsbild »Down-Syndrom« zeigen, wie wenig genetische Muster an sich aussagen. Sie stehen immer mit sozialen Komponenten in Wechselbeziehung.[14] Inzwischen weiß man, daß Kinder mit Down-Syndrom bei entsprechender Förderung und Zuwendung eine handwerkliche Lehre oder die Hauptschule absolvieren können. Von einem Jungen wurde mir erzählt, der sogar den Realschulabschluß gemacht hat. Viele Down-Syndrom-Menschen können später auch ein halbwegs autonomes Leben führen. Aber über diese Möglichkeiten schweigt eine Chromosomenuntersuchung. Sie betreibt eine »Defektologie«, die den sozialen Kontext weitgehend ausblendet. Sie setzt auf die Gene und hält deren Einfluß auf die Entwicklung des Menschen für ausschlaggebend. Eine solche Überbewertung einzelner genetischer Abweichungen von der Norm wird inzwischen selbst von einigen Wissenschaftlern in Zweifel gezogen, denn Genabschnitte lassen sich vermutlich nur im Zusammenspiel der genetischen Gesamtheit eines Menschen bewerten. Dieses Zusammenspiel ist noch nicht einmal in Ansätzen erforscht. Deshalb stößt man wohl auch immer wieder bei Erwachsenen auf genetische Besonderheiten, die für »Down-Syndrom« oder »Mukoviszidose« stehen, obwohl die TrägerInnen gesund sind. Einige HumangenetikerInnen gehen davon aus, daß genetische Abweichungen zu unser aller »Biographie« gehören, ohne daß wir davon wissen. Unser »Glück« ist es, daß es zu Zeiten unserer Geburt noch keine vorgeburtliche Diagnostik und damit auch noch keine genetische Auslese gab!

Belastung durch ein behindertes Kind

Viele Nutzerinnen der Pränataldiagnostik nennen die zu befürchtende Belastung durch ein behindertes Kind als ihr vorrangiges Motiv, das Ungeborene durchchecken zu lassen. Eine ökonomische Kategorie, mit der frau hofft, beim Gegenüber Verständnis und Bestätigung zu finden. Schließlich paßt diese Denkweise in unsere Zeit und in unser Leben. Sie rüttelt weder an den Strukturen der Arbeitsteilung noch an den Bedingungen, unter denen die meisten Frauen heute ihre Kinder großziehen müssen.

> »Ich möchte mich von der Gesellschaft nicht unter Druck gesetzt wissen, mein Leben für ein behindertes Kind opfern zu müssen. Ich weiß nicht, ob ich es behalten würde.«
> *(Datatypistin, 36 Jahre)**

Sie blendet aus, daß unsere Lebensverhältnisse Frauen glauben machen, sie könnten sich nur noch unter der Prämisse – scheinbarer – Sicherheit, ein gesundes Kind zu bekommen, überhaupt ein Kind »leisten«. Und die Verhältnisse sind so – im Grunde sind Frauen häufig schon durch gesunde Kinder auf dem Arbeitsmarkt kaum mehr konkurrenzfähig. Ein behindertes Kind, so befürchten sie, würde ihren Ausschluß aus der Leistungsgesellschaft bedeuten. Sie haben Angst, die Behinderung ihres Kindes könnte zu ihrer eigenen werden. Dies meint sowohl die Angst vor eigener Stigmatisierung und Isolation als auch die Arbeitsbelastung und die seelische Erschütterung. Sie fürchten um ihr »eigenes Stück Leben«, daß sich gerade unsere Frauengeneration schwer erkämpfen mußte. Insofern verwundert es nicht, daß es Frauen dieser Generation waren, die die pränatale Diagnostik innerhalb weniger Jahre etablieren halfen.

> »Ich bin schon 38 Jahre alt. Was wird, wenn ich mal alt bin? Wer nimmt das Kind?...Unsere Umwelt ist schon belastend genug, da soll das Kind wenigstens gesund sein.«
> *(Sacharbeiterin/Hausfrau, 38 Jahre)**

> »Ich habe schon zwei Kinder, die sehr lebhaft sind. (...) Ich möchte irgendwann einmal in meinen Beruf zurück. Mein Mann ist stark beschäftigt, der könnte mir nicht helfen.«
>
> *(Architektin, 34 Jahre)**

Ich will keineswegs die Anforderungen herunterspielen, die ein krankes Kind an die Eltern stellt. Die Geburt eines behinderten Kindes ist sicherlich eine Herausforderung für die Eltern und für mögliche Geschwister. In den meisten Fällen macht sie eine Umstrukturierung des Alltags erforderlich, möglicherweise auf Kosten der Karriere der Frau. Zudem müssen sich Eltern behinderter Kinder mit gesellschaftlichen Vorurteilen auseinandersetzen, die bis hin zu Problemen bei der Wohnungssuche gehen können. Dennoch sind über den Belastungsdruck und das psychische Elend der Mütter, Väter oder auch der Geschwister viele Klischees im Umlauf, die besonders, wenn es an eigenen Erfahrungen mangelt, bei der Entscheidung für Pränataldiagnostik und einen Schwangerschaftsabbruch ins Gewicht fallen.

Eine vom Institut für Humangenetik in Münster durchgeführte Untersuchung kommt zu wesentlich optimistischeren Einschätzungen. Sie fand bei nur zehn Prozent der 114 befragten Frauen eine große Erschöpfung und Hoffnungslosigkeit, die meist auf die traditionelle Arbeits- und Rollenverteilung innerhalb der Familie zurückzuführen war. Die Mehrzahl der Mütter von behinderten Kindern hat dieser Untersuchung zufolge nach einer schwierigen Anfangsphase wieder zu einem Leben gefunden, in dem sie sich selbst verwirklichen kann. Diese Frauen berichten von Stärke, Selbstbewußtsein und neuem Lebenssinn.[15] Diese Einschätzung deckt sich mit Erfahrungsberichten, in denen Mütter (auch Väter) von ihrem Lernprozeß erzählen. Eine Mutter, die eine dreizehnjährige Tochter mit dem »Turner-Syndrom« hat (Mädchen beziehungsweise Frauen, die nur in Ausnahmefällen eigene Kinder gebären können): »Durch sie habe ich angefangen, mich mit meiner eigenen Rolle als Frau intensiv auseinanderzusetzen, auch um ihr Perspektiven geben zu können, die nicht auf die traditionelle Mutterschaft abzie-

len.« Und die Mutter eines fünfjährigen Kindes, das bei der Geburt schwer geschädigt wurde: »Dieses Kind hat mich das Wertvollste gelehrt, was es im Leben gibt – die Liebe.«[16]
Trotzdem bedeutet die Geburt eines behinderten Kindes für die Eltern zunächst einmal einen Schock und eine Verletzung, die weder zu leugnen noch wegzudiskutieren sind. Ein krankes oder fehlgebildetes Kind, das wir aus unserem Leib gebären und als einen Teil von uns empfinden, kränkt und kann Gefühle von Ohnmacht, Schuld und Wut mobilisieren. Immerhin verbindet sich mit einem Kind ein Stück Lebenssinn; möglicherweise verkörpert es auch ein Symbol der Gemeinsamkeit zwischen einer Frau und einem Mann. Heinz sagte über die Geburt der »mongoloiden« Klara, sein Leben habe dadurch eine vorher nie gekannte Schwere bekommen. Auch andere Mütter und Väter sprechen über Erschütterung, Trauer und Enttäuschung. Kinder sind ein Teil ihrer Eltern, und behinderte Kinder gelten vielfach als ihr mißratenes Abbild. Sie erinnern auf sinnliche Weise an die eigenen Unvollkommenheiten, was häufig als eine Kränkung des Ichs erlebt wird. Die Mutter eines Mädchens mit Down-Syndrom zu den Empfindungen in den ersten Jahren mit ihrem Kind: »Wenn ich die Kleine angeschaut habe, dann war es, als schaute ich in einen zerbrochenen Spiegel.«

normal

angestarrt werden.
kind. mutter. ein normaler blick.
normalerweise halten sie
meinen blick nicht aus.
normal angestarrt werden.
wie immer. beruhigend.
mit dem unterschied zu leben.
tägliche normalität. für mich
normal.

(aus: Grenzgängerinnen. Begriffe aus dem Alltagsleben von Müttern behinderter Kinder, Ausstellung, Bremen 1992)

Kinder stehen auch für Wünsche an ein gemeinsames Leben, sie versprechen einen Zuwachs an Lebendigkeit und Sinngebung.[17] Mit ihnen wollen wir vielleicht Erinnerungen an unsere eigene Kindheit noch einmal leben; hoffen wir, Verhärtungen unseres Lebens aufgeben zu können. Ulrike, Mutter eines bei der Geburt schwerstgeschädigten Kindes, erzählt von diesen enttäuschten Hoffnungen. »Ich habe mich immer mit einem Kind an der Hand gesehen, mit dem ich lachend über eine Blumenwiese laufe. Diese Träume haben sich nicht erfüllt. Ich war wütend, traurig, depressiv und verletzt. Inzwischen weiß ich, daß ich mit Luisa im Rollstuhl über eine Wiese fahren kann und daß wir uns gemeinsam freuen. Trotzdem fühle ich mich mitunter wie eine Wunde. Doch wie Luisa zu meinem Leben gehört, so auch die Verletzung.« Luisa ist inzwischen sieben Jahre alt. Ein hübsches sommersprossiges Mädchen, das sich nur krabbelnd fortbewegen und nur mit Gestik und für Fremde kaum verständlichen Lauten mitteilen kann. Öfter begegne ich Ulrike und Luisa, wenn sie mit der eigens dafür angeschafften »Fahrradrikscha« durch die Stadt radeln. Ulrike und ihr Mann haben inzwischen eine selbstverständliche Beziehung zu ihrem anfangs ungeliebten Wunschkind gefunden. Wie auch andere Eltern behinderter Kinder haben sie erst lernen müssen, mit dem Schock der Behinderung umzugehen. Es ist ein Prozeß, ähnlich dem, den Elisabeth Kübler-Ross als Reaktion auf eine schwere Krankheit oder den Tod eines nahestehenden Menschen beschreibt, und er weist Ähnlichkeiten auf mit der durchlebten Trauer nach einem späten Schwangerschaftsabbruch.

Um einen Teil der Schwangerschaft betrogen

▪ Die Auswirkungen der Pränataldiagnostik bekommen mehr oder weniger alle Schwangeren zu spüren, die sich diesen Untersuchungen unterziehen, und zwar unabhängig davon, ob eine genetische Normabweichung diagnostiziert werden wird oder nicht. Das heißt, wenn letztendlich nur bei einem Prozent der Ungeborenen Besonderheiten festgestellt werden, so sind doch auch die anderen 99 Prozent der Frauen mehr oder weniger um Wochen, wenn nicht gar um Monate ihrer Schwangerschaft betrogen.
Amniozentese und Chorionbiopsie sind keine Untersuchungen, die vielleicht wie eine Blutentnahme einfach wegzustecken wären. Schon der Eingriff selbst wird als invasiv erlebt. Zudem institutionalisieren diese Untersuchungen einen Konflikt zwischen Kopf und Bauch und verändern dadurch das Erleben einer Schwangerschaft. Sie erschweren das Entstehen einer Bindung der werdenden Mutter an ihr werdendes Kind.

Gefühle auf Eis

Ungefähr neun Monate im Mutterleib brauchen die miteinander verschmolzenen Zellen – Ei und Samenzelle –, um sich zu einem Individuum zu entwickeln. Diese neun Monate braucht auch die schwangere Frau, um sich körperlich und seelisch für die Geburt ihres Kindes öffnen zu können. Dabei ist das körperliche und seelische Zusammenspiel zwischen Schwangerer und Ungeborenem komplex und vielfältig. Es gestaltet sich im Körper der Frau ein Wesen, das allein in den ersten drei Monaten siebenhundertmal seine Form ändert. In ständigem Austausch mit dem mütterlichen Organismus erlebt es dessen Selbstausdruck als den seinen, zunächst über den Stoffwechsel und den Hormonspiegel, später auch über die Berührung des Bauches, über Vibrationen, Geräusche und Bewegungen. Der Psychiater Ronald D. Laing schreibt: »Die Umwelt wird vom ersten Moment meines Lebens registriert, von meiner ersten Zelle. Was sich mit meinen paar ersten Zellen ereignet, kann durch die Generationen nachhallen, die auf unsere ersten zellularen Eltern folgen. (...) Unsere ersten Erfahrungen mit diesem Universum machen wir in einem Eileiter in einem weiblichen Körper.«[18] Dieser seit jeher so verlaufende Prozeß wird durch die Medizin empfindlich gestört: Die Fruchtwasseruntersuchung betrügt die Frau um die Hälfte ihrer Schwangerschaft und das werdende Kind um die Beziehung zu seiner Mutter. Diesen Zwiespalt erleben Frauen besonders stark, wenn sie einerseits aus Selbstschutz auf die Bindung verzichten, andererseits aber auch gängigen Vorstellungen vom Umgang mit Ungeborenen gerecht werden wollen. Mit einem »Fötus«, der möglicherweise noch abgetrieben werden soll, zu herzen, zu reden, zu singen und Beethoven zu hören, um ihm bereits vorgeburtlich Gutes angedeihen zu lassen und seine Entwicklung positiv zu beinflussen, ist nicht nur absurd, sondern überfordert auch die Psyche. Viele Ratschläge populärer Pränatalpsychologie mögen überzogen sein und Schwangere unter das Diktat einer »neuen Moral« stellen. Schließlich ist es ein bißchen viel verlangt, immer fröhlich und ausgeglichen zu sein, keinen Ärger im Büro zu haben und jeglichen Konflikt mit Freunden oder Ehemann zu meiden, da das Ungeborene dadurch möglicherweise Schaden nehmen könnte. Es ist lebensfremd zu glauben, man könnte einen Schwangerschaftsprozeß von schicksalhaften, traumatischen Ereignissen freihalten. Auch entziehen sich beispielsweise Totgeburten oder bestimmte Schwangerschaftskomplikationen dem direkten Einfluß der Schwangeren. Dennoch ist anzunehmen, daß der intensive Austausch zwischen werdender Mutter und Ungeborenem Spuren hinterläßt, die Einfluß auf das spätere Leben des Kindes haben werden. Namhafte Psychologen sprechen von dem »pränatalen Muster«, das die spätere Persönlichkeit wesentlich bedingt.[19] Studien ermittelten Zusammenhänge zwischen mütterlichem Dauerstreß, zum Beispiel bei unerwünschten Schwangerschaften, oder traumatischen Erfahrungen während der Schwangerschaft und späteren organischen und psychischen Leiden: So berichten sie von angeborenen Anomalien wie Gaumenspalte, Stoffwechselstörungen im Kortisonhaushalt, motorischen Problemen und Verdauungsstörungen ungeklärter Ursache.[20]

Diesen Studien haftet immer auch Hypothetisches an, und sie sind geeignet, Schwangeren noch mehr Lasten aufzubürden. Trotzdem muß die Frage erlaubt sein, wie es sich mit einer Technik verhält, deren Nutzung als verantwortungsbewußt und vernünftig verkauft wird und die zugleich eine über Monate währende Dauerkrise in der Beziehung zum Kind institutionalisiert, ganz zu schweigen von dem permanenten mütterlichen Streß, den sie bedingt. Im Grunde zwingt sie die Schwangere zu einer Botschaft an das Ungeborene, die in etwa so lautet: »Du kannst dich nicht auf mich verlassen. Du wirst so lange zur Disposition gestellt, bis das Labor deine Qualität abgesegnet hat.« Eine solche Botschaft kann nicht ohne Auswirkungen auf das potentielle Kind bleiben. Möglicherweise initiiert dieser Streß sogar körperliche und seelische Folgeschäden, die wiederum eines neuen medizinischen Managements bedürfen und vielleicht andere vorgeburtliche oder auch nachgeburtliche Selektionsverfahren in Gang setzen.

Zur Probe schwanger

Schwangere Frauen, die eine Fruchtwasseruntersuchung haben machen lassen, reden und denken während der ersten fünf Monate der Schwangerschaft nicht mehr davon, was sein wird, *wenn* sie ... sondern *falls* sie das Baby gebären. Eine Frau, die in zwei Schwangerschaften eine Fruchtwasseruntersuchung hat machen lassen, faßt diese Erfahrung so zusammen: »Viele Bekannte, die von meiner Schwangerschaft erfuhren, reagierten mit der Frage: Läßt du die Amniozentese machen?, statt mit dem üblichen ›Herzlichen Glückwunsch‹.«[21] Die Gratulation wird auf später verschoben, auf die Zeit, nachdem der Befund grünes Licht für die Fortsetzung der Schwangerschaft gegeben hat. Bei der Fruchtwasseruntersuchung ist das meistens um die 20. Schwangerschaftswoche der Fall, bei der Chorionbiopsie einige Wochen früher – wenn sowohl der Normalbefund der Chromosomenanalyse als auch der AFP-Befund einen Offenen Rücken und andere Fehlbildungen des zentralen Nervensystems ausschließen können. Die Untersuchungen des zentralen Nervensystems sind frühestens in der 16. Schwangerschaftswoche möglich.

Die Entscheidung für oder wider vorgeburtliche Diagnostik prägt bereits die ersten Wochen einer Schwangerschaft. Sie wird meist im ersten Drittel der Schwangerschaft getroffen, zu einer Zeit also, da die Frauen von der Tatsache des Schwangerseins noch mehr oder weniger überrascht sind und sich mit der neuen Lebensperspektive noch auseinandersetzen müssen. Es ist die Zeit der körperlichen Umstellungen, der häufig auftretenden Müdigkeit, des Schlappseins und der Übelkeit. In dieser Periode stehen vielfach nicht das erwartete Kind und die eigene Wandlung zur Mutter im Mittelpunkt des Erlebens, sondern das Abwägen der Vor- oder Nachteile vorgeburtlicher Diagnostik. Es geht um Fragen wie: Ist die Fruchtwasseruntersuchung der Chorionbiopsie vorzuziehen? Welcher Arzt macht den Eingriff am schmerzlosesten? Wie hoch sind die Fehlgeburtsrisiken, wie groß die Gefahren, daß es zu Komplikationen oder zu Verletzungen des Fötus kommt? Was für Diagnosen oder Fehldiagnosen gibt es? Und was ist, wenn ... Die Angst vor einem Schwangerschaftsabbruch bleibt meist unausgesprochen und wirft doch ihre Schatten über die ersten Monate der Schwangerschaft, ebenso wie die Angst vor dem Eingriff oder einer möglichen Fehlgeburt die Freude dämpft. Eine schwangere Frau: »Die Schwangerschaft wird fast verdrängt, obwohl es eigentlich ein Wunschkind ist.«[22] Frauen spüren, daß sich zwischen sie und das potentielle Kind das nüchterne Kalkül einer selektierenden Medizin drängt. Eine Schwangere, die sich für die Chorionbiopsie entschieden hat: »Ich gehe ja gleich davon aus, daß was nicht stimmt mit meinem Kind, und dieses negative Gefühl ist schlecht für die Schwangerschaft.«[23] Auch eine andere Frau sehnt sich danach, voll und rund schwanger zu sein und ihre Gefühle und Sehnsüchte nicht von sogenannten vernünftigen Entscheidungen unterdrücken zu

lassen: »Die Freude wird durch meine Überlegungen gedämpft. Die ganze Sache droht mir fremd zu werden, und ich habe das Gefühl, als ob ich das Kind bereits jetzt mit Distanz betrachte.«[24]
Gerade bei der **Chorionbiopsie**, die meist in der zehnten oder elften Schwangerschaftswoche stattfindet, muß die Entscheidung schon in den ersten Wochen der Schwangerschaft gefällt werden, zu einem Zeitpunkt also, da die Botschaft, schwanger zu sein, die Frau noch gar nicht ganz erreicht hat. Nicht selten fallen sogar die ärztliche Bestätigung der Schwangerschaft und die Terminabsprache für die Chorionbiopsie zeitlich zusammen. Für die Ambivalenz der Frau gegenüber der Schwangerschaft bleibt kein Raum, nicht einmal für das Überdenken der Frage, ob diese Schwangerschaft der Frau generell als tragbar und möglich erscheint. So drücken manche Entscheidungen für die risikoreiche Chorionbiopsie auch prinzipielle widersprüchliche Gefühle gegenüber der Schwangerschaft aus. Diese Frauen können sich nicht zu einem Schwangerschaftsabbruch durchringen; sie delegieren die Entscheidung lieber an eine vermeintlich »höhere Instanz«, in diesem Fall die Chorionbiopsie, die schon darüber befinden wird, ob dieses Kind auf die Welt kommen soll oder nicht.[25] Auch bei erwünschter Schwangerschaft tritt die Auseinandersetzung mit dem Für und Wider dieser Methode an die Stelle der in dieser frühen Schwangerschaftsphase sonst üblichen Konfrontation mit der sich durch ein Kind verändernden Lebensperspektive und Familiendynamik. Aber gerade diese Auseinandersetzung ist für die spätere Elternschaft von großer Bedeutung.
Zudem läßt das Bangen um das »intrauterine Kind« die Frucht bereits frühzeitig persönliche Gestalt annehmen. Das Mysterium der Schwangerschaft, die langsame Differenzierung zwischen dem Ich der Schwangeren und dem Du in ihr, geschieht bereits zu einem Zeitpunkt, zu dem die Schwangere innerlich möglicherweise noch gar nicht dazu bereit ist. Bildgebende Verfahren wie Ultraschall, der essentiell zur Chorionbiopsie gehört, tragen dazu bei, daß der Fötus als »Kind« wahrgenommen wird. Dies kann es noch schwieriger machen, einen Verlust durch Fehlgeburt oder Schwangerschaftsabbruch zu verarbeiten. Da Fehlgeburten und Schwanger-

schaftsabbrüche nach einer Chorionbiopsie häufiger vorkommen als nach einer Fruchtwasseruntersuchung, sind auch mehr Frauen mit dem Drama eines solchen Verlustes konfrontiert.

Der Eingriff selbst wird als unangenehm beschrieben. Von mehreren Frauen weiß ich, daß die Zottenentnahme durch die Scheide sie an einen zurückliegenden Schwangerschaftsabbruch erinnert hat. Eine Schwangere erzählte mir, sie sei auf dem gynäkologischen Stuhl von der Assoziation überrollt worden, nicht fötale Zellen würden abgesaugt, sondern der ganze Fötus. Eine andere Schwangere: »Das schlimmste ist, daß ich seit dem Eingriff keine Beziehung und kein Gefühl mehr zu meiner Schwangerschaft habe. Alles ist psychisch und körperlich gestört.«[26]

Es kommt häufiger vor, daß die Befunde nach einer Chorionbiopsie nicht eindeutig sind und die Frau auf die Fruchtwasseruntersuchung, das heißt auf zwei Monate später, vertröstet wird. In der Göttinger Untersuchung war das immerhin bei neun Prozent der Frauen der Fall.[27] Von der Mehrzahl dieser Frauen wird berichtet, daß sie enttäuscht waren und sich vorwarfen, das Risiko der Chorionbiopsie »umsonst« eingegangen zu sein. Ein Teil dieser Schwangeren reagierte mit großen Ängsten bis hin zu manifesten körperlichen Symptomen, die ihrerseits wieder die Schwangerschaft gefährdeten. Aber auch wenn das Ergebnis der Chorionbiopsie in Ordnung ist, werden die Schwangeren doch weiter in Anspannung gehalten, denn diese Methode kann Neuralrohrdefekte nicht erfassen. Dazu ist ein zusätzlicher Test in der 16. Woche notwendig, der im mütterlichen Blut den AFP-Wert bestimmt. Die Aussagekraft dieses Tests ist allerdings begrenzt, so daß zahlreiche Frauen zur Verifizierung eines verdächtigen Befundes doch noch eine Fruchtwasseruntersuchung durchführen lassen müssen. Das alles bedeutet: Die Risiken und Komplikationen von Amniozentese und Chorionbiopsie addieren sich; die Chorionbiopsie kann einen ganzen Rattenschwanz anderer Untersuchungen nach sich ziehen, die die schwangere Frau die halbe Schwangerschaft hindurch in Anspannung und Sorge halten. Ähnliches gilt übrigens auch für den als harmlos geltenden Triple-Test, der erst ab der 16. Schwangerschaftswoche durchgeführt werden kann und der bei einem statistisch errechneten Verdacht weitere Untersuchungen zur Abklärung des Befundes nach sich zieht.

Die **Fruchtwasserentnahme** findet in der Regel in der 15. oder 16. Schwangerschaftswoche statt – zu einer Zeit also, zu der sich im »normalen« Schwangerschaftsprozeß (ohne Amniozentese und Chrorionbiopsie) die Ängste und Ambivalenzen, die Gefühle psychischer und körperlicher Labilität allmählich verlieren. Der Embryo, der bislang als Teil des Selbst der Schwangeren wahrgenommen wird, löst sich nach und nach aus der Einheit und gewinnt an eigener Gestalt.[28] Frauen, die schon einmal ein Kind auf die Welt gebracht haben, beginnen um die 16. Schwangerschaftswoche die ersten Lebenszeichen des »Kindes« in sich wahrzunehmen, was normalerweise Freude und Hochgefühle auslöst. Die schwangere Frau hat sich also in der Regel auf die »anderen Umstände« eingestellt. Nicht so die Schwangere, die jetzt eine Fruchtwasseruntersuchung durchführen läßt. Sie wehrt die Beziehung zum Fötus ob, schützt sich vor einer Bindung. Der Ultraschall, der sonst von Schwangeren

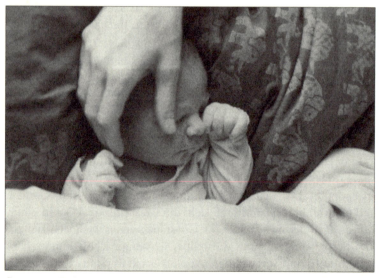

Susanne: »Ruhe ist nach der Geburt eingekehrt, und ich fange an zu begreifen, daß ich ein zweites Kind habe. Felix ist da.«

freudig und interessiert angenommen wird, gerät nun zum »Eindringling«; er drängt der Schwangeren ein »Bild vom Baby« auf, wovor sie sich gerade schützen muß. Die Ultraschallbilder werden als verschwommen und unscharf wahrgenommen. Der Kommentar einer Schwangeren: »Vielleicht liegt es daran, daß ich momentan noch nicht so viel an das Kind denken will; vielleicht geht ja noch etwas schief.«[29] Die meisten Frauen haben Angst vor der Fruchtwasserpunktion. Einer Münchner Untersuchung zufolge fürchteten sich 78 Prozent der Frauen vor der Punktion selbst, 67 Prozent vor einer möglichen Verletzung des Fötus und 53 Prozent vor einer Fehlgeburt.[30] Auch bei den Gesprächen, die ich geführt habe, nannten die meisten Frauen die Angst vor Verletzung des Fötus, ebenso sprachen sie von der psychischen Überwindung, die es kostet, die Nadel in den schützenden Leib eindringen zu lassen. Viele waren beruhigt, als sie sahen, daß der Fötus sich während der Punktion in eine Ecke des Uterus zurückgezogen hatte, so daß die Nadel ihn nicht treffen konnte.

Warte-Streß

Für Schwangere, bei denen eine Fruchtwasserprobe entnommen worden ist, beginnt danach eine schwierige Phase des Wartens auf den Befund. Durchschnittlich dauert es zwei bis drei Wochen, bis das Ergebnis da ist. Aber ich habe auch schon von sechswöchigen Wartezeiten gehört, und zwar dann, wenn der Befund unklar war oder die Entnahme wiederholt werden mußte, weil die Zellkulturen sich nicht entwickelt hatten. Das bedeutet noch einmal Zittern vor der Fruchtwasserentnahme, noch einmal mehrwöchiges Warten auf das Ergebnis. Während in diesen Wochen in normalen Schwangerschaften eine Bindung zum »Kind« wächst, Babyjäckchen gestrickt, Kinderzimmer gestrichen und Geburtsvorbereitungsgruppen und Hebammen gesucht werden, warten Schwangere, die eine Amniozentese haben machen lassen, noch auf ihr »freudiges Ereignis«, das heißt auf das »Okay« des humangenetischen Labors. Wenn Schwangere auch nicht müde werden, sich selbst und anderen immer wieder zu bestätigen, sie ließen die genetische Diagnostik nur machen, um eine Bestätigung für die Gesundheit des Fötus zu erhalten, so prägt doch die Angst vor einer Normabweichung und einem damit verbundenen Schwangerschaftsabbruch diese Phase der Schwangerschaft erheblich.

> »Für mich waren die ersten 14 Tage nach der Untersuchung am belastendsten. Die erste Woche hatte ich das Gefühl, mich selbst körperlich schonen zu müssen, um die Schwangerschaft nicht zu gefährden. Die zweite Woche bangte ich, daß ein Anruf aus Münster käme. Nach zweieinhalb Wochen ließ die Spannung nach, und ich wurde ruhiger und zuversichtlich. Ich konnte meine Schwangerschaft annehmen, Kleider kaufen, nahestehenden Menschen davon erzählen und mich freuen.«
>
> *(Ärztin, 42 Jahre)**

Die langen Wochen des Wartens werden von vielen Schwangeren als unerträglich empfunden. Interviews, die ich in diesem Zeitraum führte, zeugen von diesem Zustand der Schwebe. Schon aufgrund der körperlichen Veränderungen können Frauen einerseits ihren Zustand nicht ignorieren, andererseits verbieten sie sich jedoch, ihn zu bejahen. Phantasien um das Ungeborene werden vermieden, manche Frauen erzählen, daß sie »Vorstellungen mit aller Kraft verdrängen würden«.[31] Fast alle Frauen halten ihre Freude zurück; tragen keine Schwangerschaftskleider, verschweigen sogar ihren Zustand im Bekannten- oder Kollegenkreis; und das, obwohl sie sich jahrelang sehnlichst ein Kind gewünscht haben. Mitunter erfahren nicht einmal die bereits vorhandenen Kinder von dem möglichen Geschwisterchen. Viele Frauen glauben, durch Verschweigen werde die Schwangerschaft weniger real. Manche Frauen flüchten sich in dieser Zeit in Arbeit. Untersuchungen charakterisieren den Zustand der meisten Frauen in dieser Phase als angespannt, aufgewühlt und sehr angstvoll.[32] Sie klagen über Schlaflosigkeit, Herzjagen und Schwangerschaftserbrechen. Die Psychologin Ulrike Hauffe sieht diese Krankheitsbilder als Ausdruck eines Konflikts der Schwangeren: »Einerseits will sie Kontakt mit dem Ungeborenen, andererseits verbietet sie es sich aus vernünftigen Gründen.«[33]

Karl-Heinz Wehkamp, jahrelang Gynäkologe an einer großen Frauenklinik, wurde zunehmend mit Beschwerden von Amniozentesepatientinnen konfrontiert: »Der Körper setzt sich schon durch; wenn der Kopf die Schwangerschaft nicht beachten will, dann sorgt die Gebärmutter schon dafür, daß die Schwangerschaft zu ihrem Recht kommt.« Eine Schwangere charakterisiert diese Zeit so: »Ich war in der Wartezeit sehr nervös... auch habe ich mehrmals von dem Kind geträumt. Doch anders als vor der Punktion war das Kind in den Träumen nicht mehr faßbar; im Gegensatz zu früher konnte man nicht mehr erkennen, ob es gesund ist.«[34]

> »Diese lange Wartezeit ist doch furchtbar. Zum Schluß habe ich nur noch am Telefon gesessen und gewartet, und dann habe ich gedacht, jetzt sagen sie dir gleich, daß mit deinem Kind etwas nicht stimmt. Das hat mich beinahe wahnsinnig gemacht.«**

Dazu kommen noch die Komplikationen, die durch den Eingriff selbst ausgelöst worden sind: Einer US-amerikanischen Studie zufolge klagten noch zwei bis drei Wochen nach dem Eingriff 11,5 Prozent der Frauen über *wehenartige Schmerzen.*[35] Nach einer deutschen Untersuchung, die in großen Pränatalzentren – wo man immerhin viel Erfahrung mit der Fruchtwasseruntersuchung vermutet – durchgeführt wurde, *verlieren* 2,7 Prozent der Frauen *Fruchtwasser* oder haben sogar einen *Blasensprung*. Auch kommt es in 0,1 Prozent der Fälle zu *Temperaturerhöhungen* in Folge einer aufsteigenden Infektion und in 0,9 Prozent der Fälle zu vaginalen Blutungen.[36] Zwar ist nicht in jedem Fall geklärt, inwieweit die Komplikationen Folge des Eingriffs sind, doch selbst die AutorInnen der Studie gehen davon aus, daß mindestens ein Drittel der hier genannten Probleme auf das Konto der Fruchtwasseruntersuchung geht.[37] Solche Komplikationen können das Erlebnis der Schwangerschaft arg trüben; möglicherweise müssen Frauen den Rest der Schwangerschaft liegen, um das Kind nicht durch eine Fehlgeburt zu verlieren.

Schwangerschaft auf Probe		
Diese Erfahrung stimmt mit meiner persönlichen Erfahrung überein:	völlig	mit Einschränkungen
	in %	
Bervor ich das Untersuchungsergebnis hatte, hatte ich das Gefühl, einen bestimmten Abstand zu meiner Schwangerschaft wahren zu müssen, falls es durch das Untersuchungsergebnis Probleme geben würde.	44,7	26,0
Die vorgeburtliche Untersuchung verändert für Frauen die gesamte Schwangerschaft. Es gibt die Zeit vor dem Untersuchungsergebnis und die Schwangerschaft danach.	33,7	32,3
Ich hatte eine ausgesprochene Abneigung dagegen, Umstandskleider zu kaufen, bevor ich das Ergebnis der vorgeburtlichen Untersuchung hatte.	31,1	21,6
Bevor ich das Untersuchungsergebnis nicht hatte, habe ich keinem erzählt, daß ich schwanger bin.	10,1	24,8

Quelle: Deutscher Bundestag, Technikfolgenabschätzung Genomanalyse, 1994

Die abwartende Haltung der Frau gegenüber dem Ungeborenen verändert die Bedeutung der Kindsbewegungen in der Schwangerschaft. Fast alle Frauen, die keine Pränataldiagnostik haben durchführen lassen, verbuchen die eigenständigen Lebenszeichen »ihres Kindes« als einen wichtigen Einschnitt in der Schwangerschaft. Immerhin kann »das Baby« mit den Kindsbewegungen das erstemal von der Frau als selbständiges Lebewesen erspürt werden. Das Blubbern und Strampeln im Bauch beruhigt die Schwangere; sie deutet es als Zeichen dafür, daß die Schwangerschaft einen guten Verlauf nehmen wird. Doch Schwangere, die eine Fruchtwasseruntersuchung haben durchführen lassen, können sich von den Bewegungen ihres Kindes im Leib nicht beruhigen lassen. Die Amerikanerin Barbara Katz Rothman stellte in ihrer Studie fest, daß von 60 befragten Frauen sich 13 nicht mehr an den Zeitpunkt der ersten

Kindsbewegung erinnern können, sondern nur noch an das Datum des Amniozenteseergebnisses, das als grünes Licht für den Fortbestand der Schwangerschaft gewertet wurde.[38] Sie vermutet, daß Schwangere sich mitunter psychisch derart abschirmen, daß die Lebenszeichen des Fötus erst mit dem Normalbefund empfunden werden können.[39]

> »Beim Test hatte ich folgende Beobachtung: Auf dem Ultraschall sah ich vor dem Eingriff den schlafenden Embryo. Nach der Entnahme durch die Bauchdecke wurde der Embryo noch mal kontrolliert, und er schien in der Fruchtblase zu stehen und mit den Armen zu wackeln, als würde er sagen: Stört mich doch nicht, wenn ich schlafe! Ich muß sagen, daß diese Beobachtung mich im nachhinein nachdenklich gestimmt hat. Vorher hatte ich nur gedacht, ich hätte die Kraft als Alleinerziehende nicht, ein stark behindertes Kind großzuziehen.«
>
> *(Arzthelferin, 35 Jahre)**

Manche Frauen empfinden das Zappeln im Leib sogar als unangenehm. Sie entwickeln Schuldgefühle, weil sie das Kind nicht so bedingungslos annehmen können, wie sie das eigentlich wünschten. Je mehr das Kind in der Frau Gestalt annimmt, um so unerträglicher wird die Vorstellung eines Schwangerschaftsabbruchs. Mit dem dicker werdenden Bauch verschiebt sich auch die Bewertung des Risikos: »Warum habe ich mich wegen des lächerlichen einen Prozents Risiko auf eine solche Untersuchung eingelassen?« sagt eine Schwangere. Frauen phantasieren, den Fötus als ihr »Baby« anzunehmen, egal welche genetische Ausstattung er hat.

In diesen Wochen des Wartens erleben Schwangere den Konflikt zwischen ihren aggressiven und ihren schützenden Anteilen. Sie werden gewahr, daß nicht sie den Schwangerschaftsprozeß bestimmen und die Haltung zum Ungeborenen prägen, sondern die Dynamik der Technologie. Sie sind zunehmend irritiert von der Vorstellung, daß sich möglicherweise ein Befund zwischen sie und das Ungeborene drängen und das Verhältnis beenden könnte. Sie spüren, daß sie es sind, die mit ihrem Leib für das Ungeborene und letztendlich auch für seine »Qualität« bürgen. Sie ahnen, daß die

Trennung für beide Seiten nur gewaltsam vonstatten gehen kann, daß sie nicht nur einen regelwidrigen Fötus abtreiben, sondern auch einen Teil ihrer selbst.

Um so erstaunlicher war für mich die Tatsache, daß mit der Mitteilung des Befundes die Zeit der Reue und der Zweifel vorbei zu sein scheint. Hatten mir Schwangere noch wenige Tage zuvor erzählt, sie würden die Untersuchung nicht noch einmal durchführen lassen, so waren diese Bedenken mit Eintreffen des Bescheides bei der Mehrzahl der Frauen plötzlich verflogen. Auch die Einbußen im Schwangerschaftserleben, die schlaflosen Nächte, die Unlust am Essen oder die Angstzustände während der Wartezeit werden hinterher weniger dramatisch gesehen. Und das Wissen um die Möglichkeit, daß der Fötus andere Behinderungen haben könnte, wird zumindest von der Hälfte der Schwangeren erfolgreich verdrängt. Jetzt endlich, im fünften oder sechsten Monat der Schwangerschaft, mit dem Normalbefund in der Hand, haben die Frauen die Erlaubnis, schwanger, rund und froh zu sein. Es werden Babyjäckchen gekauft, Freundinnen angerufen und Sektflaschen geöffnet, um auf das »freudige Ereignis« anzustoßen, das bereits in vier bis fünf Monaten mit mehr oder weniger Gebrüll eintreffen wird.

Allerdings gibt es vereinzelt auch Schwangere, die weniger euphorisch auf den Befund reagieren. Manche empfinden die plötzliche Differenzierung zwischen dem eigenen Ich und dem Ungeborenen als eine Bedrohung.[40] Es ist ihnen unmöglich, Gefühle der Zuneigung, die sie wochenlang unterdrückt haben, so schnell wieder zu mobilisieren, was sie wiederum in Verzweiflung stürzt. Andere Schwangere erzählen, daß sie enttäuscht waren über die nüchterne Mitteilung des Gynäkologen: »Befund normal«. Eine 37jährige Frau schildert dieses Bedauern so: »Als ich das Ergebnis der Fruchtwasseruntersuchung in den Händen hatte, habe ich geweint. Ein paar Tage lang. Zuerst glaubte ich, daß ich weinte, weil ich eigentlich ein Mädchen wollte. (...) Erst später habe ich bemerkt, daß meine Tränen sehr viel mehr damit zu tun hatten, daß ich eigentlich im vierten Monat meiner Schwangerschaft noch gar nicht bereit war, so viel über dieses Kind zu erfahren. Es beschnitt mir völlig den imaginären Teil der Schwangerschaft, die Phantasie um das

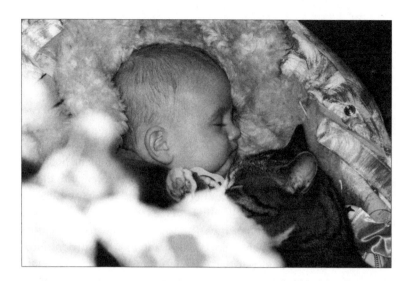

Kind. (...) Dieses aggressive Eintreten der Realität kam einfach zu früh. Das war das Problem. Ich glaube, man braucht neun Monate der Unsicherheit und des Mysteriums. Man benötigt das Phantasieren über das Kind, und ich hatte keine Lust, die Hälfte des Traumes als abgeschlossen zu betrachten. Ich erlebte es als frustrierend, daß ich nicht mehr alles für möglich halten konnte. Ich glaube, man braucht in einer Schwangerschaft ein Minimum an Informationen, aber man muß nicht alles wissen.«[41]

> »Die Wartezeit war für mich äußerst belastend. Und auch nachdem ich ein positives Ergebnis, also keine nachweisbaren Schäden hatte, quälten mich die Sorgen um eine mögliche Behinderung meines Kindes weiter.«
>
> *(Lehrerin, 39 Jahre)**

Untersuchungen haben gezeigt, daß Streß durch medizinische Untersuchungen in der Schwangerschaft weitreichende Folgen für das Wohlbefinden sowohl der Schwangeren als auch des ungeborenen Kindes hat: Dieser Streß ist verbunden mit »größerer fetaler Aktivität und vermehrten geburtlichen und neonatalen Problemen.«[42]

»All das gibt ein ziemlich paradoxes Ergebnis«, schreibt der britische Psychologieprofessor J.A. Weinman: »Mit der Pränataldiagnostik sollen gesundheitliche Probleme verhütet werden, aber andere könnten durch sie erst gefördert werden.«[43]

Fehlgeburten

Der Tod des Fötus wird bei der Amniozentese und mehr noch bei der Chorionbiopsie mit einkalkuliert. Es ist die Opfergabe an die Methode, die zu leisten die Frau bereit sein muß, wenn sie sich auf diese Techniken einläßt. Allerdings zeigen die Erfahrungen von »CARA«, daß viele Frauen nicht hinreichend über das mit dem Eingriff verbundene Fehlgeburtsrisiko aufgeklärt worden sind. Eine Ratsuchende zum Beispiel zitierte ihren Frauenarzt so: »Die Fruchtwasserentnahme ist ein schmerzfreier Stich, völlig harmlos für Sie und Ihr Kind.« Und ein anderer Frauenarzt versuchte die Furcht seiner Patientin zu zerstreuen, indem er sagte: »Wenn diese Untersuchung mit Risiken verbunden wäre, würde sie nicht so häufig durchgeführt werden.«
Bei der Fruchtwasseruntersuchung wird normalerweise eine Fehlgeburtsquote von 0,5 bis 1 Prozent angegeben. Die Studie der Deutschen Forschungsgemeinschaft kommt zu einer Fehlgeburtsquote, die je nach Pränatalzentrum zwischen 0,9 und 2,1 Prozent liegt.[44] Die Autoren der Studie stellen fest, daß die Rate in Abhängigkeit zur Erfahrung des Punkteurs steht. In den letzten Jahren hat sich die Situation verändert: Viele Fruchtwasserentnahmen werden inzwischen im Sprechzimmer der niedergelassenen Frauenärzte durchgeführt, die oft wenig Übung damit haben. Die vielen Klagen von Frauen lassen vermuten, daß die Zahl der Fehlgeburten nach invasiver Diagnostik in den letzten Jahren dramatisch angestiegen sein muß. Statistische Belege gibt es keine, da es keine gesetzliche Meldepflicht für GynäkologInnen gibt und viele der Aufforderung, mögliche Komplikationen oder Fehlgeburten zu melden, nicht nachkommen.[45]
Die Chorionbiopsie galt im Vergleich zur Amniozentese schon im-

mer als risikoreicher. Sie wird inzwischen vor allem an einigen großen Unikliniken durchgeführt, denn die Anwendung der Methode verlangt viel Routine, sowohl, was den Eingriff selbst, als auch, was die Analyse der Chomosomen angeht. Deshalb konnte sie sich trotz des vielbeschworenen Vorteils, daß Frauen in der Regel schon zwei Monate früher als bei der Fruchtwasseruntersuchung Auskunft über den Gesundheitszustand des Ungeborenen erhalten, nicht weiter durchsetzen.
Iris, 35, selbst Ärztin, entschloß sich beim dritten Kind zu einer Chorionbiopsie. Sie war zu diesem Zeitpunkt in der sechsten Woche schwanger. Sie entschied sich für die Chorionbiopsie, weil sie die lange Wartezeit bei der Fruchtwasseruntersuchung scheute. Sie wußte um das Fehlgeburtsrisiko und suchte deshalb einen der führenden deutschen Spezialisten in Sachen Chorionbiopsie auf. In der Universitätsklinik bekam sie ohne weitere Probleme einen Termin für den Eingriff in der zehnten Schwangerschaftswoche. In den Wochen des Harrens auf die Biopsie befiel sie immer wieder Angst vor einer von der Chorionbiopsie provozierten Fehlgeburt. Am Morgen des Eingriffs fing sie unvermittelt an zu bluten. Sie hatte eine Fehlgeburt. Der Fötus war seit vier Wochen nicht mehr gewachsen, faktisch seit der Festlegung des Untersuchungstermins. Als sie mir von dieser Begebenheit erzählte, war Iris erneut in der zehnten Woche schwanger. Die Fehlgeburt hatte sie und ihren Mann zum Nachdenken gebracht, diesmal ließ Iris keine genetische Diagnostik durchführen. Seit sie und ihr Mann diese Entscheidung gemeinsam getroffen hatten, erlebte sie die Schwangerschaft freudig und zu ihrem eigenen Erstaunen angstfreier und gelassener. Ihr Blick war nicht mehr durch die vielen Eventualitäten, die möglichen Risiken und Krankheiten geprägt.
Es entzieht sich meinem Urteil, inwieweit der Fötus, überspitzt ausgedrückt, die Lust am Leben verloren hatte, weil die werdende Mutter ihn, bevor sie ihn akzeptierte, durchchecken lassen wollte. Viel wichtiger finde ich die Tatsache, daß Iris und ihr Mann diesen Interpretationszusammenhang hergestellt und bei der nächsten Schwangerschaft als Handlungsorientierung betrachtet haben. Im übrigen habe ich im Zusammenhang mit Fehl- oder Totgeburten

auffallend oft solche irrational erscheinenden, auch mystifizierenden Erklärungen gehört. Mein Eindruck ist, daß gerade in dieser Krisensituation Kindheitsmuster wiederbelebt werden. Vielfach spielen Schuldgefühle und die Idee der Strafe, auch des Bestraftwerdens für etwas, das frau zwar getan hat, ethisch aber nicht vertreten kann, eine wichtige Rolle. So auch bei Iris, wenn sie sagt, sie sei sehr froh, daß diese Fehlgeburt nicht nach der Chorionbiopsie passiert sei, denn dann hätte sie sich noch schuldiger gefühlt.

Eine Fehlgeburt kann zu jedem Zeitpunkt der Schwangerschaft belasten, auch dann, wenn die Frau noch keine Kindsbewegung gespürt hat. Immerhin handelt es sich um ein gewünschtes Kind, das verlorengeht. Studien zeigen, daß Frauen oft noch monatelang nach einer Fehlgeburt niedergedrückt sind.[46] Dieses Gefühl verstärkt sich, wenn die Fehlgeburt durch die pränatale Diagnostik verursacht worden ist. Frauen äußern Schuldgefühle, weil sie dieses Kind einer Technologie »geopfert« haben. Margret, die »ihr Kind« in der 16. Schwangerschaftswoche verlor, ahnte vorher nicht, wie ein solches Erlebnis sie erschüttern würde. Auch sie hatte noch keine Kindsbewegung gespürt, fühlte sich aber von der Fehlgeburt in der 16. Woche existentiell berührt. Mit Schaudern erlebte sie ihre als lebenspendend phantasierte Gebärmutter als todbringend. Üblicherweise müssen auch Föten, die nach der 14. Schwangerschaftswoche intrauterin abgestorben sind, geboren werden. Ähnlich wie beim Schwangerschaftsabbruch im zweiten Drittel der Schwangerschaft wird medikamentös eine Geburt eingeleitet.

Oft kommt es übrigens erst Wochen nach der Biopsie zu einer Fehlgeburt. Eine Schwangere berichtete zum Beispiel, daß sie nach der Chorionbiopsie mit einem unklaren Befund konfrontiert war, auf die Amniozentese in der 16. Woche vertröstet wurde, sehr unter der wochenlangen Ungewißheit litt und dann einige Tage vor der Fruchtwasserentnahme eine Fehlgeburt hatte: »Die Fehlgeburt war erst mal ein recht großer Schock, aber die Verarbeitung fällt dadurch leichter, daß die Amniozentese ja noch ausstand und so ohnehin noch keine Bindung an das Kind entstanden war.«[47]

Was, wenn der Befund nicht der Norm entspricht?

■ Alle Verheißungen vom heilen, möglicherweise perfekten Kind wollen vergessen machen, daß jeder Eingriff, der auf die Qualität des Ungeborenen zielt, nur über und durch den Leib der Frau möglich ist. Schwangere Frauen bürgen mit ihrem Leib für dieses Kind, sie bangen und hoffen, sie sind möglicherweise gezwungen, ihr »Wunschkind« tot zu gebären; sie sind es, die eine solche Trennung mit Tränen und Schmerzen verarbeiten müssen.
Vorgeburtliche Diagnostik verhilft nicht zu gesunden Kindern. Sie heilt keine kranken Föten und beseitigt keinen genetischen Defekt. Vorgeburtliche Diagnostik filtert normabweichende Föten heraus, um anschließend der werdenden Mutter freizustellen, wie sie sich mit diesem Wissen um ihr Ungeborenes verhalten will. Hofften Frauen, durch die Pränataldiagnostik dem »Schicksal«, Mutter eines behinderten Kindes zu sein, zu entgehen, so sehen sie sich durch einen pathologischen Befund plötzlich einem anderen »Schicksal« ausgeliefert. Sie erfahren hautnah, daß es die vielfach propagierte einfache Lösung nicht geben wird. In der Regel sind die Frauen zu diesem Zeitpunkt im fünften oder sechsten Monat schwanger. Sie haben bereits Kindsbewegung gespürt, und ihr dicker werdender Bauch läßt sich immer schwerer verstecken. Für die meisten Frauen bedeutet der normabweichende Befund einen Schock, hatten sie doch mit einer solchen schlechten Nachricht nicht gerechnet. Bislang blieben den Frauen oft nur noch Stunden, manchmal auch Tage, um sich für oder gegen den Abbruch der Schwangerschaft zu entscheiden.
Denn der Paragraph 218 schrieb bislang eine Frist von 22 Wochen (nach Empfängnis) vor, innerhalb derer ein Abbruch der Schwangerschaft aus »embryopathischer Indikation« gestattet war. Dieser Wettlauf mit der Zeit machte ein Abschiednehmen von einem Un-

geborenen, das einmal ein »Wunschkind« gewesen war, in vielen Fällen unmöglich.
Möglicherweise entfällt künftig der Zeitdruck, da im Zuge der Neuregelung des Paragraphen 218, die am 1.7.1995 in Kraft getreten ist, sowohl die »embryopathische Indikation« als auch die Fristbegrenzung abgeschafft worden sind. Seitdem ist eine diagnostizierte Behinderung des Fötus kein selbstverständlicher Abbruchgrund mehr; vielmehr wird die Begründung für den Abbruch künftig in der psychischen Überlastung der Mutter durch ein behindertes Kind gesucht werden müssen. Damit kommt der Gesetzgeber zumindest teilweise den Forderungen der Behindertenverbände nach, die seit Jahren auf die im Paragraphen 218 festgeschriebene Diskriminierung von Behinderten durch die Formulierung der »eugenischen Indikation« hingewiesen haben.
Doch nicht der Schwangerschaftsabbruch ist in erster Linie behindertenfeindlich, sondern eine Technologie und deren medizinisches Interpretationsmuster, das auswählt, bewertet und Entscheidungen über »wertes« und »unwertes« Leben nahelegt. Inwieweit die Neuregelung des Schwangerschaftsabbruchs zu einem Rückgang der Routineanwendung der pränatalen Diagnostik führt, bleibt abzuwarten. Im Moment herrschen bei GynäkologInnen noch Verunsicherung und ein Gefühl der Überforderung. Arnim Malter, Präsident der Frauenärzte, meint denn auch, daß eine »Umstellung in der gynäkologischen Vorgehensweise« notwendig sei. Künftig sei psychiatrischer Sachverstand nötig, um die mütterliche Belastung überhaupt festzustellen.[48]
Wenn in der Schwangerenvorsorge medizinische Techniken angepriesen oder – wie der Ultraschall – routinemäßig eingesetzt werden, die darauf ausgerichtet sind, die Qualität des Fötus zu prüfen, dann muß die Entscheidung über das Fortbestehen der Schwangerschaft auch bei der Frau liegen. Dazu ist es notwendig, die Frau beratend zu begleiten, damit sie zu einer für sie stimmigen Entscheidung kommen kann. Ihr den Stempel »psychisch defekt« aufzudrücken oder nur anzudrohen verschlimmert ihre Situation – und letztlich auch die des Kindes in ihrem Leib.

Ängste

Es ist Nacht geworden um sie herum.
Sie hat gehört, was mit ihrem
Kind ist. Sie ist wie erstarrt und rennt doch
los, die dunkle, einsame Straße entlang.
Immer schneller und schneller Pflegen, Versorgen, Fördern, therapieren lassen. Sie tut alles
für ihr Kind, sie tut alles, um die Behinderung
rückgängig zu machen. Ihr Herz hämmert wie
wild, der Atem will ihr ausgehen, und es ist
immer noch kein Ende der langen Straße zu
erkennen. Doch sie bleibt nicht stehen
Die Angst ist zu groß, sich selbst zu spüren.
Zu sehen, daß ihr eigenes Kind behindert ist
und immer sein wird. Zu spüren, daß ihr die
»wahren Muttergefühle« fehlen.
Sich an ihre Träume und Wünsche für sich
selbst zu erinnern, für die keine Zeit mehr
bleibt?
…Und so rennt sie weiter die einsame Straße
entlang, weg von den quälenden Schmerzen.
Wann endlich wird sie stehenbleiben können?
(aus: Grenzgängerinnen. Begriffe aus dem Alltagsleben von Müttern behinderter Kinder, Ausstellung, Bremen 1992)

Die Nachricht von einer Fehlbildung oder Normabweichung des Ungeborenen greift tief in den Schwangerschaftsprozeß ein und stört das Miteinander von Schwangerer und ihrem »Kind« im Bauch. Auch Frauen wie Hannah, die selbst in der Phase des Wartens auf den Fruchtwasserbefund mit der Freude auf das Kind nicht zurückgehalten hat, fühlen, daß mit einem solchen Befund die Beziehung zum »Kind« mit einem Schlag unterbrochen oder gar durchtrennt ist. Unter diesem Eindruck ist es den schwangeren Frauen oft kaum mehr möglich, weitergehende Informationen zum Krankheitsbild oder den Entwicklungschancen ihres potentiellen

Kindes aufzunehmen. Mögliche Bedenken und abwehrende Gefühle gegenüber einer Abtreibung, die die schwangere Frau mit zunehmendem Leibesumfang insgeheim entwickelt hat, treffen nun auf tausend »gute Gründe«, ein behindertes Kind nicht auszutragen. Ärzte, der Mann, Freund oder Freundin – alle halten es für unvernünftig, ein behindertes Kind zur Welt zu bringen. Schließlich weiß auch die Frau, daß es »unvernünftig« ist, den scheinbar mühevolleren Weg zu wählen. Trotzdem ist *nur* sie es, die das Wesen in sich spürt: Nur sie weiß, wie sie sich kürzlich über den Schluckauf des »Kindes« amüsiert hat, nur sie hat die Zwiesprache in stillen Stunden erfahren, die angstvollen und freudigen Phantasien, die sie damit verband, nur sie erinnert sich an die zögernde Liebkosung ihres Bauches, die ihrem »Kind« galt, aber sie gleichermaßen berührte. Alle diese Wünsche, alle zarten Kontakte sind ausgelöscht durch einen Befund, der nach nüchternem Abzählen beim Fötus ein Chromosom mehr oder weniger festgestellt hat. Eine Schwangere, bereits Mutter von zwei kleinen Kindern, bei deren Ungeborenem eine Geschlechtschromosomenabweichung (Trisomie X) gefunden wurde, sprach unter Tränen darüber, daß es kaum möglich sei, eine Entscheidung für einen Abbruch zu treffen, wo doch die Schädigung noch nicht einmal erwiesen sei. Sie sprach von der schwersten Woche ihres Lebens und schämte sich, daß sie so »feige ist und sich nicht mutiger entscheiden konnte«.[49] Hannah beschreibt, wie der Kampf zwischen Kopf und Bauch, zwischen mütterlich-schützenden und aggressiv-tötenden Anteilen sie fast bis zum Wahnsinn getrieben hat. Dieser Zerrissenheit stellen sich die wenigsten Frauen.
Da in den meisten Fällen direkte Erfahrungen fehlen, bilden sozial vermittelte negative Klischees und Erfahrungen aus zweiter Hand oft die einzige Entscheidungsgrundlage. Da fällt Paaren dann die Mühe ein, die eine Bekannte mit ihrem kranken Kind hat, der »mongoloide« Sohn einer entfernten Verwandten oder gar die schulischen Schwierigkeiten eines Nachbarkindes. So sagte eine schwangere Frau, deren Fruchtwasserbefund auf eine Geschlechtschromosomenabweichung des ungeborenen Mädchens (Trisomie X) hinwies, eine Abweichung, die meist nicht einmal Krankheits-

wert hat, aber in manchen Fällen mit schulischen Problemen verbunden sein kann: »Uns fiel das Kind einer Bekannten ein, das Schwierigkeiten in der Schule hat und furchtbar darunter leidet. Und da war es für uns irgendwie klar, daß wir das für unser Kind nicht wollen.«[50]
Fraglich ist, ob solche weitreichenden Entscheidungen über das Weiterleben des Ungeborenen aufgrund von medizinischen Befunden im Prozeß der Schwangerschaft überhaupt getroffen werden können. Hannah, die sich kein eigenes Bild von der Normabweichung des Kindes in ihrem Bauch machen konnte, hielt sich statt dessen krampfhaft an der Abbildung des personifizierten Krankheitsbildes im medizinischen Wörterbuch fest. Sie war darüber zutiefst erschrocken. Lisa vermutet heute, daß sie Philipp abgetrieben hätte, wenn sie in der Schwangerschaft mit der Diagnose »Speiseröhrenmißbildung« konfrontiert worden wäre. Sie glaubt, sie hätte sich an der schlimmstmöglichen Krankheitsausprägung orientiert und diese zu bewältigen sich vorab nicht zugetraut. Wie Lisa geben auch andere Eltern behinderter Kinder zu bedenken, daß die Kraft, ein krankes oder fehlgebildetes Kind großzuziehen, mit der Geburt und der damit entstehenden Beziehung zum Kind wächst. Dies ist ein Lernprozeß, der in der Schwangerschaft nicht theoretisch vorweggenommen werden kann. Normabweichende Befunde können für die werdenden Eltern nicht anhand der Realität überprüft und somit auch nicht relativiert werden. Der Vater eines 21jährigen Sohnes mit Offenem Rücken weiß, daß ein behindertes Kind genauso geliebt werden kann. Trotzdem sagt er: »Wenn ich vorweg entscheiden kann, wähle ich wahrscheinlich den leichteren Weg, das heißt den Weg, der mir erst mal ein gesundes Kind verspricht.«[51] Diese Bemerkungen im Hinterkopf, erscheint die vielbeschworene und gesetzlich angestrebte »freie Wahl«[52], das Ungeborene abtreiben zu lassen oder auszutragen, als eine Formalie, die im alltäglichen Kontext zwar die Fassade des »informationellen Selbstbestimmungsrecht« aufrechterhält, sie aber im konkreten Fall nicht trägt. Die hohe Rate von Abbrüchen nach diagnostizierten genetischen Abweichungen spricht da eine deutlichere Sprache.
Die Mitteilung, daß der Befund eine Besonderheit zeigt, egal, wie

schwerwiegend sie ist, löst bei der Schwangeren eine akute Krise aus. »Fast immer befinden sich die betroffenen Frauen und ihre Familien in einem so extremen Schockzustand, daß sie zu autonomen und eigenverantwortlichen Entscheidungen nicht fähig sind«, schreibt die österreichische Psychoanalytikerin Marianne Ringler, die Frauen nach der Diagnose »fetale Mißbildung« betreut hat.

> »Der totale Schock. Eigentlich konnte ich damit gar nicht umgehen, das kann ich auch heute noch nicht. (...) Das war eigentlich der totale Zusammenbruch. (...) Da habe ich von acht Uhr bis nachts halb eins wirklich nur geweint, geschrien, getobt. Es war schlimm, es war wirklich schlimm.«
> *(Kaufmännische Angestellte, 37 Jahre)**

Die Frauen seien motorisch verlangsamt, affektiv erstarrt und oft nicht einmal in der Lage, Fragen zu formulieren.[53] Auf diesem Hintergrund ist es verständlich, daß viele Schwangere glauben, das »Problem« nur mit einem Schwangerschaftsabbruch bewältigen zu können. Eine Variante, die auch viele medizinische Experten schnell zur Lösung anbieten. Frauen äußern den Eindruck, daß der Schwangerschaftsabbruch aus ärztlicher Sicht eine selbstverständliche Sache zu sein scheine. »Die Ärzte haben ja alle vorbehaltlos dafür gesprochen ... im Gegenteil, als ich Zweifel gehegt habe, haben die das gar nicht verstanden.«[54]

> »Da habe ich im ersten Moment gedacht: Das behältst du trotzdem. Das war wirklich so der erste Impuls. (...) Ich habe auch zwischendurch die ganze Gentechnik verflucht, diese ganzen Untersuchungen, und habe gedacht: Hättest du es bloß nicht machen lassen, dann hättest du diese Entscheidung nicht treffen müssen. Obwohl die Entscheidung letztendlich für mich schon klar war, indem ich diese Untersuchung habe machen lassen. (...) Es war mir sowieso immer klar, Abtreibung ist Mord, das käme für mich nicht in Frage. Aber gleichzeitig war für mich bei der Diagnose klar, daß ich das Kind nicht haben kann und daß das gemacht werden muß. (...) Aber dieses Gefühl, das Kind ermordet oder zugelassen zu haben, daß es ermordet wird, das ist schon meine Einstellung.«
> *(Kaufmännische Angestellte, 37 Jahre, Befund: Trisomie 18)**

Jutta, bei deren Ungeborenem eine Nierenfehlbildung diagnostiziert wurde, erlebte, wie die Atmosphäre im Raum sich abrupt veränderte und der Ultraschallspezialist ihr zu verstehen gab: Diesen Schund können Sie gleich abtreiben lassen. Solche Aussagen von Ärzten – ob diese nun so kraß formuliert war oder ob die Frau sie nur so kraß verstanden hat, spielt hier keine Rolle – werden der Situation der Frau, die in diesem Moment noch schwanger ist, in keinster Weise gerecht. Sie zeugen nicht nur von Achtungslosigkeit gegenüber der Frau, sondern auch gegenüber dem Prozeß des Schwangerseins. »Schließlich«, so Jutta, »hatte ich doch eine fünfmonatige Beziehung zu dem Kind, die der Gynäkologe einfach negiert hat. Ihn interessierte nur die Mißbildung.« Solch eine Haltung, die in vielen Fällen vermutlich auch dem Selbstschutz von ÄrztInnen dient, gibt Frauen nicht die Unterstützung, die sie bräuchten, um zu einer Entscheidung zu finden – zumal Frauen in dieser Situation ohnehin oft von dem Gefühl bestimmt sind, versagt zu haben. »Die Krankheitsdiagnose beim Kind wird von diesen Frauen als ein persönlicher Defekt erlebt, als ein persönliches Versagen, als Frau nicht ordnungsgemäß funktioniert zu haben.« Da sie diesen so empfundenen »Mangel« nicht verbergen könnten, schämten sie sich und glaubten, keine vollwertige Frau zu sein.[55]

Gerade humangenetische BeraterInnen, GynäkologInnen oder auch medizinische Fachliteratur spielen bei der Entscheidung der Paare eine wichtige Rolle, vor allem dann, wenn der Befund nicht eindeutig oder den werdenden Eltern sogar unbekannt ist. Doch es gibt unter Medizinern und genetischen Beratern große Unterschiede in der Bewertung von bestimmten Befunden. »Wohl auf kaum einem anderen Gebiet wie dem der genetisch bedingten Krankheitsbilder, angeborenen Fehlbildungen und Syndrome herrschen daher gleichzeitig neben der Verfügbarkeit modernster Diagnosetechniken soviel krasse Unkenntnis, Irrtümer und Fehlinformationen (selbst in manchen medizinischen Nachschlagewerken) vor.«[56]

So steht zum Beispiel im medizinischen Nachschlagewerk Pschyrembel von 1991 über Mädchen mit Ulrich-Turner-Syndrom: »Greisenhafter, oft sphinxhafter Gesichtsausdruck.... Die Intelligenz ist meist deutlich verringert. Die Sexualität fehlt im allgemeinen völlig.« Astrid Bühren, Psychotherapeutin mit humangenetischer Ausbildung, die sich seit Jahren für Menschen mit Geschlechtschromosomenanomalien engagiert, regen solche Festlegungen auf. Ihre Untersuchungen haben gezeigt, daß eben nicht die objektive Größe über das subjektive Empfinden entscheidet, sondern wie es dem Mädchen gelingt, sich selbst anzunehmen. Aber genau das werde den Mädchen von der Umwelt schwergemacht. Das fange bereits bei der Mitteilung des Befundes an die schwangere Frau an und setze sich oft fort bei der Behandlung der Mädchen durch den Gynäkologen. Eine Erklärung sieht sie im männlich-vorurteilsbeladenen Blick mancher Gynäkologen. Deshalb empfiehlt die Ärztin Astrid Bühren ihren Kollegen: »Sie sollten Ihr eigenes Frauenbild hinterfragen, sonst könnten Sie eventuell dazu beitragen, daß insbesondere diese jugendlichen Frauen, die meist nicht den herkömmlichen Schönheitsidealen entsprechen, an einer stabilen Selbstwertentwicklung gehindert werden.«[57] Aber auch andere Schwangere bekommen die Klischees der Frauenärzte zu spüren. So bekam eine Frau, bei deren Ungeborenem ein »xyy« festgestellt worden war, den Befund von ihrem Frauenarzt mit folgendem Kommentar übermittelt: »Wollen Sie denn einen kleinen Skinhead haben?« Und einer anderen Schwangeren sagte man, nachdem bei ihrem Ungeborenen ein »Klinefelter-Syndrom« festgestellt worden war: »Das sind doch alles Zwitter.«[58] Solche Bemerkungen sind nicht geeignet, der werdenden Mutter ihr Kind im Leib, das ihr durch den Befund fremd und vielleicht auch unheimlich geworden ist, wieder näher zu bringen. Sie ermutigen nicht, sondern entmutigen. Auf einem solchen Hintergrund gedeiht die Verzweiflung, und der Gynäkologe kann »guten Gewissens« bescheinigen, daß die Schwangere seelisch gefährdet sei, wenn sie das Kind austrage. Aber es gibt auch andere Beispiele. So sank in Dänemark die Zahl der Schwangerschaftsabbrüche nach einer diagnostizierten Geschlechtschromosomenanomalie in den achtziger Jahren um die Hälfte, weil ein engagierter Humangenetiker, in Zusammenarbeit mit Selbsthilfegruppen, die Öffentlichkeit über die Krankheitsbilder informiert hatte. Als er allerdings Anfang der Neunziger in Pension ging, schnellte die Zahl innerhalb kurzer Zeit wieder in die Höhe.[59]

Ja zur Schwangerschaft trotz »abnormen« Befundes. Zwei Beispiele

Frauke: »Verurteile ich meinen Jungen zum Unglücklichsein?«

Frauke erlebte, wie wichtig Informationen sind, um sich überhaupt ein Bild von der Krankheit machen zu können. Sie gehört zu den Frauen, die sich trotz eines normabweichenden Befundes für das Kind entschieden haben. Sie fühlte sich in dieser Zeit des Aufruhrs von ihrem Partner gestützt. »Sonst wäre ich vielleicht panisch durchgedreht und hätte den Abbruch machen lassen.« Frauke war 38, als sie mit ihrem dritten Kind schwanger war. Das Kind war nicht geplant, aber dennoch willkommen. Allerdings war Frauke in dieser Schwangerschaft von gesundheitlichen Ängsten geplagt. Als langjährige Krankenschwester war sie viel mit Chemotherapien in Berührung gekommen, außerdem litt sie an Herzrhythmusstörungen. »Ich entschied mich dann ganz bewußt für die Fruchtwasseruntersuchung, um zu mehr Ruhe in der Schwangerschaft zu kommen.« Doch mit der Ruhe war es endgültig aus, als ihr die Frauenärztin in der 20. Woche mitteilte, ihr Ungeborenes habe ein Klinefelter-Syndrom. Frauke erinnert sich: »Es war ein Donnerstagnachmittag. Ich war allein zu Hause, da rief sie an und teilte mir den Befund des humangenetischen Instituts mit. Sie selbst wußte auch nicht, was dieser Befund bedeutet, nur daß ich jetzt eine Indikation für einen Schwangerschaftsabbruch habe.« Frauke stand unter Schock und packte schon in Gedanken die Koffer für die Klinik. »Innerlich ließ ich mein Kind los, weil ich frei entscheiden wollte.« Ihr Mann versuchte sie zu beruhigen, indem er mehr über die Krankheit herausfinden wollte. »Klinefelter-Syndrom – was ist das überhaupt?« Mit dieser Frage rief er befreundete MedizinerInnen an, ehemalige Studienkollegen, und wälzte medizinische Fachliteratur. Frauke: »Man stelle sich die normale Schwangerschaft vor: Ich hatte mich gefreut, positiv an das Kind gedacht, es gefühlt. Dann der Gedanke: Es ist kein normales Kind. Ertrage ich seine Schädigung, wird es selbst das Anderssein ertragen? Man läuft von einem Moment zum anderen mit einem Bauch herum, der einem völlig fremd geworden ist.« Frauke konnte sich damals auch nur vorstellen, daß es sich um eine schwere Behinderung handeln müsse, sonst, so glaubte sie, könne doch nicht bis zur 24. Schwangerschaftswoche (nach letzter Regelblutung) der Abbruch erlaubt sein. Beruhigt hat sie schließlich das Gespräch bei einer humangenetischen Beratungsstelle, das einige Tage später stattfand. »Wir bekamen ein realistischeres Bild vom Klinefelter-Syndrom vermittelt und fühlten uns von dem Berater geradezu ermutigt, das Kind auszutragen.« Kontakte zu Männern, die selbst vom Klinefelter-Syndrom betroffen sind, erleichterten ihnen die Entscheidung für das Kind. Trotzdem fühlte sich Frauke durch das Wissen um die mögliche Andersartigkeit des Kindes völlig aus dem Takt der Schwangerschaft geworfen. In der 22. Woche bekam sie vorzeitige Wehen und mußte bis zum Ende der Schwangerschaft liegen, eine Situation, die sie mittlerweile sogar positiv einschätzt: »Es war eine Möglichkeit, Zeit und Ruhe zu finden, um überhaupt wieder in Kontakt mit dem Kind zu kommen und mich auf ihn zu freuen.« Trotzdem quälten Frauke viele Ängste und Zweifel: »Was tue ich diesem Kind an, wenn ich es auf die Welt bringe? Wird man ihm seine Normabweichung ansehen? Wird mir der Junge später Vorwürfe machen, weil er mit seiner Andersartigkeit nicht klarkommt und vielleicht die Hormone nicht verträgt? Verurteile ich ihn zum Unglücklichsein?« Verstärkt wurden diese Konflikte noch durch nächste Verwandte, die kein Verständnis für ihre Entscheidung hatten. Frauke und ihr Mann erlebten hautnah, daß »Intoleranz dem Unnormalen gegenüber leider auch eine Folge der Diagnostik ist.« Inzwischen ist Julian auf der Welt. »Aufgrund der vielen Ängste war diese Geburt sehr viel schwieriger als die beiden davor.« Er ist mittlerweile ein Jahr alt, hat blonde Krussellocken wie sein Vater, fängt gerade an zu laufen und ist überhaupt so, wie Einjährige eben sind. Frauke und ihr Mann sind glücklich, daß sie sich für ihn entschieden haben. Sie wollen Julian eine unbeschwerte Kindheit ermöglichen. Erst wenn er in die Pubertät kommt, soll er von seinem »Syndrom« erfahren, das ihn, pränatal diagnostiziert, beinahe zum Tode verurteilt hätte, bevor er überhaupt das Licht der Welt erblicken konnte.

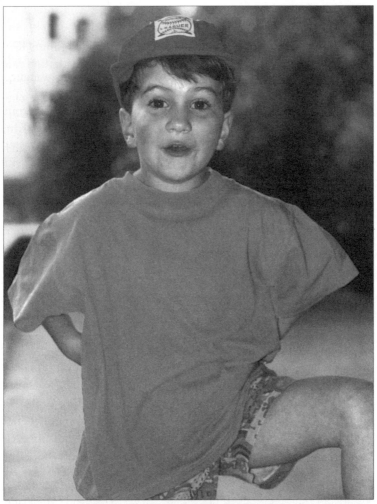

»Oft werden wir gefragt, was Christopher von anderen Kindern unterscheidet – ganz einfach gar nichts! Er ist mindestens genauso lebhaft wie andere Jungen seines Alters, und seine Aktivitäten sind mitunter halsbrecherischer Art. Christophers Bewegungsdrang ist unerschöpflich; immer wieder versetzt er die ganze Familie in Staunen. Nichts scheint für ihn unerreichbar. Wir sind froh, daß wir Christopher haben und uns durch die Diagnose ›Klinefelter‹ in der Schwangerschaft nicht haben beirren lassen.« (Petra M. Jost, Christophers Mutter)

Inka: »Ein Zusammensein auf Zeit«

Viele Frauen erfahren nur zufällig von der Fehlbildung ihres Kindes. Oft wird sie beim Routine-Ultraschall entdeckt, und die Schwangere wird zur weiteren Abklärung des Verdachtes zu einem Spezialisten überwiesen. Im Unterschied zu den Frauen, die eine Fruchtwasseruntersuchung haben machen lassen und bei denen die Beziehung zum Kind oft ohnehin auf Sparflamme lief, trifft ein solcher Befund die Schwangere völlig unvorbereitet. So erging es auch Inka[60], die damals in der 18. Schwangerschaftswoche war:
»Im Krankenhaus wurde ein Ultraschall von zwei Ärzten gemacht, das Bild schien überaus interessant zu sein, aber ich konnte es nicht sehen, weil der Bildschirm weggedreht war, außerdem hatte ich meinen eineinhalbjährigen Sohn Birk dabei, mit dem ich herumalberte, um ihn bei Geduld und Laune zu halten. Die Ärzte holten noch einen Arzt und noch einen; keiner erklärte mir, was los ist, und schließlich mußte der Professor der Frauenklinik kommen. Sie tuschelten und schienen sich einig. Dann erklärte der Professor mir, mein Baby hätte einen Kopf, der mißgebildet sei, und es wäre so nicht lebensfähig. Ich könnte zur Abtreibung gleich dableiben, und es täte ihm leid. Ich wurde weder über die Art der Mißbildung aufgeklärt noch darüber, woher so etwas kommt, und eine Wahl außer dem Abbruch hatte ich scheinbar auch nicht.«
Als die Hebamme Rita Kamprad-Strothoff von der Bremer Hebammenpraxis, die Inka bereits bei der Geburt ihres Sohnes Birk begleitet hatte, sich anbot, sie sowohl beim Schwangerschaftsabbruch als auch bei der Geburt zu begleiten, kam Inka ins Grübeln:
»Die Entscheidung war so schwer. Mein Kind töten lassen – das erschien mir unmöglich, aber wie sollte ich dann ein Kind bekommen, das stirbt? Eine schreckliche Vorstellung, mein Verstand konnte mit diesem Problem nicht fertig werden, und so entschied mein Gefühl. Ich liebte mein Baby, es fühlte sich wohl in meinem Bauch, und so sollte es bleiben, bis es nicht mehr ging. Die Hebamme hatte gesagt sie würde dabeisein, ich war also nicht mehr allein. Mein Mann konnte meine Entscheidung anfangs nicht mittragen, aber er akzeptierte sie. Im Laufe der Monate war er eine wichtige Stütze für

mich, nachdem er aufgehört hatte, diese Sache zu verdrängen, und sich mit mir auf diese Situation einließ. Seine Haltung war letztendlich: Nicht wir entscheiden über Leben und Tod.«

Der Frauenarzt, der Inka bis dahin in der normalen Vorsorge betreut hatte, konnte ihre Entscheidung, ein nicht lebensfähiges Kind auszutragen, nicht akzeptieren. Schließlich hatten Mediziner in den Jahren zuvor anenzephalen Kindern sogar das Personenrecht abgesprochen, um sie einfacher als lebende Organspender benutzen zu können.[61] Nachdem der Frauenarzt es abgelehnt hatte, Inka weiterhin zu betreuen, wandte sie sich hilfesuchend an die Gynäkologin Mura Kastendieck. Tief beeindruckt von Inkas Entscheidung und ihrer bedingungslosen Liebe zum Kind übernahm die Ärztin gemeinsam mit der Hebamme die Schwangerenvorsorge. Sie verschweigt nicht, daß auch sie immer wieder Gefühle der Überforderung ereilten: Sie konnte die Frage nach dem Aussehen des Kindes nur mit pathologischen Abbildungen von abortierten Kindern beantworten und fand kaum Informationen über den Geburtsverlauf, da es bei diesem Krankheitsbild kaum noch zu spontanen Geburten kommt. Sie beschreibt, daß sie selbst Gefühle der Angst verspürte, mit Fehlbildung und Tod konfrontiert zu werden. Diese Angstgefühle wurden durch den Wunsch des Paares, das Kind in einer Hausgeburt zur Welt zu bringen, noch gesteigert.

Inka: »Langsam entstand bei mir ein Bild, wie ich mein Baby zur Welt bringen wollte. Es mußte sterben, kein Arzt konnte helfen, also konnte ich es auch zu Hause bekommen. Es sollte in meinem Arm sterben. Zu keiner Zeit sollte es Ängsten ausgesetzt sein, die nicht sein mußten. Die Geburt ist durchaus beängstigend genug, ich wollte es meinem Baby so leicht wie möglich machen, das war alles, was ich tun konnte.«

In den Monaten der Schwangerschaft versuchte Inka, eine intensive Beziehung zu ihrem Baby zu entwickeln. Wie sie selbst sagt: »Ein Zusammensein auf Zeit.« Um sich auf das Aussehen des Kindes vorzubereiten, bat sie die Frauenärztin um einen weiteren Ultraschall und um alles verfügbare Bildmaterial. Sie sprach mit ihr über die Kontaktaufnahme zum Kind und darüber, wie sie die Bewegungen des Kindes erlebte. Es fand sich eine Geburtsvorbereiterin, die

die Körperübungen zu Hause durchführte und außerdem bereit war, Inka wie eine Haushaltshilfe im häuslichen Umfeld zu unterstützen. Eine Woche nach dem errechneten Termin kam es zum spontanen Wehenbeginn. Hebamme und Frauenärztin begleiteten Inka.

Inka: »Eine endlose Geburt, ich brauchte über zehn Preßwehen, war selbst völlig am Ende und fürchtete, er würde es nicht schaffen. Dann war er mit einer letzten Anstrengung draußen, ich hörte einen letzten Schrei von ihm. Geschafft! Zunächst war alles dunkel, ich hielt die Augen geschlossen, die Schmerzen und die Anstrengung hatten mich halb betäubt. Ich war sicher, mein Baby lebte, aber ich selber wollte nichts hören und sehen, niemand durfte mich anfassen, ich wollte gar nichts mehr. Dann sah ich ihn, den kleinen Bengel, aber er war ziemlich groß und kräftig, ich staunte nicht schlecht. Über den Augen und den Ohren fehlte der Kopf, in der Mitte lagen die Nerven und Gewebe sichtbar offen. Immanuel guckte um sich. Für mich war es ein sehr niedliches Baby, obwohl er keinem von uns ähnelte. Ein Problem war sein offener Kopf. Immanuel zuckte tüchtig zusammen bei der Berührung, offensichtlich tat

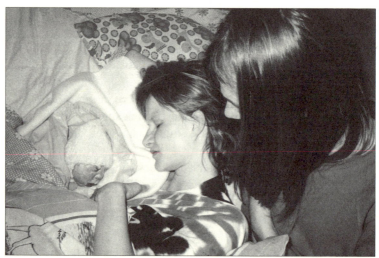

Inka: »Dann hat er mich angelächelt, einen Augenblick später war er tot.«

es ihm weh, aber er erschrak auch heftig, wen man unvermittelt seinen Körper berührte. Er wurde dick in wollene Sachen eingepackt und hatte eine wollene Mütze auf. Er sah aus wie ein kleiner Eskimo. Ich nahm ihn zu mir ins Bett und dann konnten wir endlich schlafen gehen. Am nächsten Morgen legte ich ihn an die Brust. Nach anfänglichen Schwierigkeiten fing er gleichmäßig und kräftig an zu saugen, als hätte er nie etwas anderes getan. Wie froh war ich, daß er auch schlucken konnte. Dieser Tag verlief ruhig und normal. In der nächsten Nacht erwachte er plötzlich. Immanuel hatte erzählt. Ich nahm ihn hoch und versuchte zu stillen. Er saugte nicht, ich gab ihm das Fläschchen mit Tee, er brauchte Flüssigkeit, er trank ein wenig, und dann verschluckte er sich. Plötzlich krampfte er sich zusammen und übergab sich. Ich nahm ihn auf den Arm und streichelte ihn und redete mit ihm. Er war ganz ruhig. Nach einer Weile öffnete er ein Auge, das andere war von der Geburt zugeschwollen, dann hat er mich angelächelt, einen Augenblick später hörte er auf zu atmen. Er starb in völligem Frieden in meinem Arm. Der Abschied war endgültig und voller Schmerz; obwohl es weh tat, war doch alles so geschehen, wie ich es mir gewünscht hatte. Ich hatte alles in meiner Macht Stehende für mein Kind getan. Inzwischen sind Trauer und Schmerz verflogen. Die Erfahrung mit Immanuel hat mich reich gemacht. Ich würde es wieder so versuchen, sollte mich dieses noch einmal so treffen.«
Inka hat zwei Jahre später einem gesunden Mädchen das Leben geschenkt.
Mancher LeserIn mag die Entscheidung Inkas, ein totgeweihtes Kind noch monatelang in sich zu tragen, um es zu gebären und dann zu verabschieden, unverständlich oder sogar fremd sein. Doch für Inka war dieser Weg der gangbare. Sie orientierte sich an ihrem Gefühl und der Beziehung, die sie zu ihrem Kind im Leib aufgebaut hatte und die nicht deshalb falsch war, weil Mediziner eine schwere Krankheit des Ungeborenen diagnostizierten. Sie gestattete ihrem Kind seinen eigenen Rhythmus des Sterbens. Dabei respektierte Inka nicht nur die Integrität des Kindes, sondern auch ihre eigene: eine normale Geburt bedeutet nicht das gewalttätige Losreißen, das ein Schwangerschaftsabbruch im sechsten Monat zweifellos ist;

auch die körperlichen Verletzungen und Komplikationen der spontan Gebärenden sind geringer als die, die durch eine eingeleitete Geburt verursacht werden. Zumindest bei einer bewußten Entscheidung fällt die seelische Verarbeitung meist leichter. Schließlich ist es ein langsamer Abschied von einem *realen* Kind. Eine Mutter, deren Kind sechs Wochen nach der Geburt verstorben ist, sagt, sie sei bei allen Schmerzen des Verlusts dankbar für diese Zeitspanne. Sie habe ihr eine reale Vorstellung und ein ruhiges Abschiednehmen ermöglicht, eine wichtige Voraussetzung, wie sie heute weiß, um den frühen Tod des Kindes verarbeiten zu können

Der eingeleitete Tod: Trauma und Tabu

Geht es bei der »sozialen Indikation« um den Abbruch einer unerwünschten Schwangerschaft, um das Gefühl, mit der Mutterrolle überfordert zu sein, bedeutet die »eugenische Indikation« die Ablehnung dieses speziellen Fötus, der einmal ein erwünschtes »Kind« war. Als solcher hat er bereits Raum in Leib, Seele und Partnerschaft eingenommen. Dieser Unterschied spielt in der anschließenden Verarbeitung des Verlustes eine große Rolle.
Der eugenisch motivierte Abbruch einer möglicherweise lange ersehnten Schwangerschaft ist die dunkle Seite vorgeburtlicher Diagnostik. In der Gesellschaft ist er tabuisiert, von der Öffentlichkeit wird er in seiner Tragik nicht wahrgenommen, und von den Nutzerinnen der Pränataldiagnostik wird er, so gut es geht, verdrängt: Nur ein kleiner Teil der Schwangeren hält es überhaupt für nötig, vor der Inanspruchnahme der Fruchtwasseruntersuchung oder Chorionbiopsie über den Schwangerschaftsabbruch informiert zu werden. Und wenn in der Arztpraxis oder der genetischen Beratungsstelle darüber gesprochen wird, dann schalten offensichtlich eine ganze Reihe von Frauen ab.[62] Oft werden die Frauen über die Tragweite einer Fruchtwasseruntersuchung und die mögliche Konsequenz eines Abbruchs überhaupt nicht aufgeklärt: »Nur keine Pferde scheu machen«, sagte mir ein Humangenetiker, »dafür kommt es einfach zu selten vor.« Oft erweist sich die »Aufklärung«

auch als falsch. Eine Ratsuchende: »Das Ganze wurde dargestellt wie eine Blinddarmoperation... Wie so eine Abtreibung vor sich geht, darüber wurde kein Wort verloren, obwohl sich das, was da mit einem passiert, mit der Assoziation, die man von einer Abtreibung hat, überhaupt nicht in Einklang bringen läßt.«[63] Über den Ablauf eines Abbruchs, seine medizinischen und seelischen Risiken wissen viele noch nicht einmal dann Bescheid, wenn sie ein Bett in der Klinik beziehen. Die Psychologin Ulrike Hauffe: »Als ich ihnen sagte, daß eine Geburt eingeleitet werden muß, wären einige am liebsten gleich wieder umgekehrt.«

Die Entscheidung für den Abbruch fällt bei vielen Frauen, wenn der Frauenarzt ihnen die Abweichung mitteilt. Oft bricht eine Welt zusammen. Das Beratungsgespräch bei der genetischen Beratungsstelle, das eigentlich der Entscheidungsfindung dienen soll, wird dann in vielen Fällen für unnötig und verzögernd gehalten.[64] Nach Auskunft von Regine Albrecht, Beraterin an der humangenetischen Beratungsstelle in Bremen, suchen vor allem Paare mit dem Befund Down-Syndrom nicht einmal mehr die Beratungsstelle auf, sondern gehen mit der Indikation vom Frauenarzt direkt in eine Klinik. Schwangere hoffen, sich aus der Situation zu retten, indem sie alle Hebel in Bewegung setzen, um diesen »Alptraum« so schnell wie möglich loszuwerden. Dies entspricht genau der Tendenz des medizinischen Apparates, den »Störfall« möglichst »rasch« zu beseitigen.[65] Bis vor kurzem schrieb der Paragraph 218 die Einhaltung einer dreitägigen Frist zwischen Indikationsstellung und Abbruch vor, aber ich habe in den letzten Jahren einige Frauen kennengelernt, die der Arzt, nachdem er ihnen den Befund mitgeteilt hatte, gleich dabehielt oder für die er, wenn er nicht über eigene Betten verfügte, sofort einen Aufnahmetermin im Krankenhaus machte. Wie sich das nach der Neuregelung des Paragraphen 218 entwickeln wird, ist im Moment noch nicht abzusehen. Formal ist die früher vorgeschriebene Bedenkzeit zwischen Indikationsstellung und Abbruch abgeschafft worden. Ebenso entfällt die Beratungspflicht. Zu befürchten ist, daß es so – unterstützt von Frauenarzt/Frauenärztin – noch eher zu Kurzschlußreaktionen von Frauen kommen könnte.

> **§ 218 StGB, Schwangerschaftsabbruch (Neuregelung 1995)**
> »(...) (2) Der mit Einwilligung der Schwangeren von einem Arzt vorgenommene Schwangerschaftsabbruch ist nicht rechtswidrig, wenn der Abbruch der Schwangerschaft unter Berücksichtigung der gegenwärtigen und zukünftigen Lebensverhältnisse der Schwangeren nach ärztlicher Erkenntnis angezeigt ist, um eine Gefahr für das Leben oder die Gefahr einer schwerwiegenden Beeinträchtigung des körperlichen oder seelischen Gesundheitszustandes der Schwangeren abzuwenden und die Gefahr nicht auf eine andere für sie zumutbare Weise abgewendet werden kann.«

Wenn der Impuls der Schwangeren, diesen Fötus schnell und schmerzlos loszuwerden, auch nachvollziehbar ist, so zeigen doch alle Erfahrungen, daß ein überstürztes »Weg damit« nicht nur den Geburtsprozeß erschwert, sondern auch die spätere Bewältigung des Verlusts behindert. Schließlich kann kein noch so rasch vollzogener Abbruch die Schwangerschaft ungeschehen machen. Deshalb ist es wichtig, die Entscheidung reflektiert zu treffen und sich schon vorher über die Modalitäten des Abbruchs, über die Begleitung in dieser Zeit und über die eventuelle Beerdigung des verstorbenen Kindes zu informieren.[66]

Die Abtreibung eines erwünschten Kindes aufgrund kindlicher »Mängel« hinterläßt Spuren, die sich tief in die Biographie der Schwangeren, in die ihres Partners und möglicherweise auch in die bereits vorhandener oder zukünftiger Kinder einprägen. Verglichen wird die Erfahrung vielfach mit dem Trauma einer Totgeburt oder eines perinatalen Kindsverlustes. Auch die Gespräche mit Margret (siehe S. 213ff.) und Hannah (siehe S. 221ff.) zeigen, daß sowohl bei der Fehlgeburt, die durch eine Fruchtwasseruntersuchung ausgelöst worden ist, als auch bei einem Schwangerschaftsabbruch Schmerz, Trauer und Schuld die Zeit danach bestimmen.

Der Abbruch

Bei einem späten Schwangerschaftsabbruch muß eine Geburt geleistet werden, die Geburt eines Wunschkindes, das durch einen medizinischen Befund plötzlich zur Belastung geworden ist und dessen Tod die Mutter mit ihrem Leib mitzuvollstrecken hat. Ein solcher Abbruch ist nicht vergleichbar mit einem Abbruch in der Frühschwangerschaft. Er findet meist im sechsten Monat statt, also zu einem Zeitpunkt, da der Leib der Frau ganz auf Schwangersein eingestellt ist. Der Fötus ist bereits weitgehend entwickelt. Er ist 20 bis 25 Zentimeter groß und wiegt zwischen 300 und 700 Gramm. Ein Abbruch durch Absaugen und Ausschaben gilt bei dieser Kindsgröße als sehr riskant. Die gewaltsame Dehnung des Muttermundes kann zu erheblichen Verletzungen des Muttermundes oder auch der Gebärmutter führen, was problematische Folgen für eine mögliche nächste Schwangerschaft haben kann. In den meisten deutschen Kliniken ist man deshalb zu einer medizinisch schonenderen, körperlich und psychisch jedoch schmerzhafteren Methode übergegangen. Die Frau muß »ihr Kind« zu Tode gebären. Da der schwangere Leib nicht auf Loslassen des Fötus, sondern auf Austragen eingestellt ist, muß dieser Prozeß künstlich, mit der Gabe von Prostaglandinen, eingeleitet werden. Prostaglandine bewirken eine Wehentätigkeit, die häufig von Nebenwirkungen wie Erbrechen, Durchfall, Atemnot und Kreislaufbeschwerden begleitet wird. Die schonendste, nebenwirkungsärmste, aber auch langwierigere Methode ist es, den Muttermund durch Prostaglandinzäpfchen weich zu machen und langsam zu öffnen. Verstärkt wird diese Wirkung durch einen Gummikatheter, der in die Gebärmutter geschoben wird und durch den in Abständen von zwei Stunden jeweils eine bestimmte Menge von Prostaglandinen in die Gebärmutterhöhle gespritzt wird. Bei dieser Methode dauert das Gebären zwischen sechs Stunden und drei Tagen, durchschnittlich rechnet man mit 48 Stunden. Hat sich eine Frau einmal für die Einleitung der Geburt entschieden, gibt es kein Zurück mehr, denn schon geringe Gaben des Medikamentes schädigen das Gehirn des Fötus schwer. Trotzdem geschieht es öfter, daß die Kinder lebend auf die Welt kommen. Das mag einer der Gründe sein, warum in manchen Kliniken direkt in die Amnionhöhle ein Medikament gespritzt wird, das die Frucht bereits im Mutterleib abtötet. Bei dieser Methode kann die Prozedur gar bis zu einer Woche dauern.[67] Bei allen Verfahren wird hinterher unter Narkose eine Ausschabung vorgenommen. Vor allem, wenn sich die Geburt zu lange hinzieht, ist die Gebärende durch Infektionen gefährdet. In solchen Fällen wird ein sogenannter »kleiner Kaiserschnitt« gemacht. Ein Schwangerschaftsabbruch im zweiten Drittel der Schwangerschaft ist für die Frau selbst nicht ganz ungefährlich. So kommt es in der 21. Woche zwanzigmal öfter zu Komplikationen als nach einem Schwangerschaftsabbruch mit Hilfe der Absaugmethode in der achten Schwangerschaftswoche.[68]

Es gibt wenige Frauen, die sich öffentlich oder auch nur im Bekanntenkreis zu einem späten Schwangerschaftsabbruch bekennen. Doch fast alle beschrieben diese Stunden oder Tage als einen einsamen Horrortrip, sinnlos, trostlos: »Ich hatte das Gefühl, das strampelt, das will nicht (...) das hat sich mit Händen und Füßen dagegen gesträubt.« Vor allem das Nachlassen der Kindsbewegungen erleben Frauen als traumatisch: »Man merkt es ja, wenn das Leben weniger wird (...) und (...) daß dann gar nichts mehr da ist. Da habe ich das Gefühl gehabt, daß das Kind jetzt stirbt, weil ich das so gewollt hab'.«[69] Renate, die sich nach einem Trisomie-21-Befund ohne längeres Nachdenken für die Abtreibung entschied: »Es war eine Tortur sondergleichen. Ich bin weder schmerzempfindlich noch zimperlich. Aber vielleicht schmerzt das immer so, wenn man gegen sich entscheiden muß. Es hat mir so weh getan, weil ich vom Gefühl her nicht loslassen wollte. Es war etwas, das ich eigentlich mit allen Fasern zu verhindern versucht hatte.«[70]

Während diejenigen, die diese Diagnostik erfunden haben, wissenschaftliche Lorbeeren ernten und die GynäkologInnen, die der Frau diese Diagnostik mit dem Versprechen auf ein gesundes Kind nahegebracht haben, gutes Geld daran verdienen, ist es nun an der Frau, den Akt der Auslese im Verborgenen zu vollziehen und damit den öffentlich anerkannten Mythos von der Machbarkeit gesunder Kinder aufrechtzuerhalten. Gibt es vorher das Einvernehmen der

ExpertInnen, diese Technologie anzubieten, so entziehen sie sich dieser Situation häufig mit der gleichen Einvernehmlichkeit. Es gibt Krankenhäuser, in denen jährlich Hunderte von Fruchtwasserpunktionen durchgeführt werden, wo man sich aber strikt weigert, einen Schwangerschaftsabbruch aus »eugenischer Indikation« vorzunehmen. Der Chefarzt: »Das kann ich meinem Personal nicht zumuten.«

Die Folge solcher Tabuisierung: Viele Frauen müssen ihr Kind unter Bedingungen, die von wenig Achtung vor ihrer Integrität zeugen, zu Tode gebären. Die Hebamme Antje Kehrbach hat viele solche späten Schwangerschaftsabbrüche miterlebt. Sie arbeitete jahrelang an verschiedenen großen Universitätskliniken, zu deren »geburtsmedizinischem Management« selbstverständlich auch der Service des späten Abbruchs einer Schwangerschaft gehört. Sie sagt, dies sind die Frauen, die im Krankenhaus keiner haben will, und berichtet über zwei Erfahrungen, die sie noch Jahre später sehr berühren:

»Im Herbst 1985, ich war gerade frisch examinierte Hebamme, erreichte mich der Notruf einer Krankenschwester, die Nachtdienst auf einer gynäkologischen Station hatte. Es handelte sich um eine ‹Prostaglandineinleitung› bei Trisomie 21 in der 22. Schwangerschaftswoche. Die Patientin habe starke Schmerzen; sie selbst glaube, das Kind käme bald, wisse sich aber nicht mehr zu helfen. Den Arzt vom Dienst habe sie schon angerufen. Der sei unwillig und verordne ohnehin nur Valium. Ob ich nicht mal untersuchen könne, um zu sagen, wie weit es sei. Die Not dieser ebenfalls sehr berufsjungen Schwester war ziemlich deutlich. Also ging ich (trotz des vollen Kreißsaals) auf die Station. Das Bild, welches sich mir bot, bleibt mir bis heute unvergessen.

Das kleine Einzelzimmer hatte die Krankenschwester mit viel Mühe umgebaut. Rechts und links in Kopfhöhe der Frau standen Infusionsständer, an denen mit Klemmen ein Bettlaken befestigt war. So wurde die Frau sozusagen in zwei Teile geteilt. Unter- und Oberkörper voneinander abgetrennt. Weder konn-

te die Frau über das Bettlaken hinweg sich selbst sehen, noch konnte sie mir, geschweige denn ich ihr, in die Augen sehen. Die verzweifelte Krankenschwester hatte ins Bild gebracht, was emotional im Raum stand: die Trennung und Zerrissenheit zwischen Kopf und Bauch. Der Wunsch, eine Begegnung zu vermeiden; die Schwester vermied jede Begegnung mit der Frau, mit ihrem Blick, dem Leid, dem ganzen Geschehen, ihrem Tun und ihrer Verantwortung. Die Frau, die sich selbst, dem Fötus und der Schwester nicht begegnen sollte.
Wieder nachts – einige Jahre später. Die Nachtschwester der Station ruft um Hilfe. Eine 40jährige Frau, drittes Kind, jetzt 23. Schwangerschaftswoche, Zustand nach Amniozentese mit dem Ergebnis der Trisomie 21, würde ›psychisch dekompensieren‹. Auf der Station fand ich folgendes Bild: Die Frau hatte sich selbständig mitten in der Geburtseinleitung den Tropf entfernt, sie wolle das Kind behalten, sie sei Christin, erst vor drei Tagen habe sie von dem Befund erfahren und sich schnell entschließen müssen. Sie wirkte sehr ›aufgelöst‹, weinte bitterlich, sie war nicht zu beruhigen, aber wie auch – der Muttermund hatte sich schon weit geöffnet, und über eine Vollnarkose wurde das Begonnene beendet.«[71]

Werden natürliche Totgeburten schon als ein Tabu behandelt, so gilt das für späte Schwangerschaftsabbrüche erst recht. Die »Sache« wird medizinisch »durchgezogen«. Die Schwangeren müssen die Geburt im Kreißsaal, in der Abstellkammer oder in einem Mehrbettzimmer vollziehen. In einigen Kliniken versucht man den Frauen wenigstens ein eigenes Zimmer zur Verfügung zu stellen. Manchmal wird der Partner ermutigt, die Frau auch in diesen Stunden und Tagen zu begleiten. Auf Wunsch wird er mit aufgenommen. Allerdings, so zeigen die Erfahrungen, ist solch ein Tot-Gebären nur zu oft das einsame Geschäft der Frauen. Während bei einer normalen Geburt inzwischen 90 Prozent der Männer anwesend sind, kommen beim späten Schwangerschaftsabbruch nur zehn Prozent der Partner mit.[72] Die Männer drücken sich und kommen wieder, wenn alles vorbei ist. Manchmal werden sie auch von den Frauen weggeschickt. Möglicherweise erleben es die Frauen, ähnlich wie bei einem intrauterinen Fruchttod, als beschämend, nichts »Vernünftiges« zustande gebracht zu haben. Sie empfinden es als ihren Makel, den sie auf diese Weise wiedergutmachen wollen. Häufig, so berichtet das Klinikpersonal, erscheinen die Frauen freundlich und anspruchslos, ein eingeübtes Verhalten gegenüber der Institution Krankenhaus, das Frauen auch sonst auffallend oft an den Tag legen. Selbst in dieser schwierigen Lebenssituation entschuldigen sie sich für ihre Tränen, für ihr Stöhnen und Schreien. Manche lehnen mit verbissenem Lächeln jede Unterstützung oder Tröstung ab. Die Psychologin Gerda Mehl beschreibt die schwangeren Frauen »oft starr in Erwartung des Entsetzlichen, was da auf sie zukommen beziehungsweise aus ihnen herauskommen wird. Sie ringen darum, die Fassung zu behalten, nicht abzudrehen, nicht schreiend über die Flure zu rennen, nicht aus dem Fenster zu stürzen, nur durchzuhalten.«[73]

An menschlicher Zuwendung und seelischer Begleitung fehlt es vielerorts. Die Frauen werden mit ihren Versagensängsten, Schuldgefühlen und Schockreaktionen allein gelassen, ihre Wahrnehmung wird mit Psychopharmaka getrübt. Die Frauen klagen über Einsamkeit und Anonymität im Apparat eines Krankenhauses. Vor allem die Situation im Kreißsaal, wo der Abbruch in der Regel durchgeführt wird, empfinden sie als unerträglich.[74] In vielen Kliniken werden die Tränen der so Gebärenden mit Beruhigungsspritzen getrocknet und ihre Schreie mit Psychopharmaka oder starken Schmerzmitteln zum Verstummen gebracht. Hinterher fehlt den Frauen in der Regel ein »Stück Zeit«, meistens um die Geburt ihres Kindes herum. Immer noch wird in vielen Krankenhäusern das verstorbene Kind vor der Mutter verborgen, sein Tod mit Schweigen umhüllt, die Trauer unterdrückt und versteckt; häufig erhalten die Kinder weder einen Namen noch ein Grab.[75] Viele Krankenschwestern, Hebammen und Ärzte wissen nicht mit solch einer Situation umzugehen. Sie sprechen von eigenen ethischen Bedenken oder auch von Trauer und Schuldgefühlen, die sie mitunter überwältigen und vor denen sie sich selbst schützen müssen. »Das schlimmste ist, wenn der geborene Fötus noch atmet«, sagte mir eine Hebamme aus einem norddeutschen Krankenhaus. Und eine Kollegin, die in einer großen Universitätsklinik in Südwestdeutschland arbeitet: »Nicht wenige Kinder kommen noch lebend zur Welt, werden dann schnell den Augen der Mutter entzogen, und es bleibt Sache der Hebamme, mit diesem Problem – neben der Arbeit mit normalen Entbindungen, die sie oft parallel im Nebenraum hat – fertig zu werden. Das Kind wird in einer Ecke seinem mehr oder weniger langen Todeskampf überlassen. Es gibt inzwischen nicht wenige Hebammen, die sich weigern, dabei mitzuspielen.«[76] Inzwischen legt man in einigen Kliniken den totgeweihten Fötus wenigstens in ein Wärmebettchen, um ihn in Würde sterben zu lassen. »Ich habe erlebt, daß dann noch der Kinderarzt fassungslos vorbeikam und das Kind intubieren wollte«, erzählt eine Frauenärztin.

»Im Schonraum des Krankenhauses ist die psychische Genesung von der traumatischen Krise anzubahnen, einzuleiten, zu begleiten«[77], fordert die Psychologin Gerda Mehl für die Betreuung von Frauen nach einer Totgeburt. Sie hat eine ganze Reihe von Frauen nach Totgeburten psychotherapeutisch betreut und weiß, wie wichtig bereits in diesem Stadium Gespräche, der Austausch über Gefühle und schrittweise Begleitung sind. Inzwischen wird in einigen Kliniken versucht, die Frauen auch seelisch zu begleiten: Das Personal erklärt bereits vor der Einleitung der Geburt den medizinischen Ablauf, spricht mit den Frauen über seelische Probleme, über die Leere, den Wirrwarr der Gefühle, der sich hinterher einstellen kann, und über mögliche Verarbeitungsformen. Statt die Frauen mit Valium vollzupumpen, gibt man ihnen Schmerzmittel in angemessenen Dosen, bis hin zur Rückenmarksanästhesie; damit soll den Frauen geholfen werden, eine bewußte Loslösung von ihrem Kind zu vollziehen. Schließlich, so eine Betroffene, die die Münchner Selbsthilfegruppe »Via Nova« gegründet hat, habe es keinen Sinn, Schwangerschaft und Geburt hinterher vor sich selbst zu verleugnen. Dies blockiere nur den Weg zur Genesung.

»Schöpfungsphantasien«

Während der letzten Jahre habe ich mehrere Reportagen über Frühgeborene gemacht und aus diesem Anlaß in verschiedenen Kliniken hospitiert. Ich erinnere mich an folgende Situation: An einem Spätnachmittag wurde ein 480-Gramm-Kind, 24. Schwangerschaftswoche, auf der Frühgeborenenintensivstation eingeliefert. Die MedizinerInnen versuchten, dieses Frühchen mit intensivmedizinischen Mitteln zu retten, und nahmen dabei eine Schwerstbehinderung des kleinen Kindes billigend in Kauf. Immerhin trägt etwa ein Drittel aller Frühgeborenen dieses Alters und dieser Gewichtsklasse schwere Behinderungen davon.

Nur ein Stockwerk höher lag zur selben Zeit eine 39jährige Frau seit zwölf Stunden in Wehen. Sie war ebenfalls in der 24. Schwangerschaftswoche. Der Befund des humangenetischen Instituts: »Unklare Chromosomentranslokation. Geistige Behinderung ist nicht auszuschließen.« Sieben Wochen hatte die Frau auf dieses nichtssagende Ergebnis warten müssen. Im letzten gesetzlich möglichen Augenblick entschloß sie sich zum Abbruch. Als sie ins Krankenhaus kam, wußte sie nicht, was ihr bevorstand. Es dauerte weitere 16 Stunden, bis das Kind auf die Welt kam. Der Junge unterschied sich im Aussehen kaum von dem Frühgeborenen; er lebte, japste nach Luft. Die Frau schlug ihre Hände vors Gesicht; die diensthabende Krankenschwester und die Hebamme wußten nicht, wohin mit dem noch lebenden Bündel. Das Kind wurde schließlich in warme Tücher gewickelt und ins Schwesternzimmer gelegt. Dort lebte der Junge noch mehrere Stunden.

Dieses Beispiel zeigt, wie paradox die Handlungen der Medizin sind: Die Frühgeborenenmedizin rühmt sich, immer kleinere Frühchen retten zu können, tut beinahe so, als schenke *sie* diesen Kleinsten das Leben. In diesem Kontext erscheinen Frühgeborene als *ihr* Produkt. Auch gesunde Kinder, die auf die Welt kommen, so hat es oft den Anschein, haben ihre Gesundheit den ÄrztInnen zu verdanken. Daß dies in vielen Fällen nur über die Auslese der fehlgebildeten Kinder stattfindet, wird in der Öffentlichkeit verschwiegen. Es stört die Schöpfungsphantasien der Mediziner und muß im Verborgenen von der Frau »erledigt« werden.

Wenn die Frau (und der Partner) das tote Kind noch einmal sieht oder vielleicht sogar in den Arm nimmt, kann das helfen, den Verlust später besser zu verarbeiten. Fotos oder Fußabdrücke von dem kleinen Leichnam zeugen von der Existenz eines Kindes, das bis dahin nur die Frau in ihrem Körper als existent wahrgenommen hat. In manchen Kliniken werden den Paaren inzwischen solche Angebote gemacht. Doch während fast alle Mütter oder Väter eines totgeborenen oder unter der Geburt gestorbenen Kindes solche Angebote annehmen, ist dies bei späten Schwangerschaftsabbrüchen eher die Ausnahme. Der Gynäkologe Karl-Heinz Wehkamp: »Die Frauen und Männer haben sehr viele Schuldgefühle – häufig auf so eine Weise, daß sie dem Kind, wenn es geboren ist, nicht mehr ins Gesicht gucken wollen.« Manche Ärzte versuchen, den Frauen zumindest zu erzählen, wie ihr Kind ausgesehen hat, denn sie wissen aus der Erfahrung mit der Verarbeitung von Totgeburten, daß es schwerfällt, von einem »Phantom« Abschied zu nehmen. Oft fühlen sich Frauen, die ihr »totes Kind« nicht gesehen haben, von Monsterphantasien geradezu verfolgt. Der Anblick ihres realen toten »Kindes« gibt den verwaisten Müttern und Vätern einen Bezug zu dem realen Wesen, das da gestorben ist. Ist diese Konfrontation mit dem toten Frühgeborenen nicht grausam und erschreckend? Hannah Lothrop, die seit Jahren Erfahrung in der Begleitung von »verwaisten« Eltern hat: »Die Eltern sehen das Kind mit den Augen des Herzens und nicht aus der Sicht des medizinischen Betreuungspersonals.«

> **»Wir haben uns im Grunde begrüßt und wieder verabschiedet.«**
> Cäcilie über die Minuten nach dem Schwangerschaftsabbruch. Sie war in der 24. Woche: »Wir haben unsere Tochter nach der Geburt lange bei uns gehabt, sie begrüßt und still angesehen. Daß Helen in weiche Tücher gelegt wurde, haben wir als sehr würdevoll und beruhigend empfunden. Ihr rechter Arm war wegen der fehlenden Speiche kürzer und feiner, der Daumen fehlte, und zwei Finger waren zusammengewachsen. Die andere Hand war sehr schön mit den langen Fingern. Ihr Körper war äußerlich gut ausgebildet. Sie hatte kräftige Muskeln und ein hübsches friedliches Gesicht. Daß eine Niere fehlte, war uns durch die Ultraschalluntersuchung bekannt. Das

> Herz, bei dem beide Ausgänge an der rechten Kammer angelegt waren, hatte wohl schon Stunden vorher aufgehört zu schlagen. Zu spüren, daß Helen langsam kälter wurde, tat sehr weh. Wir haben noch lange dagesessen, uns gehalten und getröstet und uns dann von ihr verabschiedet. Das letzte Mal das Tuch über den kleinen Körper zu legen ist uns dann doch sehr schwergefallen.«[78]

Oft sind die Phantasien um das tote Kind schlimmer als die Realität; ohnehin sieht man zum Beispiel beim Down-Syndrom oder bei den Geschlechtschromosomenabweichungen dem Fötus meist keine Behinderung an. Die Eltern sehen sowieso nur das, was gelungen ist an dem Kind, die kleinen Finger und Zehen, das Kinn, das vom Vater ist, die Ohren, die vielleicht dem Geschwisterchen ähneln.»Es sind Momente der Stille und der Ergriffenheit. Manchmal nehmen sie das tote Kind auf den Arm. Oftmals tut es ihnen sehr leid, und sie bereuen in diesen Momenten den Schritt des Abbruchs.«

Für den Gynäkologen ist mit der »Entbindung«, die medizinisch einwandfrei gelaufen ist, der Fall abgeschlossen, für die Humangenetiker ist er mit der Obduktion des Leichnams und der genetischen Überprüfung des Befundes erledigt. Die psychischen Folgen dürfen die Frauen, ihre Partner und möglicherweise die Geschwisterkinder allein tragen.

Trauern

Frauen und Männer, die hofften, mit einem Schwangerschaftsabbruch den »Fall« rasch zu erledigen, merken erst hinterher, daß eine Schwangerschaft nicht so einfach aus der eigenen Biographie zu radieren ist. Leere, Einsamkeit und Traurigsein bis hin zu Depressionen sind Gefühle, die Frauen nach einem solchen Abbruch beschreiben. Sie trauern gleichermaßen um das Ende der Schwangerschaft und um den Verlust des Kindes. Bei manchen Frauen schießt einige Tage später trotz Medikamentengabe Milch in die Brust; auch die Gebärmutter muß sich zurückbilden, und Körper und Seele müssen mit der Hormonumstellung fertig werden.

Manche Frauen bereuen es, den Abbruch so überstürzt gemacht und sich nicht einmal den »Abschied« vom Kind zugestanden zu haben. Viele Frauen neigen dazu, sich zu isolieren. Sie verstecken sich hinter Mauern von Scham und Schuld, fühlen sich als »schlechte Mutter«, die nichts »Vernünftiges« zustande gebracht hat. Manche sprechen von Verlorenheitsgefühlen, Enttäuschung und Bedrohung des Selbstwertgefühls; andere empfinden Bitterkeit, daß ausgerechnet ihnen so etwas passieren muß. Von Selbstvorwürfen bis hin zu Selbstmordgedanken wird berichtet. Margret wollte in der ersten Phase der Verzweiflung nach der Fehlgeburt ihrem »Kind« hinterhersterben und sprach von Tendenzen zur Selbstzerfleischung. Eine Frau berichtete von sich, sie fühle sich »dumpf und leer«, eine andere sprach von Schuldgefühlen, weil möglicherweise die zehn Zigaretten das Kind so schwer geschädigt haben könnten; eine dritte beschuldigte sich, ihre Berufstätigkeit nicht rechtzeitig aufgegeben und damit das Leben ihres »Kindes« aufs Spiel gesetzt zu haben. Wieder eine andere Frau sprach von einer »Wunde, die anfängt sich zu verschließen, wenn noch Eiter darin sitzt«. Gerade von dieser Frau wird berichtet, daß sie die Entscheidung zum Abbruch scheinbar locker getroffen habe. Hinterher tröstete sie sich mit einem »Es mußte ja sein« und kämpfte gleichzeitig mit einer Leberschwellung, einer Lungenstauung, Atemnot und »Magenkoliken, die sich anfühlten wie der Kopf eines Kindes im Bauch«[79].
Viele Reaktionen, die sich bei Frauen nach einem solchen späten Schwangerschaftsabbruch einstellen, ähneln denen nach einem frühen Kindsverlust oder einer Totgeburt, nur daß die depressiven Verstimmungen länger und intensiver andauern.[80] Dies führt häufig zu gesundheitlichen Problemen. »Ich war gar nicht darauf vorbereitet, daß seelische Schmerzen körperlich so weh tun können«, schrieb mir eine Frau ein Jahr nach einem Schwangerschaftsabbruch. Sie litt unter heftigen Migräneanfällen. Sie kämpfte mit ihren Schuldgefühlen und konnte keinen Frieden mit ihrer Entscheidung für den Abbruch schließen. Mehrere Untersuchungen zeigen, daß es vielen Frauen nach einem solchen Schwangerschaftsabbruch so geht: Nach zwei bis sechs Jahren hatten nur sechs von 15 befragten Frauen ihre Schuldgefühle verarbeitet[81], und nach einer

anderen Untersuchung hatten von den 41 befragten Frauen sechs ihren Schritt zum Abbruch bereut, weil der Verlust des Kindes beziehungsweise die damit verbundenen Schuldgefühle sie zu sehr belasteten.[82] Übrigens berichten auch Frauen, die nach der früher vorgenommenen Chorionbiopsie einen Schwangerschaftsabbruch haben machen lassen, von Schmerz, Schuldgefühlen und Trauer, obwohl sie noch keine Kindsbewegungen gespürt hatten (und obwohl ein Abbruch in der 13. Schwangerschaftswoche körperlich besser durchzustehen ist als einer zwei Monate später). Doch auch dann handelt es sich um den Abbruch einer erwünschten Schwangerschaft, und vermutlich gibt es keine lineare Beziehung zwischen der Schwere des Verlusterlebnisses und der Dauer der Schwangerschaft. Dies zeigen auch die Aussagen von verwaisten Müttern, die einen späten Schwangerschaftsabbruch durchgestanden haben. Fast die Hälfte glaubt nicht, daß ihre seelischen Probleme wesentlich geringer wären, wenn die Abtreibung früher stattgefunden hätte.[83] Auch der frühe Test befreit also nicht von der Kränkung, die Schwangere und ihre Partner durch die Pränataldiagnostik gerade vermeiden wollen. Im Gegenteil. Ich denke dabei an die zahlreichen Schwangeren, die die Entscheidungsnot bei einem normabweichenden Befund durchstehen, obwohl die Natur sich möglicherweise selbst geholfen und das Kind ausgestoßen hätte.

Die psychische Bewältigung eines Schwangerschaftsabbruches oder einer Fehlgeburt kann nur über die Trauer führen. Die Schweizer Psychotherapeutin Verena Kast hat in ihrem Buch »Trauern« die Trauerarbeit als einen aktiven, in Phasen ablaufenden Prozeß eindrücklich charakterisiert. Sie beschreibt den Weg von der Empfindungslosigkeit und Starrheit über Wut, Angst und Schmerz bis hin zum Sich-Trennen von dem Verlust und sich anders als vorher in der Welt wiederfinden.[84] Doch viele Frauen, die einen späten Schwangerschaftsabbruch haben machen lassen, gestehen sich die Trauer nicht zu. »Ich weinte um den Verlust des Kindes, den ich zu verantworten habe. Steht es mir da überhaupt zu zu trauern?« sagt Hannah und spricht damit eines der Kernprobleme bei der Verarbeitung von späten Schwangerschaftsabbrüchen an: Oft blockieren die Schuldgefühle den Trauerprozeß. Schuldgefühle gehören in gewissem Maße zu jedem Trauerprozeß, denn in jeder Beziehung ist etwas versäumt worden, das angesichts des Todes des anderen nicht mehr gutzumachen ist. Allerdings hat hier die Schuld noch eine andere Dimension: Die Frauen und Männer haben den Tod eines potentiellen Kindes zu verantworten, denn sie haben die Entscheidung getroffen. Zudem mußten die Frauen diese Entscheidung zum Tod mit ihrem Leib vollstrecken; zu einem Zeitpunkt, da bereits eine gewisse Bindung zu dem »anderen Wesen« vorhanden war. Die Verantwortung für diesen Schritt und damit auch die empfundene Schuld im Handeln sind nicht wegzudiskutieren. Vermutlich hilft das Akzeptieren der Schuld eher, sie in das eigene Leben zu integrieren, als ihre Verleugnung oder Verdrängung. Kein Arzt, Humangenetiker oder sonstwer kann Frauen und ihre Partner davon befreien. Sie selbst müssen sich die Absolution erteilen, um sich öffnen zu können für den Schmerz und die Trauer über diesen Schritt.

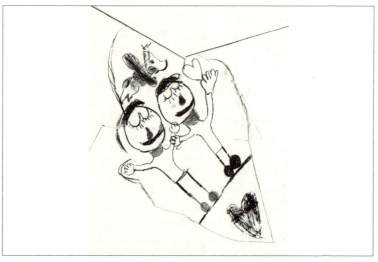

Die siebenjährige Isabel malt ein Zwillingspärchen, das kurz nach seiner Geburt (in der 25. Schwangerschaftswoche) verstarb. Die Eltern hatten die Kinder in eine Tragetasche gelegt und Freunden und Verwandten die Möglichkeit gegeben, sich von den Kindern zu verabschieden.

Wenn über einen längeren Zeitraum hinweg keine Hoffnung mehr empfunden werden kann, sprechen Therapeuten von einer »pathologischen Trauer«. Es fehlt an Lebensenergie, die Phantasien kreisen ständig um den Verlust und die Frage nach dem Warum; man quält sich mit Selbstvorwürfen und kann die eigene Schuld nicht akzeptieren. Nicht Schmerz und Trauer überwiegen bei solchen »verwaisten Eltern«, sondern Leere und Depression.[85] In den letzten Jahren habe ich öfter von Frauen Post bekommen, die sich ihren Kummer und ihre Verzweiflung von der Seele schreiben wollten: »Ich werde einfach nicht damit fertig«, schrieb eine 30jährige, die vor zwei Jahren eine Fehlgeburt in der 28. Schwangerschaftswoche hatte – ausgelöst, wie sie vermutet, durch die Amniozentese. »Fünf Jahre ist es nun her, und alle meinen, jetzt müßte ich damit eigentlich durch sein«, sagte mir eine andere Frau, die als 37jährige ihr »Wunschkind, bei dem unglücklicherweise Trisomie 21 diagnostiziert wurde«, abtreiben ließ. Sie ist danach nicht mehr schwanger geworden, ihr Mann hat sich von ihr getrennt, da er immer weniger mit ihren depressiven Zuständen umgehen konnte. Da sie zunehmend auch unter körperlichen Beschwerden wie Magengeschwüren und Migräne litt, hat ihr Hausarzt sie zu einer Psychotherapeutin überwiesen. Auch in der Ehe einer anderen Frau hat der Schwangerschaftsabbruch eine tiefe Krise ausgelöst. Die Frau, bereits Mutter von zwei Kindern, hatte sich bei der Entscheidung und nach dem Abbruch von ihrem Mann allein gelassen gefühlt, während er sich in der Folgezeit von ihr zunehmend unverstanden und abgelehnt fühlte. Die wenigen Untersuchungen, die es zu diesem Thema gibt, zeugen von der Sprachlosigkeit zwischen den Partnern und gegenseitigem Mißverstehen, das möglicherweise durch unterschiedliche Verarbeitungsmuster erzeugt wird. Fast immer waren schwerwiegende Konflikte in der Partnerschaft die Folge; bei manchen Paaren haben sie letztendlich die Beziehung gestärkt, bei anderen zur Trennung geführt. Ich habe auch Frauen kennengelernt, die versuchen, ihren Schritt nachträglich »wiedergutzumachen«. Eine Frau zum Beispiel paßt einmal die Woche auf ein Down-Syndrom-Kind aus der Nachbarschaft auf.
Wenn Paare eine erneute Schwangerschaft anstreben, kann die Er-

innerung an den Abbruch mit aller Macht hochgespült werden. Sie wollen sich den Schmerz von der Seele reden, »weil er«, wie es eine Frau ausgedrückt hat, »wie ein Pfropfen vor meinem Muttermund sitzt«. Viele Frauen haben nach einem Abbruch große Angst, wieder schwanger zu werden und die gleiche Tortur noch einmal durchstehen zu müssen. Viele reagieren auch mit Unfruchtbarkeit oder mit Komplikationen in der nachfolgenden Schwangerschaft. Und wenn das nächste Kind gesund auf die Welt kommt, kann die Freude überlagert sein von der Trauer um das nicht geborene Kind. Spätestens dann wird klar, daß unser Leib eben nicht wie eine Maschine mit Knopfdruck zu bedienen ist, schon gar nicht, wenn es um Sexualität und Fortpflanzung geht, die vielfältig verwoben sind mit biographischen und kulturellen Erfahrungen. Gerade in der Verarbeitung eines solchen Schwangerschaftsabbruches kommen das eigene Lebensmuster, der Umgang mit Gefühlen und die Erfahrungen mit der eigenen Geschlechtlichkeit zum Tragen.

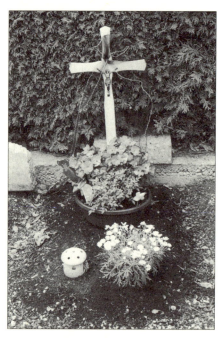

Manchen Eltern hilft es, wenn sie für die Trauer einen Ort finden. Föten, die schwerer als 500 Gramm sind, können beerdigt werden, entweder im eigenen Grab oder beigelegt im Familiengrab.

Viele Frauen ziehen sich nach einer solchen Erfahrung aus allen sozialen Kontakten zurück. Aber gerade in der Isolation, auch der Isolation innerhalb der Familie, gewinnt der Konflikt an Schärfe.[86] Deshalb kann es eine große Hilfe sein, sich mit anderen Betroffenen auszutauschen. »CARA« hat Adressen von Frauen gesammelt, die bereit sind, ihre Erfahrungen mit anderen zu teilen.

In München gründeten betroffene Frauen »Via Nova«, eine Selbsthilfegruppe, die Frauen nach einem Befund unterstützt, zu einer für sie tragbaren Entscheidung zu finden, und die sie – egal ob sie sich zum Austragen der Schwangerschaft oder zum Abbruch entschließen – in dieser schwierigen Lebensphase begleitet. Sie helfen Frauen, sich mit Körperwahrnehmungsübungen auf die Geburt vorzubereiten und hinterher die körperliche und seelische Umstellung zu vollziehen. Genauso zeigen sie den Frauen aber auch Wege auf, mit einem behinderten Kind zu leben.

Doch die meisten Frauen schweigen noch. Sie fürchten sich davor, dieses tragische Kapitel der eigenen Biographie in der Öffentlichkeit preiszugeben, fühlen sich beschämt und schuldig, obwohl sie doch nur das gemacht haben, was Medizin und Gesellschaft als »verantwortungsbewußt« darstellen. Sie fühlen sich vielleicht sogar als »Mörderinnen«, während MedizinerInnen die Erfolge pränataler Diagnostik feiern und sich mit dem Argument der »informationellen Selbstbestimmung« aus der Verantwortung stehlen: Schließlich habe die Frau die Diagnostik freiwillig gewählt – jetzt müsse sie auch die Konsequenzen tragen.

Resümee: Selbstbestimmung oder Beschwörung?

▪ Unter dem Etikett der »freien Wahl« werden immer mehr Testverfahren auf den Markt geworfen, aus denen sich die »aufgeklärte Schwangere« die für sie günstigen herauspicken soll. Natürlich alles freiwillig und selbstbestimmt. Doch alles Gerede von der freien Entscheidung der Frau blendet den Kontext aus, in dem diese Diagnostik angeboten wird und der die Richtung der Entscheidung bereits nahelegt. Schließlich wird zunehmend die einzelne Frau verpflichtet, gefälligst für gesunden Nachwuchs zu sorgen. Außerdem wird von ihr erwartet, daß sie sich in eine Schwangerenvorsorge begibt, die sie nicht begleitet, sondern sie als entpersonifiziertes fötales Umfeld durchcheckt. Den Blick nur auf den Defekt oder die Abweichung zu richten schwächt die Körperkompetenz der Frauen und fördert gleichzeitig die Nachfrage nach allen Möglichkeiten, diese Risiken oder Abweichungen auszuschließen, seien sie auch noch so hypothetisch.

Der Vorstellung von der »informationellen Selbstbestimmung« des Individuums »liegt das Menschenbild eines homo oeconomicus zugrunde, einer fiktiven Person, die in kühl-kalkulierter Abwägung aller naturwissenschaftlichen Informationen sich für oder gegen die Diagnoseverfahren entscheidet«, schreibt die Soziologin Marianne Pieper.[87] Intuition, Angst und Zweifel haben in diesem Denkmodell keinen Platz. Es wird eine Rationalität gefordert, die der Frau abverlangt, von ihrem eigenen Körper und ihrer Empfindung zu abstrahieren. Dies fällt Frauen in der Regel mit wachsendem Leibesumfang immer schwerer, denn schließlich entwickeln sie auch eine Beziehung zu dem Kind in ihrem Leib.

Doch wen interessiert noch das psychosoziale Ereignis Schwangerschaft? Wo bleibt die Achtung vor dem existentiellen Prozeß? Das »Mysterium« wird durch den »Mythos der Machbarkeit« ideologisch besetzt und aus unserem Bewußtsein verdrängt. An die Schwangerschaft werden Maßstäbe wie an einen Produktionsprozeß angelegt: Effektiv soll er sein und nur beste Ware produzieren. Nicht das Kind interessiert, sondern das »Produkt« Kind, das nicht in seiner lebendigen Beziehung zur Mutter sondern nur noch in seiner Qualität betrachtet wird. Der Frau bleibt in diesem Modell die Rolle des Produktionsapparates. Um dieser Aufgabe gerecht zu werden, muß sie bereit sein, sich instrumentalisieren zu lassen und ihre Schwangerschaft dem/der MedizinerIn zum Managen zu überlassen. Statt sie in diesem Wachstumsprozeß ernst zu nehmen, sie zu bestärken und zu begleiten, stülpen ÄrztInnen ihr naturwissenschaftliche Kategorien über. Dies irritiert und schwächt ihre Intuition und ihr Vertrauen in ihren Körper. Dieses Modell wird einem lebendigen Schwangerschaftsprozeß nicht gerecht. Denn der schwangere Leib sorgt für Widerhaken, verweigert nach einer Fehlgeburt oder einem Abbruch eine erneute Schwangerschaft, reagiert mit frühzeitigen Wehen oder Blutungen, wodurch Frauen fünf Monate ans Bett gefesselt werden, oder stößt den Fötus aus dem Leib, und niemand weiß warum. Doch statt hinzusehen, den Schwangeren zuzuhören, sie beschützend zu begleiten und gleichzeitig in ihrer Potenz zu bestärken, wird aller wissenschaftlicher Ehrgeiz aufgewandt, um den Prozeß durch Hochrüstung noch besser in den Griff zu bekommen.

Dies schwächt nicht nur die Frauen, sondern hat auch Einfluß auf die kulturelle Wahrnehmung von Schwangerschaft, Geburt und letztendlich auch dem Sterben. Schwangerschaft unter dem Aspekt der Produktion zu betrachten schneidet die existentiellen Bande ab, die uns mit dem Lebensfluß verbinden. Das betrifft nicht nur die einzelne schwangere Frau und deren Partner, sondern eine ganze Kultur, die dieses Ereignis ausgrenzt und sich dadurch der Möglichkeit beraubt, daran zu reifen.

Pränataldiagnostik – den Frauen zuliebe?

Viele werden jetzt einwenden, Schwangeren-Check-up und pränatale Diagnostik seien den Frauen zuliebe »erfunden« worden. Die Diagnostik ist schließlich mit dem Argument der weiblichen Selbstbestimmung durchgesetzt worden und hat bis heute ihre Lobby unter den Frauen.[88] Doch Selbstbestimmung über was? Ich erinnere mich an eine Veranstaltung, bei der eine Frau erzürnt aufstand und erklärte: Sie könne all die Kritik an der Pränataldiagnostik nicht verstehen. Schließlich habe sie ein »Recht« auf ein gesundes Kind. Doch bei wem will sie dieses Recht einfordern? Beim Staat, bei den Ärzten oder vielleicht gar beim lieben Gott oder der Mutter Erde? Ist ein solches Ansinnen nicht naiv und überschätzt die Möglichkeiten sowohl der Technologie als auch der ärztlichen Kunst? Schließlich hat die Pränataldiagnostik noch niemanden zu einem gesunden Kind verholfen. In wenigen ausgewählten Fällen half sie vielleicht, eine Therapie bereits in der Schwangerschaft zu beginnen. Das sind die Ausnahmen, die dann als Argumentationshilfen aus der Tasche gezogen werden, wenn MedizinerInnen oder HumangenetikerInnen ihr Tun auf einem Kongreß von Behindertenverbänden rechtfertigen wollen.

Ansonsten wurde ein teurer Riesenapparat aufgebaut, um gegen ein paar Down-Syndrom-Kinder vorzugehen, die sich nun bei genauem Hinsehen denkbar schlecht als die Schwerstbehinderung, das düstere Leiden, das man heute dank moderner pränataler Technologie vermeiden kann, eignen. Alle verfügbaren Daten zeigen, daß (genetische) Risiken aufgebauscht werden, während die Probleme, die diese Diagnostik im Alltagsgebrauch erzeugt, weitgehend verschwiegen werden. Ich denke an die vielen Komplikationen, Fehlgeburten oder Verletzungen von Ungeborenen oder Schwangeren, die zwar durch die Technik erst erzeugt werden, von den Anwendern aber als unvermeidbar mit einem Achselzucken abgehakt werden.

Trotz all der zweifelhaften Wirkungen gilt diese Technologie als rational und vernünftig, sogar als so vernünftig, daß in einer Umfrage eines Meinungsforschungsinstituts 43 Prozent der befragten Frauen und 31 Prozent der Männer den pränatalen Gentest zur Pflichtuntersuchung in der Schwangerschaft machen wollten (siehe S. 140).[89] Diese Umfrage zeigt, wie dringend notwendig eine gesetzliche Regelung ist, die die freie Entscheidung der Frau und das »Recht auf Nichtwissen« zumindest formal zusichert. Eine solche Regelung allerdings ist nicht als ein Sieg weiblicher Selbstbestimmung zu sehen, vielmehr ist sie ein Reflex auf die Angebote moderner Medizin und der Versuch, das Schlimmste zu verhindern.

Aber noch in anderer Hinsicht erstaunt dieses Umfrageergebnis. Es schreibt den pränatalen Gentests einen Wert zu, der sich zumindest rational nicht begründen läßt. Daran wird ganz offensichtlich, daß der Erfolg der Pränataldiagnostik auf »Irrationalem« aufbauen muß. Schließlich bietet sie Informationen über das »Ungewisse« an, was allein schon in unserem Zeitalter als Zuwachs an Freiheit und Selbstbestimmung gedeutet wird – ohne die Folgen mitzubedenken. Sie hilft Bedrohliches zu rationalisieren und Ängste abzuwehren. Sie gibt vor, Eltern vor dem »Schicksal«, ein behindertes Kind auf die Welt zu bringen, zu bewahren, sie und ihre Nachkommen vor Krankheit und Leid zu beschützen. Positiv ausgedrückt: Sie verspricht gesunde Kinder. Inwieweit im Sprechzimmer dann wortwörtlich ein solches Versprechen abgegeben wurde, ist dabei zweitrangig. Wichtig ist vielmehr, das Frauen, auch als Teil dieser Kultur, es so verstehen *wollen*. Hier trifft sich die nüchterne Diagnostik mit der Sehnsucht schwangerer Frauen nach einem heilen, vielleicht sogar super-heilen Kind. Für sie ist der Check-up kein Ausleseverfahren, sondern die Demonstration der Machbarkeit gesunden Nachwuchses, einer Beschwörungsformel gleich, die benutzt wird, die bösen Geister von der Schwangerschaft fernzuhalten. Sie vertrauen dem »Zauber« oft blind, denn jedes Nachfragen könnte schließlich seine beschwörende Kraft schmälern oder zumindest die der Technik zugedachte übermenschliche Potenz als Illusion aufdecken.

Dieser Mechanismus funktioniert in vielen Schwangerschaften. In all jenen Fällen nämlich, in denen ein gesundes Kind auf die Welt kommt, bestätigt sich der Sinn der Pränataldiagnostik. Aber gerade in den Fällen wäre natürlich auch ohne Pränataldiagnostik ein gesundes Kind auf die Welt gekommen. Anders schaut es in den Fällen aus, in denen der Abwehrzauber nicht nur nicht genützt hat, sondern möglicherweise sogar mit Komplikationen, unklaren Befunden, Fehlgeburten oder Schwangerschaftsabbrüchen seine »Opfer« gefordert hat. Diese Fälle sind tabu, verschwinden hinter Mauern von Scham und Schuld. Spätestens dann wird deutlich, daß uns die Diagnostik nicht vor dem »Schicksal« bewahrt, sondern uns nur in ein anderes, nicht unbedingt einfacheres Los drängt. Nicht der Sinn der Technologie oder der Überwachungsmedizin wird angezweifelt, die nicht das leisten konnte, was zu bewirken sie vorgab, sondern die Frauen bezichtigen sich selbst, versagt zu haben. Sie schämen sich oder fühlen sich gar schuldig. Damit halten sie aber nur den »Mythos der Machbarkeit« aufrecht.

Der Effekt von Gen-Tests, Ultraschall und all den Technologien, die heute die Schwangerschaft begleiten, liegt vor allem in der *Macht*, die sie *in unseren Köpfen* ausüben. Statt soziale Vorstellungen zu entwickeln, wie wir ein Leben mit unseren Kindern gestalten können; statt einen Raum zu schaffen, in dem alle unabhängig von ihrer (genetischen) Ausstattung einen Platz finden können, wird nach einfachen technischen Lösungen gesucht: Die Lebensbedingungen, unter denen Mütter Kinder großziehen, stehen damit nicht mehr zur Diskussion. Ebensowenig die Arbeitsbedingungen, die Aufgabenverteilung zwischen Männern und Frauen, die Arbeitszeiten, die Hilfen für Eltern behinderter Kinder und die Integration Behinderter.

Frauen wissen, daß sie in unserer Gesellschaft nur funktionieren können, wenn ihre Kinder funktionieren. Sie übertragen den selektiven Maßstab, den Kampf gegen ihre gesellschaftliche Nicht- oder Mißachtung ein Stück weit auf ihre Ungeborenen. Kinder können nicht mehr so angenommen werden, wie sie sind. Zunehmend müssen sie Standards erfüllen, um angenommen und geliebt zu werden. Heute müssen sie gesund sein und sich möglichst »pflegeleicht« unserer effektiven Lebensführung unterordnen. Morgen wird der Katalog der Qualitätsstandards möglicherweise um Allergieanfälligkeit, Anfälligkeit für Herz-Kreislauf-Beschwerden oder gar Intelligenz ergänzt werden. Dabei produzieren neue Standards neue

Ängste, diese Standards nicht zu erfüllen. Sie bringen neue »Zumutbarkeiten« und Verantwortlichkeiten mit sich und üben neue Zwänge aus, selbst auf diejenigen, die die Pränataldiagnostik nicht anwenden lassen wollen. Der selektive Blick einer auf Verwertung orientierten Gesellschaft weitet sich damit bis in die Gebärmütter hinein aus.

»Mit Erschrecken begriff ich, daß mein Kind auch eine verletzbare Stelle in meiner Existenz war wie keine andere«, so eine werdende Mutter. Jeder, der Kinder hat, weiß, wie sie die Angriffsflächen für das Schicksal vergrößern. Kinder sind immer auch ein Unsicherheitsfaktor für die eigenen Vorstellungen vom Leben, denn die Beziehung zu ihnen beinhaltet – wie im übrigen auch andere tiefe Beziehungen – auch die Möglichkeit des Verlustes oder der Enttäuschung. Kinder sollen vielfach für die Intimität, Wärme und Lebendigkeit im Leben der Mütter und Väter sorgen, die diese sonst vermissen. Sie sollen das Leben in einer Gesellschaft, die vor allem an Verwertbarkeit orientiert ist, bunter, freudiger und sinnvoller gestalten. Aber um dies alles erfüllen zu können, geraten Kinder zunehmend selbst in dieses Kalkül der Verwertbarkeit.

Schließlich hilft die vorgeburtliche Diagnostik nicht, unser gesellschaftliches Zusammenleben humaner zu gestalten. Eine Frage, die an jede moderne Technologie gestellt werden sollte und deren Beantwortung über ihren Sinn oder Un-Sinn entscheidet. Pränataldiagnostik grenzt diejenigen aus, die durch ihre Krankheit oder Abweichung vom Normalen den lebendigen Beweis antreten, daß Leben sich nicht nach DIN-Vorstellungen gestalten läßt und daß auch die Abweichung zur Normalität gehört.

Der Blick in die Gebärmutter trennt; er mißachtet Körpergrenzen und verkompliziert die vielfältigen Bindungsprozesse zwischen einer Schwangeren und ihrem »Kind im Bauch«. Der genetische Blick wertet: zwischen normal und nicht normal, zwischen guten und schlechten Genen. Er fördert den inneren Zwiespalt; zerrt die Frauen in Widersprüche zwischen eigenen Sehnsüchten, gesellschaftlichen Realitäten und leiblicher Identität.

Die Wertung zwischen schlechten und guten Genen verselbständigt sich zur Wertung von sinnvollem und sinnlosem Leben, eine Klassifikation, die als erste von denen wahrgenommen wird, die als TrägerInnen dieser »schlechten« Gene betroffen sind. So schreiben die Geschwister Marie-Theres und Kai Kranen, deren Mutter an der Erbkrankheit Chorea Huntington gestorben ist und die möglicherweise auch von dieser Krankheit betroffen sind: »Haben wir denn nicht alle Recht auf Anerkennung, egal, mit welcher Behinderung wir leben? Wer bestimmt denn, ob ein Leben sinnvoll ist, heißt es etwa, daß wir, wenn wir krank sind, sinnlos dahinleben? Solche Ideen von lebenswertem und lebensunwertem Leben zu beurteilen steht uns nicht zu, zumal wir wissen, daß auch ein Leben mit der Huntingtonschen Krankheit einen Sinn für uns persönlich haben wird.«

Zwiespälte versteinern sich zur Zwietracht. Ängste werden mobilisiert, Befürchtungen artikuliert, vor allem von denen, die als Behinderte schon heute ausgegrenzt sind. Es verwundert nicht, daß die »Krüppelgruppen« als erste auf die Barrikaden stiegen, um mit radikalen Forderungen die Öffentlichkeit auf die Praxis der Humangenetik aufmerksam zu machen. Lange waren sie einsame Rufer in der Wüste, die gegen die Alltäglichkeit der Eugenik anzugehen versuchten. Anne Waldschmidt, Mitglied der Behindertenbewegung, skizziert im nachfolgenden Beitrag die Argumente gegen den »genetischen Blick«. Sie berichtet von Erfahrungen mit humangenetischer Beratung. Sie entwirft negative Utopien, die sich von Bildern der nationalsozialistischen Vernichtungspolitik nähren und hinüberreichen in ein genetisches Zeitalter, in dem behinderte Menschen nur noch als »Unfälle« eines Produktionsprozesses angesehen werden, der einmal Schwangerschaft geheißen hat.

7. KAPITEL

»Lieber lebendig als normal!«
Positionen der Behindertenbewegung
zu Humangenetik und Pränataldiagnostik
Von Anne Waldschmidt

Anne Waldschmidt, 1958 geboren, Diplom-Sozialwissenschaftlerin, promoviert derzeit an der Universität Bremen über Geschichte und Selbstverständnis der westdeutschen humangenetischen Beratung nach 1945. Arbeitsschwerpunkte: Sozial- und Gesundheitspolitik, Gen- und Fortpflanzungstechniken, Frauenforschung. Ihre Dissertation, »Zur Bedeutung des Subjekts in der Humangenetischen Beratung«, wird voraussichtlich Ende 1995 publiziert.

■ Jährlich nehmen Zehntausende von schwangeren Frauen die vorgeburtliche Diagnostik in Anspruch. In dieser Situation humangenetische Beratung und Diagnostik abzulehnen scheint unrealistisch. Sicherlich ist eine solche Einstellung ein eher einsamer Standpunkt und widerspricht dem »Zeitgeist«. Doch wir behinderten Menschen, die wir uns in der Behindertenbewegung zusammengeschlossen haben, sehen uns im Grunde dazu gezwungen, diesen Standpunkt zu vertreten. Wir müssen uns gegen genetische Beratung und Diagnostik wehren, denn es geht um unser Lebensrecht, um das Lebensrecht behinderter Menschen, das durch die Praxis der Humangenetik tagtäglich negiert wird.
»Lebensrecht«? Bei diesem Begriff werden die meisten Frauen hellhörig und denken an radikale Abtreibungsgegner, die die Möglichkeit eines selbstbestimmten Schwangerschaftsabbruchs verbieten lassen wollen. Doch die Behindertenbewegung ist keine rigide Lebensrechtsbewegung: im Gegenteil, auch ihr geht es – wie der Frauenbewegung – um das Recht auf Selbstbestimmung, um den Kampf gegen Bevormundung und Entwürdigung.
Um zu verstehen, warum Menschen mit Behinderung die auf den ersten Blick doch so harmlosen, gutgemeinten Praktiken der Pränataldiagnostik ablehnen, warum sie sich überhaupt mit Genetik, Schwangerschaftsvorsorge und Gynäkologie beschäftigen, muß man die Geschichte kennen, nicht nur die der Humangenetik und der vorgeburtlichen Diagnostik, sondern auch die der Behindertenbewegung. Nur so wird einsichtig, warum Frauen und Männer, die mit einer Behinderung leben, die Humangenetik in Zusammenhang mit Faschismus und Eugenik bringen, warum sie Verbindungen zwischen ihr und der Sterilisation, der Sterbehilfe herstellen. Wenn ich diese Geschichte erzähle, dann erzähle ich

auch Teile meiner eigenen Geschichte: als behinderte Frau, die im Westen der Bundesrepublik aufgewachsen ist, als Kritikerin der Gen- und Fortpflanzungstechniken, als Mitstreiterin in der Behindertenbewegung.

Die Geschichte der Eugenik

Zunächst ein Blick auf die Wurzeln der heutigen Humangenetik, auf fortpflanzungshygienische Konzeptionen und auf die Eugenik, denn daran zeigt sich die Geschichte des Auslesegedankens. Die Prinzipien, die der heutigen humangenetischen Beratung zugrunde liegen, sind uralt.[1] Seit Platon sind immer wieder Utopien und Programme entworfen worden, die eine Kontrolle und Planung der menschlichen Fortpflanzung zum Inhalt hatten.
Ihnen allen war die Idee gemeinsam, qualitativ hochwertige Menschen, die »Besten der menschlichen Rasse« zu züchten. Mit anderen Worten: Angestrebt wurde die Rationalisierung, Verwissenschaftlichung und schließlich Technologisierung des menschlichen Geschlechtslebens. Es wurde zunehmend der Zweckrationalität und Produktorientierung unterworfen; ebenso spielte die Bewältigung der Angst – sowohl vor dem Geschlechtstrieb als auch vor behinderten und kranken Menschen – eine wichtige Rolle bei dem Aufkommen fortpflanzungshygienischen Gedankengutes. Die Züchtungsidee, perfektioniert beim Tier, wurde auf den Menschen übertragen. Typisch für die alten Konzeptionen war – hierin allerdings unterschied sie sich wesentlich von der heutigen Praxis – die Vorstellung von einem starken Staat, der über das Fortpflanzungsverhalten seiner Untertanen wachte und Auslese vornahm.
Die »Eugenik« hat alle diese Überlegungen aufgegriffen und sie zu einem wissenschaftlichen Konzept ausgebaut. Dieses Wort griechischen Ursprungs mit der Bedeutung »von guter, edler Abstammung« hat Francis Galton, ein Vetter Darwins, 1883 geprägt. Das 19. Jahrhundert war das Zeitalter des sich durchsetzenden Kapitalismus und der Industrialisierung. Fortschrittsoptimismus und Technikbegeisterung waren ebenso verbreitet wie Niedergangs-

stimmung und Zivilisationspessimismus – angesichts der sozialen Zustände durchaus nachvollziehbar. Um die Wende zum 20. Jahrhundert brodelte es vor allem in den Städten, in denen aufgrund ausbeuterischer Arbeitsverhältnisse und elender Wohnbedingungen große Armut herrschte. In dieser Situation wurde ein Ansatz entwickelt, der die gesellschaftlichen Zusammenhänge mit biologistischen Metaphern zu erklären suchte: als Ergebnis eines Mangels an »natürlicher Selektion«, die durch die Zivilisation aufgehoben worden sei, und der daraus resultierenden erblichen Belastung. Zudem versprach dieser Erklärungsansatz die Möglichkeit, die Lage über gezielte Interventionen zu »verbessern«: Das Aufkommen schlechter Gene sollte künstlich verringert werden, indem zum einen ihre Träger an der Fortpflanzung gehindert wurden (»negative Eugenik«) und zum anderen über spezielle Maßnahmen diejenigen, die über gute Gene verfügten, zur Fortpflanzung motiviert wurden (»positive Eugenik«).
Die Wiederentdeckung der Mendelschen Erblehre um 1900 und die stürmische wissenschaftliche Entwicklung auf dem Gebiet der Genetik trugen zu einer raschen Verbreitung und Popularisierung des eugenischen Gedankens bei. Die Eugenik etablierte sich nicht nur als zukunftsorientierte Wissenschaft, sondern wurde auch zur sozialen und politischen Bewegung. Unzählige Vereinigungen mit eugenischen Zielen gründeten sich, fast alle auch unter Bezugnahme auf die rassistisch geprägte Anthropologie und bald mit einer starken Affinität zur rechtsradikalen Politik. In der Mehrheit arbeiteten die deutschen Eugeniker und Genetiker aktiv mit den Nationalsozialisten zusammen, als es darum ging, die in »Rassenhygiene« umbenannte Konzeption in konkrete Schritte umzusetzen.
Nach ihrer Machtergreifung 1933 begannen die Nationalsozialisten ohne Aufschub und Zögern, Menschen, die sie als »nicht-lebenswerte Ballastexistenzen« definierten, systematisch »auszumerzen«; einmal, indem sie behinderte Menschen über Zwangssterilisierung an der Fortpflanzung hinderten, und zweitens, indem sie sie im Rahmen der sogenannten Euthanasie ermordeten.[2]
Bereits in der ersten Hälfte des Jahres 1933 wurde beim Reichsinnenministerium ein Sachverständigenbeirat für Bevölkerungs- und

Rassenpolitik etabliert, der die gesetzlichen Regelungen zur Legalisierung der Zwangssterilisierung erarbeitete. Das Ergebnis war das berüchtigte »Gesetz zur Verhütung erbkranken Nachwuchses«, das im Juli 1933 verkündet wurde und am 1. Januar 1934 in Kraft trat. Fortan waren Zwangssterilisierungen bei folgenden Diagnosen erlaubt: angeborener Schwachsinn, Schizophrenie, manisch-depressives Irresein, erbliche Epilepsie, Chorea Huntington, schwere körperliche Mißbildung und schwerer Alkoholismus.
Die Möglichkeiten, Zwangssterilisationen vorzunehmen, wurden im Laufe der folgenden Jahre rasch ausgeweitet. Hatten sie zunächst vor allem Behinderte und Kranke, die in Anstalten leben mußten, betroffen, wurden diese Eingriffe ab 1935 auch an gesunden Familienangehörigen durchgeführt. Im selben Jahr wurden außerdem Zwangsabtreibungen bis zum sechsten Monat zugelassen, die zudem mit anschließender Zwangssterilisierung gekoppelt werden konnten. Ebenso wurden Kastrationen an Männern in das Gesetz aufgenommen. 1936 erlaubte die Fünfte Veränderungsverordnung den Einsatz von Röntgen- und Radiumstrahlen bei Sterilisationen und Kastrationen, also höchst umstrittene und gesundheitsbedrohende Operationsmethoden. Immer wieder wurden Runderlasse veröffentlicht, in denen die Begriffe »Erbleiden« und »Schwachsinn« ausgedehnt wurden. Diese Begriffe umfaßten bald auch den »Wert des Betroffenen gegenüber der Volksgemeinschaft« sowie seine oder ihre »Leistungsfähigkeit«. Mit solchen Generalklauseln konnte faktisch jede beziehungsweise jeder zwangssterilisiert werden. Reichsweit sind bis zum Ende des Krieges mindesten 300000 Menschen Opfer des »Gesetzes zur Verhütung erbkranken Nachwuchses« geworden: für ihr Leben verstümmelt, belastet mit einem Trauma, von dem sich die meisten von ihnen niemals ganz erholen konnten.[3]
Doch die Zwangssterilisationen waren nur der erste Schritt. Bei Kriegsbeginn war die NS-Vernichtungspolitik bereits in ihre zweite Phase eingetreten, jene Phase, die auf die »Endlösung« der Behindertenfrage abzielte, was mit dem Mittel des Massenmordes erreicht werden sollte. Zynisch wurde diese Aktion »Euthanasie« (griechisch: schöner Tod) genannt.

Die ersten Opfer der Euthanasie waren die neugeborenen Kinder. Aufgrund eines geheimen Runderlasses des Reichsinnenministeriums im August 1939 hatten Hebammen und Ärzte die Geburt von »mißgestalteten« Neugeborenen zu melden. Ein »Reichsausschuß zur wissenschaftlichen Erfassung erb- und anlagebedingter schwerer Leiden« in Berlin sichtete die Meldungen und leitete sie an ärztliche Gutachter weiter, deren Voten dann zur Einweisung der »wissenschaftlich interessanten Fälle« in 30 spezielle Kinderfachabteilungen führte. Dort wurden die Kinder medizinischen Experimenten unterworfen und schließlich getötet.

Kurze Zeit nach dem Beginn der Kinder-Euthanasie wurden die politischen und bürokratischen Weichen für die reichsweite Ausmerzung aller behinderten und erbkranken Menschen gestellt. Ein formloses Ermächtigungsschreiben von Hitler – von ihm bewußt auf den 1. September 1939 und damit auf den ersten Tag des Zweiten Weltkrieges rückdatiert – an Reichsleiter Bouhler und seinen gesundheitspolitischen Berater Brandt setzte die Tötungsmaschinerie in Gang. Krieg nach außen und Krieg nach innen – das war die Botschaft dieses Führerbriefes.

Die Ermordung von Tausenden von Menschen aus »rassenhygienischen« Gründen wurde von einem zentralen Amt aus (Tiergartenstraße 4 in Berlin, daher das Kürzel: »Aktion T4«) generalstabsmäßig gesteuert und durchgeführt. Ab Ende 1939 erfolgte die Erfassung der Patienten in den Anstalten. Die Anstaltsdirektoren bekamen Fragebögen zugeschickt, in denen die »Art der Krankheit«, die »Dauer des Aufenthaltes« sowie die »Leistungsfähigkeit« des einzelnen Insassen abgefragt wurden. Nach Rücklauf dieser Meldebögen machten drei Begutachtungsärzte ihre »Kreuzchen«: Damit entschieden sie über Leben und Tod. Gemäß ihren Angaben gingen Namenslisten der zu verlegenden Patienten zurück an die Anstalten. Die Euthanasie-Opfer wurden in unscheinbaren grauen Bussen einer Tarnfirma, der »Gemeinnützigen Krankentransportgesellschaft«, abtransportiert und über Zwischenanstalten, die der Spurenverwischung und der weiteren Auslese – insbesondere nach dem Kriterium der Arbeitsfähigkeit oder »als interessanter Fall« für die KZ-Ärzte – dienten, den Vernichtungslagern zugeführt.

Man hatte sich bemüht, die Ermordung der Behinderten geheimzuhalten. Dennoch breitete sich Unruhe in der Bevölkerung aus; vereinzelt gab es Widerstand. Am 3. August 1941 kam es zu der berühmten Predigt des Bischofs von Münster, Graf von Galen, der die Euthanasie-Aktion öffentlich verurteilte. Drei Wochen später wurde die »Aktion T4« offiziell gestoppt. Doch die »wilde Euthanasie«, die anschließend praktiziert wurde, forderte weiter in großer Zahl ihre Opfer, unter ihnen Psychiatriepatienten, Tuberkulosekranke, »rassisch unerwünschte« Kinder, Zwangsarbeiter und nicht mehr arbeitsfähige KZ-Häftlinge. Grausame und sadistische Experimente wurden in den Vernichtungslagern von Ärzten und Wissenschaftlern an den Gefangenen durchgeführt. Die Zahl der aus rassenhygienischen Gründen Getöteten wird heute auf 100 000 bis 275 000 geschätzt.

Der Aufbau der Humangenetik in der Bundesrepublik

Nach dem Zusammenbruch des »Dritten Reichs« gingen dieselben Wissenschaftler, die mitgeholfen hatten, behinderte Menschen zwangsweise zu sterilisieren und zu töten, daran, die Erblehre, nun Humangenetik genannt, in der Bundesrepublik wiederaufzubauen.[4] Zunächst arbeiteten die Humangenetiker still und leise in theoretischen Instituten für menschliche Erblehre, Humangenetik und Anthropologie, die beispielsweise in Münster, Göttingen, Kiel und München errichtet wurden. Zum Ende der sechziger Jahre war es dann soweit: Man ging wieder an die Öffentlichkeit und präsentierte sich als moderne Wissenschaft, die angesichts der nach dem Zweiten Weltkrieg rasanten Entwicklungen in der Chromosomenanalyse sowie in der biochemischen und molekularen Genetik allen Grund zum Optimismus habe. 1969 wurde auf dem Marburger Kongreß »Genetik und Gesellschaft« die Planung der ersten humangenetischen Beratungsstelle in der Bundesrepublik vorgestellt. Finanzierungsanträge für ein Modellprogramm wurden beim Bundesgesundheitsministerium und der VW-Stiftung eingereicht und bewilligt. 1972 wurde das Beratungsmodell am Marburger Institut für Humangenetik begonnen (BMJFG 1979). Übrigens hatte man die Stelle in Marburg der Universität und nicht dem Gesundheitsamt angegliedert, weil man – wie der Marburger Leiter Georg Gerhard Wendt es formulierte – befürchtete, daß andernfalls die Bevölkerung den Weg zum Beratungsangebot »aus emotionalen Gründen« nicht finden werde (Wendt 1976). Die Humangenetiker waren sich der Wurzeln ihrer Wissenschaft durchaus bewußt!

In den letzten Jahren ist es gelungen, ein bundesweites Netz von Beratungsstellen zu schaffen, denen das »Marburger Modell« Vorbild gewesen ist. Wie von Eva Schindele bereits gesagt, hat vor allem mit den sich enorm entwickelnden Möglichkeiten der pränatalen Diagnostik die Humangenetik einen Aufschwung erfahren und Eingang in Schwangerenvorsorge und Gynäkologie gefunden. Mittlerweile gibt es ein ganzes Bündel von Verfahren, die während der Schwangerschaft durchgeführt werden können, vom Ultraschall über Bluttests bis hin zu invasiven Eingriffen. Das Ungeborene kann mittels der gentechnologischen Diagnostik immer einfacher, immer früher, und immer schneller auf immer mehr Krankheiten und Auffälligkeiten untersucht werden. Die Pränataldiagnostik wird wohl bald ihr Ziel erreicht haben: allen Schwangeren – unabhängig von Alter und Risiko – diese Tests anzubieten. Noch sind die vorgeburtlichen Untersuchungen freiwillig; keine Frau wird von ihrem Arzt oder ihrer Ärztin dazu gezwungen. Doch die hohen Zahlen der Inanspruchnahme weisen auf Routine hin.

Juliane

Juliane kam 1960 mit einer Behinderung zur Welt und verlebte Kindheit und Jugend in einer hessischen Kleinstadt nahe Marburg, die Stadt, in der zwölf Jahre später die erste humangenetische Beratungsstelle der Bundesrepublik eingerichtet wurde. Julianes Vater war Arbeiter, ihre Mutter Hausfrau. Ihre Eltern und ihr jüngerer, nichtbehinderter Bruder haben nie großes Aufheben um Juliane und ihre Behinderung gemacht. 1976 schlägt ihr Arzt bei einer routinemäßigen Kontrolluntersuchung die genetische Beratung vor. Er selbst ist von diesem Angebot sehr angetan und erhofft sich weitere Erkenntnisse über die Ursache von Julianes gesundheitlicher Beeinträchtigung. Vor allem interessiert ihn, ob die bei der Geburt gestellte Diagnose richtig ist. Außerdem meint er, die Untersuchung sei wichtig, wenn Juliane Kinder bekommen wolle. Bemüht, die Interessen ihrer Tochter zu wahren, lassen sich die Eltern einen Termin beim Institut für Humangenetik in Marburg geben. Die Untersuchung ihres Blutes ergibt, daß ihr Chromosomensatz normal ist. Ein aufwendiges Literaturstudium und der Vergleich von Julianes Krankheitsbild mit anderen sind notwendig, um eine Diagnose zu ermöglichen; die Untersuchung dauert fast ein ganzes Jahr. Das Ergebnis ist mehr als dürftig: die Behinderung wird rein symptomatisch als »Systemerkrankung« klassifiziert. Als Grundlage der Diagnose kann lediglich eine Gesamtzahl von 50 dokumentierten, ähnlich gelagerten »Fällen« herangezogen werden. Dennoch lautet der Befund, Juliane habe eine dominant vererbbare Behinderung. Juliane erinnert sich immer noch mit Entsetzen an die Bilder von anderen Betroffenen, die ihr mit dem Trost vorgelegt wurden, daß sie selbst noch eine leichte Form der gleichen Behinderung habe. Juliane ist mittlerweile eine erwachsene Frau, nicht verheiratet und ohne Kinder. Alle ihre Liebesbeziehungen sind von ihrem Bewußtsein, möglicherweise Trägerin einer Erbkrankheit zu sein, geprägt worden. Heute, viele Jahre nach dem Besuch beim Humangenetischen Institut, kann Juliane einigermaßen sachlich davon berichten. Zum Zeitpunkt der genetischen Beratung war sie mitten in der Pubertät – nicht mehr Kind und noch nicht Frau. Ihre Tagebuchaufzeichnungen über Untersuchung und Beratung zeigen diese Brüche.

17. Mai 1976

Am 12. Mai, Mittwoch, waren wir in Marburg, im Humangenetischen Institut. Mutti und Papa war, wie ich annehme, nicht sehr wohl zumute, weil sie fürchteten, gesagt zu bekommen, daß meine Behinderung erblich sei. Die Ärztin dort war schrecklich nett und normal (der Professor war nicht da, wie ich schon angenommen hatte, aber ich war ganz erfreut). Zuerst mußten wir unsere ganzen Verwandten angeben, wann geboren, wieso gestorben, irgendwelche besonderen Krankheiten? Als die Reihe an Oma kam, schwiegen Mutti und Papa betreten. Ich war peinlich berührt, hatte aber schon so was kommen sehen und wollte schon sagen: ›Ja, die war doch geistes...‹, da erzählte es Mutti schon, aber mehr abschwächend. Die Ärztin wollte ihre Papiere vom Krankenhaus anfordern, wo Oma stationiert war, was die Eltern sofort großzügig und verständnisvoll erlaubten, und meinte lächelnd: ›Wenn wir schon so etwas untersuchen, dann wollen wir auch gleich alles feststellen, nicht wahr?‹ Ich fand das auch vernünftig. Mit anderen Worten, wir werden bei der Generalbesprechung im Sommer erfahren, ob Geisteskrankheit in unserer Familie erblich ist. Und wenn es eine positive Antwort ist, wird es Papa schocken. Mir war es ziemlich peinlich, daß er immer wieder sagte: ›Gesund! Alle gesund!‹ und meinte, eigentlich sei uns immer wieder versichert worden, daß meine Behinderung nicht erblich sei, und sich damit indirekt von der Untersuchung distanzierte. Als Papa sagte: ›Ja, so ist das im Leben: Die einen sterben früh, und die anderen werden alt‹, und die anderen nicht zu Wort kommen ließ, habe ich mich geschämt. Nachher wurde ich noch fotografiert und bekam Blut entnommen, das dann untersucht wird. Während der Besprechung und Untersuchung war eine amerikanische Ärztin zugegen, die sehr süß aussah in ihrem Kleid und kein Wort Deutsch verstand.

20. April 1977
Am 15. April war ich in Marburg, im Humangenetischen Institut, zur abschließenden Besprechung meiner Chromosomenanalyse. Ich habe wahrscheinlich überraschend gefaßt gewirkt, als die Ärztin mir mitteilte, daß meine Chance, ein gesundes Kind zu gebären, 50:50 steht, mit anderen Worten, daß mir stark abzuraten ist, eine Schwangerschaft zu riskieren. Ich werde also infolge meiner rational vorausschauenden Erwägung der Sachlage niemals ein eigenes Kind haben. Zuerst war ich fest entschlossen, doch eins bekommen zu wollen, mit dem Bewußtsein, daß es höchstwahrscheinlich genauso oder noch stärker behindert wie ich ist. Doch jetzt bin ich mir dieses eigennützigen Egoismus gewärtig geworden und werde mich, falls ich überhaupt jemals zu dieser Entscheidung gezwungen werde (was noch sehr in Frage steht), wohl gegen ein Kind entscheiden. Ich bin aber fest entschlossen, welche, was viel nützlicher ist, als neues Leben in diese kinderfeindliche, unmenschliche Welt mit ihrem Hang zum Totalitären hineinzugebären. Wohl noch direkter betroffen hat mich die neue und befremdende Tatsache, daß mein Gesicht Ausdruck meiner Krankheit ist. Meine besondere ausgeprägte Unterlippe, nur für Nicht-Genetiker ungewöhnlich, meine Hautfalten neben den Augenlidern (beim genaueren Besehen kam ich mir mongoloid vor!) sind nämlich nicht persönliche Kennzeichen meiner Individualität, sondern abnormal und krankhaft. Das bedeutet also, daß jeder gute Arzt oder Genetiker mir ansehen (!) kann, welche Krankheit ich habe ... Das fand ich erschreckend. Als Papa am Mittagstisch tröstend sagte: ›Na ja, es gibt auch Ehen ohne Kinder‹, da habe ich auf den Tisch gehauen und gesagt: ›Ich will nichts mehr davon hören.‹ Es klang so banal und dumm, diese Vorstellung von mir und einem Ehemann, alleine und wahrscheinlich gelangweilt, so verdüsternd und spießig, daß ich nicht anders als aggressiv reagieren konnte.«

(Interviewaufzeichnung: Anne Waldschmidt)

Ist Geschichte wiederholbar?

Diese Frage steht immer im Mittelpunkt, wenn wir über das Unfaßbare, über die bis heute tabuisierte NS-Rassenhygiene nachdenken und diskutieren. Man hat Menschen mit Behinderung in den Jahren des Nationalsozialismus so brutal und verachtend behandelt, daß insbesondere für selbst von Behinderung Betroffene sofort die Frage entsteht: Hätte auch ich während des Nationalsozialismus zwangssterilisiert, in Menschenexperimenten gequält, schließlich in einem Vernichtungslager vergast werden können? Um so erschreckender ist es, wenn die wahrscheinliche Antwort lauten muß: ja!

Für Zwangssterilisation und Massenmord an behinderten Menschen zwischen 1933 und 1945 aber war deren vorangegangene, seit langem praktizierte Aussonderung Bedingung, ja, Voraussetzung: Der Zugriff auf die in den Heimen zusammengepferchten, von ihren Familien getrennten, schutzlosen Menschen mit körperlicher, geistiger oder psychischer Behinderung war so fast reibungslos möglich.

Handfeste historische Fakten verweisen auf strukturelle Verbindungslinien von der Herabwürdigung über die Ausgrenzung und Aussonderung bis hin zur Auslese und Ermordung behinderter Menschen. Denn ihre gesellschaftliche Isolation geschieht nicht nur auf subtile Weise, in Form von Ächtung und herablassenden Äußerungen, sondern ganz konkret und gewaltsam, in Gestalt von Heimen, Anstalten, Sondereinrichtungen. Menschen, die als »Krüppel«, »Idioten« und »Geisteskranke« angesehen werden, werden seit Jahrhunderten weggeschlossen, ausgesondert, hinter Mauern und Türen verbannt und verwahrt.

Die Aussonderung hat ein doppeltes Gesicht. Die als »behindert« definierten Menschen werden durch sie beides zugleich: verborgen und auffällig gemacht. Auf der einen Seite verschwinden sie aus dem Alltag und von der Straße: sie werden quasi unsichtbar und können von den Normalen ignoriert, verleugnet werden. Auf der anderen Seite werden sie erst durch die Aussonderung sichtbar. In den Sondereinrichtungen, in den speziellen Verwahranstalten wer-

den sie zusammengerottet. Dort bilden sie eine Masse und eine gesellschaftliche Institution: damit sind sie zu einem »sozialen Problem« geworden.
Nach dem Ende des Zweiten Weltkriegs hat man aus den Erfahrungen der NS-Zeit nicht gelernt. Zwar wurden die Vernichtungslager aufgelöst, doch die großen Behindertenanstalten und psychiatrischen Einrichtungen, die die Zielscheibe der nationalsozialistischen Ausmerzungsmaßnahmen bildeten, konnten weiterexistieren. Das auf Medizin und Pädagogik aufbauende System der Verwahrung und Aussonderung von behinderten Menschen ist während der letzten 50 Jahre nicht abgebaut, sondern im Gegenteil erweitert und perfektioniert worden. Neben den herkömmlichen reinen Verwahranstalten existieren mittlerweile neue, moderne Methoden und Institutionen der Behindertenpolitik.
In allen Lebensbereichen werden behinderte Menschen weiterhin Sonderbehandlungen unterworfen: in Sonderkindergärten und Sonderschulen, in speziellen Ausbildungsmaßnahmen und auf dem Arbeitsmarkt in abgesonderten Werkstätten für Behinderte, in behindertengerechten Wohngettos am Rande der Stadt, in eigens für sie eingerichteten Freizeitclubs. Zwar sind in den letzten Jahren mehr Bemühungen zu verzeichnen, behinderte Kinder in Kindergärten und Schulen zu integrieren, Wege aus der Aussonderung auch im Berufsleben und im Wohnbereich zu finden. Doch jede noch so gutgemeinte Integrationspädagogik kann nicht darüber hinwegtäuschen, daß die Eingliederung auf dem vorherigen Ausschluß beruht. Zudem sind die wenigen integrativen Ansätze von Kürzungsbeschlüssen einer restriktiven Sozialpolitik bedroht.
Als neue Variante einer auf behinderte Menschen zielenden Auslese- und Ausmerzungspolitik haben sich aus Sicht der Behindertenbewegung während der letzten 30 Jahre die humangenetische Beratung und Diagnostik etablieren können.[5] Diesmal vor der Zeugung – über das Mittel der Familienberatung – oder vor der Geburt – mit Hilfe der vorgeburtlichen Diagnostik über den Schwangerschaftsabbruch aufgrund der früher eugenisch, heute embryopathisch genannten Indikation – wird nunmehr nicht allein Ausson-

derung, sondern (wieder?) gleich die Ausmerzung behinderter Menschen betreiben: Nur wer als »gesund« oder »normal« eingestuft wird, erhält die Chance zu leben. Die Diagnose »behindert« bedeutet den vorgeburtlichen Tod.

Die Anfänge der Behindertenbewegung

Während sich in der DDR erst mit der Wende eine Behindertenbewegung entwickelte,[6] nahm die westdeutsche Behindertenbewegung ihren Anfang in den siebziger Jahren, die Blütezeit der sozialen Bewegungen. In jenem Jahrzehnt des Aufbruchs und des Aufbegehrens hatte Sozialarbeit Hochkonjunktur und die Arbeit mit den sogenannten Randgruppen ebenso. Als Reaktion darauf sammelten sich die Ausgegrenzten bald selbst. Sie wollten sich von den Professionellen nicht länger bevormunden und als »Arbeitsfeld« benutzen lassen. Sie begannen, den eigenen »Aufstand aus dem Abseits« zu proben, ihre eigene Geschichte und Identität zu entdecken. Schließlich gründeten auch Behinderte und psychisch Kranke ihre eigenen Gruppen, nach Jahrzehnten des Schweigens, des Weggeschlossenseins hinter Anstalts- und Heimmauern. »Selbsthilfe« war der Schlüsselbegriff dieser und der nächsten Jahre. Zwar hatte die Behindertenselbsthilfe schon eine lange Tradition, doch in jenen Jahren passierte etwas Neues: Sogenannte »Krüppelgruppen« schossen aus dem Boden.[7]

Der Ansatzpunkt dieser Zusammenschlüsse war nicht die Ursache der gesundheitlichen Beeinträchtigung – ob »Arbeits-« oder »Kriegsunfallopfer« – und auch nicht die Betroffenheit als Elternteil. Ebensowenig spielte die spezifische Krankheit oder Gesundheitsschädigung eine Rolle für die neue Selbstorganisation von behinderten Menschen. Diesmal ging es einzig und allein um die Tatsache der Behinderung, der Lebenserfahrung, sozial diskriminiert und ausgegrenzt zu werden, und zwar allein wegen einer körperlichen, psychischen oder geistigen Auffälligkeit. Diejenigen behinderten Menschen, die nun – unabhängig von der jeweiligen medizinischen Diagnose – zusammenkamen, um gegen ihre Diskri-

minierung zu kämpfen, und sich dazu provokativ »Krüppel« nannten, bildeten später die Behindertenbewegung.
Für mich und viele andere ist der Begriff »Krüppel« mit unserer Anfangszeit verbunden, in der wir – die wir eigentlich an den Rollstuhl gefesselt, hilflos an Krücken, nicht ganz richtig im Kopf sein sollten – endlich begeistert in Bewegung kamen. In den Initiativen herrschte Aufbruchsstimmung, es war ein aufregendes »Comingout«. Damals konnte – und sollte – es schockierend klingen, eine Befreiung sein, wenn wir uns selbst »Krüppel« nannten.
Doch heute – mehr als 15 Jahre später – ist uns dieser Begriff als Kampfeswort entglitten. Einerseits benutzen Nichtbehinderte ihn nun auch, um ein fortschrittliches Synonym für das Wort »Behinderte« zu haben. Andererseits wird der Begriff in der letzten Zeit wieder sehr häufig und mit großer Selbstverständlichkeit in seiner althergebrachten Bedeutung benutzt: als Beleidigung, als Wort der Herabwürdigung der ernstgemeinten Stigmatisierung behinderter Menschen.[8] Um Mißverständnisse zu vermeiden, habe ich mich deshalb entschlossen, zu dem zwar beschönigenden, aber harmloseren Begriff »Behinderung« zurückzukehren. Auch Vokabeln wie »Schädigung« oder »Beeinträchtigung«, die manchmal als Synonyme für Behinderung benutzt werden, beschreiben meines Erachtens nur Facetten des komplexen Prozesses, den Behinderung bedeutet.
Im Unterschied zu anderen Behindertenselbsthilfevereinigungen, die es sich gerade zum Ziel gesetzt hatten, Behinderte und Nichtbehinderte zusammenzubringen, kamen behinderte Menschen in den »Krüppelinitiativen« nur unter sich zusammen. Frauenbewegung und Frauenselbsterfahrungsgruppen waren hier Vorbild. Das Ziel war, Behinderung als Lebensform anzuerkennen und wertzuschätzen. Ebenso wurden – als selbstverständliches Recht und nicht als Almosen! – radikale Veränderungen der Lebensumstände eingefordert. Menschen mit Behinderung wollten keine »Musterkrüppel« mehr sein: angepaßt, lieb und brav, isoliert und normalisiert. Wir wollten stolz auf unsere Besonderheit sein, frech und kämpferisch, »lieber lebendig als normal!«[9]
Selbstbewußt definiert die Behindertenbewegung das Verhältnis

zwischen Menschen mit Behinderung und ihrer Umwelt um: Nicht wir als Behinderte, sogenannte Randgruppe und Außenseiter, sind das Problem, sondern die Gesellschaft, in der wir leben, die Nichtbehinderten, die Schwierigkeiten mit uns haben; sei es, weil sie Widerwillen und Ablehnung gegenüber Menschen empfinden, die nicht der Norm entsprechen, und deshalb der Konfrontation ausweichen wollen, sei es, weil wir sie an ihre eigene Verletzbarkeit erinnern.

Die Behindertenbewegung zwischen Widerstand und Pragmatismus

Im Laufe der Zeit ist auch die Behindertenbewegung erwachsen geworden.[10] Innerhalb dieser Bewegung hat sich ein vielfältiges Spektrum von Aktivitäten und Strukturen entwickelt. Sie ist professioneller, intellektueller, pragmatischer geworden – und ist doch immer noch von einem Hauch Utopie umweht. Sie hat sich den Menschen aus den neuen Bundesländern geöffnet, Wege der hergebrachten Lobbypolitik und der parlamentarischen Arbeit auf Kommunal-, Landes- und Bundesebene beschritten. Nach der ersten Phase, in der neben der internen Verständigung in kleinen Initiativgruppen vor allem im UNO-Jahr der Behinderten 1981 spektakuläre Aktionen unternommen wurden, um öffentliche Aufmerksamkeit zu erregen, folgte eine eher realpolitisch orientierte Periode, in der die Organisation von hauptamtlichen Beratungsangeboten und ambulanten Hilfsdiensten im Mittelpunkt stand. Die »Krüppelinitiativen« wurden Ausgangspunkte der »Selbstbestimmt-Leben«-Bewegung, in der Menschen mit Behinderung anfingen, andere Betroffene in rechtlichen und sozialen Fragen zu beraten, Pflegeassistenzen zu organisieren, behindertengerechten Wohnraum zu vermitteln, für behindertengerechten öffentlichen Personennahverkehr zu streiten, psychosoziale Hilfestellung anzubieten, kurz, für die materiellen Bedingungen eines Lebens mit Behinderung in Autonomie und Selbstbestimmung zu kämpfen.[11] Angeregt durch amerikanische Vorbilder, fingen die westdeutschen

Aktivisten ab Mitte der achtziger Jahre an, Bürgerrechtsforderungen zu entwickeln. Die deutsche Wiedervereinigung und die durch sie ausgelöste Verfassungsdebatte kamen da gerade recht. Die Behindertenbewegung in Ost und West startete die Kampagne für ein »Antidiskriminierungs- und Gleichstellungsgesetz für Behinderte« (ADG), die bald auch von etablierten Behindertenverbänden mitgetragen wurde.[12] Tatsächlich gelang es in mühsamen Verhandlungen und unterstützt von Straßenaktionen, Bundestag und Bundesrat dazu zu bewegen, im Herbst 1994 ein Diskriminierungsverbot von Behinderten im Grundgesetz zu verankern. Der nächste Schritt wird der Kampf um die Realisierung des Gleichstellungsgesetzes sein.

Menschen mit Behinderung konnten in den letzten Jahren nicht nur Erfolge feiern, sondern mußten auch erschreckt feststellen, daß sie von neuem schwer bedroht werden. Sie sahen sich mit massiven Angriffen und handfester konkreter Gewalt konfrontiert; vor allem seit der Wiedervereinigung häuften sich die Übergriffe. Behinderte Menschen wurden beschimpft, belästigt, aus dem Rollstuhl geworfen, zusammengeschlagen, ja sogar getötet. Behinderteneinrichtungen wurden mit Steinen beworfen und mit Brandstiftung bedroht.[13] Als genüge all dies noch nicht, kam es 1992 in Flensburg zu einem Gerichtsurteil, in dem behinderte Menschen als Urlaubsbeeinträchtigung angesehen wurden. Ihr Anblick im Restaurant – so der Richter – löse zu Recht Ekel aus und begründe für die nichtbehinderten Feriengäste einen Anspruch auf Schadenersatz.[14]

Die Debatte um die Bioethik

Schließlich hat sich seit dem Ende der achtziger Jahre die Debatte über das Lebensrecht behinderter Menschen intensiviert. Der australische Philosoph Peter Singer hat eine sogenannte Bioethik entwickelt, die normative Regeln für den Umgang mit menschlichem Leben in den Grenzsituationen Geburt und Tod aufstellt. Er verknüpft Menschsein mit einem Personenstatus und will den Unterschied zwischen schwerstbehinderten Menschen und Men-

schenaffen verwischen. Weiter plädiert Singer dafür, als Strategien individueller und gesellschaftlicher Glücksmaximierung aktive Euthanasie zu praktizieren. Nach der Geburt eines behinderten Kindes sollen Arzt und Eltern darüber entscheiden können, ob dieses Kind getötet werden soll oder nicht.[15]
Immer häufiger werden seit der Veröffentlichung von Singers Thesen in der renommierten Wochenzeitung »Die Zeit« im Sommer 1989 auf Tagungen, in der Presse und in den Massenmedien mittels Bioethik-Richtlinien und Gesetzesvorlagen die Lebensrechte von behinderten und sterbenden Menschen offen und ohne Scheu zur Disposition gestellt, sei es in der Debatte um Euthanasie und Sterbehilfe, Transplantationsmedizin und Embryonenforschung, sei es in der Diskussion um Menschenexperimente in der klinischen Forschung und die humangenetische Diagnostik und Beratung. Der selektive und verwertende Zugriff der Experten auf behinderte und kranke Menschen scheint immer mehr Akzeptanz zu finden. Wie reagieren die Betroffenen auf diese Entwicklung?
Subjektives Leiden an der Behinderung oder chronischen Krankheit, Schmerzerfahrungen und ein aufreibender Alltag, der oftmals von Anstrengung, technischen Hürden, Armut und Einsamkeit geprägt ist, können in behinderten Menschen und ihren Angehörigen den Wunsch nach einem behinderungs- und leidfreien Leben entstehen lassen. Viele Eltern behinderter Kinder neigen dazu, die genetische Beratung als ein Mittel anzusehen, um Krankheit und Behinderung vorzubeugen, also ein solch belastetes Leben wie das ihre gar nicht erst entstehen zu lassen. Viele Betroffene hoffen außerdem auf medizinische Hilfe und Unterstützung durch neue, gentechnisch hergestellte Medikamente und die Entwicklung der Gentherapie.
Aus diesen Gründen bemühen sich verschiedene Vereinigungen von behinderten Menschen um einen Dialog mit den Experten. Bereits 1969 und 1977 veranstaltete die Bundesarbeitsgemeinschaft »Hilfe für Behinderte« als Dachorganisation von Behindertenselbsthilfegruppen zwei Tagungen zu den Themen »Der behinderte Mensch und die Eugenik« und »Können, sollen, dürfen Behinderte heiraten?«, an denen sich zahlreiche HumangenetikerInnen betei-

ligten und bei denen es Konsens war, daß Behinderte möglichst frühzeitig verhindert werden, am besten gar nicht erst geboren werden sollten.[16]

Auch in neuerer Zeit, beispielsweise 1991 in Bonn und 1993 in Köln, fanden Tagungen von Behindertenvereinigungen statt, auf denen es zum Gespräch zwischen HumangenetikerInnen und Betroffenen kam.[17] Zwar sahen sich die VertreterInnen der Humangenetik diesmal eher kritischen Nachfragen gegenüber, doch gleichzeitig wurde deutlich, daß die von Behinderung betroffenen TagungsteilnehmerInnen zur Versöhnlichkeit neigten und die WissenschaftlerInnen das Gespräch gesucht hatten, um ihre Arbeit zu legitimieren und Kritik bereits im Vorfeld im Sinne einer Umarmungsstrategie ersticken zu können. Mittlerweile befindet sich sogar ein gemeinsamer Dachverband von Selbsthilfegruppen und Humangenetikern in der Gründungsphase, der gemeinsame Standpunkte erarbeiten und Öffentlichkeitsarbeit betreiben will.[18]

Die Behindertenbewegung protestiert scharf gegen diese Versuche der Vereinnahmung. Sie wendet sich gegen Dialoge zwischen HumangenetikerInnen und Betroffenen, die vor dem Hintergrund von professionellen und ökonomischen Interessen keine herrschaftsfreien Auseinandersetzungen sein können, in denen Menschen mit Behinderung tatsächlich angehört würden. In solchen »Akzeptanzveranstaltungen« werden Behinderte eher benutzt, als daß sie Möglichkeiten zur wirklichen Einflußnahme erhalten. Zugleich ist der Behindertenbewegung mittlerweile klargeworden, daß sie sich in der aktuellen Situation nicht trotzig verweigern kann, sondern versuchen muß, sich in der gesellschaftlichen Debatte Gehör zu verschaffen. Mitglieder der Behindertenbewegung fordern deshalb, sich von den ExpertInnen nicht vereinnahmen zu lassen, sondern mit Gegendiskursen den vermeintlich demokratischen Meinungsbildungsprozeß zu stören, die kritischen Fragen zu stellen, die niemand mehr zu formulieren wagt, scheinbare Selbstverständlichkeiten zu hinterfragen, Widersprüche aufzudecken.[19]

Wie kommt es, daß chronisch kranke und behinderte Menschen so unterschiedlich auf Entwicklungen reagieren, die doch alle gleichermaßen bedrohen? Offensichtlich liegen den unterschiedlichen

Verhaltensweisen verschiedene Sichtweisen des Grundproblems zugrunde. Die meisten Behindertenselbsthilfegruppen und -verbände sehen die gesundheitliche Schädigung als entscheidenden Grund für die schwierige Lebenssituation von Behinderten in unserer Gesellschaft an. Sie verstehen Behinderung nicht als gesellschaftliches, sondern als technisch-medizinisches und zwischenmenschliches Problem und verwechseln damit nach Meinung der Behindertenbewegung Ursache und Wirkung. Die Behindertenbewegung dagegen geht von den gesellschaftlichen Strukturen aus, die sie verändern will.

Behinderung und Aussonderung sind gesellschaftliche Phänomene

Grundlage für die Aktivitäten der Behindertenbewegung ist ein gesellschaftspolitischer Begriff von Behinderung. Was genau besagt er? Behinderung wird als Ergebnis eines sozialen Ausgrenzungs- und Zuschreibungsprozesses verstanden, dessen Ansatzpunkt eine Schädigung in Leiblichkeit, Geist oder Seele eines Menschen bildet. Damit jemand ihretwegen herabgewürdigt und ausgestoßen werden kann, bedarf es einer wie auch immer legitimierten Begründung, einer Diagnose nach bestimmten und – das ist wichtig! – immer auch gesellschaftlichen Kriterien. Die mehr oder minder objektiv feststellbare Schädigung wird auf diese Weise zur materiellen Voraussetzung für das gesellschaftliche Phänomen Behinderung und für den Prozeß der Be-Hinderung, der immer auch ein Be-Hindert-Werden beinhaltet. Darüber, ob dieser Prozeß in Gang kommt und welches Gewicht er erhält, entscheiden herrschaftlich gesetzte Normen, die sich in unserer Gesellschaft vor allem auf die folgenden Bereiche beziehen: Arbeit und Bildung, Selbständigkeit und Mobilität, Ästhetik und Kommunikation. Behinderung beinhaltet demnach die Zuschreibung von ökonomischer und sozialer Minderwertigkeit, das heißt von Leistungs- und Konkurrenzunfähigkeit, von der im Gegensatz zu Krankheit angenommen wird, daß sie chronisch, dauerhaft und nicht rückgängig zu machen ist.

Wir Betroffenen, als »Mängelwesen« angesehen, werden an Entfaltung und Entwicklung gehindert. Gesellschaftliche Teilnahme und Teilhabe ebenso wie der Entwurf von Lebensperspektiven werden unmöglich gemacht, weil Behinderte ganz statisch über Defizite und nicht über Fähigkeiten und Talente definiert werden. In anderen Worten, wessen Bildungsmöglichkeit gering eingeschätzt wird, wessen Arbeitskraft nicht vermarktet werden kann, wer sich nicht behende bewegen kann, wer als häßlich gilt, wer sich nicht verbal verständigen und die Lebensführung nicht autonom bewältigen kann – gilt als behindert. Behinderung entsteht somit im Umgang und im Handeln mit anderen und stellt sich in diesen Interaktionen immer wieder neu her. Auf diese Weise wird sie zur permanenten, identitätsbildenden Lebenserfahrung des oder der einzelnen. Dieser Behinderungsbegriff begründet den Widerstand der Behindertenbewegung gegen die humangenetische Beratung und Diagnostik. Denn wer Behinderung als gesellschaftspolitisches Problem begreift, wird es notwendigerweise als zynisch empfinden, wenn über die Verhinderung der Betroffenen selbst das Problem gelöst werden soll – und genau dieser Ansatz liegt der aktuellen humangenetischen Praxis zugrunde.

Behinderte Frauen – erobern wir uns den Tag!

Die in der Behindertenbewegung engagierten Frauen, die sich früher »Krüppelfrauen« nannten, haben in bezug auf die humangenetische Beratung eigene Positionen entwickelt, die von der weiblichen Gebärfähigkeit und den damit verbundenen spezifischen Erfahrungen geprägt worden und in die feministischen Sichtweisen eingeflossen sind.

Bald nach dem Entstehen der Behindertenbewegung hatten auch wir Frauen das Bedürfnis, uns ohne nichtbehinderte Frauen und ohne Männer zu treffen. Thema war und ist unsere besondere Problematik, als geschlechtsloses Wesen zu gelten und es doch nicht zu sein. Als behinderte Frau in dieser Gesellschaft zu leben bedeutet, mehreren Benachteiligungen gleichzeitig ausgesetzt zu sein.[20]

In der sozialen Hierarchie rangieren Frauen mit Behinderung weit unten. Viel stärker als ein (behinderter) Mann und als eine nichtbehinderte Frau sind wir von Arbeitslosigkeit bedroht. Wenn wir Arbeit finden, entspricht diese meist nicht unserer Qualifikation, wird überdurchschnittlich schlecht bezahlt und bietet kaum Aufstiegschancen. Dagegen sind wir in weit größerem Maße als eine nichtbehinderte Frau auf Erwerbstätigkeit angewiesen. Für uns ist das Ausweichen auf ein Leben als Ehefrau, Hausfrau und Mutter in der Regel nicht möglich. Meist werden wir schon in unserer Erziehung darauf vorbereitet, denn – so die gängige Erwartungshaltung – wir »kriegen eh' keinen Mann ab«. Im landläufigen Sinne nicht attraktiv genug, um als zukünftige Ehefrau und Lebenspartnerin in Frage zu kommen, provozieren behinderte Frauen auch große Zweifel, ob sie gesundheitlich in der Lage sind, als Hausfrau zu funktionieren. Und nicht zuletzt sind wir mit der Frage konfrontiert, ob wir überhaupt gesunde Kinder gebären und erziehen können.

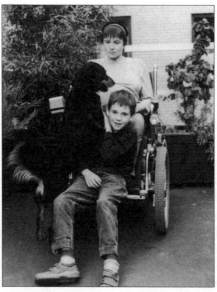

Gabi: »Ich bin im achten Monat – und gespannt auf unser zweites Kind.«

In der Konkurrenz mit nichtbehinderten Frauen ziehen Frauen mit Behinderung jedenfalls oft genug den kürzeren. Und doch können viele von uns eine befriedigende Arbeit finden, Liebesbeziehungen haben und Kinder zur Welt bringen – allerdings häufig genug nicht aufgrund der, sondern entgegen den herkömmlichen Erwartungshaltungen und Wertvorstellungen! Frauen mit Behinderung müssen sich ihre Lebensperspektiven, ihr Glück und ihre Selbstbestimmung mühsam erarbeiten, wenn sie sich nicht mit Armut und Isolation abfinden wollen.

Unter dem Slogan »Wir sind Frauen und behindert – nicht umgekehrt!«[21] begann 1992 der zweite Aufbruch der Frauen mit Behinderung. An vielen Orten gleichzeitig begannen betroffene Frauen, sich mit alten und neuen Fragestellungen auseinanderzusetzen, mit der eigenen Körperlichkeit und Ästhetik, mit Pflegeassistenz und Arbeit, Mutterschaft und sexueller Gewalt.[22] Neben einem europäischen Zusammenschluß sind seit 1993 landesweite Netzwerke für Frauen mit Behinderung im Entstehen begriffen, anfänglich in Hessen, dann in Niedersachsen, Nordrhein-Westfalen und Berlin. Das Hessische Koordinationsbüro für behinderte Frauen in Kassel leistet wichtige Vermittlungsaufgaben; in Köln existiert ein feministisch orientiertes Beratungsangebot von Frauen mit Behinderung für andere behinderte Frauen.[23]

Gebärverbote für behinderte Frauen

Die Auseinandersetzung mit den sogenannten normalen Frauen und der Frauenbewegung spielt in den Debatten und Aktivitäten der Frauen mit Behinderung eine große Rolle. Immer noch stehen viele nichtbehinderte Frauen unserer Behinderung als Lebenserfahrung distanziert, manchmal sogar ablehnend gegenüber. Während beispielsweise nichtbehinderte Frauen sich für ihre Selbstbestimmung einsetzen und vor allem in den letzten Jahren im Zusammenhang mit der Novellierung des Abtreibungsparagraphen gegen die Pflicht zum Gebären kämpfen müssen, sind wir mit einem anderen Prinzip konfrontiert, mit einem Gebärverbot.

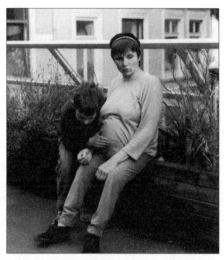

Milan: »Hallo, wann kommst du endlich?«

Denn auf unsere Fortpflanzungsfähigkeiten reagiert die Gesellschaft nicht mit Zwang, sondern mit Abwehr. Wir sollen keine Kinder zur Welt bringen, die eventuell selbst behindert sind oder für die wir nicht selbst sorgen können. Das gegen uns gerichtete Gebärverbot ist zwar nicht explizit juristisch geregelt, doch auf informeller, ideologischer und moralischer Ebene ist es ungeheuer wirksam. Die Mediziner sind Vermittler dieses Prinzips; das lehren uns unsere Erfahrungen immer wieder. Fast jede Frau mit Behinderung kann davon berichten: Die eine erhält viel zu schnell die Möglichkeit zur Sterilisation; der zweiten will der Frauenarzt ihre Gebärmutter gleich ganz entfernen; bei der dritten wird die Behinderung zur Indikation für eine Abtreibung. Und wieder kommen hier humangenetische Beratung und Diagnostik ins Spiel. Ausdrücklich haben sie die Aufgabe, die Geburt von behinderten Kindern zu verhindern.

Wir behinderte Frauen haben zu den ersten AdressatInnen der genetischen Familienberatung gehört. Als Frau und damit als mögliche zukünftige Mutter, als behindert und damit als »vorbelastet« diagnostiziert, befinden wir uns quasi automatisch im Blickfeld von

Hausärzten und Frauenärzten. Viele Frauen mit Behinderung haben am eigenen Leib erfahren müssen, wie über genetische Beratung Fortpflanzungsverhalten und Geschlechtsleben kontrolliert werden. Humangenetische Beratung und Diagnostik können große Auswirkungen auf Persönlichkeit und Identität haben, in Familien einbrechen und Lebensperspektiven nachhaltig verändern. Sie zwingen uns ein fragwürdiges Wissen auf, das unbelastete Entscheidungen über das Leben als Frau unmöglich macht. Sensibilisiert durch unsere Erfahrungen mit Medizin und Gynäkologie können wir behinderte Frauen die genetische Beratung und Diagnostik nicht als einen Weg zu größerer weiblicher Selbstbestimmung ansehen, sondern nur als eine weitere Institution zur Kontrolle von Frauen und ihren Körpern.

Streitpunkte zwischen Frauenbewegung und Behindertenbewegung

Weibliche Gebärfähigkeit wird in den Dienst genommen, um ein bestimmtes Ziel zu erreichen, um gesunden, »qualitativ guten« Nachwuchs zu erhalten. Die Überwachungsverfahren in der Schwangerschaft haben in der vorgeburtlichen Diagnostik ihre technische Perfektionierung erfahren. Mit ihrer Hilfe werden die Föten ausgelesen; nur jene werden für lebenswert befunden, die als normal diagnostiziert worden sind. Mit ihrer Hilfe werden heute an alle Frauen Gebärverbote und Gebärgebote gerichtet. In ihrer Logik ist die Pränataldiagnostik zutiefst behindertenfeindlich und frauenfeindlich, denn nur über die umfassenden Kontrolle der schwangeren Frau kann das Ziel, möglichst wenige behinderte Menschen entstehen zu lassen, verwirklicht werden.[24]
An diesem Punkt sind allerdings Teile der Frauenbewegung und die Behindertenbewegung unterschiedlicher Auffassung. Während nichtbehinderte Frauen ihr Selbstbestimmungsrecht realisieren wollen, indem sie die Techniken der Pränataldiagnostik nutzen, sind Menschen mit Behinderung der Meinung, daß sich die Frauen mit der Inanspruchnahme des humangenetischen Angebots behin-

dertenfeindlich verhalten. Einige männliche Mitglieder der Behindertenbewegung neigen auch dazu, generell gegen Abtreibung zu sein; einzelne nichtbehinderte Feministinnen tendieren dazu, dem Versprechen der Pränataldiagnostik zu glauben, daß sie zur Emanzipation der Frau beitragen könne.[25]

In dieser Auseinandersetzung nehmen die Frauen mit Behinderungen eine Position ein, die ich als »zwischen allen Stühlen« kennzeichnen muß. Der Ausweg aus dem eugenischen Dilemma kann nicht heißen, möglicherweise einen »Gebärzwang für Behinderte« einzuführen und damit konservativen Abtreibungsgegnern entgegenzukommen. Gleichzeitig ist es sinnvoll, den feministischen Selbstbestimmungsbegriff einer Kritik zu unterziehen. Dabei müssen die Sichtweisen behinderter Frauen berücksichtigt werden.[26]

Der Blick in die Geschichte zeigt, daß dem feministischen Selbstbestimmungsbegriff ein von Rationalität und Verantwortungspflichten geprägtes Menschenbild zugrunde liegt. Der Begriff ist eine sehr individualistische Kategorie und wird in unserer Konsumgesellschaft zur Wahlfreiheit auf dem Markt verengt. Doch die vermeinlich autonome Entscheidung einzelner ist immer auch von Lebensverhältnissen und Rechtsvorschriften mitbestimmt. Wird der Selbstbestimmungsbegriff unhistorisch verstanden, kann er zur bloßen Ideologie verkommen und allein den herrschenden Imperativen – zum Beispiel der Pflicht zum gesunden Kind – Genüge tun. Notwendig ist deshalb der Beginn einer offenen, sicherlich konfliktreichen Auseinandersetzung zwischen Frauenbewegung und Behindertenbewegung, zwischen Frauen mit Behinderung und nichtbehinderten Feministinnen über Gesamtzusammenhänge, Interessen, die uns verbinden, und Spaltungen, die uns trennen und überwunden werden müssen.[27]

Alte und neue Eugenik

Abschließend möchte ich auf die Befürchtungen zu sprechen kommen, die Menschen mit Behinderung hinsichtlich der humangenetischen Beratung und Diagnostik hegen. Um unsere Ängste verständlich zu machen, will ich die alten und die neuen eugenischen Tendenzen vergleichen. Auch nach 1945 hat sich die deutsche Humangenetik an der eugenischen Tradition orientiert. Die Humangenetik als Erforschung der Erbkrankheiten, früher auf der Grundlage der klassischen Erblehre nach Mendel, heute auf Chromosomen-, Genprodukt- und molekularer Ebene, war immer dazu bestimmt, gezielt zur Verhütung und Selektion Erbkranker eingesetzt zu werden, in der modernen Sprache: zur Prävention. Die Zahl der Kranken soll vermindert, die der Gesunden erhöht werden. Daneben geht es um die Verbesserung der menschlichen Erbanlagen, die Verminderung der genetischen Belastung. Das Prinzip der Auslese ist zentral geblieben. Früher wurde geborenes, heute wird ungeborenes Leben ausgelesen; die Auslese erfolgt entsprechend einer Bewertung nach Qualitätsmerkmalen.

Endergebnis einer pränatalen Diagnostik ist heute in der Regel die Abtreibung eines Fötus mit »krankhaftem« Befund. Der eugenisch indizierte Schwangerschaftsabbruch ist – obgleich keine Therapie im herkömmlichen Sinne – als medizinische Behandlung weithin anerkannt. Es scheint tatsächlich ethisch akzeptabler, der Abtreibung von mißgestalteten Ungeborenen zuzustimmen als der Tötung von behinderten Erwachsenen, wie sie von den Nationalsozialisten praktiziert wurde. Je früher die Selektion erfolgt, desto eher kann sie toleriert werden. Zwar können die individuelle Entscheidung zur Abtreibung und der staatlich angeordnete Massenmord im Nationalsozialismus nicht gleichgesetzt werden, aber es gibt doch eine Logik, die die Praxis der Pränataldiagnostik mit der der Euthanasie verknüpft. In beiden Fällen wird über den »Wert« des Lebens entschieden, ein Qualitätsurteil über ein Menschenleben gefällt. Ob sie subjektiv es will oder nicht: Die einzelne Frau, die sich für eine Pränataldiagnostik entscheidet, beteiligt sich an dieser Bewertung.

Die Schaffung von Beratungsangeboten – das zeigt die Geschichte der Eugenik ebenso wie die der Humangenetik – war und ist das entscheidende Mittel zur Etablierung der auslesenden Strategien. Beratungsangebote schaffen Nachfrage, suggerieren Probleme, die eventuell in dieser Form noch gar nicht vorhanden sind. Sie bilden die Klammer zwischen Forschung und Praxis und gewähren den Experten Zugang zur Klientel. Im Gewande einer medizinischen Dienstleistung erlauben sie Zugriffe und Einblicke. Kraß gesagt: Sie liefern das Experimentiermaterial, das heißt Menschen und ihre Gene, an denen die Erbvorgänge und -anlagen studiert, klinische Erfahrungen gesammelt und medizinische Techniken erprobt werden können.

Auch in den Anfängen der Eugenik wurde mit dem Mittel der Beratung gearbeitet – allerdings mit geringem Erfolg. Bereits 1864 forderten die Behörden die Presse auf, die Bevölkerung vor einer Ehe mit »Ungesunden« zu warnen.[28] Später fand genetische Beratung vor allem in amtlichen Eheberatungsstellen statt, die in den zwanziger Jahren vorwiegend in Preußen gegründet wurden und von denen es Anfang der dreißiger Jahre 200 gab. Insgesamt sind diese Stellen allerdings nicht stark in Anspruch genommen worden. So wurden einige Beratungsstellen mangels »Nachfrage« wieder geschlossen.[29]

Die Modernisierung der Eugenik

Nicht nur, daß das Beratungsangebot kaum in Anspruch genommen wurde, sondern auch, daß es zur vorgeburtlichen Selektion an technischem Wissen mangelte, unterscheidet die Eugenik früherer Zeiten von der heutigen Humangenetik. Die damalige Beratung konnte sich nur auf die klassische Erblehre stützen, lediglich Erbgänge überprüfen und Wahrscheinlichkeitsaussagen machen, sie konnte keine exakten Diagnosen und konkreten Hilfen anbieten. Vorgeburtliche Untersuchungsmethoden, die Aussagen über Embryo und Fötus zulassen, waren vor 30, 40 Jahren noch nicht möglich. Die Fruchtwasseruntersuchung als erste invasive Methode, das

Ungeborene im Mutterleib zu untersuchen, ist erst in den sechziger Jahren dieses Jahrhunderts entwickelt worden.

Die Pränataldiagnostik sowie gegebenenfalls der Schwangerschaftsabbruch sind heute Teile eines Dienstleistungsangebotes, das von Ärzten realisiert und über die Krankenkassen finanziert wird. Damit ist eugenisches Handeln zur Heilbehandlung umdefiniert worden. Deutlich wird das auch an den Legitimationen, die von den ExpertInnen formuliert werden: Arzt wolle man sein und individuelles Leid verhindern. Dem ungeborenen Kind werde ein leidvolles Schicksal – lebenslange Therapie mit noch dazu unvollkommenen Ergebnissen – und den Eltern die Belastung durch ein behindertes Familienmitglied erspart. Die alte Eugenik dagegen verstand sich in Wissenschaft und Praxis als eng verknüpft mit der »Rassenlehre« und als Teilbereich der staatlichen Bevölkerungspolitik – damit also als von oben verordnet und notfalls auch gegen den Willen der Betroffenen durchführbar.

Heute findet die medizinische Eugenik unter Beteiligung der einzelnen statt, mit ihrer Zustimmung und Information. Sie hat sich von ihren autoritären Wurzeln gelöst und ist zu einem demokratischen Ansatz herangereift. Zwang und Druck, offene Repression und Kontrolle werden heute nicht mehr angewandt; sie sind auch gar nicht mehr nötig. Staat und Gesellschaft brauchen nicht mehr aufzutreten, um eugenischen Gehorsam anzumahnen. Die einzelnen verhalten sich, ohne daß man es ihnen explizit sagen muß, »freiwillig« im Sinne dieser Logik.

Im Unterschied zum Nationalsozialismus existiert Eugenik als eigenständiger Politikbereich heute nicht mehr. Statt dessen haben wir es gegenwärtig mit eugenischen Praktiken zu tun, die allmählich alle Lebensbereiche unseres Alltags durchdringen. Auf den ersten Blick humaner als die alte Eugenik, erweist die neue sich bei näherem Hinsehen als eine perfektionierte Variante. Sie hat eine Eigendynamik entwickelt und funktioniert quasi wie von selbst, weil sie »von unten«, von der Frau und dem Mann auf der Straße getragen und ausgeübt wird und nicht von Polizei und Behörden befohlen ist. Selbst die Humangenetiker und Gynäkologen erscheinen heute nicht mehr als selbständige Akteure, sondern so, als handelten sie nur noch auf Geheiß ihrer Klientinnen. Die Eugenik hat neue Gewänder erhalten; ihre Methoden sind modernisiert worden. Ausgereift und fast unsichtbar, hat sie längst in unserem Rücken Stellung bezogen und beeinflußt – über die Strategie des Sachzwanges – unmerklich unser Handeln.

Im Ergebnis erscheint genetische Selektion als etwas ganz Normales, als etwas Vernünftiges und Selbstverständliches. Eugenisches Handeln wird heute technisch, individuell, über die elterliche Auslese vollzogen, der Arzt ist Mittler und Vollstrecker. Als Pflicht wird sie schon längst nicht mehr wahrgenommen, eher als Recht der einzelnen Person, nicht mit einem behinderten Kind leben zu müssen. Noch vor sechs Jahrzehnten mußte die Eugenik als krude Sozialtechnik gewaltsam gegen die Individuen durchgesetzt werden. Heute realisiert sie sich gerade über diese.

Negative Utopien

Diese Entwicklung macht denjenigen Angst, die von ihr unmittelbar, am eigenen Leibe betroffen sind.[30] Menschen mit Behinderung sagen: Wir lassen über unser Lebensrecht nicht diskutieren, weil wir Angst vor der Normalisierung der Eugenik haben. Wir befürchten eine – wie ich es nenne – »genetische Zwickmühle«. Behinderte könnten demnächst als »Abfallprodukte« und »Unfälle« bei der genetisch durchleuchteten, technisch unterstützten, Krankheit und Leid vorbeugenden Fortpflanzung angesehen werden. Sie könnten reduziert werden auf eine Diagnose, die stärker und einseitiger als je zuvor auf erbliche Faktoren abhebt. Die einzige Hilfe, die ihnen offeriert würde, wäre die Gentherapie. Finanzielle und soziale Unterstützungsangebote blieben aus. Gesellschaftliche Ressourcen würden aus dem Sozialversicherungs- und Rehabilitationssystem abgezogen; die Lebensbedingungen von Behinderten würden sich verschlechtern.

Ebenso existiert die Gefahr, daß Behinderung mehr und mehr individualisiert wird. Bald könnte es heißen, Menschen mit Behinderung hätten selbst Schuld an ihrem Schicksal und müßten ihr Leben folglich allein bewältigen. Sie seien schließlich nur Menschen, die eigentlich zu verhindern gewesen wären. Langfristig hätten sie im Zeitalter der Anwendung von Gentechnologie am Menschen – nach Entwicklung und Etablierung der Keimbahntherapie – keine wirkliche Existenzberechtigung mehr. Zwar ohne Rechte auf ein menschenwürdiges Dasein, würden behinderte Kinder dennoch weiter geboren, und eine große Anzahl von Menschen würde ständig durch Verkehrs- und Arbeitsunfälle sowie durch Umweltgifte gesundheitlich geschädigt und im Laufe ihres Lebens zu Behinderten werden. Sie alle gerieten in die Klemme, zwar real vorhanden zu sein, aber gemäß der technizistischen Logik des Jahres 2000 als zu vernachlässigende Faktoren angesehen zu werden. Behinderte würden zum menschlichen »Müll« einer zukünftigen Gesellschaft.

Diese Zukunftsvisionen, die heute noch als angstbesetzte Utopien abgetan werden, finden im aktuellen politischen und sozialen Klima der Bundesrepublik auf ideologischer und moralischer Ebene bereits ihren Ausdruck. Genetische Beratung und Diagnostik verändern schon heute soziales und individuelles Bewußtsein in Richtung auf Machbarkeitswahn. Sie erzeugen schon jetzt die Illusion, daß Behinderung abzuschaffen sei, und verhindern damit, daß sich Wissen, Umgangsformen und Traditionen für den Umgang mit Leid, Schmerzen, Behinderung und behinderten Menschen ausbilden, entwickeln und gepflegt werden können. In einer Zeit, in der jede und jeder im Alltag möglichst reibungslos funktionieren muß, in der alle entsprechend der Werbewelt möglichst lange »jung, schön, fit« sein wollen, ist die Vorstellung von einer vollständigen Gesundheit, einem heilen Leben offenbar von großer Faszination – einer Faszination, die sich angesichts der technischen Möglichkeiten für versehrte und geschädigte, behinderte und alte Menschen als gefährlich erweisen könnte. Ist der gegenwärtige Trend gegen uns gerichtet, gegen die, die mit chronischer Krankheit, Behinderung oder Pflegebedürftigkeit leben?

8. KAPITEL

Ermutigung: statt in Risiken unterzugehen, in Hoffnung leben

Verein Ganzheitliche Beratung und kritische Information zu pränataler Diagnostik, Winterthur

»CARA« e. V. – eine unabhängige Beratungsstelle zur vorgeburtlichen Diagnostik, Bremen

▪ »In guter Hoffnung sein« ist aus der Mode gekommen. Die gute Hoffnung ist von dem Geschrei um Risiken vertrieben worden. Dabei richtet sich der gynäkologische Blick zunehmend auf den Fötus, während die schwangere Frau immer mehr ausgeblendet wird. Nicht die Beziehung interessiert, sondern der »Produktionsapparat Frau«. Die invasiven Methoden pränataler Diagnostik spitzen die Konflikte für schwangere Frauen, aber auch für deren Partner weiter zu. Durch diese Diagnostik werden soziale Verantwortlichkeiten umdefiniert und die »Schuld« neu verteilt. Darüber hinaus sät sie Zwietracht im gesellschaftlichen Zusammenleben und grenzt Menschen mit bestimmten genetischen Besonderheiten immer mehr aus. Neue Randgruppen – das ist zumindest zu befürchten – könnten entstehen.

Während die Pränataldiagnostik sich mehr und mehr etabliert, regen sich seit einigen Jahren zunehmend auch Protest und Widerstand gegen die »Genetisierung der Gesellschaft«. Die ständig ausgeweitete Überwachung von Frauen, die die einzelne Frau immer mehr in Entscheidungskonflikte zwängt, wird kritisiert. In diesem Zusammenhang haben sich an einigen Orten Projekte gebildet, die einerseits Verständnis für die individuelle Entscheidungssituation der schwangeren Frauen und ihrer Partner haben, andererseits aber auch ein öffentliches Bewußtsein für die neuen Gefahren schaffen wollen.

Statt eines Schlußwortes möchte ich deshalb an dieser Stelle zwei Projekte vorstellen, die unabhängig voneinander entstanden sind, aber inzwischen in engem Austausch stehen: Zunächst skizziert Ruth Baumann-Hölzle vom Schweizer »Verein Ganzheitliche Beratung und kritische Information zu pränataler Diagnostik« die Tätigkeit des Vereins; anschließend beschreibe ich, in Zusammenarbeit mit Ortrud Gartelmann, Birgit Herdt und Ebba Kirchner-Asbeck, ausführlich die Arbeit der unabhängigen Bremer Beratungsstelle »CARA e. V.«, die von hauptamtlichen, aber auch von einigen ehrenamtlichen Mitgliedsfrauen getragen wird. Grundlage dieses Berichts bilden unter anderem die Beratungsprotokolle, die wir zu diesem Zweck ausgewertet haben. Sie dokumentieren die Anliegen der Frauen, die sich an CARA wenden, und charakterisieren die Art der Beratung, wie sie in den letzten Jahren von den CARA-Frauen entwickelt wurde.

Für Herbst 1995 ist die Gründung eines Netzwerkes geplant. Initiativen, die eine konfliktorientierte und lebensperspektivische Beratung anstreben, wollen sich auf der Grundlage einer gemeinsamen Plattform zusammenschließen. Aber auch Einzelpersonen, deren Anliegen eine frauenzugewandte Form der Schwangerenbegleitung ist und die ein Zeichen setzen wollen gegen die weitere Genetisierung der Gesellschaft, die bereits im Mutterbauch anfängt, sind im Netzwerk willkommen. Wichtig ist auch, eine öffentliche Debatte anzustrengen über Folgen der Technologie, aber auch, um die ständig gepriesenen medizinischen Möglichkeiten zu entzaubern. Wir wollen ermutigen: statt in Risiken unterzugehen, in Hoffnung zu leben.

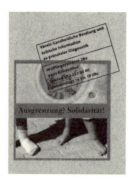

Verein Ganzheitliche Beratung und kritische Information zu pränataler Diagnostik

Schwangersein in der Schweiz

Schwangere Frauen werden in städtischen Gebieten vorwiegend von FrauenärztInnen, in ländlichen Gebieten hauptsächlich von Allgemeinpraktikerinnen betreut. Insgesamt gibt es eine verschwindend kleine Gruppe von frei praktizierenden Hebammen, die Frauen während der Schwangerschaft begleiten und normalerweise eng mit einem Allgemeinpraktiker zusammenarbeiten, der die Frauen zusätzlich betreut. Die Frauen kommen in der Regel einmal monatlich zur Kontrolle in die Praxen. Zwei Ultraschalluntersuchungen werden – es sei denn, die Frau lehnt es ausdrücklich ab – in jeder Schwangerschaft durchgeführt; in der Facharztpraxis sind es meist mehrere. Der Triple-Test gehört in der Facharztpraxis inzwischen zunehmend zur Routine, jedoch nur bedingt in der allgemeinärztlichen Praxis. Für die Amniozentese hat sich die Altersindikation in allen ärztlichen Praxen durchgesetzt: Die meisten ÄrztInnen fühlen sich verpflichtet, Frauen über 35 die Amniozentese anzubieten. Durchgeführt wird die Untersuchung in frauenärztlichen Praxen und in Krankenhäusern. Chorionzottenuntersuchungen werden nur von wenigen Spezialisten ausgeführt, zu denen die Frauen weiterverwiesen werden. Auch dafür erfolgt die Indikation aufgrund des mütterlichen Alters. Die Laboruntersuchungen werden zum größten Teil in Privatlabors durchgeführt. Im Zunehmen begriffen ist die Indikation auf Wunsch der schwangeren Frau, ohne daß eine Altersindikation vorliegt. Die Altersgrenze für Amniozentese und Chorionzottenuntersuchung sinkt immer weiter.

Schwangerschaftsabbrüche werden in der Schweiz aufgrund der mütterlichen Indikation vorgenommen, das heißt, wenn das Leben der Mutter in Gefahr ist. Die Auslegung dieses Paragraphen erfolgt in den einzelnen Kantonen der Schweiz sehr unterschiedlich, was eine Art Abbruchtourismus in die liberalen Kantone zur Folge hat. Für einen Abbruch muß eine Frau normalerweise ein psychiatrisches Gutachten vorweisen; bei einem Abbruch nach einem »pathologischen« Befund des werdenden Kindes entfällt der Besuch beim Psychiater für gewöhnlich. Die Heranziehung eines zweiten Arztes – in dem Spital, in dem der Abbruch vorgenommen wird – oder des Genetikers reicht aus. Es existieren keine offiziellen Fristen, so daß besonders nach abweichenden Befunden beim Fötus Abbrüche über die 20-Wochen-Grenze hinaus vorgenommen werden. Den Frauen fehlt jede Art von menschlicher Begleitung.

Der Verein

Auf dem Hintergrund dieser Situation wurde 1992 der Verein »Ganzheitliche Beratung und kritische Information zu pränataler Diagnostik« gegründet. Wir wollten betroffenen Frauen und ihren Partnern Beratung und Information vermitteln und eine breitere Öffentlichkeit für die vielfältigen Probleme der pränatalen Diagnostik sensibilisieren. Einige der Gründerinnen des Vereins waren Autorinnen der Broschüre »Das Risiko Leben – ja oder nein?«, die von den Behindertenpfarrämtern der reformierten und der katholischen Landeskirche des Kantons Zürich herausgegeben wurde. Diese Autorinnen veranstalteten, zusammen mit anderen engagierten Frauen, im Mai 1992 eine erste Tagung zu den Problemen der vorgeburtlichen Untersuchungen, mit dem Ziel, das Interesse an diesen Problemen in weiteren Kreisen zu wecken und einen Arbeitskreis zu gründen. Im Rahmen dieses Arbeitskreises wurde schließlich im Herbst 1992 ein unabhängiger Verein gegründet. Unter den Vereinsmitgliedern sind Hebammen, SozialarbeiterInnen,

PsychologInnen, TheologInnen, ÄrztInnen; sie alle fühlen sich einem solidarischen Menschenbild verpflichtet, ohne daß eine Gruppierung mit einer bestimmten Ideologie im Hintergrund des Vereins stünde. Was die Mitglieder der Gruppe vereint, ist eine kritische Haltung gegenüber der derzeitigen Praxis der vorgeburtlichen Untersuchungen und deren Auswirkungen. Im Juni 1993 stellte sich der Verein auf einer Pressekonferenz der Öffentlichkeit vor. Zur Koordination und Vermittlung der einzelnen Angebote wurde eine 20-Prozent-Drehscheibenstelle geschaffen, die von einer erfahrenen Hebamme betreut wird; schon bald kam eine 20-Prozent-Sekretariatsstelle hinzu. Tragende Funktion hat nach wie vor der ehrenamtlich arbeitende Arbeitskreis, der sich alle drei Wochen zu einer Sitzung trifft. Der Arbeitskreis ist aufgeteilt in die BeraterInnengruppe und die Gruppe Öffentlichkeitsarbeit. Der Verein vermittelt Beratung vor und während einer Schwangerschaft, vor und nach einem Schwangerschaftsabbruch und nach der Geburt eines behinderten Kindes. So wurde im Kanton Zürich ein Beratungsnetz aufgebaut; die darin zusammengeschlossenen BeraterInnen nehmen regelmäßig an den Veranstaltungen des Vereins teil. Daneben bietet der Verein auch eine Selbsthilfegruppe an. Zusätzlich arbeitet vorübergehend eine Sozialarbeiterin an einer Informationsmappe für LehrerInnen, die verschiedene Möglichkeiten aufzeigen wird, wie das Thema der vorgeburtlichen Untersuchungen mit Schülern verschiedener Altersstufen behandelt werden kann.

Erfahrungen im Bereich Beratung

Die Nachfrage nach Beratung ist stark von der Öffentlichkeitsarbeit abhängig. Der Wunsch nach anonymer Telefonberatung ist größer als die Bereitschaft, zu einer Beratungsstelle zu kommen. Immer wieder sprechen Frauen am Telefon davon, daß es ihnen guttue, einfach einmal mit jemandem reden zu können; mit einer Ansprechpartnerin, die ihre Unsicherheiten und Ängste nicht wegzudiskutieren versuche. Viele Frauen wollen sich von einer anderen als nur der medizinischen Seite informieren lassen und verlangen klare Auskünfte über Chancen und Risiken der einzelnen Testmethoden. Zu diesem Zweck hat der Verein die Broschüre »Das Risiko Leben« im Februar 1995 völlig neu gestaltet herausgebracht. Die neue Broschüre scheint viele Bedürfnisse der Frauen nach Information abzudecken.

Öffentlichkeitsarbeit

Der Verein hat von den Medien viel Aufmerksamkeit erfahren. Es gab im Hörfunk sowie im Fernsehen Interviews; alle größeren Tageszeitungen in der Schweiz haben über den Verein berichtet, und verschiedene Frauenzeitschriften haben die Thematik aufgegriffen. Mitglieder des Vereins werden gebeten, als ReferentInnen bei Fortbildungsveranstaltungen u. ä. aufzutreten; groß ist auch das Interesse von Studierenden, einzelne Arbeitsprojekte des Vereins zu dokumentieren. So ist dem Verein ein zusätzlicher Arbeitsbereich erwachsen: die Vernetzung. Es geht darum, Gruppierungen mit ähnlicher Zielsetzung miteinander in Kontakt zu bringen.
Dem Verein ist es binnen kurzer Zeit gelungen, die Öffentlichkeit auf die Probleme rund um die vorgeburtlichen Untersuchungen aufmerksam zu machen. Dadurch ist ihm ein breites Tätigkeitsfeld zugewachsen, das allerdings mit den bestehenden Kapazitäten nicht abgedeckt werden kann. Da sich der Verein nur über Spenden finanziert, besteht jedoch keine Aussicht, daß weitere Arbeitskapazitäten geschaffen werden können. Angesichts der chronischen Überlastung der aktiven Mitglieder, kommt es darauf an, dem Verein möglichst neue Geldquellen zu erschließen und neue Mitglieder zu gewinnen, die bereit sind, Aufgaben zu übernehmen.

(Ruth Baumann-Hölzle, Vereinspräsidentin)

cara

**»CARA« e. V.
eine unabhängige Beratungsstelle
zur vorgeburtlichen Diagnostik, Bremen**

▪ »Cara« heißt zu deutsch die Teure, die Wertvolle. Diesen Namen gab Hannah ihrem Kind, während sie es in einer langen und schmerzhaften Prozedur aus dem Leib zu stoßen versuchte. Vorangegangen war ein schwieriger Entscheidungsprozeß nach einem normabweichenden Fruchtwasserbefund (siehe S. 221 ff.). Cara gab unserem Verein den Namen. Er steht für das konflikthafte Ringen um eine Entscheidung und für die Zerrissenheit, die für viele schwangere Frauen mit der vorgeburtlichen Untersuchung verbunden ist. Und er soll die Wertschätzung zum Ausdruck bringen, die wir Mitgliedsfrauen von »CARA« allen Menschen unabhängig von ihrer (genetischen) Qualität entgegenbringen.

»CARA« wurde 1990 von einer Gruppe Frauen unterschiedlicher Professionen (Hebammen, Sozialpädagoginnen, Studentinnen, Ärztin, Journalistin) gegründet. Wir wollten ein Zeichen setzen gegen den immer größer werdenden Automatismus, mit dem vorgeburtliche Diagnostik angeboten und von den Frauen in Anspruch genommen wird. Uns war es wichtig, den scheinbaren Konsens über die vorgeburtliche Auslese in Frage zu stellen und aufzuzeigen, welche neuen Entscheidungszwänge und Verantwortlichkeiten dadurch auf werdende Eltern zukommen. Wir waren und sind uns darüber einig, daß diese Konflikte nicht auf dem Rücken (schwangerer) Frauen ausgetragen werden dürfen.

Diese Meinung vertritt »CARA« noch immer, auch wenn sich im einzelnen Sichtweisen weiterentwickelt haben. So sehen wir heute deutlicher als vor fünf Jahren, daß die Akzeptanz der vorgeburtlichen Diagnostik mit der Verunsicherung durch die risikoorientierte Schwangerenvorsorge zusammenhängt. Solange Frauen dem

Zugriff der MedizinerInnen ausgesetzt sind, werden sie es auch schwer haben, einen natürlichen Zugang zu sich und ihrem Kind im Leib zu finden. Deshalb fordern wir eine Schwangerenvorsorge, die die Frau und nicht die Medizin in den Mittelpunkt stellt. Aus dieser Einsicht heraus haben wir in den letzten Jahren die enge Zusammenarbeit mit Hebammen, sporadisch auch mit ÄrztInnen, die einen anderen Ansatz der Vorsorge betonen, gesucht. Seit Herbst 1993 teilt sich »CARA« mit einem Team von Hebammen die Räumlichkeiten. Unsere Wunschvorstellung ist es, einen Ort »rund um die Geburt« zu gründen, wo unterschiedliche Projekte versammelt sind und Frauen nicht nur Alternativen zum frauenärztlichen Check-up finden können, sondern Elternschaft wieder als soziales Ereignis gelebt werden kann.

»CARA« ist nach wie vor ein von Frauen gestaltetes und getragenes Projekt. Generell finden wir, daß die vorgeburtliche Diagnostik beide Geschlechter angeht, wenn sie auch Frauen sehr viel direkter betrifft. In der Beratung sind vor allem die Frauen die Ansprechpartnerinnen. Wir wollen sie stärken, *ihren* Weg in der Schwangerschaft zu finden. Auf ihrem Weg begleiten sie natürlich auch ihre Partner, deshalb sind auch diese beim Beratungsgespräch willkommen.

»CARA« will zu einem bewußteren, kritischeren Umgang mit der vorgeburtlichen Diagnostik beitragen. Zu unserem Konzept gehört es, von medizinischen oder humangenetischen Institutionen unabhängig zu arbeiten. Darüber hinaus versteht sich »CARA« als eine politische Initiative – ohne jedoch die einzelne Frau (und deren Partner) aus den Augen zu verlieren. Deshalb die beiden Standbeine, die »CARA« nach wie vor für untrennbar hält: zum einen die Öffentlichkeitsarbeit und zum anderen die Beratung einzelner Frauen und Paare sowie das Angebot von Gruppenarbeit.

Wegen ihrer kritischen Öffentlichkeitsarbeit wurde »CARA« in den letzten Jahren vor allem von HumangenetikerInnen kritisiert. »Mit solch einer Haltung kann man doch nicht non-direktiv beraten!« hat man »CARA« vorgeworfen. In diesen Fällen pflegen wir zurückzufragen: Wie läßt sich denn Ihr berufliches Interesse an pränataler Diagnostik oder Schwangerenvorsorge mit der Beratung vereinbaren?

Sicherlich ist es eine Herausforderung, die Balance zwischen Öffentlichkeitsarbeit und Beratungstätigkeit zu halten. Doch es ist eine sehr fruchtbare Herausforderung, denn die Konflikte und Probleme, die »CARA« in die Öffentlichkeit trägt, sind oft Erfahrungen aus der Beratungstätigkeit. Schließlich kann in der Öffentlichkeit der Blick für die Auswirkungen der Medizintechnik nur geschärft werden, wenn die Probleme eindeutig benannt werden. Zugleich wird sich eine Frau im Entscheidungskonflikt nur dann mit sich selbst auseinandersetzen können, wenn sie sich angenommen und ernst genommen fühlt. Sie zu bevormunden oder gar unsere eigenen Wertvorstellungen auf sie zu übertragen würde die innere Auseinandersetzung nur blockieren.

»CARA« bemüht sich, einen reflektierten Umgang mit der Pränataldiagnostik zu fördern. Die Beraterinnen bieten werdenden Eltern an, sie ein Stück weit auf ihrem Weg zu begleiten, unabhängig davon, wie sie sich zur Pränataldiagnostik stellen, denn nur die Schwangere und ihr Partner können letztendlich entscheiden, ob sie diese Diagnostik in Anspruch nehmen wollen oder nicht. Schließlich sind sie es, die eine Beziehung zu ihrem Kind – ob es nun gesund oder krank sein wird – entwickeln und tragen müssen.

Finanzierung

Hauptamtlich arbeiten zur Zeit drei Frauen unterschiedlicher Qualifikation mit insgesamt 50 Stunden pro Woche bei »CARA«. Die Mittel dafür kommen vom Bremer Senator für Gesundheit und von der »Aktion Sorgenkind e. V.«. Wie lange noch, wissen wir nicht. Der aufgrund mangelnder langfristiger Absicherung notwendige ständige Kampf ums Überleben der Beratungsstelle behindert leider immer wieder die Arbeit, und das, obwohl »CARA« als unabhängige Beratungsstelle inzwischen weit über Bremen hinaus einen Namen hat und Vorbild für eine lebensperspektivische Beratung auch andernorts geworden ist.

Zur Beratung

Eine Frau, die vor wenigen Wochen, kurz nach einer Fruchtwasserpunktion, ihr Kind verloren hat, schreibt an »CARA«: »Leider habe ich erst einige Tage nach dem Tod meines Kindes durch einen Zeitungsartikel von Ihrer Beratungsstelle erfahren. Vielleicht hätte ich ja den Mut gehabt, die Untersuchungen nicht machen zu lassen, wenn ich vor der Amniozentese über meine Ängste vor dem Eingriff und die Ängste meines Mannes vor einem behinderten Kind gesprochen hätte.« Solche Briefe bekommt »CARA« öfter. Es kommen Anrufe aus ganz Deutschland, und »CARA« führt inzwischen häufig telefonische Beratungen durch. Frauen, die in der Nähe von Bremen wohnen, kommen meist persönlich in die Beratungsstelle.

Die Beratung ist anonym und kostenlos, und sie bezieht sich auf alle möglichen Probleme im Zusammenhang mit der Schwangerschaft: vorausgegangene Fehl- oder Totgeburten, Schwangerschaftsabbrüche, unklare Diagnosebefunde. Die meisten Frauen wenden sich zwischen der 10. und der 15. Schwangerschaftswoche an »CARA« – mit dem Wunsch nach Entscheidungshilfe vor dem invasiven Eingriff. Sie suchen unabhängige Informationen und Entscheidungshilfen, die sich weniger an genetischen, als an psychosozialen Fragestellungen orientieren. Sie sehnen sich danach, ihre Bedenken einmal aussprechen zu können und damit auch ernst genommen zu werden. Es kommt öfter vor, daß den werdenden Eltern die eigene Ambivalenz erst während des Beratungsgesprächs bewußt wird.

Die meisten Ratsuchenden sind zwischen 30 und 40 Jahre alt. Im Laufe der letzten zwei Jahre, seit der Einführung des Triple-Tests, hat sich die Klientel allerdings etwas verändert: Es kommen immer jüngere Frauen in die Beratungsstelle. Die meisten melden sich erst in der 17. oder 18. Schwangerschaftswoche an, weil sie von einem »positiven« Triple-Ergebnis überrumpelt worden sind. Sie stehen in der Regel unter enormem Zeitdruck; viele haben sogar schon einen Termin für die Fruchtwasserpunktion in der Tasche.

Egal, ob Triple-Test oder Fruchtwasseruntersuchung, auffallend ist, wie bruchstückhaft informiert viele Frauen sind. Oft hat der/die

FrauenärztIn sie nicht einmal darüber aufgeklärt, daß durch diese Untersuchungen nur ganz bestimmte Krankheiten erkannt werden können. Viele haben noch nie darüber nachgedacht, welche Einbußen im Schwangerschaftserleben eine solche Fruchtwasserpunktion mit sich bringen kann. Allerdings haben die meisten eine dunkle Ahnung, daß der Eingriff das Leben ihres Kindes gefährden könnte. Doch ihre Befürchtungen werden in der ärztlichen Sprechstunde häufig heruntergespielt: »Wo haben Sie denn so einen Unsinn her? Es handelt sich um einen völlig harmlosen Eingriff. Sonst würde schließlich die Fruchtwasseruntersuchung nicht so häufig gemacht werden.« Auch daß die Pränataldiagnostik nicht zu gesunden Kindern verhilft, sondern nur normabweichende erkennt und Frauen dann mit der Entscheidung, ob sie die Schwangerschaft abbrechen wollen oder nicht, allein läßt, ist vielen Schwangeren nicht bekannt.

»CARA« bietet keine genetische Beratung an, auch *keine alternative genetische* Beratung Wir lehnen den genetischen Blick genauso ab, wie wir uns nicht auf eine Risikoabwägung einlassen. Wenn sich Frauen mit humangenetischen oder medizinischen Detailfragen an »CARA« wenden, werden sie auf humangenetische Beratungsstellen oder sonstige medizinische Institutionen verwiesen.

Raum für Ängste, Zweifel, Sehnsüchte

Die Frauen und Männer, die zu »CARA« kommen, prägen mit ihrer Lebensgeschichte, mit ihren Fragen, Ängsten und Sehnsüchten den Gesprächsablauf. So kommen in einem Beratungsgespräch meist beide Seiten zum Tragen: das Ja zur Pränataldiagnostik, aber auch das Nein. Viele Frauen, die zu »CARA« kommen, haben zum Beispiel das Gefühl, daß ein derart invasiver »Eingriff« nicht in Ordnung ist, und gleichzeitig fühlen sie sich in der Verantwortung, ein gesundes Kind zu gebären. Sie fürchten, daß aus ihrer Ablehnung gegenüber der Diagnostik eine Schuld erwachsen könnte, dann nämlich, wenn das Kind tatsächlich mit einer Behinderung auf die Welt kommt, die durch die Fruchtwasseruntersuchung hätte

erkannt werden können. Immer mehr Frauen empfinden einen enormen Verantwortungsdruck, ein gesundes Kind gebären zu müssen.
Oft ist der Einstieg in das Gespräch geprägt durch Fragen nach einzelnen Methoden, nach ihren Risiken und ihrer Aussagekraft. Doch schnell kommen die Ängste und Sorgen zum Vorschein, die sich hinter dem Kanon von Risiken, Restrisiken und Risikofaktoren verbergen. Es zeigt sich, daß der Umgang mit Lebensrisiken – der Wunsch, alles abzusichern, und die Unmöglichkeit, einen Garantieschein für ein gesundes Kind zu bekommen – eine zentrale Rolle in den Gesprächen einnimmt.

Was bewegt Frauen und Paare, zu »CARA« zu gehen?
(Die in der Tabelle genannten Beweggründe sind in der Reihenfolge ihrer Häufigkeit aufgeführt)

Angesprochene Beweggründe für eine Inanspruchnahme der Diagnostik	Angesprochene Beweggründe gegen die Inanspruchnahme der vorgeburtlichen Diagnostik
• Angst vor dem Leben mit einem behinderten Kind (Behinderung hier allgemein verstanden) • fehlendes eigenes Sicherheitsgefühl, Bedürfnis nach Kontrolle, um Sicherheit zu erlangen • Schuldgefühle bei Nicht-Inanspruchnahme der vorgeburtlichen Diagnostik • Druck durch soziales Umfeld – mangelnde Kraft zur Abgrenzung gegen die von außen gesetzte Norm • Angst vor einem Konflikt mit dem/der betreuenden Arzt/Ärztin • Partnerschaftskonflikt durch gegensätzliche Auffassung zur vorgeburtlichen Diagnostik	• Angst vor einem Schwangerschaftsabbruch im Fall des positiven Befundes • Angst vor dem Fehlgeburtsrisiko • die Schwangerschaft und das Kind nicht so lange in Frage stellen wollen • ethische oder religiöse Bedenken gegen eine Anwendung vorgeburtlicher Tests • Angst vor der Wartezeit auf den Befund • Abwehr gegen das Eindringen in den geschützten Körper, Angst vor der Verletzung des Kindes

Fast alle Frauen bewegt die Frage, ob das Kind gesund sein wird. Diese Sorge gehört zur Schwangerschaft wie der wachsende Bauch. Solche Ängste sind mal weniger und mal stärker präsent. Durch die ständige diagnostische Kontrolle allerdings schwillt die Vorstellung des Risikos bombastisch an, was den Bezug zum real heranwachsenden Kind im Leib stark belasten kann. Für die »CARA«-Beraterinnen ist es wichtig, offen mit diesen Ängsten umzugehen, die Frauen zu ermutigen, ihre Phantasien über Behinderungen zum Ausdruck zu bringen. Denn nur das, was angesprochen wird und nicht ausgegrenzt werden muß, kann auch integriert werden. Gleichzeitig kann es aber auch notwendig sein, der Frau auf Nachfrage konkrete Hilfsmöglichkeiten aufzuzeigen.

Die Ratsuchenden sind meist erschrocken, wenn sie hören, daß die Konsequenz der vorgeburtlichen Diagnostik ein später Schwangerschaftsabbruch sein kann. Dabei bemühen sich die Mitarbeiterinnen von »CARA«, einen solchen Schwangerschaftsabbruch weder zu dramatisieren noch zu verharmlosen. Doch sowohl die physische als auch die psychische Belastung, die ein solcher gewaltsam herbeigeführter Trennungsakt mit sich bringt, werden thematisiert. Häufig äußern Frauen die Sorge, daß sie so einen Schwangerschaftsabbruch nicht »übers Herz bringen könnten«.

Druck vom Frauenarzt

»Petra ist 36 und zum zweitenmal schwanger. Sie wollte die Fruchtwasseruntersuchung nicht machen lassen, weil sie zu diesem Kind bereits ja gesagt hat und dies nicht an Bedingungen knüpfen will. Sie kommt zu »CARA«, weil sie sich von ihrem Frauenarzt, der sie als Vertreter der natürlichen Geburt schon beim ersten Kind betreut hat, stark unter Druck gesetzt fühlt und jetzt hin- und hergerissen ist. Petra ist vom Verhalten des Arztes enttäuscht. Sie fühlt sich überfordert, ängstlich und entwickelt starke Schuldgefühle, ›wenn mit dem Kind doch etwas sein sollte‹. In der Beratung geht es neben den üblichen Informationen erst einmal darum, ihr Verhältnis zum Frauenarzt zu klären und nachzufragen, inwieweit er nicht seine eigenen Ängste auf sie projiziert. Dann sprechen wir über ihre Ängste, wobei sie ständig von einem Punkt zum anderen springt, so daß alle Aspekte nur angerissen werden. Wichtiger Aspekt: Petra hat die Tatsache eines späten Schwangerschaftsabbruchs völlig verdrängt. Sie ist einfach davon ausgegangen, daß sich das Ungeborene von selbst auflöst, wenn eine Normabweichung festgestellt wird. Nach dem Gespräch fühlt sie sich klarer, will sich aber noch nicht auf eine Entscheidung festlegen.«

(Aus einem Beratungsprotokoll)**

Frauen, die »CARA« aufsuchen, wollen in ihrem eigenen Gefühl zur Schwangerschaft ermutigt werden. Manche suchen nach »vernünftigen« Argumenten, um gegenüber ihrem Frauenarzt gewappnet zu sein. Andere erhoffen sich eine Stärkung in der Auseinandersetzung mit ihrem Partner, ihrer Freundin oder Mutter. Manchmal erwarten Frauen auch so etwas wie eine »Genehmigung« der Beraterin, die Untersuchung nicht machen zu lassen. »Genehmigungen« erteilt »CARA« natürlich generell nicht. Die Verantwortung muß bei der Frau beziehungsweise bei dem Paar bleiben.

Sentimental?

»Gerlinde ist 40 und überraschend zum erstenmal schwanger geworden. Anfangs war es für sie klar, die Amniozentese machen zu lassen, da sie nur Frauen über 35 kannte, die sie auch hatten durchführen lassen. Dann sah sie das Kind auf dem Ultraschall und wußte, daß sie dieses Kind nicht in Frage stellen lassen will. Gerlinde fragt sich, ob ihre plötzliche starke Aversion nicht ›sentimental‹ ist und sie vernünftigerweise für die Untersuchung sein müßte. Von Frauenärztin und Ehemann fühlt sie sich nicht unter Druck gesetzt, wohl aber von ihren Kolleginnen und ihrer Familie. Gerlinde ist gut informiert.

Das Gespräch dreht sich vor allem um die Begriffe Rationalität und Gefühle. Wir sprechen über die Irrationalitäten der Amniozentese, der Betonung von Risiken, über Muttersein und Verantwortung. Ich mache Gerlinde Mut, ihren Gefühlen zu vertrauen und sie nicht abzuwerten. Gerlinde spricht von sich aus das Problem der Eugenik an und sagt, daß sie sich an den Entwicklungen zum perfekten Menschen nicht beteiligen will. Sie interessiert sich für die Arbeit von »CARA« und unterstützt uns weiterzumachen.«

(Aus einem Beratungsprotokoll)**

Hinter den massiven Entscheidungsnöten, in die Frauen durch das Angebot pränataler Diagnostik geraten können, verbergen sich manchmal auch prinzipiellere Lebenskonflikte; sei es, daß sich darin die generelle Ambivalenz gegenüber dieser Schwangerschaft ausdrückt, sei es, daß der Frau ihr Körper fremd und unheimlich geworden ist oder daß sie Panik vor der neuen Lebenssituation mit dem Kind entwickelt. Diese Konflikte werden oftmals nicht bewußt wahrgenommen, und stellvertretend für sie wird dann nur die Angst vor einem behinderten Kind thematisiert. Auch bietet sich die Pränataldiagnostik geradezu als Nahrungsquelle für latent vorhandene Partnerschaftskonflikte an. Es kann sinnvoll sein, die Frau auf diese Zusammenhänge aufmerksam zu machen. Trotzdem sehen sich die Beraterinnen manchmal gezwungen, ihre Grenzen deutlich zu machen (Psychotherapie kann und will »CARA« nicht leisten). In solchen Fällen arbeitet »CARA« mit Psychotherapeutinnen zusammen. Auch Frauen, die mit traumatischen Fehlgeburts- oder Abbrucherfahrungen zu »CARA« kommen, versuchen die Beraterinnen an die richtigen Ansprechpartnerinnen weiterzuverweisen.

Paarberatung

Häufig erleben die »CARA«-Beraterinnen Beziehungskonflikte, die durch die Frage der vorgeburtlichen Diagnostik ausgelöst worden sind. Dabei zeigt die Erfahrung, daß die werdenden Väter die Diagnostik eher befürworten, während die schwangeren Frauen sie eher skeptisch einschätzen. Das verwundert nicht, denn Frauen haben eine engere leibliche Bindung an das werdende Kind, das für den Partner oft nur theoretisch existiert.

Der Beziehungskonflikt

»Astrid, 34 und zum erstenmal schwanger, kommt in der zehnten Woche mit ihrem Mann Peter zur Beratung zu »CARA«. Anfangs geht es ums Abfragen von medizinischen Informationen. Beide haben es schwer, über Gefühle und Ängste, die diese Infos auslösen, offen zu sprechen. Durch mein Nachfragen wird schnell deutlich, daß es sich um einen Beziehungskonflikt handelt. Peter will unbedingt, daß seine Frau die Amniozentese durchführen läßt, und spricht immer von einer vernünftigen Entscheidung, während Astrid vor allem die Risiken der Untersuchung betont. Beide verstecken sich voreinander hinter scheinbar objektiven Fakten. Ich thematisiere die geringe Bereitschaft der beiden, ihre Gefühle dem Partner gegenüber zu offenbaren. Astrid möchte mich offensichtlich als Komplizin gewinnen, während Peter von mir erwartet, daß ich seine Frau endlich zur Vernunft bringe. Er wird ärgerlich, weil ich die Bedenken der Frau gegenüber der Fruchtwasseruntersuchung ernst nehme. Beide senden ihre Botschaften an den/die PartnerIn nur über mich. Ich versuche sie immer wieder auf ihr Problem zurückzuwerfen und mache deutlich, daß nur sie die Entscheidung treffen können. Da dieses Problem in einer Beratung nicht zu lösen ist, biete ich eine weitere Beratung an und mache außerdem den Vorschlag, daß sie für sich zu Hause das Ja und das Nein aufschreiben und über jeden einzelnen Punkt sprechen. (...) Beide fühlen sich von dem Konflikt belastet und in ihrer Beziehung irritiert. Astrid sagt, daß sie ihre Schwangerschaft nicht mehr genießen könne, obwohl es ein Wunschkind ist.«

(Aus einem Beratungsprotokoll)**

Viele Paare empfinden ein offenes Gespräch zu dritt als sehr entlastend. Ein Aufeinander-Zugehen wird wieder möglich, nachdem der Konflikt um die Pränataldiagnostik zur Funkstille geführt hatte. Mitunter werden in der Beratung zum erstenmal überhaupt Einschätzungen, Phantasien und Ängste formuliert. Viele Frauen äußern die Befürchtung, daß sie, falls sie die Untersuchungen nicht

machen lassen, hinterher mit einem kranken Kind allein dastehen würden. Es zeigt sich manchmal aber auch, daß Frauen einen Konflikt sehen, der sich im gemeinsamen Gespräch relativiert, da der Partner eine andere Haltung der Frau durchaus verstehen und ihre Entscheidung akzeptieren kann, auch wenn er sie so nicht teilt. Übrigens ist es wichtig, daß die Partner sich über ihre widersprüchlichen Gefühle und Ängste während der Schwangerschaft austauschen können. Es hilft, sich nach der Geburt mit der veränderten Familienkonstellation zurechtzufinden.
Freilich gibt es auch einzelne Fälle, in denen Männer ihre Partnerin zur Diagnostik geradezu drängen und für die weibliche »Gefühlsduselei« wenig Verständnis aufbringen. Hier kann es sinnvoll sein, den Konflikt als Paarproblem überhaupt erst einmal zu benennen. Fatal wirkt sich in diesen Zusammenhang der Zeitdruck aus, unter dem die Entscheidung getroffen werden muß.

Stärkung durch Frühschwangerengruppen

Gerade in den ersten Monaten der Schwangerschaft versuchen Frauen, ein Verhältnis zu ihrem sich verändernden Körper zu finden, und wünschen den Austausch mit anderen schwangeren Frauen. Nicht selten fühlen sie sich hin- und hergerissen und den medizinischen Angeboten unwissend ausgeliefert. Um das Selbstbewußtsein der Frauen zu stärken und die Schwangerschaft von vornherein zu *ihrem* Prozeß zu machen, bietet »CARA« Frauen bis zur 16. Schwangerschaftswoche gegen Zahlung eines Unkostenbeitrags Gruppen an. Bei acht in wöchentlichen Abständen stattfindenden Treffs tauschen sich die Frauen über ihre Erfahrungen aus und stärken Seele und Körper in Entspannungs- und Wahrnehmungsübungen.

Die Frühschwangerengruppe: einfach nur gutgetan

Insa war 39 und erwartete ihr erstes Kind, als sie zu »CARA« in die Frühschwangerengruppe kam. Sie schieb auf den Feedback-Bogen: »Ich habe mich von Woche zu Woche auf diesen Mittwochabend gefreut. Mein Grundgefühl zu mir und der Schwangerschaft hat sich durch die Gruppe total verändert. Vorher konnte ich mir gar nicht vorstellen, daß die Schwangerschaft ohne Probleme verläuft, weil ich schon 39 Jahre bin, und ein gesundes Kind, was ich mir doch wünsche, hielt ich, wegen der vielen Risiken, oft schon für unmöglich. Freuen konnte ich mich deshalb kaum.
Ich fühle mich jetzt sicherer und habe das Gefühl, daß ich schon ganz in Ordnung bin für mein Kind. Vorher hatte ich oft ein schlechtes Gewissen, weil ich immer dachte, daß ich wieder was falsch gemacht habe. Bei jedem kleinen Ziehen oder beim harmlosen Schnupfen plagten mich schon die Ängste.
Gutgetan hat mir der Kontakt zu den anderen schwangeren Frauen. Vorher habe ich mich so alleine gefühlt und mich manchmal, glaube ich, auch in Probleme hineingesteigert. In der Gruppe habe ich dann gemerkt, daß viele auch irgendwelche ›Zipperlein‹ oder Ängste und Zweifel haben. Dann konnten wir auch mit allen Fragen, Zweifeln und Sorgen kommen. Nie hatte ich das Gefühl, daß etwas bewertet oder abgelehnt wurde. Wenn dann erst mal alle Probleme aus einem raus waren, konnten wir auch richtig zusammen lachen und es uns gutgehen lassen. Die Übungen zur Entspannung und für den Körper haben mir oft sehr gutgetan. Es ist gut zu wissen, wie man sich auch selbst helfen kann, zum Beispiel bei den elenden Rückenschmerzen, die ich manchmal habe. Ich fand es toll, so ermuntert zu werden, in meinen Körper hineinzuhören und zu spüren. Die Gruppe hatte auch Auswirkungen auf das Verhältnis zu meinem Frauenarzt. Ich traue mich jetzt, viel mehr zu fragen und auch mal zu sagen, wenn ich zum Beispiel nicht schon wieder einen Ultraschall möchte. Vorher hatte ich Angst, ihn zu fragen, weil ich dachte, daß meine Fragen zu blöd sind. Eigentlich schade, daß die Gruppe jetzt zu Ende ist, aber ich werde mich wohl mit Andrea aus der Gruppe auch weiterhin treffen.«

Qualitätssicherung

»CARA« hat sich in den letzten Jahren zunehmend professionalisiert. Zum »CARA«-Team gehören Frauen unterschiedlicher Qualifikation. Die Beratungen werden in erster Linie von den

hauptamtlichen Mitarbeiterinnen durchgeführt, während die Öffentlichkeitsarbeit auch von ehrenamtlichen mitgetragen wird.
Den Mitarbeiterinnen von »CARA« ist es wichtig, die Qualität ihrer Beratung und Gruppenarbeit sicherzustellen. Dies erfolgt durch Selbstreflexion der eigenen Beratungstätigkeit in Form von Teamgesprächen und Supervision, aber auch anhand ausführlicher Gedächtnisprotokolle, wobei alle persönlichen Angaben anonymisiert werden. Der Datenschutz ist »CARA« sehr wichtig. Seit einigen Jahren bekommen Paare nach dem Gespräch einen Fragebogen in die Hand gedrückt, mit der Bitte um Feedback. Die Rücklaufquote ist überraschend hoch. Aus diesen Fragebögen ersehen wir, daß etwa zwei Drittel der Frauen sich nach der Beratung gegen die invasive Diagnostik entscheiden.

Öffentlichkeitsarbeit

»CARA« fühlt sich verpflichtet, den Zweifeln und Entscheidungsnöten von werdenden Müttern und Vätern eine Stimme zu verleihen, um dem risikoorientierten Blick vieler MedizinerInnen etwas entgegenzusetzen. Wir machen die Erfahrungen aus der täglichen Beratungsarbeit in Fortbildungsveranstaltungen auch Mitarbeiterinnen von Familienbildungsstätten, Schwangerschaftskonfliktberatungsstellen, Hebammen, LehrerInnen u. ä. zugänglich.
Darüber hinaus will »CARA« in Hinblick auf die ausufernde Medizintechnologie ein Problembewußtsein schaffen und den öffentlichen Diskurs fördern und vorantreiben. In zahlreichen Interviews, Zeitungsberichten, Vorträgen und so weiter haben »CARA«-Frauen den Kontext aufgezeigt, in welchem die Pränataldiagnostik zu betrachten ist. Sie haben die neuen Abhängigkeiten klar gemacht, in die Frauen durch die Technologie geraten können. Darüber hinaus finden wir es wichtig, die verheerenden Folgen, die die genetische Auslese für das gesellschaftliche Zusammenleben hat und noch haben wird, öffentlich zu thematisieren.
Unser Anliegen ist es auch, Einfluß auf Politik und Gesetzgebung zu nehmen. Jüngst ist eine Vertreterin von »CARA« in die »Bera-

tende Kommission« zur Bewertung der Humangenetik in Bremen gewählt worden. »CARA« hatte sich im Interesse einer größeren Transparenz für die Mitarbeit entschieden. Allerdings sind auch in dieser Kommission, wie in fast allen Ethikkommissionen, die MedizinerInnen und HumangenetikerInnen bislang noch in der Mehrzahl. Das ist Etikettenschwindel, denn wie sollten die BetreiberInnen der Technologie ihr Tun kritisch hinterfragen? Aufgrund unseres Votums ist inzwischen eine andere Besetzung in Aussicht gestellt worden.

Der Widerstand wächst: Gründung eines Netzwerks

Im September 1995 feiert »CARA« ihren fünften Geburtstag. Obwohl aus dem ganzen Bundesgebiet Anrufe, Briefe, Bitten um Fortbildungen und Vorträge kommen, ist »CARA« nach wie vor ein kleiner Verein, dessen bezahlte und ehrenamtliche Mitarbeiterinnen manchmal unter der Arbeitslast zusammenbrechen, denn die Finanzierung steht in keinem Verhältnis zu den zu bewältigenden Aufgaben. Während Milliarden in die Forschung und in den Ausbau der Humangenetik gesteckt werden und viele Frauenärzte sich mit der Schwangerenvorsorge eine goldene Nase verdienen, muß »CARA« mit einem mickrigen Etat auskommen und ständig in der Ungewißheit leben, ob es im nächsten Jahr überhaupt noch Zuwendungen geben wird.
Unsere Arbeit hat sich als eine Arbeit gegen Zeitgeist und Verdrängung herauskristallisiert. Das stellt hohe Anforderungen an all jene, die ehrenamtlich oder bezahlt daran mitwirken. So blieben Anfeindungen und Rückschläge nicht aus. Es läßt sich eben eher von Risiken, Risikokurven und Prozentwerten reden als von dem, worum es geht: Um behinderte Kinder oder Kinder, die nicht der von Genetikern definierten Norm entsprechen, um Abtreibung, um Angst und Schuld. Und wir wissen aus der Geschichte, daß diejenigen, die die »schlechten« Nachrichten überbringen, oft diejenigen sind, die geköpft werden.
Auch wenn innerhalb der letzten fünf Jahre die Qualitätskontrolle

in der Schwangerschaft immer selbstverständlicher geworden ist, so regt sich doch andererseits der Widerstand. Immer mehr Frauen sehen die individuellen und gesellschaftlichen Fallstricke der genetischen Diagnostik und suchen nach Alternativen zum Schwangeren-Check-up. Inzwischen gibt es auch an anderen Orten Initiativen, die sich am Vorbild von »CARA« orientieren. Im Herbst 1995 wird sich voraussichtlich ein Netzwerk gründen, an dem Initiativen aus Deutschland, der Schweiz und Österreich sowie Beratungsstellen für natürliche Geburt genauso beteiligt sind wie traditionelle Verbände, zum Beispiel die Evangelische Frauenhilfe, Pro Familia oder die Lebenshilfe. Dieses Netzwerk wird auf der Grundlage einer gemeinsamen Plattform zusammenarbeiten. Ziele sind wirksame Öffentlichkeitsarbeit und politische Einflußnahme sowie der Aufbau eines bundesweiten Netzes von Beratungsstellen nach dem Vorbild von »CARA«.

Ein solches Netz unabhängiger psychosozialer und lebensperspektivischer Beratung wird den Trend zur medizinischen Perfektionierung des Nachwuchses zwar nicht stoppen können, aber es kann zumindest diejenigen Frauen und Paare stützen, die angesichts dieser Art von vorgeburtlicher Auslese Zweifel haben. Es wäre ein Versuch, die gesellschaftliche Entsolidarisierung, die eben nicht nur mit brachialer Gewalttätigkeit daherkommt, sondern auch ganz »sauber« und »unerkannt« erst einmal im Labor stattfindet, aufzuhalten. Solche unabhängigen Beratungsstellen, am besten eingebettet in stadtteilbezogene Schwangerschafts- und Geburtszentren, könnten eine Opposition zu humangenetischen Institutionen und eine Alternative zur gynäkologischen Praxis darstellen. Dies wäre eine Möglichkeit, nicht nur einen reflektierteren Umgang mit vorgeburtlicher Diagnostik zu fördern, sondern auch Schwangerschaft und Geburt wieder zu dem zu machen, was sie sind: ein soziales Ereignis, eine existentielle Lebenserfahrung und ein Wachstumsprozeß für das Kind, die Frau und den Mann.

Anhang

Anmerkungen

1. Kapitel (S. 17–42)

1 Kummer, Irène, Wendezeiten im Leben der Frau, München 1989, S. 93.
2 1990 starben insgesamt 53 Frauen im Kindbett, das sind 7 Frauen auf 100000 Geburten. Zit. nach: Deutschland behält Spitzenstellung, in: Deutsches Ärzteblatt 91, Heft 27, 8. Juli 1994.
3 Vgl. Shorter, Edward, Der weibliche Körper als Schicksal, München 1987 (2. Aufl.).
4 Kummer, Irène, a. a. O., S. 87.
5 Vgl. Bauer, Edith; Grimm, Maren; Hauffe, Ulrike, Eine multidisziplinäre Frauen-Gesundheits-Praxis: Ein sich entwickelndes Modell in Bremen. Darstellung am Beispiel vorzeitiger Wehentätigkeit, in: Fedor-Freybergh, Peter G. (Hrsg.), Pränatale und perinatale Psychologie und Medizin, Berlin 1987.
6 Köster-Schlutz, Marlies, Konfliktverarbeitung in Anpassung und Widerstand. Zur psychologischen Arbeit mit Risikoschwangeren, in: Fedor-Freybergh, Peter G. (Hrsg.), a. a. O.
7 Ebd., S. 341.
8 Kummer, Irène, a. a. O., S. 95.
9 Fallaci, Oriana, Brief an ein nie geborenes Kind, Frankfurt a. M. 1979, S. 73.
10 Köster-Schlutz, Marlies, a. a. O., S. 340.
11 Wimmer-Puchinger, Beate, Schwangerschaft als Krise, Psychosoziale Bedingungen v. Schwangerschaftskomplikationen, Berlin 1992, S. 150f.
12 Hauffe, Ulrike, Mütterliche Erkrankungen in der Schwangerschaft als Problemlösungsstrategien, in: GFG-Rundbrief 1/1993, zu beziehen über die Gesellschaft für Geburtsvorbereitung, Düsseldorf (siehe Adressen).
13 Zit. nach: Vierheller, Brigitte, Auch die Seele wird schwanger, in: Eltern 6/93.
14 Lukesch, Helmut, Schwangerschafts- und Geburtsängste, Stuttgart 1981, S. 19 und S. 51.
15 Chesler, Phyllis, Mutter werden. Die Geschichte einer Verwandlung, Reinbek 1980, S. 35.
16 Ebd.
17 Deutsch, Helene, Psychologie der Frau II, Bern 1954, S. 102.
18 The Body Shop Team; Dunham, Carroll (Hrsg.), Mamatoto: Geheimnis Geburt, Köln 1992.

19 Kummer, Irène, a. a. O., S 93.
20 Anders, Günther, Die Antiquiertheit des Menschen. Über die Seele im Zeitalter der zweiten industriellen Revolution, München 1992, S. 24.

2. Kapitel (S. 43–120)

1 Förster, Anita, Risiko: Schwangerschaft? In: Reddemann, Renate, Happy Birthday, Marburg 1993, S. 84.
2 Vgl. Duden, Barbara, Der Frauenleib als öffentlicher Ort. Vom Mißbrauch des Begriffs Leben, Hamburg 1991.
3 Vgl. Beck-Gernsheim, Elisabeth, Die Kinderfrage. Frauen zwischen Kinderwunsch und Unabhängigkeit, München 1988.
4 Schücking, Beate, Schwangerschaft – (k)eine Krankheit? In: Zeitschrift für Frauenforschung, Bielefeld 4/1994, S. 57.
5 Nadig, Maya, Die archaische Kunst des Übergangs – Geburtsrituale bei den Cuna, Magar und Maya, in: Neue Züricher Zeitung v. 24.12.1994. (a)
6 Dieser Begriff stammt aus: Henze, Karl-Heinz; Stemann-Acheampong, Susanne, Medizintechnologie und ihre sozialen Folgen, in: Arbeitsgemeinschaft Sozialwissenschaftliche Technikforschung Niedersachsen, Zwischenergebnisse und neue Projekte, Göttingen 1995, S. 178 ff.
7 Nadig, Maya, Die kulturelle Gestaltung der Geburt aus ethnopsychoanalytischer Perspektive, Vortrag, gehalten am Museum für Völkerkunde, Hamburg 1994 (b).
Vgl. auch: van Gennep, Arnold, Übergangsriten, Campus Verlag, Frankfurt a. M. 1986.
8 Nadig, Maya, a. a. O. 1994 (a).
9 Vgl. Henze, Karl-Heinz, Stemann-Acheampong, Susanne, a. a. O.
10 Geibel-Neuberger, Ulrich W., Die soziokulturelle Einbettung von sechs sich entwickelnden Elternschaften bei der Geburt des ersten Kindes in der BRD aus ethnomedizinischer Sicht, in: Schiefenhövel, Wulf et al., Gebären – Ethnomedizinische Perspektiven und neue Wege, Berlin 1995, S. 409 ff.
11 Ebd.
12 Ausführlicher in: Schindele, Eva, Pfusch an der Frau, Hamburg 1993.
13 Vgl. Graf, J., Vererbungslehre, Rassenkunde und Erbgesundheitspflege, Lehmanns Verlag, München, Berlin 1939, S. 316–322.
14 Collatz, Jürgen, Hausbetreuung durch Hebammen. Eine alternative Versorgungsstrategie für Schwangerschaft, Geburt und Wochenbett, Antrag auf Förderung eines Forschungsprojektes, Hannover 1987.
15 Zit. nach: Schücking, Beate, a. a. O., S. 56.
16 Hansmann, Manfred, Ausspruch auf der Pressekonferenz zur Internationalen Tagung: Der Fötus als Patient, Bonn, 24.–26.8.1991.
17 Hansmann, Manfred, Bicentenary of French Revolution 1789–1989. The Rights of the Fetus, in: The Fetus as a Patient VII. International Congress, Bonn 1991.
18 Daele, Wolfgang van den, Der Fötus als Subjekt und die Autonomie der

Frau, in: Gerhardt, Ute; Schütze, Yvonne (Hrsg.), Frauensituation. Veränderungen der letzten 20 Jahre, Frankfurt a. M. 1988.
19 Zit. nach: Daele, Wolfgang van den, Fötus gegen Mutter, in: Geo-Wissen vom 8.5.1989.
20 Weltgesundheitsorganisation (WHO), Regionalbüro für Europa (Hrsg.), Wenn ein Kind unterwegs ist. Bericht über eine Studie, Kopenhagen 1987.
21 Collatz, Jürgen, Analysen zur Mutterschaftsvorsorge, Dissertation, Hannover 1983.
22 Collatz, Jürgen, Entspricht die derzeitige Versorgung dem Betreuungs- und Beratungsbedarf schwangerer Frauen? In: Gesellschaft für Geburtsvorbereitung, Rundbrief, Düsseldorf 1/1993.
23 Ebd.
24 Mit Vorsorge und Aufklärung gegen Frühgeburten, in: Ärztezeitung vom 11.5.1993.
25 Späte Erstgeburt – sollte es erst ab 40 Jahren heißen, in: Ärztezeitung vom 20.03.1991.
26 Vgl. Frauenärztlicher Arbeitskreis Bremen-Nord, Offener Brief zum Mutterpaß, Dez. 1985.
27 Jahn, M., Vortrag auf der Hebammentagung, Bad Boll 1994, zit. nach: Schücking, Beate, a. a. O., S. 58.
28 Berufsverband der Frauenärzte e. V. (Hrsg.), Aus der Praxis (2). Mehr Information vom Frauenarzt, o. D.
29 Vgl. Berg, Dietrich, Untersuchung und Beratung der schwangeren Frau, Risikoschwangerschaft, Nachweis kindlichen Lebens, in: Käser, O.; Friedberg, V. (Hrsg.), Schwangerschaft und Geburt, Band II/2, Stuttgart 1981.
30 Laut statistischem Bundesamt sind 1993 im ersten Lebensjahr etwa halb so viele Kinder gestorben wie noch 1983. (1983: 1015 Kinder auf 100 000 – 1993: 577 Kinder).
31 Rund ein Drittel aller Frühgeborenen unter 1500 Gramm gelten als schwerbehindert. Sie haben Hirnschädigungen, Lungenschäden oder sind schwer hör- oder sehgeschädigt.
32 Marcovich, Marina, Vom sanften Umgang mit Frühgeborenen. Neue Wege in der Neonatologie, in: Rinnhofer, Heidi (Hrsg.), Hoffnung für eine Handvoll Leben, Erlangen 1995, S. 175.
33 Aus einem Leserbrief, Süddeutsche Zeitung vom 15./16.10.1994.
34 Rohde, Johann-Jürgen, Über die Einmischung von Soziologie, in: Hellbrügge, Theodor (Hrsg.), Perinatalstudie Niedersachsen und Bremen, München, Wien, Baltimore 1983, S. 27.
35 Höhere postneonatale Säuglingssterblichkeit in den neuen Ländern, in: Ärztezeitung vom 8.3.1995.
36 Collatz, Jürgen; Rohde, Johann-Jürgen (Hrsg.), Ergebnisse der Aktion Familienhebamme im Überblick. Evaluation eines Modellversuchs zur Verbesserung der medizinischen Versorgung und gesundheitsdienlichen Lebensweisen in Schwangerschaft und Säuglingsalter, München, Gesellschaft für Strahlen- und Umweltforschung, 12/1986.

37 Riegel, K.; Selbmann, H. K., Peri- und Neonatalerhebungen in den Großräumen Helsinki und München, in: Lajosi, F. et al., Früherkennung in der Pädiatrie. Epidemiologische, organisatorische und methodische Aspekte, Berlin 1987.
38 Schücking, Beate, a. a. O.
39 Pressemitteilung zum Gynäkologenkongreß, August 1994.
40 Wulf, Karl-Heinrich, Zur geburtshilflichen Situation in der Bundesrepublik Deutschland, in: Deutsches Ärzteblatt 85, Heft 47 vom 24. November 1988.
41 Beller, Fritz K., Die »Cerebral Palsy Story«: Ein Mißverständnis und seine Folgen, in: Geburtsh. und Frauenheilk. 54 (1994).
42 Vgl. Ausweitung der Schwangerenvorsorge ab 1.4.1995, in: Deutsches Ärzteblatt vom 16.12.1994.
43 Hinweis von Lilo Edelmann, Präsidentin des Bundes deutscher Hebammen, BdH.
44 Ewigman, Bernard et al., Effect of Prenatal Ultrasound Screening on Perinatal Outcome, in: N Engl J Med 1993; 329:821–7.
45 Newnham, John et al., Effects of Frequent Ultrasound During Pregnancy: A Randomized Controlled Trial, in: Lancet 1993; 342:887–91.
46 Zit. nach: Sind Geburtshelfer das größte Geburtsrisiko? Streit auf Gynäkologenkongreß führte fast zum Eklat, in: Medical Tribune vom 27.3.1987.
47 Zit. nach: Keller, Martina, Alles unter Kontrolle? In: Öko-Test-Magazin 2/1991.
48 Der Frauenarzt 35,5,1994, S. 506, zit. nach: Schücking, Beate: a. a. O., S. 64.
49 Helsinki: Ultraschallscreening, in: Ärztezeitung vom 11.9.1990.
50 Vgl. Vorsorge-Initiative der Aktion Sorgenkind (Hrsg.), a. a. O.
51 Persönliche Mitteilung von Jürgen Collatz, Dezember 1988.
52 Aktion Sorgenkind (Hrsg.), Schwangerschaft heute. Das aktuelle Vorsorgewissen, Frankfurt, 1993.
53 Zit. nach: Schücking, Beate, a. a. O., S. 62.
54 Vgl. Mehrstufenkonzept soll helfen, fetale Fehlbildungen frühzeitig zu erkennen, in: Ärztezeitung vom 19.11.1992.
55 Ebd.
56 Heider, Margret, Ultraschall in der Schwangerschaft, unveröffentlichtes Manuskript, 1986.
57 Geisler, Linus S., Blind durch eine Flut von Bildern, in: FAZ vom 21.4.1993.
58 Saling, Erich, An einer Subspezialisierung führt kein Weg vorbei, in: Deutsches Ärzteblatt vom 8.6.1989.
59 Vgl. Förster, Anita, a. a. O.
60 Ensel, Angelica, Bedeutung und Wandel des Geburts-Territoriums. Zur Veränderung der Einstellung zu Geburt und Schwangerschaft in unserer Kultur, Aspekte aus einer medizinethnologischen Analyse, in: Deutsche Hebammenzeitschrift 6/1994.

61 Zit. nach: Scheele, Michael, Was trägt die Ultraschalluntersuchung zur Wahrnehmung einer Schwangerschaft bei? Vortrag auf dem europäischen Kongreß für psychosomatische Gynäkologie und Geburtshilfe, Basel, Mai 1995.
62 Langer, M.; Ringler, M.; Reinhold E., Psychological Effects of Ultrasound Examinations, Changes of Body Perception and Child Image on Pregnancy, J Psychosom Ostet Gynecol 8: 1988, 199–208.
63 Frick-Bruder, Viola, Bewußtes und unbewußtes Erleben von Abort und perinatalem Kindstod, in: Psychosomatische Gynäkologie und Geburtshilfe, Berlin 1993, S. 96.
64 Schwerdtfeger, J.; Wien, H. J.; Petersen, P., Psychologische Aspekte der Amniozentese, in: Proll, H. J.; Tauber, M.S., Teichmann, A. (Hrsg.), Psychosomatische Gynäkologie und Geburtshilfe 1987, Erfahrungen und Ergebnisse, Berlin 1987.
65 Humm, Peter, Warten auf ein Kind, in: Klein, Renate D. (Hrsg.), Das Geschäft mit der Hoffnung. Erfahrungen mit der Fortpflanzungsmedizin. Frauen berichten, Berlin 1989, S. 66.
66 Zit. nach: Scheele, Michael, a. a. O.
67 Vgl. Heider, Margret, a. a. O.
68 Medical Tribune 46/1988, S. 3. Als Tip für die Praxis empfiehlt der Gynäkologe Dr. Höhler, Eltern, die einen Schwangerschaftsabbruch erwägen, durch Ultraschall die fetalen Herzaktionen zu demonstrieren.
69 Vortrag auf dem 1. Österreichischen Hebammenkongreß, Wien, März 1995.
70 Arabin, Birgit, Wie schätzen Frauen in Ost- und West-Berlin die Peritalmedizin ein? In: Forum Public Health Nr. 7, Januar 1995, S. 12.
71 Majewski, F., beim Interdisziplinären Fortbildungsseminar »Humangenetik«, Bremen 1989.
72 Winnicott, D. W., Reifungsprozeß und fördernde Umwelt, Frankfurt a. M. 1984, S. 45.
73 Bittner, Ulrike; Jäckle, Renate; Scholz, Christine, Unter Umständen. Über den Umgang mit Medikamenten in der Schwangerschaft, Köln 1984, S. 45.
74 Vgl. Ensel, Angelica, a. a. O.
75 Nadig, Maya, a. a. O., 1994 (b).
76 Persönliche Mitteilung von Peter Hegenscheid, Januar 1986.
77 König, Uta, Nena, Leben ohne Show, in: Stern Nr. 52 vom 22.12.1988.
78 Vgl. z. B. Adam, Michael; Daimler, Renate; Korbei, Volker, Kinderkriegen, Köln 1986, S. 100.
79 Sind Geburtshelfer das größte Geburtsrisiko? Streit auf Gynäkologenkongreß führte fast zum Eklat, Medical Tribune vom 27.3.1987.
80 Vgl. Ärztezeitung Nr. 224 vom 16./17. Dezember 1988: »Viele Sektionen werden gemacht, weil Ärzte verunsichert sind. Nach Auswertung von 2500 dokumentierten Kaiserschnittgeburten konnte nur bei 3% (!) der Geburten eine medizinische Notwendigkeit für eine solche Maßnahme festgestellt werden.«

81 Beller, Fritz. K., a. a. O.
82 Bräutigam, Hans Harald, Eine schwere Geburt, in: Die Zeit vom 24.3.1995.
83 Adam, Michael auf einer Expertentagung, zit. nach: Sind Geburtshelfer das größte Geburtsrisiko? Streit auf Gynäkologenkongreß führte fast zum Eklat, Medical Tribune vom 27.3.1987.
84 Tew, Marjorie; Damstra-Wijmenga, Sonja, Die sichersten Geburtsbegleiterinnen: neue Belege aus Holland, in: Deutsche Hebammenzeitschrift 5/1992.
85 Waldenström, Ulla; Nilsson, Carl-Axel, Experience of Childbirth in Birth Center Care. A Randomized Controlled Study, in: Acta Obstet Gynecol Scand 1994; 73: 547–557. Vgl. auch: Vorurteile bestätigen sich nicht: Nationalfondsstudie belegt hohes Sicherheitsniveau von Hausgeburten im Kanton Zürich, Materialien zur Pressekonferenz vom 15.12.1993 in Zürich.
86 »1993 wurden in Niedersachsen 5,2% der Kinder zu Hause geboren, 1992 waren es noch 3,9%.« Ärztezeitung vom 27.3.1995, S. 8.
87 Berg, Dietrich; Süß, J., Die erhöhte Mortalität in der Hausgeburtshilfe, in: Geburtsh. u. Frauenheilk. 54 (1994), 131–138.
88 Zit. nach: Berg, Lilo, Die Geburtshilfe liegt in heftigen Wehen, in: Süddeutsche Zeitung vom 1.9.1994.
89 Informationen zu Geburtshäusern, ambulanten Geburten etc. gibt das Netzwerk zur Förderung und Koordinierung der Geburtshäuser in Europa e. V. in Berlin (siehe Adressen).
90 Vgl. Schücking, Beate, Frauen in Europa – unterschiedliche und ähnliche Erfahrungen während der ersten Schwangerschaft und Geburt, in: Schiefenhövel, Wulf et al., a. a. O., S. 388 f.
91 Vgl. Ärztezeitung vom 23.1.1995.
92 House of Commons, Health Committee, Maternity Services, Second Report, London 1992, vgl. auch Schücking, Beate, a. a. O., 1995, S. 381 ff.
93 Schücking, Beate, a. a. O., 1994, S. 58.
94 Ärztezeitung vom 19.10.1994, S. 10.
95 Diese Zahlen beziehen sich auf eine Erhebung, die Anna Rockel-Loenhoff, Vorsitzende des Bundes freier Hebammen, nach den Angaben der kassenärztlichen Bundesvereinigung zusammengestellt hat.
96 Bauer, Edith; Grimm, Maren; Hauffe, Ulrike, Eine multidisziplinäre Frauen-Gesundheits-Praxis: Ein sich entwickelndes Modell in Bremen. Darstellung am Beispiel vorzeitiger Wehentätigkeit, in: Fedor-Freyberg, Peter G. (Hrsg.), Pränatale und perinatale Psychologie und Medizin, Berlin 1987. Vgl. auch: Hauffe, Ulrike, a. a. O. 1993.
97 Dabei orientieren sich die Hebammen am sog. PEKIP. Vgl. dazu Polinski, Liesel, Das Prager-Eltern-Kind-Programm, Spiel und Bewegung mit Babys, Hamburg 1993.

3. Kapitel (S. 121–160)

1 Schwangerschaft 83/84, ein paar offene Worte mehr als üblich, a. a. O.
2 Persönliche Aussage von Jörn Bullerdiek, Professor am Institut für Humangenetik an der Universität Bremen.
3 Alle Aussagen mit einem * sind der Untersuchung von Irmgard Nippert entnommen, die im Auftrag des Deutschen Bundestags durchgeführt wurde. Nippert, Irmgard; Horst, J., Die Anwendungsproblematik der pränatalen Diagnose aus der Sicht von Beratenen und Beratern, Gutachten im Auftrag des Büros für Technikfolgenabschätzung beim Deutschen Bundestag, Bonn 1994.
4 Laut Umweltmedizinern hat allerdings die Zahl der Fehlgeburten drastisch zugenommen; ebenso die Unfruchtbarkeit von Frauen und Männern.
5 1982 wurden 15 883 Fruchtwasseruntersuchungen durchgeführt, 1987 waren es 33 535 (plus 3100 Chorionbiopsien). 1989 bereits 56 000 (Fruchtwasseruntersuchungen und Chorionbiopsien). Ab 1989 gibt es keine offizielle Statistik mehr, da laut der Heidelberger Humangenetikerin Traute Schroeder-Kurth viele medizinische Genetiker und Labors die Aussage verweigerten. Die Schätzwerte liegen mittlerweile bei 90 000. Die Angaben wurden zusammengestellt nach Schroeder-Kurth, Traute (Hrsg.), Medizinische Genetik in der BRD, Chancen und Risiken 18, Neuwied/Frankfurt a. M. 1989 und Angaben des Büros für Technikfolgenabschätzung des Deutschen Bundestags.
6 Laut statistischem Bundesamt haben 1983 1843 Frauen aus eugenischer Indikation und 12 354 aus medizinischer Indikation die Schwangerschaft abbrechen lassen. 1993 waren es nur noch 837 bzw. 6171. Fast verdoppelt hat sich allerdings die Zahl der Abbrüche zwischen der 13. und 23. Woche, die vermutlich aufgrund pränataler Diagnose vorgenommen worden sind. 1983 waren es 950, während 1993 1622 solcher Abbrüche gemeldet waren.
7 Vgl. z. B. Pränatale Diagnostik senkt Zahl der Abbrüche. Bundestag: Sachverständige vor dem Ausschuß zum Schutz von Ungeborenen, in: Ärztezeitung vom 24.3.1992.
8 Zwischen Gendiagnostik und Therapie wächst die Kluft der Möglichkeiten, in: Ärztezeitung vom 2.12.1994.
9 Bräutigam, Hans Harald, im Gespräch mit Sass, Hans Martin. Darf man in Keimzellen eingreifen? In: Die Zeit vom 24.6.1994.
10 Reif, Maria; Baitsch, Helmut, Genetische Beratung. Hilfestellung für eine selbstverantwortliche Entscheidung? Berlin, Heidelberg 1986.
11 Zit. nach: Beck, Ulrich, An der heiligen Grenze, in: Der Spiegel 15/1994.
12 Deutscher Bundestag, Bericht des Ausschusses für Forschung, Technologie und Technikfolgenabschätzung zur Genomanalyse, Drucksache 12/7094, 16.3.1994, S. 37.
13 Nippert, Irmgard; Horst, J., a. a. O.
14 Deutscher Bundestag, Drucksache 12/7094, a. a. O.

15 Zit. nach Supermarkt der Gene, in: Der Spiegel 44/1993.
16 Bayertz, Kurt; Schmidtke, Jörg, Genomanalyse: Wer zieht den Gewinn? In: Fischer, E. P. (Hrsg.), Mannheimer Forum 93/94, Ein Panorama der Naturwissenschaften, München S. 71 ff.
17 Die Genmode löst die Umwelt-Hysterie ab, in: Radar für Trends 16/1993, zit. nach: Nolte, Friedrich, Huntington, R. p., PKU Gentechnik in der Medizin und ihre Gefahren, in: Universitas, Zeitschrift für interdisziplinäre Wissenschaft 7/1994.
18 Stern vom 20.1.1994.
19 Gen-Check frei Haus, in: Focus 20/1995.
20 Kommission für Öffentlichkeitsarbeit und ethische Fragen der Gesellschaft für Humangenetik: Stellungnahme zur Entdeckung des Brustkrebsgens BRCA 1, in: Medizinische Genetik 1/1995.
21 Interview mit der Epidemiologin Jenny Chang-Claude, in: Schindele, Eva, Der Brustkrebs und seine Bilder, WDR, 22.9.1994.
22 Henze, Sabine, Wer will denn schon verantwortungslos sein? Zusammenfassung einer Podiumsdiskussion, in: Neuer-Miebach, Therese; Tarneden, Rudi (Hrsg.), Vom Recht auf Anderssein, Marburg 1994, S. 16 f.
23 Beck, Ulrich, a. a. O.
24 Dieser Begriff wurde geprägt von Ulrich Beck: Gegengifte, die organisierte Unverantwortlichkeit, Frankfurt a. M. 1988.
25 Holzgreve, Wolfgang, et al., Die aktuellen Möglichkeiten der pränatalen Diagnostik und Therapie, in: Kentenich, H., Psychosomatische Gynäkologie und Geburtshilfe 1993/94, Berlin 1994, S. 83.
26 Alle Aussagen mit ** sind Beratungsprotokollen von CARA e. V. (Bremer Beratungsstelle zur vorgeburtlichen Diagnostik e. V.) entnommen.
27 Genetischer Informationsdienst, (GID) 102, Berlin, April 1995.
28 Bräutigam, Hans-Harald, a. a. O.
29 Görlitzer, Klaus-Peter, Serviceleistungen für das Gewissen. Philosophinnen fordern Vernetzung und systematische Förderung der Bioethik, in: die tageszeitung vom 10.4.1995, S. 13.
30 Barth, Markus, Ethik im Angebot, in: Zeit-Punkte 2/1995, S. 6.
31 Vgl. Deutscher Bundestag, Drucksache 12/7094, a. a. O.
32 Zit. nach: Schrader, Christopher, Der Fluch der Kassandra, in: Die Woche vom 19.5.1995.
33 Vgl. Urban, Martin, Test am Ungeborenen, Süddeutsche Zeitung vom 20.11.1970, zit. nach: Nippert, Irmgard, The History of Prenatal Diagnosis in the Federal Republic of Germany. Country Report for the European Economic Community. Study on the Diffusion of Medical Technology in Europe, Münster 1989.
34 Schwerpunktprogramm der Deutschen Forschungsgemeinschaft, Pränatale Diagnostik genetisch bedingter Defekte, 1970–1979.
35 Vgl. Nippert, Irmgard, a. a. O., 1989.
36 Murken, Jan; Stengel-Rutkowski, Sabine (Hrsg.), Pränatale Diagnostik, Stuttgart 1978, S. 7.

37 Vgl. Aly, Götz (Hrsg.), Aktion T4, 1939–1945, Berlin 1987.
38 Wendt, G. G., Die Zahl der Behinderten nimmt zu. Analyse der Situation und Darstellung der notwendigen Konsequenzen, Stiftung für das behinderte Kind zur Vorsorge und Früherkennung, Frankfurt a. M. 1978, zit. nach: Reif, Maria; Baitsch, Helmut, Genetische Beratung. Hilfestellung für eine selbstverantwortliche Entscheidung? Berlin, Heidelberg 1986, S. 10 f.
39 Brockmann, Dorothea; Schwerdtner, Heike, Schlechte Menschen – Gute Gene, in: Zipfel, Gaby (Hrsg.), Reproduktionsmedizin. Die Enteignung der weiblichen Natur, Hamburg 1987, S. 51 ff.
40 Vgl. Weingart, Peter; Kroll, Jürgen; Bayertz, Kurt, Rasse Blut und Gene. Geschichte der Eugenik und Rassenhygiene in Deutschland, Frankfurt a. M. 1988.
41 Nippert, Irmgard et al., a. a. O., 1994, S. 109.
42 Waldschmidt, Anne, Zur Bedeutung des Subjekts in der Humangenetischen Beratung (in Vorbereitung für eine Dissertation an der Universität Bremen), 1995.
43 Deutscher Bundestag, Drucksache 12/7094, a. a. O., S. 41. Ebenso die Aussage von Prof. Pelz, Rostock.
44 Nippert, Irmgard et al., a. a. O., 1994, S. 109.
45 Persönliche Mitteilung von G. Taverdian, leitender Arzt der humangenetischen Beratungsstelle Heidelberg, 1989.
46 Nippert, Irmgard et al., a. a. O., 1994, S. 24.
47 Ebd., S. 92.
48 Leuzinger, Monika; Rambert, Bigna, »Ich spür' es – mein Kind ist gesund«, in: Genzeit. Die Industrialisierung von Pflanze, Tier und Mensch, Ermittlungen in der Schweiz, 1987, S. 71.
49 Informationen des Bremer Senats, Computer gewinnen auch in der Geburtshilfe an Bedeutung, 10.3.1989.
50 Kövary, P. M.; Nickel, R., Rundschreiben an die Mitglieder der Laborgemeinschaft, o. D.
51 Moratorium zum Triple-Screening fetaler Chromosomenaberrationen aus mütterlichem Serum, in: Medizinische Genetik 1/1992.
52 Nippert, Irmgard et al., a. a. O., 1994, S. 34.
53 Bluttest für Schwangere, Norddeutscher Rundfunk, Gesundfunk, 9.3.1992.
54 Deutscher Bundestag, Drucksache 12/7094, a. a. O., S. 34.
55 Nippert, Irmgard et al., a. a. O., 1994, S. 14.
56 Ebd., S. 108.
57 Evans, M. I.; Henry, G. P.; Miny, P.; Holzgreve, W. et al., International Collaborative Assessment of Chromosome-Specific Probes (CSP) and Fluorescent in situ Hybridization (FISH): Analysis of Expected Detections in 73 000 Prenatal Cases, Treffen der »European Society of Human Genetics«, Berlin 23.–27.5.1995.
58 Schmidtke, Jörg, Die Indikationen zur Pränataldiagnostik müssen neu begründet werden, in: Medizinische Genetik 1/1995.

59 Vgl. Frankfurter Rundschau vom 26.9.1994.
60 Bundesgerichtshof AZ: VI ZR 105/92, verkündet am 16.11.1993.
61 Degener, Theresia, Humangenetische Beratung, pränatale Diagnose und bundesdeutsche Rechtssprechung, in: Stein, Anne (Hrsg.), Lebensqualität statt Qualitätskontrolle menschlichen Lebens, Berlin 1991.
62 Ratzel, Rudolf, Entscheiden müssen die Eltern, ob eine Amniozentese gemacht wird oder nicht, in: Ärztezeitung vom 27.9.1989.

4. Kapitel (S. 161–187)

1 Holzgreve, Wolfgang et al., Möglichkeiten der Modifizierung der Risikoangaben für Chromosomenstörungen – Vorteil der sog. Triple-Marker-Untersuchungen im Vergleich zum reinen Altersscreening, Zentralbl Gynäkol 116 (1994) S. 643–648.
2 Weitzel, Hans; Fuhrmann, Walter, Alpha-fetaprotein-Diagnostik als präventives Screening, in: Murken, Jan (Hrsg.), Pränatale Diagnostik und Therapie, Stuttgart 1987, S. 133 ff.
3 Deutscher Bundestag, Drucksache 12/7094, a. a. O., S. 32.
4 Firth, H. V.; Boyd, P. A.; Chamberlain, P. F.; MacKenzie, I. Z.; Mouriss-Kay, G. M.; Huson, S. M., Analysis of Limb Reduction Defects in Babies Exposed to Chorionic Villus Sampling, in: Lancet 343, 1994, S. 1069–71. Vgl. auch Lilford, Richard J., The Rise and Fall of Chorionic Villus Sampling, in: British Medical journal, Vol. 303, no. 6808, October 19, 1991.
5 Deutscher Bundestag, Drucksache 12/7094, a. a. O., S. 32.
6 Canadian Collaborative CVS-Amniocentesis Clinical Trial Group, Multicentre Randomises Clinical Trial of Chorion Villus Sampling and Amniocentesis in: The Lancet, January 7, 1989.
7 Fehlings, Franz-Josef, Psychosoziale Aspekte bei der Entscheidung der schwangeren Frau über das Angebot der Chorionbiopsie als pränataldiagnostische Methode im 1. Trimenon der Schwangerschaft, Dissertation, Heidelberg 1989, S. 80 ff.
8 Zit. nach Clio, eine periodische Zeitschrift für Selbsthilfe, Nr. 30, Berlin 1989.
9 Rauskolb, Rüdiger, Fetoskopie mit Entnahme von fetalem Gewebe, in: Murken, Jan, a. a. O., S. 64.
10 Jonatha, Wolfdietrich, Diagnostische Nabelschnurpunktionen im 2. und 3. Trimenon, in: Murken, Jan, a. a. O., S. 62.
11 Nielsen, Johannes; Blin, Jutta; Jockenhövel, Friedrich; Bühren, Astrid; Zähle, Sven, Klinefelter-Syndrom, Fragen und Antworten, Bielefeld 1995, zu beziehen über Klinefelter-Syndrom-Vereinigung (siehe Adressen).
12 Nielsen, Johannes: xyy-Männer, eine Informationsschrift, Risskov (Dänemark) o. D.
13 Nielsen, Johannes: Triplo-x-Frauen, Eine Informationsschrift, Risskov (Dänemark) o. D.
14 Nielsen, Johannes; Blin, Jutta; Bühren, Astrid et al., Ullrich-Turner-

Syndrom, eine Informationsschrift, Homburg/Saar, 2. neubearbeitete Auflage, 1989.
15 Allerdings gibt es auch hier Verschiedenartigkeiten: Turner-Frau bringt 2 Buben zur Welt, Medical Tribune, 20. Oktober 1989.
16 Murken, Jan; Cleve, Hartwig (Hrsg.), Humangenetik, 4. neu bearbeitete Auflage, Stuttgart 1988, S. 111.
17 Büro für Technikfolgenabschätzung beim deutschen Bundestag: Stand und Perspektiven naturwissenschaftlicher und medizinischer Problemlösungen bei der Entwicklung gentherapeutischer Heilmethoden, Mai 1994.

5. Kapitel (S. 189–254)

1 Sjögren, Berit: Nils Uddenberg, Decision Making During the Prenatal Diagnostic Procedure. A Questionaire and Interview Study of 211 Women Participating in Prenatal Diagnosis, in: Prenatal Diganosis, Vol. 8, S. 263–273 (1988).
2 Fehlings, Franz-Josef, Psychosoziale Aspekte bei der Entscheidung der schwangeren Frau über das Angebot der Chorionbiopsie als pränataldiagnostische Methode im 1. Trimenon der Schwangerschaft, Dissertation, Heidelberg 1989.
3 Beck-Gernsheim, Elisabeth, Vom Geburtenrückgang zur Neuen Mütterlichkeit?, Frankfurt a. M. 1984.
4 Fussek, Claus, in der Podiumsdiskussion »Wer will denn schon verantwortlich sein?« in: Neuer-Miebach, Therese: Tarneden, Rudi (Hrsg.), Vom Recht auf Anderssein, Anfragen an pränatale Diagnostik und humangenetische Beratung, Marburg, Düsseldorf 1994.
5 Fruchtwasser zeigt den Ösophagus-Verschluß an, in Ärztezeitung vom 29.9.1986.
6 Pschyrembel, Klinisches Wörterbuch, 254. Auflage, Berlin, New York, 1982
7 Salliou, Marie-Therese, Lieder in der Nacht, zit. nach: Ullrich-Turner-Syndrom, eine Informationsschrift, a. a. O.
8 Lothrop, Hannah, Gute Hoffnung – jähes Ende. Ein Begleitbuch für Eltern, die ihr Baby verlieren, und alle, die sie unterstützen wollen, aktualisierte Neuausgabe, München 1995.
9 Leuzinger, Monika; Rambert, Bigna, a. a. O.
10 Fischer-Winkler, Gudela, in: Fischer-Winkler, Gudela; Lichter-Roth, Katharina, Die psychologische Bedeutung der Amniozentese für die Verarbeitung der ersten Schwangerschaft durch die Frau, Diplomarbeit, Heidelberg 1988.
11 Dmitriev, Valentine, Frühförderung für »mongoloide« Kinder, Weinheim 1987.
12 Radio Bremen, z. B. vom 7.10.1989.

6. Kapitel (S. 255–332)

1 Nippert, Irmgard et al., a. a. O., S. 89.
2 Ebd.
3 Sjörgen, Berit, The Expectant Father and Prenatal Diagnosis, in: J. Psychosom. Obstet. Gynaecol. 13 (1992), 197–208.
4 Lothrop, Hannah, Gute Hoffnung – jähes Ende, a. a. O., S. 54.
5 Stauber, Manfred; Freud, Ernest; Kästner, R., Psychosomatische Forderungen an die moderne Geburtshilfe, in: Schiefenhövel, Wulf et al., a. a. O., S. 402.
6 Reif, M. et al., Chorionzottenbiopsie und genetische Beratung. Eine Einführung in die Situation der Schwangeren, in: Brähler, E.; Meyer, A. (Hrsg.), Psychol. Probleme der Humangenetik, Berlin 1991, S. 3 ff.
7 Endres, Manfred, Psychologische Auswirkungen von pränataler Diagnostik auf den Schwangerschaftsverlauf, in: Fedor-Freybergh, Peter G. (Hrsg.), Pränatale und perinatale Psychologie und Medizin, Stockholm, Berlin 1987, S. 588.
8 Weinman, John A., Psychologische Aspekte pränataler Untersuchungen, in: Brähler E., Meyer A. (Hrsg.), Psychologische Probleme der Humangenetik, Berlin 1991, S. 25.
9 Nippert, Irmgard, a. a. O., 1988, S. 141 f.
10 Die Geschichte von Gila ist nachzulesen in: Schindele, Eva, Gläserne Gebär-Mütter. Vorgeburtliche Diagnostik – Fluch oder Segen, Frankfurt a. M. 1990.
11 Radio Bremen, z. B. vom 7.10.1989.
12 Vgl. Van den Daele, Wolfgang, Mensch nach Maß? München 1985.
13 Goldmann-Posch, Ursula, Wenn Mütter trauern, München 1988, S. 157.
14 Vgl. Müller-Wiedemann, H., Heimsonderschule und Hof Brackenraithe, in: Gynäkologische Praxis, Jg. 13, 1989, S. 315 ff.
15 Nippert, Irmgard, Die Geburt eines behinderten Kindes, Belastung und Bewältigung aus der Sicht betroffener Mütter und ihrer Familien, Stuttgart 1988.
16 Richter-Markert, Waltraut, Ann Kathrin und unser gemeinsamer Weg, in: Zeile, Edith (Hrsg.), Ich habe ein behindertes Kind, München 1988. Diese Anthologie zu lesen lohnt sich ebenso wie: Dreyer, Petra, Ungeliebtes Wunschkind, Frankfurt a. M. 1988.
17 Beck-Gernsheim, Elisabeth, a. a. O., 1988.
18 Laing, Ronald D., Die Tatsachen des Lebens, 1978, S. 32.
19 Vgl. u. a. Fedor-Freybergh, Peter G. (Hrsg.), a. a. O., und Hau, T. F.; Schindler, Sepp, Pränatale und perinatale Psychosomatik, Stuttgart 1982. Vgl. auch Grof, Stanislaf, Geburt, Tod und Transzendenz. Neue Dimensionen in der Psychologie, München 1985.
20 Foresti, Giorgio, Mütterliche Angst und Zustände kindlicher Erregbarkeit, in: Fedor-Freybergh, Peter G. (Hrsg.), a. a. O., S. 156.
21 Katz-Rothman, Barbara, Schwangerschaft auf Abruf, Marburg 1989, S. 104.

22 Fehlings, Franz-Josef, Psychosoziale Aspekte bei der Entscheidung der schwangeren Frauen über das Angebot der Chorionbiopsie als pränataldiagnostische Methode im 1. Trimenon der Schwangerschaft, Dissertation, Heidelberg 1989, S. 50ff.
23 Ebd.
24 Ebd.
25 Bauer, Susanne, et al., Ergebnisse einer Befragung von schwangeren Frauen mit Chorionzottenbiopsie oder Amniozentese. Ein empirischer Beitrag zu psychischen Aspekten pränataler Diagnostik, in: Brähler, E. a. a. O., S. 79f.
26 CLIO, eine periodische Zeitschrift für Selbsthilfe, Nr. 30, Berlin 1989.
27 Prybylski, Susanne, Psychological Aspects of Prenatal Diagnosis on CVS, in: H.-Sikkens, Ewold et al. (Hrsg.), Psychological Aspects of Genetic Counselling, Proceedings of the First European Meeting, 9–11 November 1988 in Groningen, S. 60.
28 Vgl. Gloger-Tippelt, Gabriele, Schwangerschaft und erste Geburt. Psychologische Veränderungen der Eltern, Stuttgart 1988.
29 Zit. nach Schwerdtfeger, H. J.; Wien; Petersen, P., Psychologische Aspekte der Amniozentese, in: Prill, Manfred; Stauber, Manfred et al. (Hrsg.), Psychosomatische Probleme in Gynäkologie und Geburtshilfe, Berlin 1988, S. 137.
30 Zit. nach Endres, Manfred, a. a. O., 1987.
31 Fehlings, Franz-Josef, a. a. O., S. 63.
32 Schwerdtfeger, H. J. et al., a. a. O., S. 138.
33 Persönliche Mitteilung von Ulrike Hauffe, Psychologin im Krankenhaus Bremen-Nord, September 1989.
34 Zit. nach Schwerdtfeger, H.J. et al., a. a. O., S. 138.
35 Rhoads, George G. et al., The Safety and Efficacy of Chorionic Villus sampling for Early Prenatal Diagnosis of Cytogenetic Abnormalities, in: the New England Journal of Medicine, Vol. 320, No. 10, 1989, S. 609–617.
36 Stengel-Rutkowsky, Sabine et al., Abschlußbericht über die Untersuchungen im Rahmen des Schwerpunktprogramms »Pränatale Diagnostik genetisch bedingter Defekte« der Deutschen Forschungsgemeinschaft (DFG), München 1992, S. 192ff.
37 Ebd.
38 Katz-Rothmann, Barbara, a. a. O., S. 101.
39 Ebd., S. 108.
40 Vgl. Frankfurter Rundschau vom 9. Mai 1985, Spontane Fehlgeburten sind meist genetisch krank.
41 Valabreque, Cathrine; Berger-Foerstir, Colette; Langevin; Annette, Ces maternites, que l'on tardives, Paris 1982. Ich danke Gisela Dreyer für die Übersetzung.
42 Field et al., Effects of Ultrasound Feed-Back on Pregnancy Anxiety, Fetal Activity and Neonatal Outcome, in: Obstet Gynecol 66/4: 525–528, 1985.

43 Weinman, John A., a. a. O. S. 31.
44 Stengel-Rutkowsky, Sabine et al., a. a. O., S. 226.
45 Auskunft von Frau Dr. Albrecht, humangenetische Beratungsstelle Bremen, März 1995.
46 Schaudig, Katrin et al., Verarbeitung eines Spontanaborts und chronische Trauer im weiteren Verlauf, in: Kentenich, H. et al. (Hrsg.), Psychosomat. Gynäkologie u. Geburtshilfe 1993/94, Berlin 1994, S. 152 ff.
47 Fehling, Franz-Josef, a. a. O., S. 88.
48 Engelmohr, Ines, Die Frauenärzte werden künftig auch als Psychiater gefordert sein, in: Ärztezeitung vom 10.7.1995.
49 Zit. nach Gontard, Alexander von, Psychische Folgen des Schwangerschaftsabbruchs aus kindlicher Indikation, in: Monatsschr. Kinderheilkd. (1986) 134: 150–157.
50 Ebd.
51 Fortbildungsveranstaltung, Klinik Bremen-Nord, Juni 1989.
52 Z. B. im Bericht der Bundesregierung 1990, Drucksache des Deutschen Bundestages 11/8520, Drucksache des Bundesrates 424/92 1992.
53 Ringler, Marianne; Langer, Martin, Das Winer Modell: Ein interdisziplinäres Betreuungskonzept für werdende Eltern bei Diagnose »fetale Mißbildung«, in: Brähler, E., a. a. O. S. 125.
54 Schmidt, Ulrike; Wolff, Gerhard; Jung, Christine, Verarbeitung des Schwangerschaftsabbruchs nach pathologischem Amniozentesebefund. Schulderleben und Schuldgefühle, in: Kentenich, a. a. O., S. 158 ff.
55 Ebd.
56 Nippert, Irmgard, Normative Bewertung genetisch bedingter Behinderung, in: Jahrbuch der Medizinischen Psychologie, Band V, 1989.
57 Bühren, Astrid, Psychische Entwicklung und psychosomatische Betreuung junger Mädchen mit Ullrich-Turner Syndrom, Vortrag auf dem 50. Kongreß der Deutschen Gesellschaft für Gynäkologie und Geburtshilfe, München 23.–27. August 1994.
58 Persönliche Mitteilung von Sven Zähle, Klinefelter-Syndrom-Vereinigung, Mai 1995.
59 In Dänemark machten zwischen 1970 und 1980 14 Prozent der Frauen nach einer diagnostizierten Geschlechtschromosomenanomalie keinen Abbruch, von 1981 bis 1990 30 Prozent, und inzwischen liegt die Zahl bei 16 Prozent. Auskunft von Ursula Friedrich, Universität Aarhus.
60 Zit. nach Kastendieck, Mura, Eine Schwangerschaft und Geburt mit Anenzephalus, in: Petersen P. et al. (Hrsg.), Psychosomatische Gynäkologie und Geburtshilfe, Berlin 1993, S. 98 ff. Abdruck mit freundlicher Genehmigung der Autorin.
61 Z. B. Wuttke, Gisela, Ein Fisch wie Teresa. Säuglinge ohne Gehirn werden für tot erklärt, obwohl sie nicht gestorben sind, in: die tageszeitung vom 8.5.1992.
62 Endres, Manfred, a. a. O., 1987.
63 Leserbrief von Monika Selow auf den Artikel »Der Wunsch nach perfekten Kindern«, in: die tageszeitung vom 29.1.1987.

64 Muth, Ch.; Exler, U.; Miny, P.; Holzgreve, W., Die psychische Verarbeitung eines Schwangerschaftsabbruches aus genetischer Indikation im zweiten Trimenon, in: Z. Geburtsh. u. Perinat. 193 (1989) S. 96-99.
65 Langer, M.; Ringler, Marianne; Mazanak, P., Zur Betreuung von Paaren nach pränataler Diagnose fetaler Mißbildungen, in: Geburtsh. und Frauenheilk. 47 (1987), S. 186–189, vgl. auch Jörgensen, Connie; Uddenberg, Nils; Ursing, Ingrid, Ultrasound Diagnosis of Fetal Malformation in the Second Trimester. The Psychological Reactions of the Women, in: Journal of Psychosomatic Obstretics and Gynaecology, 4 (1985), S. 31–40.
66 Verein zur Förderung psychosozialer Aspekte der Humangenetik e. V., Schlechte Nachrichten nach vorgeburtlicher Untersuchung. Diese Broschüre informiert ausführlich über den späten Schwangerschaftsabbruch und die Folgen. Zu bestellen bei: Genetische Beratungsstelle, c/o Caren Walter, Breisbacher Str. 33, 79106 Freiburg (DM 2,– zuzüglich Porto).
67 Westendrop, A.; Holzgreve, W., Abortinduktion mit Rivanol im 2. Schwangerschaftstrimenon, in: Gyne 1/1989.
68 Holzgreve, Wolfgang et al., Die aktuellen Möglichkeiten der pränatalen Diagnostik u. Therapie, in: Kentenich, H. et al. (Hrsg.), a. a. O., S. 83 ff.
69 Schmidt, Ulrike, a. a. O.
70 Goldmann-Posch, Ursula, Wenn Mütter trauern, München 1988, S. 154.
71 Kehrbach, Antje, Über die Praxis des eingeleiteten Todes im Krankenhaus und über den Umgang mit Frauen, die keiner haben will, in: Pflegewissenschaften in der Bundesrepublik Deutschland, Bremen 1995.
72 Hahlweg, Brigitte, Verlust eines Kindes – psychische Reaktion vor und nach Abbruch einer Schwangerschaft nach Indikationsstellung, in: Kentenich, H. et al. (Hrsg.), a. a. O., S. 169 ff.
73 Mehl, Gerda, Auf der Suche nach dem verlorenen Kind. Zur psychischen Bewältigung des perinatalen Kindestodes, Vortrag auf dem Kongreß Tod und Trauer in der Frauenheilkunde und Geburtshilfe, Düsseldorf, November 1986.
74 Muth, Ch. et al., a. a. O.
75 Wehkamp, Karl-Heinz, Umgang mit dem perinatalen Kindstod. Ethischer Imperativ und psychoprophylaktische Aufgabe, in: Klinik der Frauenheilkunde und Geburtshilfe, München 1990.
76 Leserbrief von Monika Selow, a. a. O.
77 Mehl, Gerda, a. a. O.
78 Zit. nach CLIO 39/1994.
79 Contard, Alexander von, a. a. O.
80 Lloyd, J.; Laurence, K. M., Response to Termination of Pregnancy for Genetic Reasons, Kinderchir. 38, Suppl. II, 98–99, 1983, zit. nach: Schwarz, Karin; Klaes, Lilo et al., Schwangerschaftsabbruch. Die psychische Situation der Frauen nach Interruptio aus kindlicher Indikation, in: Der informierte Arzt, 3/1990.
81 Schmidt, Ulrike et al., a. a. O.

82 Muth, Ch. et al., a. a. O.
83 Ebd.
84 Kast, Verena, Trauern. Phasen und Chancen des psychischen Prozesses, Stuttgart 1982.
85 Lutz, Gottfried; Künzer-Riebel, Barbara (Hrsg.), Nur ein Hauch von Leben. Eltern berichten vom Tod ihres Babys und von der Zeit ihrer Trauer, Lahr 1988.
86 Gute Hilfestellungen finden sich in dem Buch von Lothrop, Hannah, a. a. O.
87 Pieper, Marianne, Vortrag auf der Fachtagung des Bundesverbandes für Körper- und Mehrfachbehinderte e. V. und der Beratungsstelle »CARA« e. V., Königswinter, Oktober 1994.
88 Ehrlich, Susanne, Denkverbot als Lebensschutz. Pränatale Diagnostik, fötale Schädigung und Schwangerschaftsabbruch, Opladen 1993.
89 Forsa-Umfrage vom 10. und 11. Mai, in: Die Woche vom 19.5.1995.

7. Kapitel (S. 333–362)

1 Vgl. Bayertz, Kurt, GenEthik. Probleme der Technisierung menschlicher Fortpflanzung, Reinbek 1987, und Weingart, Peter; Kroll, Jürgen; Bayertz, Kurt, Rasse, Blut und Gene. Geschichte der Eugenik und Rassenhygiene in Deutschland, Frankfurt a. M. 1988.
2 Im Rahmen dieses Beitrages kann nur eine Skizzierung der Ereignisse erfolgen; für ausführlichere Darstellungen vgl. Klee, Ernst,»Euthanasie« im NS-Staat. Die »Vernichtung lebensunwerten Lebens«, Frankfurt a. M. 1983; Müller-Hill, Benno, Tödliche Wissenschaft. Die Aussonderung der Juden, Zigeuner und Geisteskranken 1933–1945, Reinbek 1984; Kaupen-Haas, Heidrun (Hrsg.), Der Griff nach der Bevölkerung. Aktualität und Kontinuität nazistischer Bevölkerungspolitik, Schriften der Hamburger Stiftung für Sozialgeschichte des 20. Jahrhunderts, Band 1, Nördlingen 1986; Aly, Götz (Hrsg.), Aktion T4. Die »Euthanasie«-Zentrale in der Tiergartenstraße 4, Berlin 1987; Weingart, Peter; Kroll, Jürgen; Bayertz, Kurt, a. a. O.; Osnowski, Rainer (Hrsg.), Menschenversuche: Wahnsinn und Wirklichkeit, Köln 1988; Wunder, Michael, Sterbehilfe – Tötung auf wessen Verlangen? In: Dr. Med. Mabuse, Heft 2/3, S. 46–55.
3 Die Zwangssterilisationspolitik ist lange Zeit nicht als nationalsozialistisches Unrecht anerkannt worden; die Betroffenen kämpfen noch heute um ihre Rehabilitierung.
4 Die Geschichte der Humangenetik in der DDR ist noch nicht kritisch aufgearbeitet worden.
5 Zur aktuellen Diskussion über humangenetische Beratung und Diagnostik in der Behindertenbewegung vgl. die randschau. Zeitschrift für Behindertenpolitik, hg. vom CeBeef – Club Behinderter und ihrer Freunde in Köln und Umgebung, Köln, März/April 1993; die randschau, November/Dezember 1993.

6 Erst während der Wende kam es in der DDR zunächst zur Gründung einzelner Initiativgruppen behinderter Menschen und dann, Ostern 1990, zur Bildung eines »Behindertenverbandes der DDR«, der später in ABID – Allgemeiner Behindertenverband in Deutschland »Für Selbstbestimmung und Würde« e. V. – umbenannt wurde. Die Entwicklung des ABID war in den letzten Jahren konfliktreich und schwankte zwischen Anpassungswünschen und Emanzipationsbestrebungen (vgl. die randschau, Juni/Juli 1991).

7 Ein Überblick über die verschiedenen Selbsthilfevereinigungen von Behinderten und ihre Beweggründe, sich zusammenzuschließen, findet sich in Waldschmidt, Anne, Antriebswelle oder Bremsklotz? Zur Dynamik von Abgrenzungsinteressen in Behindertenselbsthilfevereinigungen, in: Behindertenpädagogik, Heft 3/1987 (26. Jg.), S. 252–276.

8 Zum Gebrauch des Begriffs heute vgl. Generalanzeiger vom 18.10.1994.

9 Vgl. Sierck, Udo; Radtke, Nati, »Lieber lebendig als normal!« In: Wunder, Michael; Sierck, Udo (Hrsg.), Sie nennen es Fürsorge. Behinderte zwischen Vernichtung und Widerstand, Berlin 1982. Daß mit dieser Position nicht der Schönfärberei von Behinderung als schwieriger Lebenssituation das Wort geredet werden soll, müßte sich von selbst verstehen. Dennoch gibt es hier immer wieder Mißverständnisse. Der Behindertenbewegung geht es darum, die Gesundheitsschädigung als solche zu akzeptieren, die mit ihr verbundenen Beeinträchtigungen und Benachteiligungen aber nicht als naturgegeben, sondern als veränderbar anzusehen.

10 Zur Entwicklung der Behindertenbewegung in den letzten Jahren vgl. die randschau, insbesondere März/Mai 1991; die randschau 1994.

11 Zur Programmatik der »Selbstbestimmt leben«-Bewegung vgl. Miles-Paul, Otmar, Selbstbestimmung Behinderter – Was bedeutet das für uns? In: die randschau, September/November 1990, Nr. 4/5 (5. Jg.), S. 17–18.

12 Vgl. die randschau, Dezember 1990; Februar 1991.

13 Zu den Gewalterfahrungen vgl. die randschau März/April 1993, S. 17 ff., und Forum GEGEN GEWALT an behinderten Menschen 1994.

14 Das Flensburger Urteil war auch Thema im Petitionsausschuß des Deutschen Bundestages, vgl. woche im bundestag (2/1995, 47).

15 Vgl. hierzu Singer, Peter, Praktische Ethik, Stuttgart 1984; die Diskussionsbeiträge in: Die Zeit, 1989, sowie als neuere Veröffentlichung die Dokumentation in der Frankfurter Rundschau vom 2.11.1994.

16 Siehe dazu Bundesarbeitsgemeinschaft »Hilfe für Behinderte« e. V. (Hrsg.), Der behinderte Mensch und die Eugenik. Referate einer Arbeitstagung am 20. und 21. November 1969 in Düsseldorf, Neuburgweier/Karlsruhe 1969; Kluge, Karl-Josef; Sparty, Leo (Hrsg.), Sollen, können, dürfen Behinderte heiraten? Hg. von der Bundesarbeitsgemeinschaft »Hilfe für Behinderte« e. V., Bonn-Bad Godesberg 1977.

17 Siehe dazu Zerres, Klaus; Rüdel, Reinhardt (Hrsg.), Selbsthilfegruppen und Humangenetiker im Dialog. Erwartungen und Befürchtungen, Stuttgart 1993; Neuer-Miebach, Therese; Tarneden, Rudi (Hrsg.), Vom

Recht auf Anderssein. Anfragen an pränatale Diagnostik und humangenetische Beratung, Marburg, Düsseldorf 1994.
18 Zum Dachverband vgl. Rüdel, Reinhardt, Selbsthilfegruppen und Humangenetiker beschließen Gründung eines Dachverbandes, in: Medizinische Genetik, März 1995, Nr. 1 (7. Jg.), S. 48.
19 Zur internen Debatte um den »Dialog« mit der Humangenetik vgl. Aurien, Uschi, Wie Täter zu Opfern werden. Tagung »Vom Recht auf Anderssein«, in: die randschau, März/April 1993, Nr. 1 (8. Jg.), S. 27f.
20 Vgl. Schildmann, Ulrike, Lebensbedingungen behinderter Frauen. Aspekte ihrer gesellschaftlichen Unterdrückung, Giessen 1983; Ewinkel, Carola et al. (Hrsg.), Geschlecht Behindert – besonderes Merkmal Frau. Ein Buch von behinderten Frauen, München 1985.
21 Vgl. Köbsell, Swantje; Strahl Monika, Wir sind Frauen und behindert – nicht umgekehrt! In: die randschau, Nr. 5 (8. Jg.), S. 7f.
22 Zu den neueren Ansätzen der Frauen mit Behinderung vgl. Arnade, Sigrid, Weder Küsse noch Karriere – Erfahrungen behinderter Frauen, Frankfurt a. M. 1992; die randschau, 1993; Stütze, Journal von Behinderten für Behinderte und ihre Freunde, hg. vom Allgemeinen Behindertenverband in Deutschland »Für Selbstbestimmung und Würde« e. V., Berlin, Schwerpunkt »Geschlecht: Behindert – Besonderes Merkmal: Frau«, Nr. 8, 1993, S. 3–13; Barwig, Gerlinde; Busch, Christine (Hrsg.), »Unbeschreiblich weiblich!?« Frauen unterwegs zu einem selbstbewußten Leben mit Behinderung, München 1993; Aurien, Ursula, Ungleiche Schwestern. Frauen mit Behinderung zwischen allen Stühlen, in: Beiträge zur feministischen Theorie und Praxis, Heft 36/1994 (17. Jg.), S. 95–101; Degener, Theresia, Behinderte Frauen in der beruflichen Rehabilitation. Rechtsgutachten, Kassel 1994; Schopmanns, Birgit; Bergmann, Birgit, Literatur von für über Frauen mit Behinderung. Eine Bibliographie, hg. vom Hessischen Koordinationsbüro für behinderte Frauen, Kassel 1994 (Eigenvertrieb); Hermes, Gisela (Hrsg.), Mit Recht verschieden sein. Forderungen behinderter Frauen an Gleichstellungsgesetze. Dokumentation von zwei Tagungen behinderter Frauen zu diesem Thema, 5.–7.11.1993 in Köln und 8.–10.4.1994 in St. Andreasberg, Kassel 1994.
23 Zu den Netzwerken vgl. Rütter, Jutta, Neue Töne in der (behinderten) Frauenpolitik, in: die randschau, Juli/August 1992, Nr. 4 (7. Jg.), S. 48; die randschau, 1994, S. 26ff.; Hessisches Ministerium für Arbeit, Frauen und Sozialordnung (Hrsg.), Durchhalten. Dranbleiben. Und sich trauen. Dann haben wir am ehesten eine Chance. Lebenserfahrungen behinderter Frauen, Wiesbaden 1994.
24 Zu den Positionen von behinderten Frauen zu Humangenetik und Pränataldiagnostik vgl. Degener, Theresia, Humangenetische Beratung. Zwischen Selbstbestimmungsrecht und staatlicher Bevölkerungskontrolle, in: CLIO, Heft 25 (11. Jg.) 1986, S. 6–8; Köbsell, Swantje; Strahl, Monika, Humangenetik. Die »saubere Eugenik« auf Krankenschein, in: die randschau, Nr. 3 (1. Jg.) 1986, S. 3–11; dies., Stellungnahme der

Krüppelfrauengruppe Bremen zur pränatalen Diagnostik. Genscreening bei Ungeborenen, in: Klees, Bernd, Dokumentation zu »Der gläserne Mensch« im Betrieb, Braunschweig 1988; Willeke, Lioba, Humangenetik – die saubere Lösung, in: Die Grünen im Bundestag, Sozialwissenschaftliche Forschung und Praxis für Frauen e. V. (Hrsg.), Dokumentation zum Kongreß »Frauen gegen Gentechnik und Reproduktionstechnik«, 19.–21.4.1985 in Bonn, Köln 1986; Köbsell, Swantje; Waldschmidt, Anne, Pränatale Diagnostik, Behinderung und Angst, in: Bradish, Paula; Feyerabend, Erika; Winkler, Ute (Hrsg.), Frauen gegen Gen- und Reproduktionstechnologien, Beiträge vom 2. Bundesweiten Kongreß, 28.–30.10.1988 in Frankfurt, Frankfurt a. M. 1989; dies., »Kinder oder keine – wer entscheidet?« (Behinderte) Frauen und humangenetische Beratung, in Barwig, Gerlinde; Busch, Christine (Hrsg.), a. a. O., S. 65–71; Degener, Theresia; Köbsell, Swantje, »Hauptsache, es ist gesund!?« Weibliche Selbstbestimmung unter humangenetischer Kontrolle, Hamburg 1992; Waldschmidt, Anne, »Zwischen allen Stühlen«. Behinderte Frauen und vorgeburtliche Diagnostik, in: ProFamiliaMagazin, Braunschweig 1993, 21. Jg., Heft 1, S. 9–11.
25 Vgl. zu diesen Auseinandersetzungen die Diskussionsrunde »Krüppelschläge«. Wie weit reicht das Selbstbestimmungsrecht der Frau? Ein Streitgespräch, in: die randschau, Mai/Juni 1989, Nr. 2/3 (4. Jg.), S. 102–107, und die Replik von Degener, Theresia, Herr/Frau Fötus? In: Konkret, Nr. 6/1989, S. 22–24, sowie die Auseinandersetzung zwischen Emma und den Frauen mit Behinderung um den Philosophen Peter Singer im Jahre 1994, Emma, März/April 1994 (Beitrag von Cornelia Filter S. 68–73); die randschau (1994, S. 29ff.).
26 Vgl. dazu Degener, Theresia; Köbsell, Swantje, a. a. O., 1992, S. 67ff.
27 Es wäre sehr sinnvoll, den Selbstbestimmungsbegriff der Behindertenbewegung kritisch zu analysieren und mit dem der Frauenbewegung zu vergleichen. Eine solche Analyse ist hier leider nicht zu leisten.
28 Sierck, Udo; Radtke, Nati, Die Wohltäter-Mafia. Vom Erbgesundheitsgericht zur humangenetischen Beratung, Hamburg 1984, S. 9f.
29 Vgl. Soden, Kristine von, Die Sexualberatungsstellen der Weimarer Republik 1919–1933, Berlin 1988, S. 11ff., 68, 193.
30 Mit ihren Vorbehalten steht die Behindertenbewegung längst nicht mehr allein. Auch wenn es ihnen nach wie vor schwerfällt, wissenschaftskritische und unabhängige Positionen einzunehmen, sind die etablierten Behindertenverbände in den letzten Jahren doch kritischer gegenüber Humangenetik und Pränataldiagnostik geworden. Vgl. dazu Vorstand der Bundesvereinigung Lebenshilfe für geistig Behinderte, Stellungnahme zur Humangenetischen Beratung und zur pränatalen Diagnostik, 1994. Der Widerstand wird mittlerweile von mehr Gruppierungen und Einzelpersonen getragen als noch 1989; vgl. als Beispiele Memorandum gegen die neue Lebenswert-Diskussion, in: die randschau, Juni/Juli 1991, Nr. 2 (6. Jg.), S. 15–17, und Stein, Anne-Dore (Hrsg.), Lebensqualität statt Qualitätskontrolle menschlichen Lebens, Berlin 1992.

Bibliographie

Adam, Michael; Daimler, Renate; Korbei, Volker, Kinderkriegen, Köln 1986
Albrecht-Engel, Ines; Albrecht, Manfred, Kaiserschnitt-Geburt, Vorbereitung, Eingriff, Nachsorge, Reinbek 1995
Aly, Götz (Hrsg.), Aktion T4, 1939–1945, Berlin 1987
Anders, Günther, Die Antiquiertheit des Menschen. Über die Seele im Zeitalter der zweiten industriellen Revolution, München 1992
Annecke, Ute, Selbstbestimmung ein Bumerang für Frauen? In: Beiträge zur Feministischen Theorie und Praxis, Heft 24, 1989
Arabin, Birgit, Wie schätzen Frauen in Ost- und West-Berlin die Perinatalmedizin ein? In: Forum Public Health Nr. 7 Januar 1995 (Hrsg.), Pränatale und perinatale Psychologie und Medizin, Berlin 1987
Arnade, Sigrid, Weder Küsse noch Karriere – Erfahrungen behinderter Frauen, Frankfurt a. M. 1992
Aurien, Ursula, Ungleiche Schwestern, Frauen mit Behinderung zwischen allen Stühlen, in: Beiträge zur feministischen Theorie und Praxis, Heft 36 (17. Jg.), 1994
Bauer, Edith; Grimm, Maren; Hauffe, Ulrike, Eine multidisziplinäre Frauen-Gesundheits-Praxis: Ein sich entwickelndes Modell in Bremen, Darstellung am Beispiel vorzeitiger Wehentätigkeit, in: *Fedor-Freybergh, Peter G. (Hrsg.),* a. a. O.
Bayertz, Kurt, GenEthik, Probleme der Technisierung menschlicher Fortpflanzung, Reinbek 1987
Bayertz, Kurt; Schmidtke, Jörg, Genomanalyse: Wer zieht den Gewinn? In: *Fischer, E. P. (Hrsg.),* Mannheimer Forum 93/94, Ein Panorama der Naturwissenschaften, München
Beck, Ulrich, Gegengifte – die organisierte Unverantwortlichkeit, Frankfurt a. M. 1988
Beck-Gernsheim, Elisabeth, Vom Geburtenrückgang zur Neuen Mütterlichkeit? Frankfurt a. M. 1984
dies., Die Kinderfrage, Frauen zwischen Kinderwunsch und Unabhängigkeit, München 1988
dies., Technik, Macht und Moral. Über Reproduktionsmedizin und Gentechnologie, Frankfurt a. M. 1991
Beller, Fritz-K., Die »Cerebral Palsy Story«. Ein Mißverständnis und seine Folgen, in: Geburtsh. und Frauenheilk. 54 (1994)
Berg, Dietrich; Süß, J., Die erhöhte Mortalität in der Hausgeburtshilfe, in: Geburtsh. u. Frauenheilk. 54 (1994)

Berg, D., Untersuchung und Beratung der schwangeren Frau, Risikoschwangerschaft, Nachweis kindlichen Lebens, in: *Käser, O.; Friedberg, V. (Hrsg.),* Schwangerschaft und Geburt, Band II/2, Stuttgart 1981
Berger-Foerstir, Colette; Langevin, Annette; Valabreque, Catherine, Ces maternites, que l'on dit tardives (zu deutsch, Verspätete Mutterschaften), Paris 1982
Bittner, Ulrike; Jäckle, Renate; Scholz, Christine, Unter Umständen. Über den Umgang mit Medikamenten in der Schwangerschaft, Köln 1984
Blin, Jutta; Bühren, Astrid; Nielsen, Johannes et al., Ullrich-Turner-Syndrom, eine Informationsschrift, Homburg/Saar, 2. neubearbeitete Auflage, 1989
Bock, Gisela, Historische Frauenforschung, Fragestellung und Perspektiven, in: *Hausen, K. (Hrsg.),* Frauen suchen ihre Geschichte, München 1983
Bradish, Paula; Feyerabend, Erika; Winkler, Ute (Hrsg.), Frauen gegen Gen- und Reproduktionstechnologien, Beiträge vom 2. bundesweiten Kongreß Frankfurt, 28.–30.10.1988, München 1989
Brockmann, Anna Dorothea, Von Recht und Ordnung in der Gebärmutter, in: Streit 1/88
Brockmann, Dorothea; Schwerdtner, Heike, Schlechte Menschen – Gute Gene, in: *Zipfel, Gaby (Hrsg.),* Reproduktionsmedizin. Die Enteignung der weiblichen Natur, Hamburg 1987
Brusis, Ernst, Amniozentese und Chorionbiopsie, in: *Murken, J.,* a. a. O., 1987
Bühren, Astrid, Psychische Entwicklung und psychosomatische Betreuung junger Mädchen mit Ullrich-Turner-Syndrom, Vortrag auf dem 50. Kongreß der Deutschen Gesellschaft für Gynäkologie und Geburtshilfe, München 23.–27. August 1994
Bundesministerium für Jugend, Familie und Gesundheit (Hrsg.), Genetische Beratung. Ein Modellversuch der Bundesregierung in Frankfurt, Bonn-Bad Godesberg 1979
Bundesrat Drucksache 424/92, 1992
Canadian Collaborative CVS-Amniocentesis Clinical Trial Group, Multicentre Randomises Clinical Trial of Chorion Villus Sampling and Amniocentesis, in: The Lancet, January 7, 1989
CARA e. V. Beratungsstelle, Schwanger sein ein Risiko? Informationsbroschüre zu vorgeburtlichen Tests in der Schwangerschaft, Bremen 1994
Chesler, Phyllis, Mutter werden. Die Geschichte einer Verwandlung, Reinbek 1980
Christoph, Franz, Behindertenstandpunkt, in: Sozialmagazin, März 1980
Clio, eine periodische Zeitschrift für Selbsthilfe, *FGZ-Berlin (Hrsg.),* 1989
Cochlin, D.L., Effects on Two Ultrasound Scanning Regimes on the Management of Pregnancy, British Journal of Obstetrics and Gynecology (1984) 91, Nr. 9
Collatz, Jürgen, Hausbetreuung durch Hebammen. Eine alternative Ver-

sorgungsstrategie für die Schwangerschaft, Geburt und Wochenbett, Antrag auf Förderung eines Forschungsprojektes, Hannover 1987
ders., Analysen zur Mutterschaftsvorsorge, Dissertation, Hannover 1983
ders., Entspricht die derzeitige Versorgung dem Betreuungs- und Beratungsbedarf schwangerer Frauen? In: Gesellschaft für Geburtsvorbereitung, Rundbrief, Düsseldorf 1/1993
Collatz, Jürgen; Rohde, Johann-Jürgen (Hrsg.), Ergebnisse der Aktion Familienhebamme im Überblick. Evaluation eines Modellversuchs zur Verbesserung der medizinischen Versorgung und gesundheitsdienlichen Lebensweisen, Hannover 1986
Daele, Wolfgang van den, Der Fötus als Subjekt und die Autonomie der Frau, in: *Gerhardt, Ute; Schütze, Yvonne*, Frauensituation. Veränderungen der letzten zwanzig Jahre, Frankfurt a. M. 1988
ders., Fötus gegen Mutter, Geo-Wissen vom 8.5.1989
ders., Mensch nach Maß? München 1985
Degener, Theresia, Humangenetische Beratung, pränatale Diagnose und bundesdeutsche Rechtssprechung, in: *Stein, Anne (Hrsg.)*, Lebensqualität statt Qualitätskontrolle menschlichen Lebens, Berlin 1991
Degener, Theresia; Köbsell, Swantje, Hauptsache, es ist gesund? Weibliche Selbstbestimmung unter humangenetischer Kontrolle, Hamburg 1992
Deutsch, Helene, Psychologie der Frau II, Bern 1954
Deutscher Bundestag (Hrsg.), Chancen und Risiken der Gentechnologie. Bericht der Enquetekommission des 10. Deutschen Bundestages, Bonn 1987
Deutscher Bundestag, Protokoll der öffentlichen Anhörung des Ausschusses für Jugend, Familie, Frauen und Gesundheit und des Ausschusses für Forschung und Technologie zur pränatalen Diagnostik vom 24.2.1988
Deutscher Bundestag, Bericht des Ausschusses für Forschung, Technologie und Technikfolgenabschätzung zur Genomanalyse, Drucksache 12/7094, 16.3.1994
Deutscher Bundestag, Büro für Technikfolgenabschätzung, Stand und Perspektiven naturwissenschaftlicher und medizinischer Problemlösungen bei der Entwicklung gentherapeutischer Heilmethoden, Mai 1994
die randschau, Zeitschrift für Behindertenpolitik, hg. vom CeBeef – Club Behinderter und ihrer Freunde in Köln und Umgebung, Köln
Dmitriev, Valentine, Frühförderung für »mongoloide Kinder«, Weinheim 1987
Dreyer, Petra, Ungeliebtes Wunschkind, Frankfurt a. M. 1988
Duden, Barbara, Der Frauenleib als öffentlicher Ort. Vom Mißbrauch des Begriffs Leben, Hamburg 1991
Dunham, Carroll; The Body Shop Team (Hrsg.), Mamatoto. Geheimnis Geburt, Köln 1992
El Batawi, M. A.; Feomenko, V.; Hemminki, K.; et al. (Hrsg.), Effects of Occupational Health Hazards on Reproductive Functions. Report Prepared by a WHO Meeting, Geneva, 4-8 August 1986, WHO/OCH/87.2

Endres, Manfred, Psychologische Auswirkungen von pränataler Diagnostik auf den Schwangerschaftsverlauf, in: *Fedor-Freybergh, Peter G.,* a. a. O.
Ensel, Angelica, Bedeutung und Wandel des Geburts-Territoriums, Zur Veränderung der Einstellung zu Geburt und Schwangerschaft in unserer Kultur, Aspekte aus einer medizinethnologischen Analyse, in: Deutsche Hebammenzeitschrift 6/1994
Evans, M. I.; Henry, G. P.; Miny, P.; Holzgreve, W. et al., International, Collaborative Assessment of Chromosome-Specific Probes (CSP) and Fluorescent In Situ Hybridization (FISH): Analysis of Expected Detections in 73 000 Prenatal Cases, Treffen der »European Society of Human Genetics«, Berlin 23.–27.5.1995
Ewerbeck, H., Ethische Grenzen für das geburtshilfliche Handeln, in: *Dudenhausen, J.W. (Hrsg.),* Das Kind im Bereich der Geburts- und Perinatalmedizin, Berlin 1987
Ewigman, Bernard et al., Effect of Prenatal Ultrasound Screening on Perinatal Outcome, in: N Engl J Med 1993; 329:821–7
Ewinkel, Carola; Hermes, Gisela et al. (Hrsg.), Geschlecht Behindert – Besonderes Merkmal Frau. Ein Buch von behinderten Frauen, München 1985
Exler, U.; Holzgreve, W.; Miny, P.; Muth, Ch., Die psychische Verarbeitung eines Schwangerschaftsabbruches aus genetischer Indikation im zweiten Trimenon, in: Z. Geburtsh. u. Perinat. 193 (1989)
Fallaci, Oriana, Brief an ein nie geborenes Kind, Frankfurt a. M. 1979
Fedor-Freybergh, Peter G. (Hrsg.), Pränatale und perinatale Psychologie und Medizin, Berlin 1987
Fehlings, Franz-Josef, Psychosoziale Aspekte bei der Entscheidung der schwangeren Frau über das Angebot der Chorionbiopsie als pränataldiagnostische Methode im 1. Trimenon der Schwangerschaft, Dissertation, Heidelberg 1989
Field et al., Effects of Ultrasound Feed-Back on Pregnancy Anxiety, Fetal Activity and Neonatal Outcome, in: Obstet Gynecol 66/4: 525–528, 1985
Firth, H. V.; Boyd P. F.; Chamberlain, I. Z.; MacKenzie, G. M.; Mouriss-Kay, S. M. Huson, Analysis of Limb Reduction Defects in Babies Exposed to Chorionic Villus Sampling, in: Lancet 1994; 343:1069–71
Fischer-Winkler, Gudela; Lichter-Roth, Katharina, Die psychologische Bedeutung der Amniozentese für die Verarbeitung der ersten Schwangerschaft durch die Frau, Diplomarbeit, Heidelberg 1988
Foresti, Giorgio, Mütterliche Angst und Zustände kindlicher Erregbarkeit, in: *Fedor-Freybergh, Peter G. (Hrsg.),* a. a. O.
Förster, Anita, Risiko: Schwangerschaft? In: *Reddemann, Renate,* Happy Birthday, Marburg 1993
Frick-Bruder, Viola, Bewußtes und unbewußtes Erleben von Abort und perinatalem Kindstod, in: Psychosomatische Gynäkologie und Geburtshilfe, Berlin 1993
Geibel-Neuberger, Ulrich W., Die soziokulturelle Einbettung von sechs sich entwickelnden Elternschaften bei der Geburt des ersten Kindes in der

BRD aus ethnomedizinischer Sicht, in: *Schiefenhövel, Wulf et al.*, Gebären – Ethnomedizinische Perspektiven und neue Wege, Berlin 1995
GID, Gen-Ethischer Informationsdienst, Berlin
Gloger-Trippelt, Gabriele, Schwangerschaft und erste Geburt. Psychologische Veränderungen der Eltern, Stuttgart 1988
Goldmann-Posch, Ursula, Wenn Mütter trauern, München 1988
Gontard, Alexander von, Psychische Folgen des Schwangerschaftsabbruchs aus kindlicher Indikation, in: Monatsschr Kinderheilkd (1986) 134
Graf, J., Vererbungslehre, Rassenkunde und Erbgesundheitspflege, München, Berlin 1939
Hansmann, Manfred, Bicentenary of French Revolution 1789–1989, The Rights of the Fetus, in: The »The Fetus as a Patient«, VII. International Congress, Bonn 1991
Hau, T. F.; Schindler, Sepp, Pränatale und perinatale Psychosomatik, Stuttgart 1982
Hauffe, Ulrike, Mütterliche Erkrankungen in der Schwangerschaft als Problemlösungsstrategien, in: Gesellschaft für Geburtsvorbereitung, – Rundbrief 1/1993
Henze, Karl-Heinz; Stemann-Acheampong, Susanne, Medizintechnologie und ihre sozialen Folgen, in: Arbeitsgemeinschaft Sozialwissenschaftliche Technikforschung Niedersachsen, Zwischenergebnisse und neue Projekte, Göttingen 1995
Holzgreve, Wolfgang et al., Möglichkeiten der Modifizierung der Risikoangaben für Chromosomenstörungen – Vorteil der sog. Triple-Marker-Untersuchungen im Vergleich zum reinen Altersscreening, Zentralbl Gynäkol 116, 1994
Holzgreve, Wolfgang et al., Die aktuellen Möglichkeiten der pränatalen Diagnostik und Therapie, in *Kentenich, H.*, Psychosomatische Gynäkologie und Geburtshilfe 1993/94, Berlin 1994
House of Commons, Health Commitee, Maternity Services, Second Report, London 1992
Humm, Peter, Warten auf ein Kind, in: *Klein, Renate (Hrsg.)*, a. a. O., 1989
Jonatha, Wolf-Dietrich, Diagnostische Nabelschnurpunktionen im 2. und 3. Trimenon, in: *Murken, Jan*, a. a. O.
Kast, Verena, Trauern. Phasen und Chancen des psychischen Prozesses, Stuttgart 1982
Kastendieck, Mura, Eine Schwangerschaft und Geburt mit Anenzephalus, in: *Petersen, P. et al. (Hrsg.)*, Psychosomatische Gynäkologie und Geburtshilfe, Berlin 1993
Katz-Rothmann, Barbara, Schwangerschaft auf Abruf, Marburg 1989
Kehrbach, Antje, Über die Praxis des eingeleiteten Todes im Krankenhaus und über den Umgang mit Frauen, die keiner haben will, in: Pflegewissenschaften in der Bundesrepublik Deutschland, Ein Kongreßbericht, Bremen 1995
Kentenich, H.; Rauchfuß, M; Diederichs, P., Psychosomatische Gynäkologie und Geburtshilfe 1993/94, Berlin 1994

Klein, Renate D. (Hrsg.), Das Geschäft mit der Hoffnung. Erfahrungen mit der Fortpflanzungsmedizin. Frauen berichten, Berlin 1989
Köster-Schlutz, Marlies, Konfliktverarbeitung in Anpassung und Widerstand. Zur psychologischen Arbeit mit Risikoschwangeren, in: *Fedor-Freybergh, Peter G. (Hrsg.)*, a. a. O.
Künzer-Rieber, Barbara; Lutz, Gottfried (Hrsg.), Nur ein Hauch von Leben, Eltern berichten vom Tod ihres Babys und von der Zeit ihrer Trauer, Lahr 1988
Kummer, Irène, Wendezeiten im Leben der Frau, München 1989
Laing, Ronald D., Die Tatsachen des Lebens, Köln 1978
Langer, M.; Ringler, Marianne; Mazanak, P., Zur Betreuung von Paaren nach pränataler Diagnose fetaler Mißbildungen, in: Geburth u. Frauenheilk 47 (1987)
Langer, M.; Ringler, Marianne; Reinhold, E., Psychological Effects of Ultrasound Examinations. Changes of Body Perception and Child Image on Pregnancy, in: Journal of Psychosomatic Ostet Gynecol 8/1988
Leuzinger, Monika; Rambert, Bigna, »Ich spür' es – mein Kind ist gesund«, in: Genzeit. Die Industrialisierung von Pflanze, Tier und Mensch. Ermittlungen in der Schweiz, 1987
Lilford, Richard J., The Rise and Fall of Chorionic Villus Sampling, in: British Medical Journal, vol 303, no 6808, 19 October 1991
Lloyd, J.; Laurence, K. M., Response to Termination of Pregnancy for Genetic Reasons, Kinderchir. 38, Suppl. II, 1983
Lothrop, Hannah, Gute Hoffnung – jähes Ende. Ein Begleitbuch für Eltern, die ihr Baby verlieren, und alle, die sie unterstützen wollen, aktualisierte Neuausgabe, München 1995
Lukesch, Helmut, Schwangerschafts- und Geburtsängste, Stuttgart 1981
Marcovich, Marina, Vom sanften Umgang mit Frühgeborenen. Neue Wege in der Neonatologie, in: *Rinnhofer, Heidi (Hrsg.)*, Hoffnung für eine Handvoll Leben, Erlangen 1995
Mehl, Gerda, Auf der Suche nach dem verlorenen Kind. Zu der psychischen Bewältigung des perinatalen Kindestodes, Vortrag auf dem Kongreß Tod und Trauer in der Frauenheilkunde und Geburtshilfe, Düsseldorf, November 1986
Müller-Hill, Benno, Tödliche Wissenschaft. Die Aussonderung der Juden, Zigeuner und Geisteskranken 1933–1945, Reinbek 1984
Müller-Wiedemann, H., Heimsonderschule und Hof Brackenraithe, in: Gynäkologische Praxis, Jg 13, 1989
Murken, Jan (Hrsg.), Pränatale Diagnostik und Therapie, Stuttgart 1987
Murken, Jan; Cleve, Hartwig (Hrsg.), Humangenetik, 4. neubearbeitete Auflage, Stuttgart 1988
Muth, Ch.; Exler, U.; Miny, P.; Holzgreve, W., Die psychische Verarbeitung eines Schwangerschaftsabbruches aus genetischer Indikation im zweiten Trimenon, in: Z. Geburtsh. u. Perinat. 193 (1989)
Nadig, Maya, Die kulturelle Gestaltung der Geburt aus ethnopsychoanalytischer Perspektive, Vortrag, Museum für Völkerkunde, Hamburg 1994

dies., Die archaische Kunst des Übergangs – Geburtsrituale bei den Cuna, Magar und Maya, in: Neue Züricher Zeitung vom 24.12.1994
Neuer-Miebach, Therese; Tarneden, Rudi (Hrsg.), Vom Recht auf Anderssein. Anfragen an pränatale Diagnostik und humangenetische Beratung, Marburg, Düsseldorf 1994
Newnham, John et al., Effects of Frequent Ultrasound During Pregnancy, a Randomised Controlled Trial, in: Lancet 1993; 342
Nielsen, Johannes; Blin, Jutta; Jockenhövel, Friedrich; Bühren, Astrid; Zähle, Sven, Klinefelter-Syndrom, Fragen und Antworten, Bielefeld 1995, zu beziehen über Klinefelter-Syndrom-Vereinigung (siehe Adressen)
dies., xyy-Männer. Eine Informationsschrift, Risskow 1990
dies., Triplo-x-Frauen. Eine Informationsschrift, Risskow 1990
Nielsen, Johannes; Blin, Jutta; Bühren, Astrid et al., Ullrich-Turner-Syndrom, Eine Informationsschrift, Homburg/Saar, 2. neubearbeitete Auflage, 1989
Nippert, Irmgard, The History of Prenatal Diagnosis in the Federal Republic of Germany. Country Report for the European Economic Community Study on the diffusion of Medical Technology in Europe, Münster 1989
dies., Die Geburt eines behinderten Kindes, Belastung und Bewältigung aus der Sicht betroffener Mütter und ihrer Familien, Stuttgart 1988
dies., Normative Bewertung genetisch bedingter Behinderung, in: Jahrbuch der Medizinischen Psychologie, Band V, 1989
Nippert, Irmgard; Horst, J., Die Anwendungsproblematik der pränatalen Diagnose aus der Sicht von Beratenen und Beratern, Gutachten im Auftrag des Büros für Technikfolgenabschätzung beim Deutschen Bundestag, Januar 1994
Osnowski, Rainer, Menschenversuche, Wahnsinn und Wirklichkeit, Köln 1988
Pieper, Marianne, Seit Geburt körperbehindert..., Weinheim 1993
Prybylski, Susanne, Psychological Aspects of Prenatal Diagnosis on CVS, in: *Sikkens, Ewold H. et al. (Hrsg.)*, Psychological Aspects of Genetic Counselling. Proceedings of the First European Meeting, 1993
Pschyrembel, klinisches Wörterbuch, 254. Aufl. Berlin, New York
Radtke, Nati, Krüppelfrauen – erobern wir uns den Tag! In: *Wunder, M; Sierck, U. (Hrsg.)*, a. a. O., 1982
Ratzel, Rudolf, Entscheiden müssen die Eltern, ob eine Amniozentese gemacht wird oder nicht, in: Ärztezeitung vom 27.9.1989
Rauskolb, Rüdiger, Fetoskopie mit Entnahme von fetalem Gewebe, in: *Murken, Jan*, a. a. O.
Reddemann, Renate, Happy Birthday! Handbuch über Schwangerschaft und Geburt mit Informationen zur Region Gießen/Marburg, Marburg 1993
Reif, M. et al., Chorionzottenbiopsie und genetische Beratung, Eine Einführung in die Situation der Schwangeren, in: *Brähler E.; Meyer, A. (Hrsg.)*, Psychologische Probleme der Humangenetik, Berlin 1991

Reif, Maria; Baitsch, Helmut, Genetische Beratung. Hilfestellung für eine selbstverantwortliche Entscheidung? Berlin, Heidelberg 1986
Rhoads, George G. et al., The Safety and Efficacy of Chorionic Villus Sampling for Early Prenatal Diagnosis of Cytogenetic Abnormalities, in: The New England Journal of Medicine, Vol. 320 No. 10, 1989
Richter-Markert, Waltraut, Ann Kathrin und unser gemeinsamer Weg in: *Zeile, Edith (Hrsg.)*, Ich habe ein behindertes Kind, München 1988
Rohde, Johann-Jürgen, Über die Einmischung von Soziologie, in: *Hellbrügge, Theodor (Hrsg.)*, Perinatalstudie Niedersachsen und Bremen, München, Wien, Baltimoore 1983
Rüdel, Reinhard, Selbsthilfegruppen und Humangenetiker beschließen Gründung des Dachverbandes, in: Medizinische Genetik, Nr. 1, März 1995
Saling, Erich, An einer Subspezialisierung führt kein Weg vorbei, in: Deutsches Ärzteblatt vom 8.6.1989
Scheele, M., Was trägt die Ultraschalluntersuchung zur Wahrnehmung einer Schwangerschaft bei? Vortrag auf dem europäischen Kongreß für psychosomatische Gynäkologie und Geburtshilfe, Basel, Mai 1995
Schildmann, Ulrike, Lebensbedingungen behinderter Frauen. Aspekte ihrer gesellschaftlichen Unterdrückung, Gießen 1983
Schindele, Eva, Gläserne Gebär-Mütter, Frankfurt a. M. 1990
dies., Pfusch an der Frau, Krankmachende Normen, überflüssige Operationen, lukrative Geschäfte, Hamburg 1993
Schwarz, Karin; Klaes, Lilo et al., Die psychische Situation der Frauen nach Schwangerschaftsabbruch aus kindlicher Indikation, in: Der informierte Arzt, Basel 1990
Schwerdtfeger, J.; Wien,H.J.; Petersen, P., Psychologische Aspekte der Amniozentese, in: *Proll, Manfred; Stauber, Manfred et al. (Hrsg.)*, Psychosomatische Probleme in Gynäkologie und Geburtshilfe, Berlin 1988
Schaudig, Katrin et al., Verarbeitung eines Spontanaborts und chronische Trauer im weiteren Verlauf, in: *Kentenich, H. et al. (Hrsg.)*, a. a. O., 1994
Schmidt, Ulrike; Wolff, Gerhard; Jung, Christine, Verarbeitung des Schwangerschaftsabbruchs nach pathologischem Amniozentesebefund, Schulderleben und Schuldgefühle, in: *Kentenich, H. (Hrsg.)*, a. a. O.
Schöne-Seifert, Bettina; Früger, Lorenz, Humangenetik – Ethische Probleme der Beratung, Diagnostik und Forschung, Stuttgart 1993
Schücking, Beate, Schwangerschaft – (k)eine Krankheit? In: Zeitschrift für Frauenforschung, Bielefeld 4/1994
dies., Frauen in Europa – unterschiedliche und ähnliche Erfahrungen während der ersten Schwangerschaft und Geburt, in: *Schiefenhövel, Wulf et al.*, Gebären – Ethnomedizinische Perspektiven und neue Wege, Berlin 1995
Schmidtke, Jörg, Die Indikationen zur Pränataldiagnostik müssen neu begründet werden, in: Medizinische Genetik 1/1995
Shorter, Edward, Der weibliche Körper als Schicksal (2. Auflage), München 1987

Sierck, Udo; Radtke, Nati, Die Wohltäter-Mafia. Vom Erbgesundheitsgericht zur Humangenetischen Beratung, Hamburg 1984
Singer, Peter, Praktische Ethik, Stuttgart 1984
Sjögren, Berit, The Expectant Father and Prenatal Diagnosis, in: J. Psychosom. Obstet. Gynaecol. 13 (1992)
Sjögren, Berit; Uddenberg, Nils, Decision Making During the Prenatal Diagnostic Procedure. A Questionnaire and Interview Study of 211 Women Participating in Prenatal Diagnosis, in: Prenatal Diagnosis, Vol 8, 1988
Stauber, Manfred; Freud, Ernest; Kästner R., Psychosomatische Forderungen an die moderne Geburtshilfe, in: *Schiefenhövel, Wulf et al.,* a. a. O.
Stein, Anne-Dore (Hrsg.), Lebensqualität statt Qualitätskontrolle menschlichen Lebens, Berlin 1992
Stengel-Rutkowsky, Sabine et al., Abschlußbericht über die Untersuchungen im Rahmen des Schwerpunktprogramms »Pränatale Diagnostik genetisch bedingter Defekte« der Deutschen Forschungsgemeinschaft (DFG), München 1992
Stütze, Journal von Behinderten für Behinderte und ihre Freunde, hg. vom Allg. Behindertenverband in Deutschland für »Selbstbestimmung und Würde« e. V., Berlin 1993
Tew, Marjorie; Damstra-Wijmenga, Sonja, Die sichersten Geburtsbegleiterinnen: neue Belege aus Holland, in: Deutsche Hebammenzeitschrift 5/92
Ursing, Ingrid, Ultrasound Diagnosis of Fetal Malformation in the Second Trimester, The Psychological Reactions of the Women, in: Journal of Psychosomatic Obstretics and Gynaecology, 4 (1985)
Van Gennep, Arnold, Übergangsriten, Frankfurt a. M. 1986
Lebenshilfe für geistig Behinderte (Hrsg.), Stellungnahme zur Humangenetischen Beratung und zur pränatalen Diagnostik, Marburg 1994
Walter, Caren, Schlechte Nachrichten nach vorgeburtlicher Untersuchung, Genetische Beratungsstelle Freiburg, Würzburg 1994
Waldenström, Ulla; Nilsson, Carl-Axel, Experience of Childbirth in Birth Center Care. A Randomized Controlled Study, in: Acta Obstet Gynecol Scand 1994; 73
Waldschmidt, Anne, Antriebswelle oder Bremsklotz? Zur Dynamik von Abgrenzungsinteressen in Behindertenselbsthilfevereinigungen, in: Behindertenpädagogik, 26. Jg., Heft 3, 1987
dies., Zwischen allen Stühlen. Behinderte Frauen und vorgeburtliche Diagnostik, in: ProFamiliaMagazin, Sexualpädagogik und Familienplanung, 21. Jg., Heft 1, Braunschweig 1993
dies., Zur Bedeutung des Subjekts in der Humangenetischen Beratung (in Vorbereitung für eine Dissertation an der Universität Bremen), 1995
Wehkamp, Karl-Heinz, Umgang mit dem perinatalen Kindstod. Ethischer Imperativ und psychoprophylaktische Aufgabe, in: Klinik der Frauenheilkunde und Geburtshilfe, München 1990
Weinman, John A., Psychologische Aspekte pränataler Untersuchungen, in: *Brähler E.,* a. a. O.

Weitzel, Hans; Furhmann, Walter, Alpha-Fetaprotein-Diagnostik als präventives Screening, in: *Murken, Jan (Hrsg.),* a. a. O., 1987

Weingart, Peter; Kroll, Jürgen; Bayertz, Kurt, Rasse, Blut und Gene, Geschichte der Eugenik und Rassenhygiene in Deutschland, Frankfurt a. M. 1988

Wendt, G.G., Die Zahl der Behinderten nimmt zu. Analyse der Situation und Darstellung der notwendigen Konsequenzen, Stiftung für das behinderte Kind zur Vorsorge und Früherkennung, Frankfurt a. M. 1978

Westendrop, A.; Holzgreve, W., Abortinduktion mit Rivanol im 2. Schwangerschaftstrimenon, in: Gyne 1/1989

Wimmer-Puchinger, Beate, Schwangerschaft als Krise. Psychosoziale Bedingungen von Schwangerschaftskomplikationen, Berlin 1992

Winnicott, D.W., Reifungsprozeß und fördernde Umwelt, Frankfurt a. M. 1984

Wulf, Karl-Heinrich, Zur geburtshilflichen Situation in der Bundesrepublik Deutschland, in: Deutsches Ärzteblatt 85, Heft 47, 24. November 1988

Wunder, Michael; Sierck, Udo (Hrsg.), Sie nennen es Fürsorge. Behinderte zwischen Vernichtung und Widerstand, Berlin 1982

Zimmermann, Beate, Der Beitrag der Medizin zur Entwicklung des DIN-Menschen, in: *Hermann, Georg; Lüpke, Klaus von,* Lebensrecht und Menschenwürde, Essen 1991

Glossar

Alpha-Fetoprotein (AFP):
Eiweiß, das der Fötus mit seinem Urin ins Fruchtwasser ausscheidet, zusammen mit dem Fruchtwasser wieder schluckt und in seinem Magen-Darm-Trakt abbaut. Dieses Eiweiß tritt im Verlauf der Schwangerschaft in den Blutkreislauf der Mutter ein, der Vorgang ist jedoch noch weitgehend ungeklärt.
Alpha-Feto-Protein-Bestimmung:
Der AFP-Wert kann im Fruchtwasser, aber auch im mütterlichen Blut nachgewiesen werden. Ein erhöhter Wert im Blut kann ein Hinweis auf einen → Neuralrohrdefekt sein. Ein niedriger AFP-Wert kann auf ein → Down-Syndrom hinweisen, die Aussagekraft ist allerdings gerade in bezug auf das Down-Syndrom umstritten (ausführlicher siehe S. 167).
Amniozentese:
Fruchtwasseruntersuchung; invasive vorgeburtliche Untersuchung; mit Hilfe einer Nadel wird ab der 16. Schwangerschaftswoche durch die Bauchwand der Mutter Fruchtwasser entnommen, um auf den genetischen Zustand des Ungeborenen schließen zu können (ausführlich siehe S. 168 ff.).
Amnion:
Eihaut, die den → Fötus und das Fruchtwasser unmittelbar umgibt.
Anenzephalie:
schwerer → Neuralrohrdefekt; der knöcherne Schädel fehlt ganz oder teilweise, das Großhirn hat sich nicht entwickelt
BRCA 1:
Breastcancer Nr. 1, Gen, das eine erblich bedingte Form von Brustkrebs bedingen soll, ein Test ist inzwischen verfügbar.
CTG (Kardiotokograph):
Herztonwehenschreiber; Gerät zur elektronischen Überwachung der Herztätigkeit des Ungeborenen, kommt am Ende der Schwangerschaft und während der Geburt zum Einsatz
Cerclage:
Naht, die durch den Muttermund und um ihn herum gelegt und dann zusammengezogen wird, um die Gebärmutter zu verschließen
Chorea Huntington:
Erbkrankheit, die mit geistigem Verfall verbunden ist, der sich über viele Jahre hinziehen kann. Tritt meist erst in einem späteren Lebens-

alter auf, in der Regel um 40, in manchen Fällen aber auch erst um 70. Gentest verfügbar.

Chorion:
äußeres Gewebe der Fruchtblase, umgibt den → Fötus und die → Plazenta

Chorion(zotten)biopsie:
Methode der genetischen vorgeburtlichen Diagnostik, die bereits ab der 9. Schwangerschaftswoche angewandt werden kann. Die Entnahme der fötalen Zellen erfolgt durch die Scheide oder über die Bauchdecke der Frau. Die Methode gilt allerdings in ihrer Aussagefähigkeit als unsicher und ist riskanter für Schwangere und Fötus als die → Amniozentese (ausführlicher siehe S. 172 ff.)

Chromosomen:
Träger der menschlichen Erbsubstanz. Jeder menschliche Zellkern enthält 23 Chromosomenpaare. Eizelle und Spermie (Keimzellen) enthalten jeweils nur den halben Chromosomensatz, bei der Befruchtung werden sie zusammengeführt.

Chromosomenanalyse:
Untersuchung fötaler Zellen auf Anzahl und Intaktheit der vorhandenen → Chromosomen (ausführlicher siehe S. 180)

Chromosomenanomalie:
Abweichung von der normalerweise vorhandenen Anzahl oder Struktur der → Chromosomen

Cystische Fibrose (Mukoviszidose):
angeborene Funktionsstörung der Atemwege von unterschiedlichem Schweregrad; Gentest verfügbar

DNA-Analyse:
gezielte Untersuchung zur Erkennung bestimmter genetischer Krankheitsbilder auf der Ebene des Gens (ausführlicher siehe S. 185)

Down-Syndrom (Trisomie 21):
auch als Mongolismus bekannte genetische Abweichung, bei der das → Chromosom 21 dreimal statt zweimal vorhanden ist (ausführlich siehe S. 181 f.)

Duchennsche Muskeldystrophie:
Erbkrankheit; fortschreitender Zerfall der Muskulatur; betrifft nur Jungen; Gentest ist entwickelt

Embryo:
der sich aus der befruchteten Eizelle entwickelnde Organismus bis zum Abschluß der Organanlage in der zwölften Schwangerschaftswoche, danach → Fötus

Embryologie:
Lehre von der Entwicklung des → Embryos

embryopathische Indikation:
Auch eugenische oder kindliche Indikation, die nach Paragraph 218 einen Schwangerschaftsabbruch bis zur 24. Schwangerschaftswoche (nach letzter Regelblutung) erlaubt; seit 1.7.1995 ist die eugenische In-

dikation abgeschafft, sie fällt unter die medizinische Indikation; Schwangerschaftsabbruch ist ohne Fristbegrenzung möglich.

Epiduralanästhesie:
　lokale Betäubung im unteren Teil der Wirbelsäule; wird beim Kaiserschnitt oder während der Geburt angewandt

exogen:
　außen entstanden, von außen eingeführt

falsch-negativer Befund:
　Krankheit, die der Test nicht angezeigt hat

falsch-positiver Befund:
　Testergebnis, das fälschlicherweise einen krankhaften Befund angibt

Fetoskopie:
　risikoreiche operative Methode zur Feststellung fötalen Gewebes (ausführlich siehe S. 176)

FISH-Diagnostik:
　Bluttest, der im ersten Drittel der Schwangerschaft nach fötalen Zellen im Blut der Mutter sucht und diese auf Chromosomenabweichungen untersucht; im Experimentierstadium (ausführlich siehe S. 179).

Fötus:
　heranwachsende Leibesfrucht ab der zwölften Schwangerschaftswoche (vorher → Embryo)

Fruchtwasseruntersuchung:
　siehe → Amniozentese

Genkartierung:
　systematische Erfassung der Erbanlagen in einer Datei

Genom:
　das gesamte genetische Material, die Erbsubstanz eines Lebewesens

Gentherapie:
　Einschleusen von Genen, um fehlerhafte Funktionen patienteneigener Gene zu ersetzen, erste Versuche bei Krebs- und Aidskranken. Im Experimentierstadium.

Geschlechtschromosomenanomalie:
　Chromosomenfehlverteilungen bei den Geschlechtschromosomen x oder y (ausführlich siehe S. 182 f.)

Herztonwehenschreiber:
　siehe → CTG

Hydramnion:
　auffällige Vermehrung des Fruchtwassers; möglicherweise ein Hinweis auf Fehlbildung des → Fötus

Hydrozephalus:
　Wasserkopf; mögliche Begleiterscheinung bei → offenem Rücken

intrauterin:
　innerhalb der Gebärmutter

intrauterine Therapie:
　Behandlung von fötalen Fehlbildungen oder Krankheiten in der Gebärmutter, z. B. durch Bluttransfusionen oder chirurgische Eingriffe

invasiv:
eindringend
In-vitro-Fertilisation (IVF):
Verschmelzung von Ei- und Samenzelle außerhalb des Körpers (extrakorporal) im Reagenzglas
Keimbahntherapie:
Eingriff, bei dem durch Veränderung der Erbsubstanz in den Keimzellen (Ei- und Samenzellen) nicht nur der Patient, sondern auch seine Nachkommen zu Trägern der veränderten Erbsubstanz werden; galt bisher als ein Tabu; ein Verbot wurde weltweit gefordert.
monogene Störung:
(Erb)krankheiten, die durch ein einzelnes Gen ausgelöst werden.
Mosaikbefund:
Eine genetische Normabweichung, die nicht in allen Zellen nachzuweisen ist, oft harmlosere Form eines Krankheitsbildes.
Mukoviszidose:
siehe → Cystische Fibrose
Nabelschnurpunktion (Cordocentese):
Risikoreicher Eingriff, bei dem mit Hilfe einer feinen Kanüle aus der Nabelvene Blut entnommen wird; findet auch Anwendung bei intrauteriner Therapie (ausführlich siehe S. 177)
Neuralrohrdefekt:
Verschlußstörung des knöchernen Schädels, des Gehirns bzw. der Wirbelsäule (ausführlich siehe S. 184)
Oesophagusatresie:
Fehlbildung der Speiseröhre; entwickelt sich am 23. Tag der Entwicklung eines → Embryos, bei der Trennung von Luft- und Speiseröhre
offener Rücken:
→ Neuralrohrdefekt des Rückenmarks, auch »spina bifida« genannt; tritt in sehr unterschiedlicher Ausprägung auf, je nachdem, wie viele Rückenwirbel betroffen sind. Es kann eine Begleitfehlbildung an der Hirnbasis geben, die meist einen Wasserkopf → Hydrozephalus verursacht.
perinatal:
um die Geburt herum
Plazenta:
Mutterkuchen; Organ, das sich an der Innenwand der Gebärmutter entwickelt; verbindet den mütterlichen und den kindlichen Blutkreislauf, versorgt den → Fötus mit lebenswichtigen Stoffen und entsorgt ihn von Stoffwechselprodukten
Placenta praevia:
Hierbei liegt die → Plazenta vor dem → Fötus am oder über dem Muttermund.
pränatal:
vorgeburtlich

pränataler Bluttest:
siehe → FISH-Diagnostik
Prostaglandin:
Substanz, die in vielen Körpergeweben vorkommt und wehenauslösend wirken kann; Prostaglandin-Gel wird zur Auflockerung des Muttermundes und zur Geburtseinleitung verwendet.
Retinitis Pigmentosa:
erbliche Augenerkrankung, die zur allmählichen Verminderung des Sehvermögens führt; tritt manchmal erst im späteren Alter auf, Gentest vorhanden
Rhesussensibilisierung:
Wenn kindliches Blut mit dem mütterlichen Blut in Kontakt kommt, bildet die rhesusnegative Mutter Antikörper gegen das rhesuspositive Kind. Kann bei Fruchtwasseruntersuchung oder Chorionbiopsie passieren, deshalb Anti-D-Gabe.
Rhesusunverträglichkeit:
Bildung von mütterlichen Rhesusantikörpern gegen das kindliche Blut. Wird durch die Gabe von Anti-D in der Schwangerschaft und nach der Geburt verhindert.
Screening:
Untersuchung größerer Bevölkerungsgruppen (z. B. Schwangere, Ungeborene, Neugeborene) auf Krankheiten oder genetische Abweichungen
Sektio:
Kaiserschnitt
Sonographie:
Ultraschall
teratogen:
→ embryonale Fehlbildungen, hervorgerufen durch Stoffe wie z. B. Medikamente, Gifte, Strahlen
Triple-Test:
Bluttest ab der 16. Schwangerschaftswoche, der das individuelle Risiko vor allem für Down-Syndrom statistisch errechnet (sehr ungenau); findet in der Schwangerenvorsorge immer mehr Anwendung (ausführlich siehe S. 164ff.)
Trisomie 13 und 18:
schwerwiegende Chromosomenstörungen, die bereits intrauterin oder kurz nach der Geburt zum Tode führen
Trisomie 21:
siehe → Down-Syndrom

Adressen

(eine Auswahl, Stand: Mai 1995,
jeweils alphabetisch nach Ortsnamen geordnet)

Schwangerschaft und Geburt

Lahar – Verein für bewußte Geburt e. V.
Malmedyer Straße 92, 52066 Aachen
Tel. 0241/67873

Geburtshaus für eine selbstbestimmte Geburt e. V.
Kontakt- und Beratungsstelle
Gardes-du-Corps-Straße 4, 14059 Berlin
Tel. 030/3223071 und 3255199

Doula – Verein für Geburt in Würde und Menschlichkeit
c/o Monika Brühl
Hausdorffstr. 172, 53129 Bonn
Tel. 0228/232450

Arbeitsgemeinschaft freiberuflicher Geburtsvorbereiterinnen Darmstadt
c/o Christiane Nixdorff
Kleiststr. 40, 64291 Darmstadt
Tel.06151/372

Sonne, Mond & Sterne – Zentrum für Geburt und Elternschaft
Mühlackerstraße 49, 75447 Diefenbach
Tel. 07043/5556

Schwangerschaft, Geburt, Eltern-Sein
Stefanie Hirschfeld
Theodor-Heuss-Ring 24, 63128 Dietzenbach
Tel. 07043/23005

Verein für bewußte Geburt und Elternschaft »Johanna« e. V.
Sabine Stiehler
Teschener Str. 26, 01277 Dresden

Geburtshaus – Bewußte Geburt und Elternschaft e. V.
Kontakt- und Beratungsstelle
Große Ackerhofsgasse 11/12, 99084 Erfurt
0361/561 23 41

Initiative für eine natürliche Geburt
c/o Sabine Lethen
Oberhauser Str. 31, 45359 Essen
Tel. 0201/60 52 04

Frauengesundheitszentrum Neuhofstraße (FGZN)
Neuhofstraße 32 (Hinterhaus), 60318 Frankfurt a. M.
Tel. 069/59 17 00

Arbeitskreis Eltern werden – Eltern sein e. V.
Talstr. 56, 79102 Freiburg
Tel. 0761/7 38 33 oder 70 69 60

Bewußte Geburt und Elternschaft e. V.
Diezstr. 6, 35390 Gießen
Tel. 0641/3 48 93

Entbindungsheim »In den Brunnengärten« Dorothea Heidhorn
Zum Bahnhof 28, 35394 Gießen-Rödgen
Tel. 0641/4 22 21

ISIS – Zentrum für Schwangerschaft, Geburt und Elternschaft e. V.
Groner-Tor-Straße 12, 37073 Göttingen
Tel. 0551/48 58 28

»Natürlich gebären – bewußtes Elternsein«
Schleiermacherstraße 39, 06114 Halle/Saale
Tel. 0345/2 02 69 89

Arbeitsgruppe für natürliche Geburt
Eppendorfer Weg 209, 20251 Hamburg
Tel. 040/4 20 36 36

BAMS – Beratung alleinstehender Mütter und Schwangerer e. V.
Rohrbacher Str. 42, 69115 Heidelberg
Tel. 06221/41 19 04

Levana e. V. – Verein rund ums Elternsein
Harlessemstr. 23, 31134 Hildesheim
Tel. 05121/87 75 30

Beratungsstelle für Schwangerschaft und
Schwangerschaftskonfliktberatung der Arbeiterwohlfahrt
Südstr. 14, 09337 Hohenstein-Ernstthal
Tel. 03723/71 10 86

Arbeitsgemeinschaft Gestose-Frauen e. V.
Gelderner Str. 45, 4174 Issum
Tel. 02835/2628

Geburt und Leben – Zentrum für Geburtsvorbereitung,
bewußte Elternschaft und ganzheitliches Wachstum e. V.
Amalienstr. 79, 76133 Karlsruhe
Tel. 0721/27 4428

Kölner Geburtshaus e. V.
Cranachstraße 21, 50733 Köln
Tel. 0221/72 44 48

Treffpunkt Mütter + Väter e. V.
Neusser Straße 397-399, 50733 Köln
Tel. 0221/7607187

Bauchladen – Treffpunkt für Schwangere, Mütter, Väter, Babys
Bergisch Gladbacher Straße 116, 51069 Köln 80
Tel. 0221/68 03 2 29

SILK – Schwanger im Lebensraum Krefeld
c/o Barbara Schnell
Mariannenstraße 42, 47799 Krefeld
Tel. 02151/22387

Courage e. V. – Verein für Frauen
Kronacher Str. 9, 95326 Kulmbach
Tel. 09221/83581

Familienzentrum Kiebitz Leipzig e. V.
Karl-Tauchnitz-Str. 3, 04107 Leipzig
Tel. 0341/2114597

Eltern-Bildungsforum Obsthof
Westerburgstr. 31, 58706 Menden
Tel. 02373/66989

Beratungsstelle für natürliche Geburt und Eltern-Sein e. V.
Soziales Netz rund um die Geburt
Häberlstraße 17 Rgb., 80337 München
Tel. 089/532076 oder 537633

Zentrum Kobergerstraße e. V.
Beratungsstelle für Schwangere, Eltern und Kinder
Kobergerstraße 79, 90408 Nürnberg
Tel. 0911/361626

Initiativkreis für Familien- und Erwachsenenbildung e. V.
Langeoogstraße 15, 45665 Recklinghausen
Tel. 02361/47701

Herztöne – Beratungsstelle für natürliche Geburt und Eltern-sein e. V.
Welfenweg 16, 93051 Regensburg
Tel. 0941/999270

Die Wiege – Initiative rund ums Kinderkriegen e. V.
Intzestr. 36, 42859 Remscheid
Tel 02191/348894

Lucinia e. V. – Verein für elternorientierte Geburtshilfe
Alte Dorfstraße 29, 70599 Stuttgart-Birkach
Tel. 0711/733204

Beratungsstelle für Geburt und Eltern-Sein e. V.
Dorfackerstraße 12, 72074 Tübingen-Lustnau
Tel. 07071/83927

Zentrum für Geburtsvorbereitung und Elternschaft e. V.
Hertingerstraße 47, 59423 Unna
Tel. 02303/12630

Unabhängige Beratung in Sachen
»Pränatale Diagnostik« bietet u. a. an:

»Cara e. V. –
Beratungsstelle zur vorgeburtlichen Diagnostik«
Große Johannisstr. 110, 28199 Bremen
Tel. 0421/591154

Arbeitsgruppe »Pränatale Diagnostik«,
Evangelische Frauenarbeit in Deutschland
Klingerstr. 24, 60313 Frankfurt a. M.
Tel. 069/95 80 1 20

VIANOVA – Selbsthilfegruppe Vorgeburtliche Diagnose:
»Kindliche Fehlbildung«
c/o Beratungsstelle für natürliche Geburt und Eltern-Sein e. V.
Häberlstr. 17/Rgb., 80337 München
Tel. 089/53 20 76

DANA – Selbstbestimmt Elternwerden – Elternsein
Reiserstr. 5, 97980 Würzburg
Tel. 09 31/28 40 35

Weitere Informationen über Geburtsvorbereitungszentren, freie Hebammen oder Geburtshäuser sind zu beziehen über

Netzwerk zur Förderung und Koordinierung
der Geburtshäuser in Europa e. V.
c/o Gacinski
Seelingerstr. 21, 14059 Berlin
Tel. 0 30/3 26 51 92

Gesellschaft für Geburtsvorbereitung (GFG)
Postfach 22 01 06, 40608 Düsseldorf
Tel. 02 11/25 26 07

Bund deutscher Hebammen (BDH)
Postfach 17 24, 76006 Karlsruhe
Tel. 07 21/9 81 89-0

Bund freier Hebammen (BFHD)
Freiheitsstraße 11, 41352 Korschenbroich
Tel 0 21 61/64 85 77

Hilfe, wenn das Kind krank ist

Kindernetzwerk e. V. für kranke und behinderte Kinder und Jugendliche
in der Gesellschaft
Raimund Schmid, Sibylle Kuhn
Honauer Straße 15, 63739 Aschaffenburg
Tel. 0 60 21/1 20 30

Nationale Kontakt- und Informationsstelle zur Anregung und
Unterstützung von Selbsthilfegruppen (NAKOS)
Albrecht-Achilles-Str. 65, 10709 Berlin-Wilmersdorf
Tel. 030/8914019

Ak Down-Syndrom e. V.
Hegelstr. 19, 33659 Bielefeld
Tel. 0521/442998

Deutsche Klinefelter-Syndrom Vereinigung e. V.
c/o Sven Zähle
Bultkamp 156, 33611 Bielefeld
Tel. 0521/84565

BAG – Bundesarbeitsgemeinschaft Hilfe für Behinderte
Kirchfeldstr. 149, 40215 Düsseldorf
Tel. 0211/310060

Huntington Gesellschaft e. V. (Stuttgart)
c/o Stefan Engel
Oberstadtstr. 23, 72401 Haigerloch
Tel. 07474/7191

Bundesverband »Das frühgeborene Kind« e. V.
Eva Vonderlin
Von-der-Tann-Str. 7, 69126 Heidelberg
Tel. 06221/32345

Wolfgang Rosenthal Gesellschaft e. V.
(Selbsthilfevereinigung zur Förderung der Behandlung d. Lippen-,
Kiefer-, Gaumen-, Segelspaltträger)
Händelstr. 14, 35625 Hüttenberg
Tel. 06403/5575

Interessenvertretung »Selbstbestimmt Leben« e. V.
Werner-Hilpert-Str. 8, 34117 Kassel
Tel. 0561/779755

Deutsche Ullrich-Turner-Syndrom-Vereinigung e. V.
Bundesgeschäftsstelle
Postfach 9601 16, 51085 Köln
Beratung und Informationsdienst:
Petra Winkelmeyer
Tel. 02293/7833

Bundesverband Lebenshilfe
Postfach 70 11 63, 35020 Marburg
Tel. 064 21/4 91-0

Aktionskomitee Kind im Krankenhaus e. V. (AKiK)
Bundesgeschäftsstelle
Kirchbachstr. 34, 61440 Oberursel
Tel. 061 71/30 36 00

KEKS (Speiseröhrenmißbildung)
Sommerrainstr. 57, 70374 Stuttgart
Tel. 07 11/53 57 33 o. 53 78 96

Verstorbene Kinder

Verwaiste Eltern Hamburg e. V.
Esplanade 15, 20354 Hamburg
Tel. 040/34 26 04

Lonely parents
Bärbel Keller-Kremer
Tannenweg 3, 56729 Herresbach
Tel. 0 26 91/81 75

Schweiz:

Interessengemeinschaft natürlicher Geburt
c/o Ruth Grund
Goethestr. 20, CH–9008 St. Gallen
Tel. 00 41/71/25 17 59

Verein ganzheitlicher Beratung und
kritische Information zu pränataler Diagnostik
Wülflingerstr. 28 a, CH–8400 Winterthur
Tel. 00 41/52/2 22/50 60

Informationsstelle für Schwangerschaft, Geburt und Stillzeit
Obmannamtsgasse 15, CH–8001 Zürich

Österreich:

WEGE – Beratungstelle für natürliche Geburt, Elternschaft und ganzheitliches Wachstum e. V.
Raschbach 2, A–4861 Aurach
Tel. 00 43/76 62/42 20

Eltern-Kind-Zentrum Salzburg
Herrengasse 30/1. St., A–5020 Salzburg
Tel. 0662/842591/565

Nanaya – Beratungsstelle für natürliche Geburt und Leben mit Kindern
Zollergasse 37, A–1070 Wien
Tel. 0043/1/5231711

Geburtshaus Nußdorf
Heiligenstädter Straße 217, A–1190 Wien
Tel. 0043/1/3749 37

Selbsthilfegruppe Down-Syndrom
Brigitte Bunyai
Redtenbachergasse 59, A–1160 Wien
Tel. 0043/1/4856576
schriftliche Anfragen:
Ute Ehmann
Iheringgasse 35/37, A–1150 Wien
Tel. 0043/1/8935738

RRV ▶ DER BESONDERE RATGEBER

Erna Klaus
Was ist bloß mit mir los?
*Candida albicans – Maskierte Pilzerkrankungen:
wie man sie erkennt, behandelt, vermeidet*
ISBN 3-89136-530-6

Völlig ahnungslos tragen sehr viele Menschen Pilzerreger zwischen Mund und Darm und werden so in ihrem Immunsystem geschwächt. Von vielen Ärzten mangels Fachwissen ignoriert, konnten sich Pilzkrankheiten heimlich zur Massenkrankheit entwickeln. Erna Klaus legt einen fundierten medizinischen Ratgeber vor: von den vielfältigen Symptomen bis zur Behandlung.

Christine Tsolodimos
Das Öko-Verbraucher-Buch
Umweltbewußt einkaufen und verbrauchen
ISBN 3-89136-493-8

»Wie schafft man es, einen ökobewußten Haushalt zu führen, ohne daß dies zum Mittelpunkt des Alltags werden soll? Schwer ist das eigentlich nicht. Systematisch forstet Christine Tsolodimos die potentiellen Umweltfallen durch, verweist jedoch auch auf die vertretbaren Alternativen. Hier liegt ein flott geschriebener und lohnenswerter Einkaufsführer vor.« *Saarländischer Rundfunk*

Yvonne Ward
Ein Fläschchen in Ehren
Frauen und Alkohol
ISBN 3-89136-492-X

»Die erfahrene Suchttherapeutin Yvonne Ward zeichnet den Verlauf der zerstörerischen Krankheit anhand dreier Lebensgeschichten nach. Sie zeigt auch, wie Frauen ihre Sucht überwinden und ein neues Leben ohne Alkohol beginnen können. Ein anschaulicher und ermutigender Bericht, ein Ratgeber für alle direkt und indirekt Betroffenen.« *Mabuse*

RASCH UND RÖHRING VERLAG

RRV ▶ POLITIK UND GESELLSCHAFT

Cordt Schnibben
Reklamerepublik
Seltsame Berichte zur Lage der vierten Gewalt
ISBN 3-89136-520-9

»Unterhaltung statt Information, seichte Berieselung statt harter Fakten und den dazugehörigen Hintergründen, Werbung für Interessengruppen statt ernstem Journalismus: Cordt Schnibben, ehemaliger Zeit-Redakteur und dann als Reporter zum Spiegel gewechselt, bringt die Lage der vierten Gewalt, der Medien in der Bundesrepublik, auf einen traurigen Nenner«.
Badische Neueste Nachrichten

Eva Schindele
Pfusch an der Frau
Krankmachende Normen – Überflüssige Operationen – Lukrative Geschäfte
ISBN 3-89136-330-3

»Gegen die Selbstherrlichkeit eines Berufsstandes, der öffentlicher Kontrolle weitgehend entzogen ist und dessen Vertreter manchmal nicht davor zurückschrecken, neue und kostenintensive Krankheiten zu erfinden, hat die Fachjournalistin Schindele ihren ›Ratgeber für einen anderen Umgang mit dem Frauenarzt‹ zusammengestellt,«
Spiegel Spezial

Jörg Zittlau
Eine Elite macht Kasse
Der Professoren-Report
ISBN 3-89136-507-1

»Schonungslos aufklärend, bissig, Namen nennend macht Zittlau auf Mißstände innerhalb einer hochangesehenen Berufsgruppe aufmerksam. Er beleuchtet Nebenverdiener, Gefälligkeitsgutachter, Doktormacher und Männerbündler, zeigt die obskuren Mechanismen des Wissenschaftsbetriebs auf.« *ekz*

RASCH UND RÖHRING VERLAG

RRV ▶ POLITIK UND GESELLSCHAFT

Josh v. Soer / Marieanne Wolny-Follath
H wie Heroin
Betroffene erzählen ihr Leben
ISBN 3-89136-295-1

»Das Buch spiegelt Zustände, Wirklichkeiten, Abgründe... In seinem Realismus ein deprimierendes Buch. Doch wer sich ein Bild vom Leben im Drogensumpf machen will, dem sei es empfohlen.«
Suchtreport

Josh v. Soer / Irene Stratenwerth
Süchtig geboren
Kinder von Heroinabhängigen
ISBN 3-89136-320-6

»Die Autoren verzichten darauf, das typische Bild eines ›Drogenkindes‹ zu zeichnen. Das Buch gerät statt dessen zum Dokument über Menschen, die so wenig normal sind und so viele Probleme haben wie andere Menschen auch. Es fehlt ihnen nur an Unterstützung.«
die tageszeitung

Palette e. V. IGU-Projekt (Hrsg.)
Drogen, Schwangerschaft und das Neugeborene
ISBN 3-89136-143-2

»Damit liegt erstmals in deutscher Sprache eine leicht zugängliche Übersicht über dieses allzulange vernachlässigte Thema vor. Fragen von der Verhütung bis zum Stillen werden in den einzelnen Abschnitten behandelt. Die Broschüre will über die Wirkung der verschiedenen Substanzen auf die Entwicklung des Fötus, über Komplikationen bei der Geburt und Risiken des Drogenentzugs während der Schwangerschaft beziehungsweise beim Neugeborenen aufklären.« *Mabuse*

RASCH UND RÖHRING VERLAG

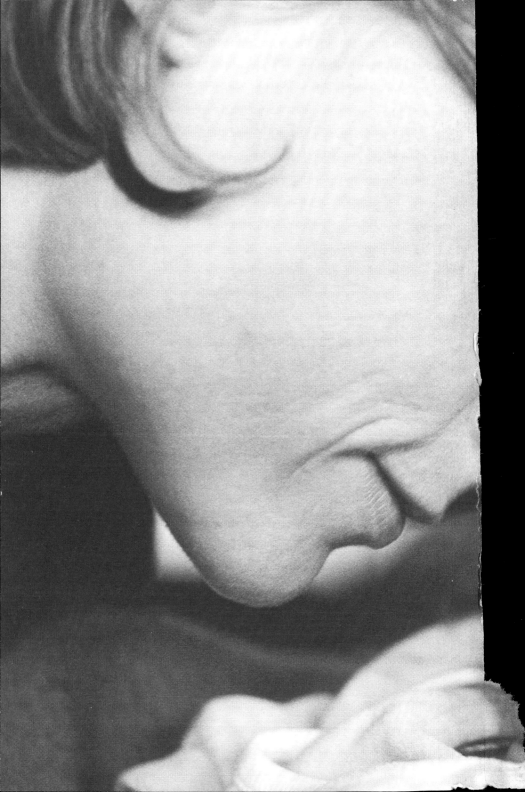